常见疾病
临床护理与康复

主编　任玉芝　魏玉玲　张　佳　田儒丽

杜秀秀　许巨华　程秀萍　叶洪梅

中国海洋大学出版社

·青岛·

图书在版编目（CIP）数据

常见疾病临床护理与康复 / 任玉芝等主编. -- 青岛：
中国海洋大学出版社，2024.6. -- ISBN 978-7-5670
-3896-7

Ⅰ．R47；R49

中国国家版本馆CIP数据核字第20243CZ765号

Clinical Nursing and Rehabilitation of Common Diseases

出版发行	中国海洋大学出版社
社　　址	青岛市香港东路23号　　　　　邮政编码　266071
出 版 人	刘文菁
网　　址	http://pub.ouc.edu.cn
电子信箱	369839221@qq.com
订购电话	0532-82032573（传真）
责任编辑	韩玉堂　李　燕　　　　　　　电　　话　0532-85902349
印　　制	日照报业印刷有限公司
版　　次	2024年6月第1版
印　　次	2024年6月第1次印刷
成品尺寸	185 mm×260 mm
印　　张	27.75
字　　数	701千
印　　数	1～1000
定　　价	198.00元

发现印装质量问题，请致电0633-8221365，由印刷厂负责调换。

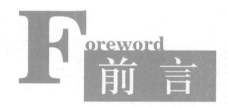

前言

　　随着社会经济的飞速发展和物质文化生活水平的不断提高，人们对医疗水平也不断提出新的要求。护理学已经逐步向微观、快速、精细和高效能发展，传统的一般护理知识与技术的临床应用已不能适应现代护理学科的发展。从事临床医学的护理工作者，无疑也要随着现代科学技术的进步和医学科学的发展不断丰富和更新自己的知识以熟练掌握护理操作技能，从而提高自己敏锐的观察力和应急处理能力。

　　然而，促进患者的痊愈仅仅依靠护理人员是不够的，有时需要借助康复工作者的帮助。康复是一门通过物理疗法、运动疗法、生活训练等方式使病、伤、残者恢复生活能力、工作能力，以重新回归社会的学科。康复和护理作为医疗的后续阶段，既密不可分，又紧密相连。因此，为适应当前医学的发展形势，我们特组织多位临床经验丰富的专家编写了《常见疾病临床护理与康复》一书。

　　本书从临床实际出发，注重内容的先进性与可操作性。本书重点论述了临床不同科室中常见疾病的护理，就疾病的护理评估、护理诊断、护理措施等内容进行了较为详细的阐述；同时对产后康复内容进行了简要介绍。本书将基础理论与临床实践相结合，重点突出了临床护理与康复相结合的新理念、新方法。本书可供临床护理人员与康复工作者参考使用，同时也可供医学院在校医学生学习和参考。

　　本书在编写过程中，编者们付出了巨大努力，但由于我们编写经验不足和水平有限，书中不足之处在所难免，恳请广大读者和同行批评指正，以便不断改进、提高，使之逐步完善。

《常见疾病临床护理与康复》编委会

2024 年 3 月

C
ontents
目 录

第一章　生命体征的测量技术 ………………………………………………………………… （1）

第一节　体温的测量 …………………………………………………………………… （1）

第二节　脉搏的测量 …………………………………………………………………… （7）

第三节　呼吸的测量 …………………………………………………………………… （10）

第四节　血压的测量 …………………………………………………………………… （12）

第二章　临床常见症状的护理 …………………………………………………………………… （16）

第一节　呼吸困难 ……………………………………………………………………… （16）

第二节　发热 …………………………………………………………………………… （21）

第三节　疼痛 …………………………………………………………………………… （23）

第四节　腹泻 …………………………………………………………………………… （35）

第三章　耳鼻咽喉科护理 ………………………………………………………………………… （38）

第一节　外耳疾病 ……………………………………………………………………… （38）

第二节　中耳疾病 ……………………………………………………………………… （43）

第三节　内耳疾病 ……………………………………………………………………… （48）

第四节　外鼻炎症 ……………………………………………………………………… （51）

第五节　鼻炎 …………………………………………………………………………… （53）

第六节　鼻窦炎 ………………………………………………………………………… （55）

第七节　鼻出血 ………………………………………………………………………… （58）

第八节　鼻息肉 ………………………………………………………………………… （60）

第九节　咽部炎症 ……………………………………………………………………… （63）

第十节　喉癌 …………………………………………………………………………… （71）

第四章　内分泌科护理 …………………………………………………………………………… （79）

第一节　内分泌系统疾病常见症状与体征护理 ……………………………………… （79）

1

第二节 腺垂体功能减退症 ……………………………………………………（81）

第三节 单纯性甲状腺肿 ………………………………………………………（83）

第四节 甲状腺炎 ………………………………………………………………（84）

第五节 甲状腺功能亢进症 ……………………………………………………（87）

第六节 甲状腺功能减退症 ……………………………………………………（106）

第七节 甲状旁腺功能减退症 …………………………………………………（112）

第八节 皮质醇增多症 …………………………………………………………（114）

第九节 醛固酮增多症 …………………………………………………………（115）

第十节 低血糖症 ………………………………………………………………（118）

第十一节 尿崩症 ………………………………………………………………（120）

第十二节 骨质疏松症 …………………………………………………………（121）

第十三节 痛风 …………………………………………………………………（122）

第十四节 糖尿病 ………………………………………………………………（127）

第十五节 嗜铬细胞瘤 …………………………………………………………（135）

第十六节 垂体瘤 ………………………………………………………………（137）

第五章 神经外科护理 …………………………………………………………（140）

第一节 病毒性脑膜炎 …………………………………………………………（140）

第二节 细菌性脑膜炎 …………………………………………………………（146）

第三节 结核性脑膜炎 …………………………………………………………（151）

第四节 急性脊髓炎 ……………………………………………………………（156）

第五节 脑囊虫病 ………………………………………………………………（161）

第六节 脑脓肿 …………………………………………………………………（163）

第七节 神经梅毒 ………………………………………………………………（167）

第八节 脑动静脉畸形 …………………………………………………………（171）

第九节 脑膜瘤 …………………………………………………………………（173）

第十节 脑胶质瘤 ………………………………………………………………（176）

第六章 心胸外科护理 …………………………………………………………（179）

第一节 心脏损伤 ………………………………………………………………（179）

第二节 冠状动脉粥样硬化性心脏病 …………………………………………（182）

第三节 食管异物 ………………………………………………………………（192）

第四节 食管癌 …………………………………………………………………（196）

第五节 气道异物阻塞 …………………………………………………………（203）

第六节　支气管肺癌 ……………………………………………………（206）

第七节　脓胸 ………………………………………………………………（214）

第八节　乳糜胸 ……………………………………………………………（215）

第九节　胸主动脉瘤 ………………………………………………………（216）

第七章　骨科护理 ……………………………………………………（220）

第一节　锁骨骨折 …………………………………………………………（220）

第二节　肱骨干骨折 ………………………………………………………（222）

第三节　肱骨髁上骨折 ……………………………………………………（224）

第四节　尺桡骨干双骨折 …………………………………………………（226）

第五节　桡骨远端骨折 ……………………………………………………（227）

第六节　股骨颈骨折 ………………………………………………………（228）

第七节　股骨干骨折 ………………………………………………………（233）

第八节　股骨粗隆间骨折 …………………………………………………（234）

第九节　胫腓骨干骨折 ……………………………………………………（236）

第十节　髌骨骨折 …………………………………………………………（240）

第八章　血液科护理 …………………………………………………（244）

第一节　急性白血病 ………………………………………………………（244）

第二节　慢性白血病 ………………………………………………………（251）

第三节　再生障碍性贫血 …………………………………………………（255）

第四节　原发免疫性血小板减少症 ………………………………………（257）

第五节　淋巴瘤 ……………………………………………………………（259）

第六节　血友病 ……………………………………………………………（262）

第七节　弥散性血管内凝血 ………………………………………………（264）

第九章　老年科护理 …………………………………………………（267）

第一节　老年人日常生活护理 ……………………………………………（267）

第二节　老年人肺炎 ………………………………………………………（271）

第三节　老年人肺癌 ………………………………………………………（273）

第四节　老年人低血压 ……………………………………………………（274）

第五节　老年人贫血 ………………………………………………………（276）

第六节　老年人高脂血症 …………………………………………………（278）

第十章　急诊科护理 …………………………………………………（281）

第一节　高血压急症 ………………………………………………………（281）

第二节　急性阑尾炎 ………………………………………………………（288）

第三节　急性肠梗阻 ………………………………………………………（291）

第十一章　感染科护理 ………………………………………………………（295）

第一节　流行性感冒 ………………………………………………………（295）

第二节　流行性腮腺炎 ……………………………………………………（298）

第三节　流行性出血热 ……………………………………………………（302）

第四节　病毒性肝炎 ………………………………………………………（306）

第五节　布鲁氏菌病 ………………………………………………………（316）

第六节　水痘 ………………………………………………………………（319）

第七节　手足口病 …………………………………………………………（321）

第十二章　医院感染护理 ……………………………………………………（327）

第一节　医院感染的概述 …………………………………………………（327）

第二节　气性坏疽感染的预防与控制 ……………………………………（330）

第三节　破伤风感染的预防与控制 ………………………………………（333）

第四节　皮肤软组织感染的预防与控制 …………………………………（335）

第五节　呼吸机相关肺炎感染的预防与控制 ……………………………（337）

第六节　导尿管相关尿路感染的预防与控制 ……………………………（342）

第七节　导管相关血流感染的预防与控制 ………………………………（347）

第八节　手术部位感染的预防与控制 ……………………………………（352）

第九节　经空气传播疾病感染的预防与控制 ……………………………（358）

第十三章　社区护理 …………………………………………………………（362）

第一节　社区护理的模式 …………………………………………………（362）

第二节　社区慢性病的预防与控制 ………………………………………（375）

第三节　社区常见慢性病的护理 …………………………………………（386）

第十四章　产后康复 …………………………………………………………（397）

第一节　产后盆底组织与泌尿生殖系统的变化 …………………………（397）

第二节　产后其他组织器官的变化 ………………………………………（402）

第三节　产后盆底康复 ……………………………………………………（406）

第四节　产后运动康复 ……………………………………………………（418）

参考文献 ………………………………………………………………………（431）

第一章

生命体征的测量技术

第一节　体温的测量

一、正常体温及生理性变化

(一)正常体温

通常说的体温是指机体内部的温度,即胸腔、腹腔、中枢神经的温度,又称体核温度,较高且稳定。皮肤温度称体壳温度。临床上通常用口温、肛温、腋温来代替体温。在这3个部位测得的温度接近身体内部的温度,且测量较为方便。3个部位测得的温度略有不同,口腔温度居中,直肠温度较高,腋下温度较低。同时在3个部位进行测量,其温度差一般不超过1℃。这是由于血液在不断地流动,将热量很快地由温度较高处带往温度较低处,因而机体各部的温度一般差异不大。

成人体温平均值及正常值范围:①口温平均37℃,正常范围为36.3～37.2℃。②腋温平均36.5℃,正常范围为36～37℃。③肛温平均37.5℃,正常范围为36.5～37.7℃。

(二)生理性变化

人的体温在一些因素的影响下,会出现生理性的变化,但这种体温的变化,往往是在正常范围内或是一闪而过的。

1.时间

人的体温24 h内的变动在0.5～1℃,一般清晨2～6时体温最低,下午1～6时体温最高。这种昼夜的节律波动,可能与人体活动代谢的相应周期性变化有关。如长期从事夜间工作的人员,可出现夜间体温上升,日间体温下降的现象。

2.年龄

新生儿因体温调节中枢尚未发育完全,调节体温的能力差,体温易受环境温度影响而变化;儿童由于代谢率高,体温可略高于成人;老年人代谢率较低,血液循环变慢,加上活动量减少,因此体温偏低。

3.性别

一般来说,女性比男性有较厚的皮下脂肪层,维持体热能力强,故女性体温较男性高约0.3 ℃。女性的基础体温随月经周期呈现规律变化,即月经来潮后逐渐下降,至排卵后,体温又逐渐上升。这种体温的规律性变化与血中孕激素及其代谢产物的变化相吻合。

4.环境温度

在寒冷或炎热的环境下,机体的散热受到明显的抑制或加强,体温可暂时性地降低或升高。另外,气流、个体暴露的范围大小亦影响个体的体温。

5.活动

任何需要耗力的活动,都使肌肉代谢增强,产热增加,可以使体温暂时性地上升1～2 ℃。

6.饮食

进食食物的冷热可以暂时性地影响口腔温度,进食后,由于食物的特殊动力作用,可以使体温暂时性地升高0.3 ℃左右。

另外,强烈的情绪反应、冷热的应用以及个体的体温调节机制都对体温有影响,在测量体温的过程中要加以注意并能够做出解释。

二、异常体温的观察

(一)体温过高

体温过高又称发热,是指由于各种原因使下丘脑体温调节中枢的调定点上移,产热增加而散热减少,导致体温升高超过正常范围的现象。

1.原因

(1)感染性:如病毒、细菌、真菌、螺旋体、立克次体、支原体、寄生虫等感染引起的发热,最多见。

(2)非感染性:无菌性坏死物质的吸收引起的吸收热、变态反应性发热等。

2.临床分度(以口腔温度为标准)

按照发热的高低将发热分为低热37.5～37.9 ℃,中等热38.0～38.9 ℃,高热39.0～40.9 ℃,超高热41 ℃及以上。

人体最高的耐受热为41.4 ℃,高达43 ℃则很少存活。直肠温度持续升高超过41 ℃,可引起永久性的脑损伤;高热持续在42 ℃以上24 h常导致休克及严重并发症。

3.发热过程

发热的过程常依据疾病在体内的发展情况而定,一般分为3个阶段。

(1)体温上升期。①特点:产热大于散热。②主要表现:皮肤苍白、干燥无汗,患者畏寒、疲乏,体温升高,有时伴寒战。③方式:骤升和渐升。骤升指体温在数小时内升至高峰,如肺炎球菌导致的肺炎;渐升指体温在数小时内逐渐上升,数天内达高峰,如伤寒。

(2)高热持续期。①特点:产热和散热在较高水平上趋于平衡。②主要表现:体温居高不下,皮肤潮红,呼吸加深加快,脉搏增快并有头痛、食欲缺乏、恶心、呕吐、口干、尿量减少等症状,甚至惊厥、谵妄。

(3)体温下降期。①特点:散热增加,产热趋于正常,体温逐渐恢复至正常水平。②主要表现:大量出汗、皮肤潮湿、温度降低。老年人易出现血压下降、脉搏细速、四肢厥冷等循环衰竭的症状。③方式:骤降和渐降。骤降指体温在数小时内降至正常,如大叶性肺炎、疟疾;渐降指体温在数天内降至正常,如伤寒、风湿热。

4.热型

将不同时间测得的体温绘制在体温单上,互相连接就构成体温曲线。各种体温曲线形状称为热型。有些发热性疾病有特殊的热型,通过观察体温曲线可协助诊断。但需注意,药物的应用可使热型变得不典型。常见的热型有以下几种(图1-1)。

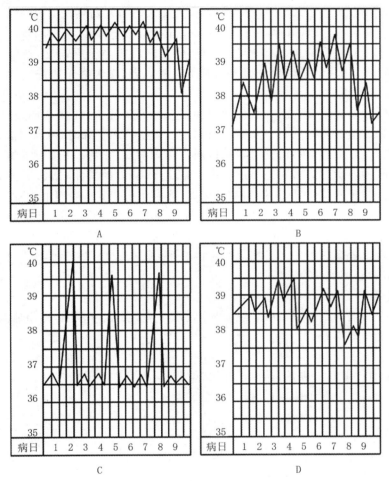

图 1-1 常见热型

A.稽留热;B.弛张热;C.间歇热;D.不规则热

(1)稽留热:体温持续在39～40 ℃,达数天或数周,24 h波动范围不超过1 ℃。常见于大叶性肺炎、伤寒等急性感染性疾病的极期。

(2)弛张热:体温多在39 ℃以上,24 h体温波动幅度可超过2 ℃,但最低温度仍高于正常水平。常见于化脓性感染、败血症、浸润性肺结核等疾病。

(3)间歇热:体温骤然升高达高峰后,持续数小时又迅速降至正常,经过1 d或数天间歇后,体温又突然升高,如此有规律地反复发作,常见于疟疾。

(4)不规则热:发热不规律,持续时间不定。常见于流行性感冒、肿瘤等疾病引起的发热。

5.护理

(1)降温:较好的降温措施是物理降温(特别是病因未明时)。体温超过39 ℃,可用冰袋冷敷头部,体温超过39.5 ℃时,可用乙醇擦浴、温水擦浴或做大动脉冷敷。物理降温半小时后观测体温,并做好记录及交班。

(2)密切观察:高热患者应每隔4 h测量体温1次,注意观察患者的面色、脉搏、呼吸、血压及出汗等体征,体温降至38.5 ℃以下时,改为每天测量4次。小儿高热易出现惊厥,如有异常应及时处理。体温恢复正常3 d后,可递减为每天测2次体温。

(3)营养和水分的补充:给患者营养丰富易消化的流质或半流质饮食,鼓励少量多餐,多饮水,一天应有2 500~3 000 mL的水分摄入。对不能进食者,遵医嘱予以静脉输液或鼻饲,以补充水分、电解质和营养物质。

(4)增进舒适,预防并发症:高热时,代谢增快,进食少,消耗大,体质虚弱,故应卧床休息,减少活动。高热患者唾液分泌减少,口腔黏膜干燥,当机体抵抗力下降时,极易引起口腔炎、舌炎和黏膜溃疡,应在晨起、睡前的饭后协助患者漱口或用棉球擦拭,做好口腔护理,防止口腔感染,口唇干裂者应涂护肤油保护。患者在退热过程中大量出汗,应及时擦干汗液,更换衣服及床单、被套、保持皮肤清洁,防止着凉感冒,长期高热卧床者,应防止压疮和肺炎等并发症。

(5)注意安全:高热患者有时会躁动不安、谵妄,应防止坠床、舌咬伤,必要时用床挡、约束带固定患者。

(6)心理护理:患者高热时易产生焦虑和恐惧心理,应体贴、安慰患者,及时有效地解除躯体痛苦,以消除其不安心理。

(二)体温过低

由于各种原因引起的产热减少或散热增加,导致体温低于正常范围,称为体温过低。当体温低于35 ℃时,称为体温不升。

1.原因

(1)体温调节中枢发育未成熟:如早产儿、新生儿。

(2)疾病或创伤:见于失血性休克、极度衰竭等患者。

(3)药物中毒。

2.体温过低的护理

(1)保暖:给予棉被、热水袋等。

(2)密切观察病情变化,做好抢救工作。

(3)提高室温:室温保持在24~26 ℃。

三、测量体温的技术

(一)体温计的种类及构造

水银体温计又称玻璃体温计,是最常用最普通的体温计。它是一种外标刻度的真空玻璃毛细管。其刻度范围为35~42 ℃,每小格0.1 ℃,在37 ℃刻度处以红线标记,以示醒目。体温计一端贮存水银,当水银遇热膨胀后沿毛细管上升;因毛细管下端和水银槽之间有一凹陷,所以水银柱遇冷不至于下降,以便检视温度。

根据测量部位的不同可将体温计分为口表、肛表、腋表。口表的水银端呈圆柱形,较细长;肛表的水银端呈梨形,较粗短,适合插入肛门;腋表的水银端呈扁平鸭嘴形。临床上口表可代替腋表使用。

其他体温计有电子体温计、感温胶片、可弃式化学体温计、远红外线快速测温仪、报警体温计等。

(二)测体温的方法

1.目的

通过测量体温,了解患者的一般情况及疾病的发生、发展规律,为诊断、预防、治疗提供依据。

2.用物准备

(1)测温盘内备体温计(水银柱甩至35 ℃以下)、秒表、纱布、笔、记录本。

(2)若测肛温,另备润滑油、棉签、手套、卫生纸、屏风。

3.操作步骤

(1)洗手、戴口罩,备齐用物,携至床旁。

(2)核对患者并解释目的。

(3)协助患者取舒适卧位。

(4)测体温:根据病情选择合适的测温方法。①测腋温法:擦干汗液,将体温计放在患者腋窝,紧贴皮肤,屈肘臂过胸,夹紧体温计。测量5～10 min,取出体温计用纱布擦拭。②测口温法:嘱患者张口,将口表汞柱端放于舌下。嘱患者闭嘴用鼻呼吸,勿用牙咬体温计。测量时间3 min。嘱患者张口,取出口表,用纱布擦拭。③测肛温法:协助患者取合适卧位,露出臀部。润滑肛表前端,戴手套,用手垫卫生纸分开臀部,轻轻插入肛表3～4 cm。测量时间3 min。用卫生纸擦拭肛表。

(5)检视读数,放体温计盒内,记录。

(6)整理床单位。

(7)洗手,绘制体温于体温单上。

(8)消毒用过的体温计。

4.注意事项

(1)测温前应注意有无影响体温波动的因素存在,如30 min内有无进食、剧烈活动、冷热敷、坐浴等。

(2)发现体温值如与病情不符时,应在旁重新监测,必要时肛温和口温对照复查。

(3)腋下有创伤、手术或消瘦夹不紧体温计者不宜测腋温;腹泻、肛门手术、心肌梗死的患者禁测肛温;精神异常、昏迷、婴幼儿等不能合作者及口鼻疾病或张口呼吸者禁测口温;进热食或面颊部热敷者,应间隔30 min后再测口温。

(4)对小儿、重症患者测温时,应守护在旁。

(5)测口温时,如不慎咬破体温计,应立即清除玻璃碎屑,以免损伤唇、舌、口腔、食管、胃肠道黏膜,然后口服蛋清或牛奶,以保护消化道黏膜并延缓汞的吸收。如病情允许者,进食粗纤维丰富的食物(如韭菜、芹菜等),以加快汞的排出。

(三)体温计的消毒与检查

1.体温计的消毒

为防止测体温引起的交叉感染,保证体温计清洁,用过的体温计应消毒。

(1)先将体温计分类浸泡于含氯消毒液内30 min后取出,再用冷开水冲洗擦干,放入清洁容器中备用。集体测温后的体温计,用后全部浸泡于消毒液中,5 min后取出清水冲净,擦干后放入另一消毒液容器中进行第二次浸泡,半小时后取出,清水冲净,擦干后放入清洁容器中备用。

(2)消毒液的容器及清洁体温计的容器每周进行2次高压蒸汽灭菌消毒,消毒液每天更换一次,若有污染随时消毒。

(3)传染病患者应设专人体温计,单独消毒。

2.体温计的检查

在使用新的体温计前,或定期消毒体温计后,应对体温计进行校对,以检查其准确性。将全部体温计的水银柱甩至35 ℃以下,同一时间放入已测好的40 ℃水内,3 min后取出检视。若体温计之间相差0.2 ℃以上或体温计上有裂痕者,取出不用。

四、体温单的使用

体温单除记录患者的体温外,还记录其脉搏、呼吸及其他情况,如出入院、分娩、转科或死亡时间,大便、小便、出入量、血压、体质量等。在患者住院期间,体温单排列在住院病案首页,以便于查阅。

(一)眉栏部分

(1)用蓝黑、碳素墨水笔填写姓名、科别、病室、床号、住院号及日期、住院日数等项目。

(2)填写"日期"栏时,每页第一天应填年、月、日,其余6 d只写日。如在6 d中遇到新的年度或月份开始,则应填年、月、日。

(3)"住院日数"从入院后第一天开始写,直至出院。

(4)用红钢笔填写"手术(分娩)后日数",以手术(分娩)次日为第一天,依次填写至14 d为止。若在14 d内行第二次手术,则停写第一次手术日数,在第二次手术当天填写0/2,依次填写到14 d为止。

(二)40～42 ℃填写

用红钢笔纵行在40～42 ℃相应时间格内填写入院、转入、手术、分娩、出院、死亡时间,注意时间应使用24 h时间制。转入时间由转入病室填。

(三)体温、脉搏、呼吸曲线的绘制

1.体温曲线的绘制

体温符号:口温为蓝"●"腋温为蓝"×"肛温为蓝"⊙"。按实际测量度数,用蓝笔绘制于体温单35～42 ℃栏内,相邻的温度用蓝线相连。如体温不升,于35 ℃线处用蓝笔画一蓝"●",并在蓝点处向下画箭头"↓",长度不超过两小格,并与相邻温度相连;物理降温半小时后测量的体温以红"○"表示,画在物理降温前温度的同一纵格内,用红虚线与降温前温度相连,下次测得的温度仍与降温前温度相连;体温若与上次温度差异较大或与病情不符时,应重复测试,无误者在原体温符号上方蓝笔写上一英文字母"V"(verified,核实)。

2.脉搏曲线的绘制

脉搏以红"●"表示,相邻脉搏以红线相连。脉搏与体温重叠时,先画体温符号,再用红笔在体温符号外画"○"。

3.呼吸曲线的绘制

呼吸以蓝"○"表示,相邻的呼吸用蓝线相连。呼吸与脉搏重叠时,先画呼吸符号"○",再用红笔在其外画"○"。

(四)底栏填写

底栏的内容包括血压、体质量、尿量、大便次数、出入水量、其他等,用蓝笔填写。数据以阿拉伯数字记录,免写计量单位。

(1)大便次数:每24 h记一次,记前一天的大便次数,如未解大便记"0",大便失禁以"※"表示。灌肠符号以"E"表示:1/E表示灌肠后大便一次;0/E表示灌肠后无大便排出;11/E表示自行排便一次,灌肠后又排便一次。

(2)尿量:记前一天的总量。

(3)出入量:记前一天的出、入总量,分子为出量、分母为入量。

(4)体质量:以kg计算填入。一般新入院应记录体质量,住院患者每周应记录体质量一次。

(5)血压:以mmHg计算填入。一天内连续测量血压,则上午写在前半格内,下午写在后半格内,术前血压写在前面,术后血压写在后面。

(6)"其他"栏作为机动,根据需要填写,如药物过敏试验结果,阴性为(一),阳性为(＋),"＋"用红笔填写。

(魏玉玲)

第二节 脉搏的测量

一、正常脉搏及生理性变化

(一)正常脉搏

随着心脏节律性收缩和舒张,动脉内的压力也发生周期性的波动,这种周期性的压力变化可引起动脉血管发生扩张与回缩的搏动,这种搏动在浅表的动脉可触摸到,临床简称为脉搏。正常人的脉搏节律均匀、规则,间隔时间相等,每搏强弱相同且有一定的弹性,每分钟搏动的次数为60～100次(即脉率)。脉搏通常与心率一致,是心率的指标。

(二)生理性变化

脉率受许多生理性因素影响而发生一定范围的波动。

1.年龄

一般新生儿、幼儿的脉率较成人快。

2.性别

同龄女性比男性快。

3.情绪

兴奋、恐惧、发怒时脉率增快,忧郁时则慢。

4.活动

一般人运动、进食后脉率会加快;休息、禁食则相反。

5.药物

兴奋剂可使脉搏增快,镇静剂、洋地黄类药物可使脉搏减慢。

二、异常脉搏的观察

(一)脉率异常

1.速脉

成人脉率在安静状态下>100次/分钟,又称为心动过速。见于高热、甲状腺功能亢进(由于代谢率增加而使脉率增快)、贫血或失血等患者。正常人可有窦性心动过速,为一过性的生理现象。

2.缓脉

成人脉率在安静状态下<60次/分钟,又称为心动过缓。颅内压升高、病态窦房结综合征、二度以上房室传导阻滞,或服用某些药物如地高辛、普尼拉明、利舍平、普萘洛尔等可出现缓脉。正常人可有生理性窦性心动过缓,多见于运动员。

(二)脉律异常

脉搏的搏动不规则,间隔时间时长时短,称为脉律异常。

1.间歇脉

在一系列正常均匀的脉搏中出现一次提前而较弱的脉搏,其后有一较正常延长的间歇(即代偿性间歇),亦称期前收缩。见于各种心脏病或洋地黄中毒的患者,正常人在过度疲劳、精神兴奋、体位改变时也偶尔出现间歇脉。

2.脉搏短绌

脉搏短绌是指同一单位时间内脉率少于心率。由于心肌收缩力强弱不等,有些心排血量少的搏动可发出心音,但不能引起周围血管搏动,导致脉率少于心率。特点是脉律完全不规则,心率快慢不一、心音强弱不等。多见于心房纤颤者。

(三)强弱异常

1.洪脉

当心排血量增加,血管充盈度和脉压较大时,脉搏强大有力,称洪脉。见于高热、甲状腺功能亢进、主动脉关闭不全等患者,运动后、情绪激动时也常触到洪脉。

2.细脉

当心排血量减少,动脉充盈度降低时,脉搏细弱无力,扪之如细丝,称细脉或丝脉。见于大出血、主动脉瓣狭窄和休克、全身衰竭的患者,是一种危险的脉象。

3.交替脉

交替脉指节律正常而强弱交替时出现的脉搏,称为交替脉。交替脉是左心室衰竭的重要体征。常见于高血压性心脏病、急性心肌梗死、主动脉瓣关闭不全等患者。

4.水冲脉

脉搏骤起骤落,有如洪水冲涌,故名水冲脉。主要见于主动脉瓣关闭不全、动脉导管未闭、甲状腺功能亢进、严重贫血患者。检查方法是将患者前臂抬高过头,检查者用手紧握患者手腕掌面,可明显感知。

5.奇脉

在吸气时脉搏明显减弱或消失为奇脉。其产生主要与吸气时左心室的搏出量减少有关。常见于心包积液、缩窄性心包炎等患者,是心脏压塞的重要的体征之一。

(四)动脉壁异常

由于动脉壁弹性减弱,动脉变得迂曲不光滑,有条索感,如按在琴弦上,多见于动脉硬化的患者。

三、测量脉搏的技术

(一)部位

临床上常在浅在、靠近骨骼的动脉测量脉搏,最常用、最方便的是桡动脉,患者也乐于接受。其次为颞动脉、颈动脉、肱动脉、腘动脉、足背动脉、胫后动脉和股动脉等。如怀疑患者心搏骤停或休克时,应选择大动脉为诊脉点,如颈动脉、股动脉。

(二)测脉搏的方法

1.目的

通过测量脉搏,可间接了解心脏的情况,观察相关疾病发生、发展规律,为诊断、治疗提供依据。

2.准备

治疗盘内备带秒钟的表、笔、记录本及听诊器。

3.操作步骤

(1)洗手,戴口罩,备齐用物,携至床旁。

(2)核对患者,解释目的。

(3)协助患者取坐位或半坐卧位,手臂放在舒适位置,腕部伸展。

(4)以示指、中指、无名指的指端按在桡动脉表面,压力大小以能清楚地触及脉搏为宜,注意脉律、强弱、动脉壁的弹性。

(5)一般情况下测 30 s,所测得的数值乘以 2,心脏病患者、脉率异常者、危重患者则应以1 min记录。

(6)协助患者取舒适体位。

(7)将脉搏绘制在体温单上。

4.注意事项

(1)诊脉前患者应保持安静,剧烈运动后应休息 20 min 后再测。

(2)偏瘫患者应选择健侧肢体测量。

(3)脉搏细、弱难以测量时,用听诊器测心率。

(4)脉搏短绌的患者,应由两人同时测量,一人听心率,另一人测脉率,由听心率者发出"开始"和"停止"的口令,计数 1 min,以分数式记录:心率/脉率。若心率 120 次,脉率 90 次,即应写成 120/90 次/分钟。

(魏玉玲)

第三节 呼吸的测量

一、正常呼吸及生理性变化

(一)正常呼吸

机体不断地从外界环境摄取氧气并将二氧化碳排出体外的气体交换过程称为呼吸。呼吸是维持机体新陈代谢和功能活动所必需的生理过程之一,一旦呼吸停止,生命也将终止。正常成人在安静状态下呼吸是自发的,节律规则,均匀无声且不费力,16～20 次/分钟。

(二)生理性变化

呼吸受许多因素的影响,在不同生理状态下,正常人的呼吸也会在一定范围内波动。呼吸与脉搏的比例为 1∶4,男性及儿童以腹式呼吸为主,女性以胸式呼吸为主。

1.年龄

年龄越小,呼吸频率越快(表 1-1)。

表 1-1　各年龄段呼吸频率

年龄	呼吸频率(次/分钟)	年龄	呼吸频率(次/分钟)
新生儿	30～40	学龄儿童	15～25
婴儿	20～45	青少年	15～20
幼儿	20～35	成人	12～20
学龄前儿童	20～30	老年人	12～18

2.性别

同年龄的女性呼吸频率比男性稍快。

3.运动

肌肉的活动可使呼吸系统加快,呼吸也因说话、唱歌、哭、笑以及吞咽、排泄等动作有所改变。

4.情绪

强烈的情绪变化,如害怕、恐惧、愤怒、紧张等会刺激呼吸中枢,导致屏气或呼吸加快。

5.其他

如环境温度升高或海拔增加,均会使呼吸加快加深。

二、异常呼吸的观察

(一)频率异常

1.呼吸过速

呼吸过速指呼吸频率超过 24 次/分钟,但节律规则,又称气促。多见于高热、疼痛、甲状腺功能亢进的患者。一般体温每升高 1 ℃,呼吸频率增加 3～4 次/分钟。

2.呼吸过慢

呼吸过慢指呼吸频率缓慢,低于 10 次/分钟,但仍有规则。多见于麻醉药或镇静剂过量、颅脑疾病等呼吸中枢受抑制者。

（二）节律异常

1.潮式呼吸

潮式呼吸又称陈-施呼吸，是一种周期性的呼吸异常。其表现为呼吸由浅慢到深快，达高潮后又逐渐变浅变慢，经过 5～10 s 的暂停，又重复出现上述状态的呼吸，呈潮水般涨落。

发生机制：由于呼吸中枢兴奋性减弱，血中正常浓度的二氧化碳不能引起呼吸中枢兴奋，只有当缺氧严重、动脉血二氧化碳分压增高到一定程度，才能刺激呼吸中枢，使呼吸加强；当积聚的二氧化碳呼出后，呼吸中枢失去有效刺激，呼吸逐渐减弱甚至停止。多见于脑炎、尿毒症等患者，常表现为呼吸衰竭。一些老年人在深睡时也可出现潮式呼吸，是脑动脉硬化的表现。

2.间断呼吸

间断呼吸又称毕奥呼吸，表现为有规律地呼吸几次后，突然停止呼吸，间隔一个短时期后又开始呼吸，如此反复交替。其产生机制与潮式呼吸一样，但预后更严重，常在呼吸停止前发生。见于颅内病变或呼吸中枢衰竭的患者。

3.点头呼吸

在呼吸时，头随呼吸上下移动，患者已处于昏迷状态，是呼吸中枢衰竭的表现。

4.叹气式呼吸

间断一段时间后做一次大呼吸，伴叹气声。偶然的一次叹气是正常的，可以扩张小肺泡，多见于精神紧张、神经症患者。如反复发作叹气式呼吸，是临终前的表现。

（三）深浅度异常

1.深度呼吸

深度呼吸又称库斯莫呼吸，是一种深长而规则的呼吸。见于糖尿病酮症酸中毒和尿毒症酸中毒等，以便机体排出较多的二氧化碳，调节血中的酸碱平衡。

2.浅快呼吸

呼吸浅表而不规则。见于呼吸肌麻痹、胸肺疾病、休克患者。

（四）声音异常

1.鼾声呼吸

由于气管或大支气管内有分泌物积聚，呼吸深大带鼾声。多见于昏迷或神经系统疾病的患者。

2.蝉鸣样呼吸

由于细支气管、小支气管堵塞，吸气时出现高调的哮鸣音，多见于支气管哮喘、喉头水肿的患者。

（五）呼吸困难

呼吸困难是指因呼吸频率、节律或深浅度的异常，导致气体交换不足，机体缺氧。患者自感空气不足、胸闷、呼吸费力，表现为焦虑、烦躁、鼻翼翕动、口唇发绀等，严重者不能平卧。

1.吸气性呼吸困难

吸气性呼吸困难特点是吸气明显困难、吸气时间延长，出现三凹征（吸气时胸骨上窝、锁骨上窝、肋间隙或腹上角出现凹陷）。由于上呼吸道部分梗阻，气流不能顺利进入肺，吸气时呼吸肌收缩，肺内负压极度增高所致。常见于气管阻塞、气管异物、喉头水肿等。

2.呼气性呼吸困难

呼气性呼吸困难特点是呼气费力,呼气时间延长。由于下呼吸道部分梗阻、气流呼出不畅所致。常见于支气管哮喘、阻塞性肺气肿。

3.混合性呼吸困难

混合性呼吸困难特点是吸气和呼气均感费力,呼吸浅而快。由于广泛性肺部病变使呼吸面积减少,影响换气功能所致。常见于重症肺炎、广泛肺纤维化、大片肺不张、大量胸腔积液等。

三、呼吸的测量

(一)目的

通过测量呼吸,观察、评估患者的呼吸状况。

(二)准备

治疗盘内备秒表、笔、记录本、棉签(必要时)。

(三)操作步骤

测量脉搏后,护士仍保持诊脉手势,观察患者的胸、腹部起伏情况及呼吸的节律、性质、声音、深浅,呼出气体有无特殊气味,呼吸运动是否对称等;以胸(腹)部一起一伏为一次呼吸,计数1 min;记录,将呼吸次数绘制于体温单上。

(四)注意事项

(1)尽量去除影响呼吸的各种生理性因素,在患者精神松弛的状态下测量。

(2)由于呼吸受意识控制,所以,测呼吸时,不应使患者察觉。

(3)呼吸微弱或危重患者,可用少许棉花置其鼻孔前,观察棉花纤维被吹动的次数,计数 1min。

(4)小儿、呼吸异常者应测 1 min。

(魏玉玲)

第四节　血压的测量

一、正常血压及生理性变化

(一)正常血压

血压是指血液在血管内流动时对血管壁的侧压力。一般指动脉血压,如无特别注明均指肱动脉的血压。

当心脏收缩时,主动脉压急剧升高,至收缩中期达最高值,此时的动脉血压称收缩压。当心室舒张时,主动脉压下降,至心舒末期达动脉血压的最低值,此时的动脉血压称舒张压。血压的计量单位,过去多用 mmHg(毫米汞柱),后改用国际统一单位 kPa(千帕)。目前仍用 mmHg(毫米汞柱)。以下为两者换算公式。

$$1 \text{ kPa} = 7.5 \text{ mmHg}$$

$$1 \text{ mmHg} \approx 0.133 \text{ kPa}$$

在安静状态下,正常成人的血压范围为(12.0～18.5)/(8.0～11.9) kPa[(90～139)/(60～89) mmHg],脉压为 4.0～5.3 kPa(30～40 mmHg)。

(二)生理性变化

在各种生理情况下,动脉血压可发生各种变化,影响血压的生理因素有以下几点。

1.年龄

随着年龄的增长血压逐渐升高,以收缩压升高较明显。以下为儿童血压的计算公式。

$$收缩压(mmHg)=80+年龄×2$$

$$舒张压=收缩压×2/3$$

2.性别

青春期前的男女血压差别不明显。成年男子的血压比女性高 0.7 kPa(5 mmHg);绝经期后的女性血压又逐渐升高,与男性差不多。

3.昼夜和睡眠

血压在上午 8～10 时达全天最高峰,之后逐渐降低;午饭后又逐渐升高,下午 4～6 时出现全天次高值,然后又逐渐降低;至入睡后 2 h,血压降至全天最低值;早晨醒来又迅速升高。睡眠欠佳时,血压稍升高。

4.环境

寒冷时血管收缩,血压升高;气温高时血管扩张,血压下降。

5.部位

一般右上肢血压常高于左上肢,下肢血压高于上肢。

6.情绪

紧张、恐惧、兴奋及疼痛均可引起血压升高。

7.体质量

正常人发生高血压的危险性与体质量增加成正比。

8.其他

吸烟、劳累、饮酒、药物等都对血压有一定的影响。

二、异常血压的观察

(一)高血压

目前基本上采用世界卫生组织(WHO)和国际高血压联盟(ISH)高血压治疗指南的高血压定义:在未服抗高血压药的情况下,成人收缩压≥18.7 kPa(140 mmHg)和(或)舒张压≥12.0 kPa(90 mmHg)。95％的患者为病因不明的原发性高血压,多见于动脉硬化、肾炎、颅内压增高等,最易受损的部位是心、脑、肾、视网膜。

(二)低血压

一般认为血压低于正常范围且有明显的血容量不足表现如脉搏细速、心悸、头晕等,即可诊断为低血压。常见于休克、大出血等。

(三)脉压异常

脉压增大多见于主动脉瓣关闭不全、主动脉硬化等;脉压减小多见于心包积液、缩窄性心包炎等。

三、血压的测量

(一)血压计的种类和构造

1.水银血压计

水银血压计分立式和台式两种,其基本结构都包括输气球、调节空气的阀门、袖带、能充水银的玻璃管、水银槽几部分。袖带的长度和宽度应符合标准:宽度比被测肢体的直径宽20%,长度应能包绕整个肢体。能充水银的玻璃管上标有刻度,范围为0~40.0 kPa(0~300 mmHg),每小格表示0.3 kPa(2 mmHg);玻璃管上端和大气相通,下端和水银槽相通。当输气球送入空气后,水银由玻璃管底部上升,水银柱顶端的中央凸起可指出压力的刻度。水银血压计测得的数值相当准确。

2.弹簧表式血压计

由一袖带与有刻度 2.7~4.0 kPa(20~30 mmHg)的圆盘表相连而成,表上的指针指示压力。此种血压计携带方便,但欠准确。

3.电子血压计

袖带内有一换能器,可将信号经数字处理,在显示屏上直接显示收缩压、舒张压和脉搏的数值。此种血压计操作方便,清晰直观,不需听诊器,使用方便、简单,但欠准确。

(二)测血压的方法

1.目的

通过测量血压,了解循环系统的功能状况,为诊断、治疗提供依据。

2.准备

听诊器、血压计、记录纸、笔。

3.操作步骤

(1)测量前,让患者休息片刻,以消除活动或紧张因素对血压的影响。检查血压计,如袖带的宽窄是否适合患者,玻璃管有无裂缝,橡胶管和输气球是否漏气等。

(2)向患者解释,以取得合作。患者取坐位或仰卧,被测肢体的肘臂伸直、掌心向上,肱动脉与心脏在同一水平。坐位时,肱动脉平第4肋软骨;卧位时,肱动脉平腋中线。如手臂低于心脏水平,血压会偏高;手臂高于心脏水平,血压会偏低。

(3)放平血压计于上臂旁,打开水银槽开关,将袖带平整地缠于上臂中部,袖带的松紧以能放入一指为宜,袖带下缘距肘窝2~3 cm。如测下肢血压,袖带下缘距腘窝3~5 cm,将听诊器胸件置于腘动脉搏动处,记录时注明下肢血压。

(4)戴上听诊器,关闭输气球气门,触及肱动脉搏动。将听诊器胸件放在肱动脉搏动最明显的地方,但勿塞入袖带内,以一手稍加固定。

(5)挤压输气球,打气至肱动脉搏动音消失,水银柱又升高 2.7~4.0 kPa(20~30 mmHg)后,以每秒 0.5 kPa(4 mmHg)左右的速度放气,使水银柱缓慢下降,视线与水银柱所指刻度平行。

(6)在听诊器中听到第一声动脉音时,水银柱所指刻度即为收缩压;当搏动音突然变弱或消失时,水银柱所指的刻度即为舒张压。当变音与消失音之间有差异时,或危重者应记录两个读数。

(7)测量后,驱尽袖带内的空气,解开袖带。安置患者于舒适卧位。

(8)血压计右倾 45°,关闭气门,气球放在固定的位置,以免压碎玻璃管,关闭血压计盒盖。

(9)用分数式,即收缩压/舒张压(mmHg)记录测得的血压值,如 14.7/9.3 kPa(110/70 mmHg)。

4.注意事项

(1)测血压前,要求安静休息 20～30 min,如运动、情绪激动、吸烟、进食等可导致血压偏高。

(2)血压计要定期检查和校正,以保证其准确性,切勿倒置或震动。

(3)打气不可过猛、过高,如水银柱里出现气泡,应调节或检修,不可带着气泡测量。

(4)如所测血压异常或血压搏动音听不清时,需重复测量。先将袖带内气体排尽,使水银柱降至"0",稍等片刻再行第二次测量。

(5)对偏瘫、一侧肢体外伤或手术后患者,应在健侧手臂上测量。

(6)排除影响血压值的外界因素,如袖带太窄、袖带过松、放气速度太慢测得的血压值偏高,反之则测得的血压值偏低。

(7)长期测血压应做到四定:定部位、定体位、定血压计、定时间。

(魏玉玲)

第二章

临床常见症状的护理

第一节 呼吸困难

呼吸困难是指患者呼吸时主观上自觉空气不足或呼吸急促,客观上可看到患者呼吸活动费力、辅助呼吸肌参与呼吸运动,以增加通气量。呼吸频率、深度与节律发生异常,严重时可出现张口、抬肩、鼻翼翕动、发绀甚至端坐呼吸,而引起严重不适的异常呼吸。正常人在安静状态下,因年龄不同,呼吸次数有很大的差异,一般情况下,呼吸频率随年龄的增长而减慢,但当从事运动或情绪波动时,呼吸次数也会有明显的变化。

一、病因与发病机制

(一)病因

呼吸困难的发生与呼吸运动密切相关,调节呼吸运动的机制以下几种。①神经调节:包括各种反射系统和高级中枢神经系统。②呼吸力学:主要为弹性阻力与非弹性阻力。③气体交换:通过气体交换,机体吸入氧,呼出二氧化碳。

一般来说,呼吸运动受很多因素的影响,如年龄、运动、睡眠、精神兴奋、剧痛等均可使呼吸次数减慢或增快。临床上当人体呼吸不能适应机体的需要时,则发生呼吸困难,呼吸困难常见于呼吸、循环、神经、血液系统疾病及中毒患者。

1.呼吸系统疾病

(1)喉部疾病:主要是因为肺外的通气路径即上呼吸道阻塞,如吞入异物、喉头血管性水肿、白喉等。

(2)气管、支气管疾病:支气管哮喘、毛细支气管炎、异物、肿瘤、气管或支气管受压(如甲状腺肿大、主动脉瘤、纵隔肿瘤)。

(3)肺部疾病:肺炎、肺脓肿、肺不张、肺梗死、弥漫性肺结核、肺动脉栓塞等。

(4)胸膜疾病:胸膜炎、胸腔积液、自发性气胸、血胸等。

(5)胸壁改变:多源于胸廓畸形,如漏斗胸、鸡胸、脊柱侧弯或后侧弯、后弯、前弯及脊柱炎等。

(6)呼吸肌病变:呼吸肌麻痹是由于横膈神经受损或格林巴利综合征造成支配呼吸肌的运动

神经元损害。

2.心脏疾病

充血性心力衰竭、心包大量快速积液等。

3.血液变化

重度贫血、失血、一氧化碳中毒、糖尿病、尿毒症等。

4.神经精神性疾病

脊髓灰质炎、吉兰-巴雷综合征所致的肋间肌或膈肌麻痹、脑出血、癔症、重症肌无力等。

5.其他

大量腹水、气腹、腹腔内巨大肿瘤、怀孕后期等。

(二)发病机制

造成呼吸困难的机制大致分为以下几个方面。

1.通气不足

(1)呼吸道阻力增加。

(2)呼吸运动受限,胸肺顺应性降低,顺应性由弹性决定,弹性丧失,则由不顺应变为僵硬。

(3)呼吸肌的神经调节或胸廓功能障碍。

2.弥散功能障碍

肺泡中的氧透过气-血间的一切屏障进入血液并与血红蛋白结合的量下降。肺泡-毛细血管膜面积减少或肺泡-毛细血管膜增厚,均会影响换气功能而导致呼吸困难。

3.肺泡通气与血流比例失调

肺泡通气与血流比值大于或小于 0.8 时,分别造成无效通气与生理性动静脉分流,导致缺氧。

4.吸入的氧气不足

空气中的氧含量较低或组织无法利用氧,如氰化物中毒,不正常的血红蛋白无法携带氧气,虽有足够的氧气到达组织,但是却无法为组织所利用等。

由于以上因素刺激延髓呼吸中枢,增加呼吸肌的工作量,企图增加氧的供给量,从而造成呼吸困难的症状。

二、分类

(1)按其病因可分为呼吸源性、心源性、血源性、中毒性、神经精神性呼吸困难。

(2)按其发病急缓可分为突发性、阵发性和慢性呼吸困难。

(3)按其程度可分为轻度呼吸困难,即指运动时出现呼吸困难;中度呼吸困难,指安静状态下无症状,但稍微运动即造成呼吸困难;重度呼吸困难,指安静状态下也出现明显的呼吸困难。

(4)按呼吸周期可分为吸气性呼吸困难,指吸气时出现显著的呼吸困难,有明显的三凹征,即吸气时胸骨上窝、锁骨上窝、肋间隙出现凹陷;呼气性呼吸困难,指呼气费力,呼气时间延长;混合性呼吸困难,指吸气与呼气均费力。

三、临床表现

(一)呼吸困难会导致呼吸频率、节律及深度的变化

1.潮式呼吸

潮式呼吸即陈-施呼吸,指呼吸由浅慢至深快,再由深快至浅慢直至暂停数秒,再开始如上的周期性呼吸。

2.间断呼吸

间断呼吸即毕奥呼吸,指在有规律地呼吸几次后,突然停止呼吸,间隔一个短的时期后,又开始呼吸,如此周而复始。

3.叹息样呼吸及点头呼吸

叹息样呼吸及点头呼吸是临终性呼吸。

4.呼吸频率异常

呼吸频率异常指呼吸过快或过慢。

5.呼吸深度异常

呼吸深度异常指呼吸深大或呼吸微弱而呼吸频率不变,也可为频率、深度均异常。

(二)循环系统反应

呼吸困难刺激心脏使心率加快,心搏出量增加,血压上升。但严重呼吸困难可导致血压、脉率和搏出量下降,而发生心肌缺氧、坏死、心律失常,甚至心搏骤停。表现为出冷汗、发绀、胸部压迫感、杵状指等。

(三)中枢神经系统反应

呼吸困难可致低氧血症和高碳酸血症,神经细胞对低氧极为敏感。一般说来,轻度低氧血症时,最早出现的功能紊乱表现在智力、视觉方面,短暂或轻微的缺氧后功能可迅速恢复,重而持久的缺氧则导致神经细胞死亡。严重时,可出现脑皮质功能紊乱而发生一系列功能障碍,直接威胁生命。中枢神经系统功能障碍表现为头痛、不安、空白与记忆障碍、计算障碍、精神紊乱、嗜睡、惊厥、昏迷等。

(四)泌尿系统反应

呼吸困难引起轻度缺氧时,尿中可出现蛋白、红细胞、白细胞与管型,严重时可发生急性肾衰竭,出现少尿、氮质血症和代谢性酸中毒,甚至无尿。

(五)消化系统反应

呼吸困难致严重缺氧时,可使胃壁血管收缩,降低胃黏膜的屏障作用,出现消化道出血;另外,二氧化碳潴留可增强胃壁细胞的碳酸酐酶活性,而使胃酸分泌增加。

(六)酸碱度与电解质变化反应

呼吸困难可致呼吸性酸中毒、代谢性酸中毒或呼吸性酸中毒合并代谢性酸中毒、呼吸性碱中毒。

(七)耐力反应

严重的呼吸困难致患者能量消耗增加和缺氧,故感胸闷、气急、耐力下降,而使活动量减少。

(八)心理反应

呼吸困难与心理反应是相互作用、相互影响的关系。呼吸困难的心理反应受个性、人群关系、情绪及既往经验等影响。如极度紧张会导致呼吸困难,激怒、焦虑或挫折等易加剧哮喘者的呼吸困难,惊吓、疼痛等易发生过度换气的呼吸困难。呼吸困难一般可导致表情痛苦、紧张、疲劳、失眠;严重时会有恐惧、惊慌、濒死感;慢性呼吸困难患者自觉预后差,另外,家庭经济不宽裕、家属或人群缺乏同情心也可使患者悲观、失望甚至厌世。呼吸困难的病因是否明确、其性质和发作持续时间也会使患者产生不良的心理反应。

四、治疗

(一)药物治疗

常用药物:①肾上腺素,为治疗支气管哮喘药,禁用于高血压及心脏病患者,且注射时要测量患者的脉搏、血压等生命体征;②异丙肾上腺素,禁用于伴冠心病、心动过速、甲亢的支气管哮喘者,且用量不宜过大,并应舌下含服;③氨茶碱,禁用于伴严重心血管病、肾脏病的呼吸困难患者,静脉注射液的配制一般为氨茶碱 0.25 g＋25％葡萄糖 20 mL,缓慢推注,同时应严密观察患者,静脉注射后 4～6 h 再开始口服治疗。本品不宜与麻黄碱或其他拟肾上腺素药同时注射,否则会增加氨茶碱的毒性作用。

(二)氧疗法

氧疗法指用提高吸入气中氧浓度的方法增加肺泡中的氧分压、提高动脉血氧分压和氧含量、改善或消除低氧血症的治疗方法。氧疗吸入气的氧浓度,低的可只稍高于空气,如 24％～28％,高的可达 100％,即"纯氧",应根据呼吸困难的程度而定。氧疗法一般包括使用鼻导管、面罩、气管插管等给氧方式。在氧疗过程中,会因使用不当而出现如下危险。

1.慢性气道阻塞患者

用氧之初,若氧的浓度太高,则有导致二氧化碳积聚的危险,因为这些病的呼吸运动是由低的血氧分压刺激外周感受器所驱动的,一旦用过高浓度氧,则消除了这种刺激,引起通气减少甚至暂停,反而导致更严重的二氧化碳积聚。

2.氧中毒

长时间使用高浓度氧将发生氧中毒。持续用氧 24 h,胸骨会产生难受的感觉,用 36 h 则发生血氧分压下降,连续用 2 天 50％浓度的氧,则可产生氧中毒的反应。

(三)人工机械通气法

人工机械通气是帮助重度呼吸困难者度过危险期的重要手段。使用人工通气,须用气管内插管或气管切开。机械通气类型有间歇正压通气(IPPV)、呼气末正压通气(PEEP)、连续气道正压通气(CPAP)等。

五、护理

(一)护理目标

(1)呼吸困难的程度及伴随症状减轻或消失。

(2)患者舒适感增加。

(3)患者及家属配合治疗的自我管理能力提高。

(二)护理措施

1.减轻呼吸困难

(1)维持患者呼吸道通畅:①对意识清醒、能自行咳嗽、咳痰者,应协助其翻身、叩背,指导其有效咳嗽、排痰的动作;②痰液多且黏稠时,可服祛痰药或行雾化吸入;③对于咳痰无力、痰不易咳出者,应及时给予吸痰;④对于气道部分或完全堵塞、神志不清者,应及时建立人工气道,如行气管切开或气管内插管,进行吸痰。

(2)维持患者的舒适体位:①根据病情,可借助枕头、靠背椅或床旁桌,采取半坐卧或坐位身体前倾的体位,并维持患者舒适;②若无法躺下或坐下,则可采取背靠墙、重心放于双脚、上半身前倾的姿势,使胸廓和横膈放松,以利呼吸;③少数患者也可采取特殊卧位,如自发性气胸者应取健侧卧位,大量胸腔积液患者取患侧卧位,严重堵塞性肺气肿患者应静坐,缓缓吹气。

(3)保证休息:减少活动量,可减少氧及能量的消耗,减轻缺氧,改善心、肺功能。

(4)穿着适当:避免穿紧身衣物和盖厚重被子,以减轻胸部压迫感。

(5)提供舒适环境:保持环境安静,避免噪声,调整室内温、相对湿度,保持空气流通、清新。

(6)稳定情绪:必要时限制探视者,并避免谈及引起患者情绪波动的事件,使患者心情平静。

(7)指导患者采取放松技巧:①吸气动作应缓慢,尽量能保持4~5 s,直至无法再吸气后,再缓慢吐气。②噘嘴呼吸以减慢呼吸速率,增加气道压力,减轻肺塌陷,缓解呼吸异常现象。

2.指导患者日常生活方式

(1)禁烟、酒,以减轻呼吸道黏膜的刺激。

(2)进易消化、不易发酵的食物,控制体质量,避免便秘、腹部胀气及肥胖,因为肥胖时代谢增加,氧耗量增加,而使呼吸困难加重。

(3)根据自我呼吸情况,随时调整运动类型及次数。

(4)避免接触可能的变应原,减少呼吸困难的诱因。

(5)保持口腔、鼻腔清洁,预防感染。

3.严密观察病情并记录

(1)观察呼吸频率、节律、形态的改变及伴随症状的严重程度等。

(2)及时分析血气结果,以判断呼吸困难的程度。

(3)记录出入水量,如心源性呼吸困难者,应准确记录出入水量,以了解液体平衡情况;哮喘引起的呼吸困难者,在不加重心脏负担的前提下,应适当进水。

4.提高患者自我管理能力

(1)指导患者掌握各种药物的正确使用方法,尤其是呼吸道喷雾剂的使用,并给予回复示教,以确定患者能正确使用。

(2)指导患者及家属执行胸部物理治疗,如呼吸锻炼、有效咳嗽、背部叩击、体位引流等,使之能早日自行照顾。

(3)向患者解释饮食的重要性,使之了解饮食习惯与呼吸困难的利害关系。

(4)教会患者观察呼吸困难的各种表现,严重时应及时就医。

(5)保持心情愉快,适当休息,避免劳累,减少谈话。

(6)向患者解释氧疗及建立人工气道的重要性,使之能理解与配合。

5.氧疗护理

正确的氧疗可缓解缺氧引起的全身各器官系统生理学改变,提高患者的活动耐力和信心。鼻导管氧气吸入较为普遍,一般流量为2~4 L/min。

(1)轻度呼吸困难伴轻度发绀,$PaO_2 > 8.0$ kPa(60 mmHg),$PaCO_2 < 6.5$ kPa(49 mmHg),可给低流量鼻导管吸氧。

(2)中度呼吸困难伴明显发绀,PaO_2 为 5.3~8.0 kPa(40~60 mmHg),可给低流量吸氧,必要时也可加大氧流量,氧浓度为25%~40%。

(3)重度呼吸困难伴明显发绀,$PaO_2 < 5.3$ kPa(40 mmHg),$PaCO_2 > 9.3$ kPa(70 mmHg),可给持续低流量吸氧,氧浓度为25%~40%,并间断加压给氧或人工呼吸给氧。

6.加强用药管理

用药期间应密切监测呼吸情况、伴随症状及体征,以判断疗效,注意药物不良反应,掌握药物配伍禁忌。

(刘茂华)

第二节 发 热

发热是人体对于致病因子的一种全身性反应。正常人在体温调节中枢的调控下,机体的产热和散热过程保持相对平衡,当机体在致热源的作用下或体温调节中枢的功能发生障碍时,使产热过程增加,而散热不能相应地随之增加,散热减少,体温升高超过正常范围,称为发热。当腋下温度高于 37 ℃,口腔温度高于 37.2 ℃,或直肠温度高于 37.6 ℃,一昼夜间波动在 1 ℃以上时,可认作发热。按发热的高低可分为低热(37.3~38 ℃)、中等度热(38.1~39 ℃)、高热(39.1~40 ℃)、超高热(40 ℃以上)。

一、常见病因

发热是由于各种原因引起的机体散热减少、产热增多或体温调节中枢功能障碍所致。发热的原因可分为感染性和非感染性两类,其中以感染性最为常见。

(一)感染性发热

各种病原体,如病毒、细菌、支原体、立克次体、螺旋体、真菌、寄生虫等所引起的感染。由于病原体的代谢产物或毒素作用于单核-巨噬细胞系统而释放出致热源,从而导致发热。

(二)非感染性发热

(1)变态反应性疾病,如风湿热、类风湿病、系统性红斑狼疮、结节性多动脉炎、血清病、药物热等。

(2)组织坏死与细胞破坏,如白血病、各种恶性肿瘤、大手术后、大面积烧伤、重度外伤、急性溶血、急性心肌梗死、血管栓塞等。

(3)产热过多或散热减少,如甲状腺功能亢进(产热过多)、重度脱水(散热减少)等。

(4)体温调节中枢功能障碍,如中暑、颅脑损伤、颅内肿瘤等。

(5)自主神经(植物神经)功能紊乱,如功能性低热、感染后低热等。

二、热型及临床意义

(一)稽留热

体温恒定地维持在 39~40 ℃的高水平,达数天或数周。24 h 内体温波动范围不超过 1 ℃。常见于大叶性肺炎、斑疹伤寒及伤寒高热期。

(二)弛张热

体温常在 39 ℃以上,波动幅度大,24 h 内波动范围超过 2 ℃,但都在正常水平以上。常见于败血症、风湿热、重症肺结核及化脓性炎症等。

(三)间歇热

体温骤升达高峰后持续数小时,又迅速降至正常水平,无热期(间歇期)可持续 1 d 至数天。如此高热期与无热期反复交替出现,见于疟疾、急性肾盂肾炎等。

(四)波状热

体温逐渐上升达 39 ℃ 或更高,数天又逐渐下降至正常水平,持续数天后又逐渐升高,如此反复多次。常见于布鲁菌病。

(五)回归热

体温急剧上升至 39 ℃ 或更高,数天后又骤然下降至正常水平。高热期与无热期各持续若干天后规律交替一次。可见于回归热、霍奇金病、周期热等。

(六)不规则热

发热的体温曲线无一定规律,可见于结核病、风湿热、支气管肺炎、渗出性胸膜炎等。

三、护理

(一)护理要点

体温反映机体调节产热和散热的情况。

(1)急性病期以感染性发热为多见,对发热患者应注意热型以及发热前有无寒战,发热时伴随症状,有无持续高热或高热骤退现象。

(2)高热患者应卧床休息,给予易消化、高热量、高维生素流质或半流质饮食,鼓励多饮水,保持环境安静,有寒战时注意保暖。

(3)体温超过 39 ℃ 需进行物理降温,如头部冷敷、冰袋置于大血管部位、冰水或酒精擦浴、4 ℃ 冷盐水灌肠、吲哚美辛栓塞肛。

(4)按医嘱应用药物(如布洛芬、吲哚美辛、柴胡注射液、清开灵)降温,但年老体弱者不宜连续使用退热剂。

(5)加强口腔护理,发热患者唾液分泌减少,机体抵抗力下降,易引起口腔黏膜损害或口腔感染,因此,应按时做好口腔护理。

(6)退热时患者常大汗淋漓,应及时补充液体,并擦身换衣,防止虚脱和受凉。

(7)如有中枢性高热服用解热剂效果较差时,可给予物理降温,以减少脑细胞耗氧量,包括盖薄被、酒精擦浴、头置冰袋或冰帽,对不易降温者可行人工冬眠,高热惊厥者应按医嘱给抗惊厥药。

(8)重症结核伴高热者,可按医嘱在有效抗结核药治疗的同时,加用糖皮质激素,并按高热护理处理。

(二)用药及注意事项

(1)一般处理:卧床休息,补充能量,纠正水与电解质平衡。

(2)在发热的病因诊断过程中,若体温低于 39 ℃ 且诊断尚未明确,可暂不用退热药物,观察体温变化曲线,以明确病因。若体温高于 39 ℃,不管什么情况均需立即降温治疗(物理或药物方法)至 39 ℃ 以下(尤其是小儿),以防高热惊厥发生。必要时可考虑转上级医院。

(3)对疑诊感染性疾病,经病原学检查后可针对性地给予敏感的抗生素、抗结核药、抗真菌及抗原虫药物等。

(4)物理降温:见"护理要点"。

(5)药物降温:对高热惊厥者,除物理降温外,应配合药物降温。①小儿可使用亚冬眠疗法。②成人可用吲哚美辛、布洛芬、柴胡及复方奎宁等解热剂,亦可用激素类药物如地塞米松5～10 mg,静脉推注或静脉滴注等。③针灸疗法:针刺合谷、曲池、太冲、大椎等穴,必要时针刺少商、委中穴出血。

(许巨华)

第三节 疼 痛

疼痛是临床上一些疾病常见的症状或一种综合征,是患者就医的主要原因之一。据某医院对550名普通综合门诊连续就诊的患者统计,有40%患者主诉是疼痛。除不可测定疼痛的程度外,美国每年有8 800万人患急、慢性疼痛,其中7 700万是慢性疼痛,每年用于这方面的花费约60亿美元。近年来,对疼痛的理论研究使人们对疼痛产生的机制和疼痛的治疗、护理有了许多新的认识。

一、概述

疼痛是一种复杂的病理生理活动,是人体对有害刺激的一种保护性防御反应。国际疼痛研究会(international association of studying pain,IASP)对疼痛的定义是:"疼痛是一种令人不快的感觉和情绪上的感受,伴随着现有的或潜在的组织损伤,疼痛经常是主观的,每个人在生命的早期就通过损伤的经历学会了表达疼痛的确切词汇。无疑这是身体局部状态或整体的感觉,而且也总是令人不愉快的一种情绪上的感受。"简而言之,疼痛是由于现有的或潜在的组织损伤而产生的一种令人不快的感觉和情绪上的感受。这种感受是一个广泛涉及社会心理因素的问题,受个性、社会文化、宗教信仰以及个人经历等因素的影响。疼痛感觉和反应因人而异,因时而异。所以每个人对疼痛的表达形式也不同。若严重的持续性疼痛,会使患者身心健康受到极大影响,因此,帮助患者避免疼痛、适应疼痛、解除疼痛,详细观察疼痛的性质和特点,有助于医师正确地诊断和治疗,这是护理工作中的一项重要内容。提高疼痛护理的效果,与护士所具备的镇痛的知识、技能以及对患者的态度密切相关。提高护士教育质量、加强职业培训,尤其是使护士掌握控制疼痛的有效方法,是改善疼痛护理的关键。

(一)疼痛的临床分类

临床上可以根据疼痛的病因、发病机制、病程、疼痛的程度及部位等进行不同的分类。疼痛的分类对于诊断、治疗有一定帮助,同时对于总结分析病例及治疗效果有一定参考价值。常用分类方法如下。

1.按病情缓急分类

急性和慢性痛。

2.按疼痛轻重分类

轻度痛(微痛、隐痛、触痛)、中度痛(切割痛、烧灼痛)、重度痛(疝气疼痛、绞痛)、极度痛(剧痛、惨痛)。

3.按时间分类

一过性、间断性、周期性、持续性疼痛等。

4.按机体部位分类

躯体性痛(表面痛)、内脏痛(深部痛)。

5.按疼痛的表现形式分类

原位痛、牵涉痛、反射痛、转移性痛。

临床上可以根据以上不同的因素,作出各种疼痛的分类,但由于疼痛包含许多复杂因素,不是一种分类方式可以概括的。因此,临床上要结合具体患者,根据病因、病情的主要特点进行分类。

(二)常见疼痛的病理生理变化

1.急性疼痛

常有明确的病因,由疾病或损伤所致单独的或多种的急性症状,严重者伴有休克、虚脱、高热等全身症状。患者的精神和情绪常表现为处于兴奋焦虑状态,进行有防御的反应。疼痛程度较重,为锐痛、快痛,一般发病及持续时间较短,临床上见于急性炎症、心肌梗死、脏器穿孔、创伤、手术等。

2.慢性疼痛

病因可以是明确的或不明确的。患者常有复杂的精神、心理变化,常表现为精神抑郁,久病则可能出现厌世、悲观情绪。疼痛程度为轻、中度,发病慢,病程较长,常伴有自主神经功能紊乱,如表现为食欲缺乏,心动过缓,低血压等。临床上见于慢性腰腿痛、神经血管疾病性疼痛、晚期癌痛等。

3.表面疼痛

表面疼痛又称浅表痛,是指体表如皮肤、黏膜等处所感受的疼痛,如穿刺、压迫、捻挫、冷热、酸碱等物理性、化学性刺激所引起的疼痛。性质多为锐痛、快痛,比较局限,有防御反应,严重者可以产生休克等全身症状。

4.深部疼痛

肌腱、韧带、关节、骨膜、内脏、浆膜等部位的疼痛,性质一般为钝痛,不局限,患者只能笼统地申诉疼痛部位,严重者常伴有呕吐、出汗、脉缓、低血压等症状。

5.内脏疼痛

内脏疼痛是深部疼痛的一部分,疼痛刺激多由于无髓纤维传入,痛阈较高。一般由挤压、切割、烧灼等引起,并伴有自主神经症状。由于其传入通路不集中,并涉及几个节段的脊神经,故疼痛定位不准确。内脏疼痛可以产生牵涉性,因为该脏器传入纤维进入脊髓神经后根后,和躯体传入纤维在同节脊髓后角细胞水平发生聚合,从而在远距离脏器的体表皮肤发生牵涉性疼痛。

(三)疼痛对全身各系统的影响

1.精神心理状态

急性剧痛的疼痛可以引起患者精神兴奋、烦躁不安甚至强烈的反应,如大哭大喊。长时间的慢性疼痛使大部分患者呈抑制状态,情绪低落,表情淡漠。

2.神经内分泌系统

急剧强烈的刺激,中枢神经系统表现为兴奋状态,疼痛刺激兴奋了交感神经和肾上腺髓质,使儿茶酚胺和肾上腺素分泌增多;肾上腺素抑制胰岛素分泌,促进胰高血糖素分泌,增加糖原分解和异生,导致血糖升高,同时出现负氮平衡;皮质醇、醛固酮、抗利尿激素、甲状腺素和三碘甲状腺原氨酸都增加。

3.循环系统

剧烈疼痛可引起心电图 T 波变化,特别是冠状动脉病变患者。在浅表痛时脉搏增快,深部痛时减慢,变化与疼痛程度有关,强烈的内脏痛甚至可以引起心搏骤停。血压一般与脉搏变化一致,高血压病患者因疼痛而促使血压升高。而剧烈的深部疼痛会引起血压下降,发生休克。

4.呼吸系统

强烈疼痛时呼吸快而浅,尤其是发生胸壁或腹壁痛时表现得更明显,而每分通气量通常无变化。但是与呼吸系统无关部位的疼痛,患者由于精神紧张、兴奋不安,也可产生过度换气。

5.消化系统

强烈的深部疼痛引起恶心、呕吐,一般多伴有其他自主神经症状,表现为消化功能障碍,消化腺分泌停止或被抑制。

6.泌尿系统

疼痛可引起反射性肾血管收缩及垂体抗利尿激素分泌增加,导致尿量减少。

二、疼痛的护理评估

在某些国家,学者们已经把疼痛的控制作为一门学科来研究。研究人员包括医师、护士及其他辅助治疗人员。疼痛控制是广义的概念,包括一切解除、减轻和预防疼痛的方法及措施。在对疼痛控制的过程中,疼痛的评估是一个重要环节。要选择合适的护理措施,护士不仅要客观地判断疼痛是否存在,还要确定疼痛的强度。因此,评估疼痛的强度,分析采集到的信息及选择合适的护理措施都是护士的责任。

对疼痛的反应和描述,个体差异很大,很难作为疼痛的客观指标。评估疼痛的目的是:①提供疼痛的正式记录;②提供有价值的主观经历的记录;③监测缓解疼痛措施的效果;④监测治疗的不良反应;⑤认识病情进展的体征;⑥促进交流。

(一)影响疼痛表达的因素

1.主观因素

主观因素包括人的性格、精神心理状态等。

(1)个性因素:从生理和心理两方面来考虑患者的疼痛十分重要。通常,内向性格的人对疼痛的耐受性大于外向性格,主诉较少。

(2)注意力的集中或分散、转移:在日常生活中疼痛可以因为从事注意力集中的工作而忘却,事实表明痛冲动可以由于应用其他刺激而改变或减弱。

(3)对疼痛的态度:Beecher 曾比较了战伤士兵与一般创伤患者对麻醉药的需要量,发现前者虽然创伤范围大,但所需麻醉药量却相对少,认为这与对待创伤疼痛的不同态度有关。

(4)情绪的影响:Bronzo 用辐射热法研究情绪与痛阈的关系,发现焦虑不安使痛阈降低。

(5)既往经验:对疼痛的感受,除了极少数先天性痛觉缺失患者外,过去的生活经历、疼痛的经验及对疼痛的理解都与疼痛的感受和反应有关。

(6)精神异常与疼痛:精神分裂症、神经官能症、精神抑郁症等患者,常伴有疼痛症状。据某疼痛治疗中心分析,精神抑郁症患者主诉头痛占 40%,腰背痛 62.5%,四肢关节痛 56%,胃痛6.3%。有人认为这种没有躯体器质性损伤或病变的心因性疼痛,不是一种感觉体验而是一种复杂的心理状态。

2.客观因素

(1)环境的变化:昼夜不同的时间内疼痛的感受不同,如夜间疼痛常加重。充满噪声或强烈的光线照射可以影响患者疼痛的感受和反应。

(2)社会文化背景:每个人所受的教育程度和文化水平不同,对疼痛的耐受性和反应也不同。生活在一个推崇勇敢和忍耐精神的文化背景之中,往往更善于耐受疼痛。

(3)性别:一般认为男性的耐受性大于女性,女性比男性更易表达疼痛。

(4)年龄:一般老年患者较年轻患者主诉疼痛机会少、程度低,这可能是由于老年患者感觉降低及过去有较多的疼痛经历,因而对疼痛的耐受性增高。

3.护理人员的因素

包括:①对患者的类比心理往往导致主观偏差,如认为同一种肿瘤患者的疼痛程度应该类似;②凭一般经验将患者的疼痛与某些疾病种类相联系;③缺乏有关疼痛的理论、实践知识;④过分担心药物不良反应和成瘾性,使患者得不到必要的药物治疗;⑤与患者缺乏思想交流,仅依据主诉来判断疼痛的存在与程度。以上这些因素往往使一部分患者的疼痛得不到及时处理。

(二)疼痛的护理评估

正确评估疼痛便于选择治疗方式和评价治疗效果。由于痛觉是主观的精神活动,旁观者无法直接察觉到,所以只能依赖间接方法的综合分析,作动态观察和多方位间接评估。

以往通常用简单的方法测量疼痛的次数和程度,或是简单地问:"你还疼吗?疼痛减轻了吗?"近年来,许多学者从多方面进行研究,试图找到测量疼痛的理想方法。目前常用的方法有以下几种。

1.详细询问病史

(1)初次疼痛的表现:出现时间,整个过程疼痛特征的变化,痛的部位、分布、强度、性质、时间特性、持续性或周期性等。

(2)相差的感觉现象:如感觉异常、感觉障碍及麻木。伴随症状常见肌萎缩、消瘦、乏力、出汗、流泪、鼻塞、头晕、眼花、视力障碍、恶性呕吐、内脏功能障碍等。

(3)激化或触发疼痛的因素:不同体位对疼痛的影响。体力活动、社交活动、情绪、药物等对疼痛的影响。

(4)用药史:包括止痛和其他治疗史。

(5)癌性疼痛:若是癌症患者,应知道癌肿的病理诊断、手术、转移和扩散、化学治疗(简称化疗)和放射治疗(简称放疗)的剂量和疗程、电子计算机断层扫描或磁共振扫描检查结果等。

2.视觉模拟评分测量法(VAS)

由日本学者发明。具体方法:在白纸上画一条粗直线,通常为 10 cm,一端为"0"。表示"无痛",另一端为"10",表示"最剧烈的疼痛"(图 2-1)。患者根据自己所感受的疼痛程度,在直线上某一点作一记号,以表示疼痛的强度及心理上的冲击。从起点至记号处的距离就是疼痛的量。此评分法较多地用于衡量疼痛强度,也可做多方位的疼痛评估。它的优点是简单明白,易行易评,对疼痛强度有量的表达。此法的灵敏度较高,微细的变化均可以表示出来,可让 7 岁以上意识正常的患者自己填写疼痛的等级。

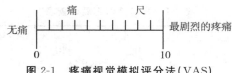

图 2-1　疼痛视觉模拟评分法(VAS)

3.马克盖尔疼痛调查表(MPQ)

这是由疼痛闸门学说的提出者 Melzack 以他所在的大学名称命名的疼痛调查表,他是在 Dallenbach 列出的 44 个形容疼痛性质词的基础上,广泛地从书刊上收集有关疼痛的词汇达 102 个之多,如轻度、重度疼痛,可怕的疼痛及无法忍受的疼痛等来帮助描述自己的疼痛,使患者更好地表达疼痛。它是目前被英语国家最为广泛应用的评估疼痛的工具。由于它的合理性,已被翻制成法文、德文、芬兰文、意大利文、西班牙文及阿拉伯文等多种版本。

这些疼痛描绘词汇分散在三个大组中:感觉的、情感的和评价的。感觉组又分为 10 个亚小组,分别代表不同性质的疼痛,包括时间性疼痛(如搏动性痛)、空间性疼痛(如穿透样痛)、点样压力、切样压力、收缩压力、牵引压力、热感、钝性、明快性和杂类感觉。情感分为 5 个亚小组,包括紧张、油然自发的情绪、恐惧性、惩罚性、情绪-评估-感觉的杂类。评价不分类,共16 个亚小组,61 个字。由于以上范围内的描述字汇不敷应用,故又补充 4 个亚小组,共 17 个字,供患者选择合适的描绘字(表 2-1,表 2-2)。

此调查表应用时费时 15～20 min,随着经验的增加,时间可缩短至 5～10 min。MPQ 的结果可靠有效,重复性好,而且可多方面地反映疼痛的情况。

MPQ 虽然是目前较为合理的测痛手段,但由于语言文字结构学上的问题,不能将英语的描绘字简单地直译而全盘照搬过来,在英语国家里,不少人对某些词汇也不是轻易能理解的。其他国家首先收集有关疼痛的词汇,如阿拉伯语的痛词汇为 100 个,意大利文为 203 个,然后在大批群众中进行每个字评级,如德国将 122 人分三批,意大利将 160 人分两批对痛的词汇评级。可见这是非常艰巨的工作。美国的Memillan设计了一份短期形式的 MPQ 疼痛估计表(SFM.P.Q),该表简化了 MPQ 调查表的内容,缩短了填写时间。由 15 个描述信息组成,11 个感觉(跳痛、针刺样痛、刀割样痛、刺骨痛、痉挛性痛、咬痛、烧灼痛、剧烈痛、触痛、痛苦的痛、撕裂样痛);4 个情感(疲劳、厌倦、恐惧、痛苦的折磨)。将每一个信息从 0～3 分为 4 个等级。我们只能采用 MPQ 的原理,制作我国自己的中文版 MPQ。

4.上海医科大学华山医院的疼痛评估表

参照 Karnofsky 的 100 等分法和 Keele 的 24 h 记录的方法,设计了疼痛缓解程度评价表。这是疼痛缓解百分制评分法,把患者在治疗前所感受到的最痛的程度假定为 100 分,不管患者的疼痛程度如何。在 100 分以下表示疼痛减轻,超过 100 分表示疼痛加重。记录的次数由患者自己掌握,并不严格要求患者必须每小时记录一次,但必须记录最痛和最轻的时间和程度,以免患者把注意力终日集中在疼痛上。此法的优点是100 分法,比较符合中国人的习惯,可以看到动态变化和药物治疗的关系。缺点是不能反映疼痛的程度和性质。这方面只能依靠详细的病史记录来补充。从我国人群的总体文化水平考虑,此方法是切实可行的(表 2-3)。

表 2-1　马克盖尔疼痛调查表

姓名＿＿＿＿＿＿＿　日期＿＿＿＿＿＿＿　时间＿＿＿＿＿＿＿　AM/PM
PRI:S＿＿＿＿＿　A＿＿＿＿＿　E＿＿＿＿＿　M＿＿＿＿＿　PRI（T）＿＿＿＿＿　PPI＿＿＿＿＿
　　　　（1～10）　　　（1～15）　　　（16）　　　（17～20）　　　　（1～20）

1.闪烁性	11.劳　累	短暂	节律性	持续性
颤抖性	精疲力竭	片刻	周期性	稳定性
悸动性	12.病　怏	瞬变	间歇性	经常性
搏动性	气　闷	疼痛在何处?		
鞭打性	13.胆　怯			
猛捶性	惊　骇			
2.奔跳性	吓坏了			
电掣性	14.惩罚的			
闪射性	虐待的			
3.针刺性	残暴的			
锥入性	恶毒的			
钻通性	宰杀的			
戳刺性	15.苦恼的			
刀捣性	眩目的			
4.锐利性	16.烦扰的			
切割性	忧虑的			
撕裂性	悲伤的			
5.拧捏性	渴望的			
掀压性	受不了的			
咬样	17.播散的			
绞样	放射的	I=内部		E=外部
碾样	穿入的			
6.扯样	刻骨的			
拉样	18.箍紧的			
扭样	麻木的			
7.热辣样	拉割的	评述		
灼样	挤压的			
烫样	撕碎的			
烙焦样	19.凉　的			
8.麻刺感	冰　的			
痒感	冰结的			
烈痛	20.烦恼不已			
蛰伤痛	厌　恶			
9.钝痛	挣　扎			
疮疡痛	遭　透			
伤痛	折　磨			
酸痛	ＰＰＩ			
深重痛	0.无痛			
10.触痛	1.轻微			
绷紧痛	2.不适			
锉痛	3.痛苦			
开裂痛	4.可怕			
	5.极度			

1～10 为感觉,11～15 为情感,16 为评估,17～20 为杂类,PRI 为疼痛分级指数,PPI 为目前疼痛强度。

表 2-2　马克盖尔疼痛调查表的总体评级法的举例

感觉		情绪		评估	
1.闪烁性	1	11.劳累*	1	16.烦忧的*	1
颤抖性	2	精疲力竭	2	忧虑的	2
悸动性*	3			悲伤的	3
搏动性	4			渴望的	4

续表

感觉			情绪			评估	
	鞭打性	5				受不了的	5
	猛捶性	6					
亚小组评级	3/6＝0.50		1/2＝0.50			1/5＝0.20	
	4.锐利性	1	14.惩罚的		1		
	切割性	2	虐待的 *		2		
	撕裂性 *	3	残暴的		3		
			恶毒的		4		
			宰杀的		5		
亚小组评级	3/3＝1.00		2/5＝0.40				
	7.热辣样 *	1					
	灼样	2					
	烫样	3					
	烙焦样	4					
亚小组评级	1/4＝0.25						
亚小组总分	1.75	0.90		0.20			
小组 PRI	$\frac{1.75}{10}＝0.175$		$\frac{0.90}{5}＝0.18$			$\frac{0.20}{1}＝0.20$	
总评级			$\frac{0.175+0.18+0.2}{3}＝0.185$				

注：* 选中的字；PRI 疼痛分级指数。

表 2-3　上海医科大学华山医院麻醉科所设计的疼痛缓解程度评价表

姓名＿＿＿　性别:男、女　年龄＿＿＿　日期＿＿＿年＿＿＿月＿＿＿日　编号＿＿＿

患者同志：

　　下表是请你对自己的疼痛做一评价，横线表示时间，从早上 6 点到第 2 天早晨 6 点，每格代表 1 h，纵线表示疼痛程度，以原来疼痛作为 100％，将现在的疼痛与其做比较，如增加则为大于 100％，如减轻 20％，则为 80％，依次类推，每小时记录 1 次，并且,请把用药情况记录下来。

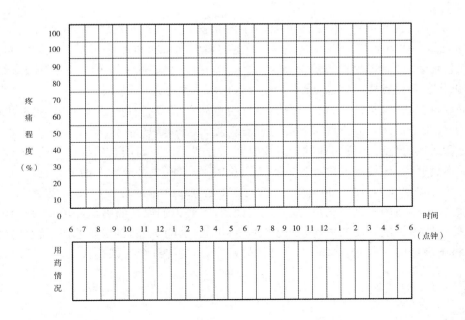

5.疼痛的监护

疼痛的监护包括心跳、呼吸、局部肌肉紧张度、掌心出汗、血浆皮质醇水平等指标，其他如表情、体位、儿童哭闹等也可间接了解疼痛的程度。

另外，学者们还研制了评估疼痛的仪器，以记录疼痛的感觉和情感的尺度及对生活的影响。尽管方法很多，但至今仍未找到理想的客观评估疼痛的仪器和方法。

护士对疼痛患者管理的重要步骤是对病史的收集，其主要内容：①疼痛的部位；②疼痛的程度，让患者自己描述；③疼痛的性质——即疼痛感觉像什么；④疼痛的频率和持续的时间；⑤加重或缓解的有关因素；⑥疼痛对生活的影响；⑦以前和现在缓解疼痛的方法；⑧当前患者的期望是什么。通过以上诸项调查，可较全面了解疼痛的原因，从而正确评估疼痛的程度，制定控制疼痛的措施。

(三)小儿疼痛的评估

对小儿疼痛性质和强度的客观评估是一个难题。婴儿尚未有直接表达疼痛的能力，较大儿童有口述表达的能力，但他们的词汇量是随着年龄增长而积累的。由于背景不同，所用的词汇也不同，所以医护人员一般并不信赖儿童的口述，而依赖小儿行为的表现。

1.行为评估法

对婴儿疼痛的评估，目前只限于急性疼痛，如声音的表达包括尖叫声、哭声的强度、时间、哭周期的数目、频率、音调、曲调等作为疼痛程度的标志。婴儿哭声的11个声学特性可被鉴别出来。哭声的长度及发音可用于预测哭的类型，如冷热、饥饿、疼痛。面部表情是婴儿对伤害性刺激的先天性反应，“鉴别面部活动的系统”将面部分为3个区域，即前额及眉头、眼及鼻脊、嘴等；有9种面部表情，即眉收紧、鼻唇沟加深、双唇张开、嘴垂直拉开(唇角拉紧、下巴明显下拉)、嘴水平拉大、噘嘴、舌拉紧(舌呈高耸的杯状，舌边紧锐)及下巴抖动。身体部位分为上身、手臂及双腿。疼痛动作如上身的僵硬、回缩、四肢的猛烈移动和护卫。

2.生理学的痛测试

疼痛时呼吸频率及心率增加，手掌出汗被看作焦虑的标志。

3.疼痛评估法

(1)推测式方法：此法特别适合于年龄较小的儿童。①颜色选择法。Stewart最初让小儿从7种颜色中选择一种代表疼痛，红、黑、紫等被选为疼痛的标志，以后采用很多组的不同直径的同心圆，以红色代表疼痛、黑色代表情绪，直径长度代表强度。②Hester的扑克牌方法。0～4选择的扑克牌以代表不同程度的疼痛，让小儿选择以表示所受痛苦的程度。

(2)直接自报法：包括口述自报、面谈、视觉模拟评分法及各种间距度量法，如表达情绪的面部变化。①口头描述法。儿童的口述难免带有偏见，或夸张，或缩小，应配合仔细观察。根据口述，了解疼痛性质、强度、部位、高峰期、持续时间等。②面谈。面谈有独特的作用，可以了解很多信息，包括疼痛原因，环境的或内源性的疼痛激化因素，家庭成员或朋友的反应，患儿对治疗的态度和祈求。③Jeans及Gorden的画图法。要求54名3～13岁的健康儿童画出他们自己想象中和经历中的关于疼痛的图画。画后，和儿童们面谈，了解他们以往的疼痛经历、痛的词汇、痛的言语及应付痛的能力。根据图的内容、所用的颜色、类型、痛的来源(自伤或他伤)及意向(意外的或意料的)，将图画编码。患儿画出一人或身体的一部分，选择红色或黑色代表疼痛程度，然后根据编码评分。

三、疼痛的护理措施

控制疼痛的方法很多,归纳起来主要是药物治疗、手术治疗及心理行为的治疗。

(一)疼痛护理的要点

(1)护士首先要有同情心,用亲切和蔼的态度对待患者,表现出对患者痛苦的充分理解。国外曾报道一组癌症患者通过护士及家属的鼓励,96%获得止痛效果,一般的止痛方法可能产生80%以上的效果。

(2)保持病室环境安静,尽量减少噪声,使患者充分休息。避免对患者的一切恶性刺激。在进行护理工作时,动作要轻柔,避免粗暴操作,减少疼痛刺激。

(二)药物止痛

1. 常用的止痛药物

(1)抗胆碱能药:用以解痉止痛,对各种平滑肌痉挛如肠绞痛有明显效果,常用药有颠茄片、颠茄合剂、普鲁苯辛、阿托品等,服后可出现口干舌燥。

(2)解热镇痛药:用以抗风湿性解热镇痛药治疗头痛、风湿性神经痛等,常用药有阿司匹林、水杨酸钠等。

(3)镇痛药:如阿片、吗啡、可卡因、哌替啶等为全身性止痛剂,有镇痛、镇静、解痉作用,多用于严重疼痛患者,但有成瘾性。

(4)非麻醉性镇痛药:这类药物对肌肉、韧带、骨关节的疼痛有效,对内脏疼痛则无效。

(5)麻醉性镇痛药:此类药物对癌症性疼痛最有效,由于会产生耐药性与成瘾性,故倾向于作为最后的治疗手段。但深部的绞痛和胀痛,任何部位剧烈的锐痛,有时必须注射麻醉性镇痛药。针对晚期癌症患者的剧烈疼痛使用麻醉性镇痛药缓解疼痛时,不宜迟延,因为药物成瘾并不重要,最后阶段应尽一切可能让患者感到舒适。

只有依据疼痛的不同原因,选用恰当的止痛药物,采用适当的给药途径,才能获得止痛效果。

2. 给药方法

(1)经口给药:口服止痛药是最常见的方法,患者也易接受。如阿司匹林、吲哚美辛等,由于对胃肠道黏膜有一定的损伤,临床应用受到一定限制。近年来文献报道了对慢性癌痛采用布洛芬与美沙酮合用取得了良好效果。

口服吗啡制剂控制癌痛已沿用多年,过去每4小时给药一次较为麻烦。多年来研究者们试图研制长效口服吗啡制剂,以克服上述剂型的缺点。近来应用控制释放硫酸吗啡片剂(morphine sulfate tablet,M.S.T)治疗晚期癌痛取得了较好的临床效果。

关于给药时间,以往习惯于疼痛时给药,近来研究发现,定时给药血清中浓度较稳定,止痛效果较好,同时用药总量还会减少。但不能千篇一律,如病情加重超出定时给药控制疼痛的程度时,则按需要给药更为适宜。也有一些人喜欢疼痛开始时给药。制定治疗方案时,要依据患者的意愿及影响止痛成败的各种因素做出选择。

(2)经胃肠外给药:当大量口服止痛药不能控制疼痛,或有严重的胃肠道反应如恶心、呕吐等不良反应时,需采用胃肠道外给药途径。①连续皮下输入麻醉剂:安全性和效果较好,深受患者欢迎,现已为普遍采用。②静脉给药患者自控止疼(PCA):用一个计数电子仪控制的注药泵——微泵,由患者或患者家属控制,在患者疼痛时给予一定剂量的止痛药物。可以提供麻醉剂的剂量、增减范围和估计两剂量的间隔最短时间及提供一个稳定的注药间隔周期。优点是能较好地控制疼痛,减少止痛药用量及不良反应,并提供患者独立地管理止痛药的机会,对改善肺功能和减少术后并发症也有帮助。适用于不同的临床病例,包括7岁以上的儿童,已日趋广泛地应用于临床。早年用于手术后止痛,近来,这一技术广泛用于意识正常而没有阿片类药物成瘾的各种癌痛患者,其安全性和止痛效果是可靠的,在使用PCA泵时应注意要有完整的医疗记录:医嘱记录、护理计划、疼痛管理计划、护理记录和医疗记录等。此外,所有医护人员都要知道患者正在实施的疼痛管理情况,有的医院是在患者的病房上或病历上贴上带有PCA标志的标签,提示护理人员做好患者的疼痛管理工作。③硬膜外镇痛法(epidural inducing analgesia,EIA):经硬膜外导管通过人工或可控性微泵持续给小剂量止痛药,方法简便有效,尤其适用于长期疼痛患者。提供持久的止痛效果,降低麻醉镇痛剂用量。呼吸抑制、血压降低及小腿水肿,一般呼吸抑制的危险性存在于中断给药后6～24 h。高龄全身情况差者减量;避免与其他镇痛方法联合使用;注意呼吸类型。据报道,通过静脉、肌肉、吸入等途径的中枢性镇痛与通过硬膜外腔等途径的局部镇痛比较,后者效果更佳,不影响意识,无成瘾。

(三)针刺和刺激镇痛

1.针刺

这是一种值得推广的安全、简便、经济、有效的止痛方法。针刺镇痛是用特制的不锈钢针刺入机体一定的穴位来解除疼痛的一种方法。有时也采用电针刺激。经大量的临床试验和观察研究表明,针刺利用可控制的低振幅频率的电流刺激局部组织,或兴奋深部组织包括肌肉在内的牵张、压力等多种感受器,通过各种传入神经纤维将信息传入中枢神经系统,在中枢神经系统的各级水平阻遏或调制伤害性信号的传递和感受。电针的传入冲动主要进入中枢神经系统,激活内源性阿片肽镇痛系统、非阿片肽镇痛系统和经典递质系统而达到镇痛效果。

2.经皮肤电刺激神经

这是根据痛觉产生的闸门控制学说和电针镇痛而发展起来的一种方法。这种方法常被用于慢性疼痛,刺激电极可放在某些穴位、疼痛部位或邻近关节。其镇痛范围限于同一脊髓节段或同神经支配区。根据刺激脉冲的频率及强度不同,其作用机制也不尽相同,低频低强度刺激可兴奋神经干中粗的神经纤维。在脊髓水平,粗神经纤维的冲动可抑制细神经纤维或中间神经元对痛觉信号的向上传递。如果刺激较强,则可激活脑内源性镇痛系统,通过下行抑制作用抑制痛觉信息在脊髓的传递。

3.表皮刺激止痛法

冷、温湿敷法可使神经末梢的敏感性降低而减轻疼痛。

涂薄荷脑软膏止痛法止痛的原理尚不清楚。用法:取薄荷脑软膏(如清凉油)涂在疼痛部位附近。对疼痛不易触及的"内在疼"可用以上方法或用按摩七星针敲打刺激对侧皮肤以达到止痛的目的。

4.脑刺激镇痛

在脑内某些核团如中脑水管周围灰质、下丘脑、尾核等埋藏电极,电刺激这些部位可控制癌症患者的顽痛。

(四)常用的疼痛护理措施

1.松弛

这种方法是通过各种放松训练,使患者在精神上和肉体上从应激中释放出来。放松训练包括生物反馈、进行性肌肉松弛、深呼吸等。最简单的松弛性动作,如叹气、打呵欠、腹式呼吸等。

2.想象

想象是现实和幻想在精神上的表现。它不仅包括精神上的画面,而且也包括听觉、触觉、嗅觉、味觉及运动的再现。想象包括会话式的、简单的症状替换、标准想象技术、系统的个体想象技术等。

3.分散注意力

引导患者注意其他事物,"忽视"疼痛感觉,从而提高患者疼痛阈值以减轻疼痛。这种方法能提高对痛的耐受力,但不能去除疼痛,只可短期应用。分散注意力,采用的方法:当患者疼痛很轻时,可讲述患者感兴趣的故事;选放患者喜欢的音乐,播放快速高音调的音乐,嘱患者边听边随节奏打拍并闭目,疼痛减轻时音量放小;缓慢有节奏的呼吸,嘱患者眼睛注意室内前方物体,进行深慢吸气与缓慢呼出,继续慢吸慢呼并数数,闭目想象空气缓慢进肺或意想眼前是海滨和绿色原野。

4.催眠

这是在有意识的状态下,由催眠师所执行的通过强化暗示改变意识状态而使行为改变的一种方法。

催眠状态是一种注意力或精神高度集中的状态,可产生多种效果。许多研究都证实催眠术对抑制疼痛十分有效,但其神经生理学基础尚不清楚。

5.音乐

选择适当的音乐,使患者放松,不仅能改善患者的疼痛,而且对克服焦虑也有效。

6.幽默

有人报道,对某些患者来说,大笑 10 min 后,患者的疼痛可缓解 2 h。

7.按摩

对皮肤和皮下组织施以不同程度的按压,能松弛肌肉,改善循环,以减轻疼痛。

8.气功

剧烈疼痛时可先用镇痛剂,待疼痛缓解后再练功。练功可使镇痛时间延长,防止疼痛再发生。众所周知,应用药物止痛,与病因治疗无关。而气功止痛通过唤起机体的自然治愈能力,有可能达到病因治疗,使机体处于良好的内环境状态,这是气功控制疼痛的优点所在。目前,气功止痛的机制尚不清楚。

9.心理疗法

(1)生物反馈疗法:通过机器让患者本人感觉到自主神经系统反应(血压、脉搏、体温、肌电图),通过附加自发反应条件用意志控制这些功能。自我催眠疗法可减轻疼痛的感觉和苦恼,其内容是同疼痛作斗争,好像疼痛从伤口出来而消失。

(2)图像法:通过交谈制成图像以提供患者控制疼痛的感觉。Doake初次报道了图像法可减少止痛药的使用剂量并减轻疼痛。

四、癌症疼痛的护理

疼痛是癌症患者最主要的症状之一。世界上每天约有 350 万例以上的癌症患者忍受着疼痛的折磨。一般癌症的疼痛率占 53%,晚期癌症则高达 91%。根据研究,疼痛发生率最高的是骨癌和口腔癌,为 80%~90%;其次是肝癌、泌尿系统癌肿、乳腺癌、肺癌等;发生最低的是白血病,仅占 5%。老年患者癌症出现的疼痛在程度上可能稍轻,但疼痛仍是晚期癌症患者护理的一项重要内容。世界卫生组织(WHO)近来公布了治疗癌痛的指导原则,强调用药的三个步骤:首先用非麻醉药,如非类固醇类抗炎药物(non-steroid anti-inflammatory drugs,NSAIDs);然后用弱麻醉镇痛剂如可待因;最后选用强麻醉镇痛剂与复合止痛药联用,如吗啡制剂等。

(一)癌性疼痛的护理原则

1.变按需给药为按时给药

对癌性疼痛的治疗,传统的做法多以患者超过忍耐力为给药标准,并有意识地尽可能延长给药间隔时间,以减少止痛药用量,这样不仅不能使患者摆脱疼痛的痛苦,还会提高对疼痛的警觉和恐惧,甚至形成索取更多、更强的止痛药愿望,造成对止痛药的"心理性成瘾"。因此,最好根据药物半衰期按时给药,一般在前次服药效果消失 1 h 前给药为宜。尽可能口服,其次直肠给药,最后才考虑注射。

2.分阶梯复合用药

WHO 建议癌性痛治疗选用镇痛剂必须从弱到强按三个阶梯进行。首选第 1 类非阿片镇痛剂,代表药是阿司匹林,代替药是氨基比林,对于轻、中度疼痛有效。如果止痛不满意,可选用第 2 类阿片镇痛剂,代表药是可待因,代替药是右旋丙氧芬。只有效果仍不满意时才选用第 3 类强阿片镇痛剂,代表药是吗啡,代替药有美沙酮、哌替啶等。由于癌性疼痛具有急性和慢性疼痛两种特点,用止痛药可长期安排应付持续性疼痛,并应根据疼痛程度经常变换止痛药,在充分缓解的前提下尽可能减少止痛药用量。实践表明,合理的间隔时间、充足的剂量、科学的搭配药物,应用非麻醉性止痛药可使大多数癌性疼痛缓解。

3.注重心理护理

疼痛患者极为敏感,需要格外关注,不仅需要技术上治疗,也需要情感上的照料。给予疼痛患者心理安慰、鼓励,使其精神上摆脱恐惧感,并教育患者及家属改变对药物不良反应及耐受性的错误认识,使广大的癌症患者从疼痛的痛苦中解脱出来。

(二)麻醉技术控制癌痛

1.神经阻滞

神经阻滞是经皮将局麻药或神经破坏药直接注入神经节、神经干或神经丛及其周围,阻断疼痛传导的一类方法,在晚期癌痛患者中已应用了多年。近年来提倡给早期癌痛患者应用。治疗性神经阻滞常用破坏神经的不可逆的药物,如酚、酒精等。

2.椎管内应用麻醉剂

椎管内应用麻醉剂已有十余年的历史。这项技术是通过导管或泵,连续或间断将药物输入硬膜外或鞘内。这种方法避免了口服给药法和其他方法给药的不良反应,同时还减少了辅助药物的应用。然而,耐药性是影响止痛效果的一个因素。

(三)神经外科技术控制癌痛

神经外科手术已广泛用于治疗癌痛。这些技术近期才应用于临床,手术治疗的目的是在周围神经与中枢神经之间某一点切断传导疼痛的途径。如周围神经切断术、脊髓前侧切断术、脑回切断术等。

(田儒丽)

第四节 腹 泻

腹泻是指排便次数较平时增加,且粪质稀薄、容量及水分增加,并含有异常成分,如未消化的食物、黏液、脓血及脱落的肠黏膜等。腹泻时常伴有腹痛及里急后重。

正常排便次数因人而异,每天 2~3 次或 2~3 d1 次。但每天排出水量不应超过 200 mL,粪便成形,不含有异常成分。病程不足 2 个月者为急性腹泻,超过 2 个月者为慢性腹泻。

一、病因与发病机制

每天进入肠道的水分有两个来源:其一为体外摄入,共约2 500 mL(包括饮水1 500 mL 及食物中含水约1 000 mL);另一来源为消化器官分泌进入肠道的消化液,共约7 000 mL(包括唾液1 000 mL、胃液2 000 mL、胆汁1 000 mL、胰液2 000 mL、小肠液1 000 mL、大肠液 60 mL),二者合计约9 000 mL。其中绝大部分被重吸收,空肠每天吸收水分约4 500 mL,回肠吸收约3 500 mL,结肠吸收约 900 mL。因此,每天从粪便排出的水分为 100~200 mL。当某些原因造成肠道分泌增加、吸收障碍或肠蠕动过快时,即可造成腹泻。但腹泻的发生常不是单一因素所致,有些腹泻是通过几种机制共同作用而产生的,根据发病机制可分为以下几种。

(一)感染性腹泻

造成的机制有二:①毒素,主要由于细菌毒素与肠黏膜上皮细胞的受体结合,使腺苷环化酶活力增强,细胞内 cAMP 增加,使肠黏膜细胞分泌的电解质和水增加;②由于细菌直接侵犯造成肠黏膜的破坏,使肠黏膜无法吸收而造成腹泻,如霍乱、沙门氏菌属感染及葡萄球菌毒素中毒。

(二)渗透性腹泻

由于水溶性物质吸收障碍,使肠腔内渗透压增加,影响水的吸收,肠内容积增大,肠管扩张,肠蠕动加速,从而发生腹泻。引起渗透性腹泻的原因如下。

1.消化不良

消化不良可因胃、胰腺、肝胆系统疾病引起。

(1)胃源性腹泻:如胃大部分切除、空肠吻合术后,食物到达胃内未经充分消化即进入空肠,肠蠕动加快,引起腹泻。其次还可见于萎缩性胃炎等。

(2)胰源性腹泻:见于慢性胰腺炎、胰腺癌等,由于胰腺分泌胰酶减少,食物中蛋白质、脂肪及淀粉的消化发生障碍,未经消化的营养物质不能被吸收而产生腹泻。

(3)肝、胆源性腹泻:常见于肝脏疾病、胆管梗阻等。因胆汁中含有胆盐和胆汁酸,对脂肪的消化和吸收具有重要作用。肝脏疾病时胆盐产生减少,胆管梗阻时胆汁不能进入肠道,皆可导致肠道胆盐缺乏,使脂肪的消化和吸收不良而发生腹泻。

2.吸收不良

吸收不良见于吸收不良综合征,是由于肠道吸收功能障碍所致,口服不易吸收的药物,如硫酸镁、甘露醇、山梨醇等引起的腹泻亦为渗透性腹泻。

(三)分泌性腹泻

此类腹泻乃因肠黏膜不但无法吸收水及电解质,反而不断地分泌水及电解质进入肠道内,这种腹泻即使在没有吃东西时也会发生。例如,心力衰竭、肝硬化门脉高压等,由于肠道静脉压升高,细胞外液容量增大,影响水分吸收也增加水的分泌,因而造成腹泻。另外还有内分泌因素,如类癌瘤释放出的血清素以及组胺、儿茶酚胺、前列腺素等物质,亦可造成肠局部血管扩张及肠黏膜的分泌作用。其他胃肠道肿瘤如卓-艾综合征(分泌胃泌素的肿瘤)等也会有此类腹泻。另外,肠道切除后,尤其是末端回肠切除 100 cm 以上时,会造成原本应在该处吸收的盐类进入大肠,刺激大肠的分泌作用而造成腹泻。

(四)肠运动速度改变造成的腹泻

此类腹泻最常见的是肠敏感综合征,这是因为食物由口至形成粪便需要一定的时间,假使肠道运动速度太快,则水分还未在大肠吸收足够便由肛门排出而形成腹泻。最需注意的是某些时候有肿瘤或粪便堵在直肠时,如未完全堵塞反而会出现腹泻的症状,主要是因为只有水分可由堵住处通过而排出体外。此时给予止泻药物是其禁忌。

(五)假造的腹泻

假造的腹泻指本来无病,却为了逃学、休假等而吃泻药或是在正常大便中加水混合,以达到其特殊目的。

二、临床表现

腹泻可造成脱水、电解质不平衡,如低血钾、低血钠等。低血钾可造成肌肉无力、心律不齐,甚至可因心律失常而死亡。长期腹泻可造成营养不良,血中清蛋白降低,使血中渗透压不足而造成全身性水肿,肛门局部出现溃烂、疼痛。患者感觉食欲缺乏、肠鸣、呃逆、腹痛,可合并发热(感染或脱水热)、失眠、头晕、全身倦怠。腹泻可产生低渗性脱水,即细胞外渗透压低于细胞内,引起细胞外液的水分移向细胞内,严重时导致脑细胞水肿,产生颅内高压,表现为头痛、视力模糊、神志不清,甚至抽搐、惊厥、昏迷。

三、护理

(一)护理目标

(1)腹泻所带来的症状减轻或消除。

(2)患者的排便次数及大便性状恢复正常。

(3)维持水、电解质平衡和良好的营养。

(4)药物治疗次数及剂量减少或停止使用。

(5)患者能说出日常生活中导致腹泻的原因、诱因及预防方法。

(6)患者能够描述腹泻时的自我照顾方法,如饮食、饮水、药物等。

(二)护理措施

1.休息

创造舒适安静的环境,避免紧张性刺激,保持身体用物及床单位的整洁、舒适,频繁腹泻、全身症状明显者应卧床休息,腹部应予保暖,以使肠蠕动减少。腹泻症状减轻后可适当运动。

2.病情观察与标本采集

严密观察生命体征变化,注意皮肤弹性、排便情况如大便次数、间隔时间、量、气味、性状等,及伴随症状如发热、恶心、呕吐、腹痛、腹胀等情况,以提供病情依据。及时采集各项检验标本如大便标本作常规、潜血及培养,采集标本时应注意不要放过那些有追踪病原菌价值的脓血便、红白冻状便等,并注意及时送检。

3.补液治疗

遵医嘱给予补液治疗和药物治疗,并观察排便情况,评估药物治疗效果。

4.肛门周围皮肤的护理

频繁的排便易造成肛门周围的皮肤擦伤而引起感染,应指导患者及家属便后用软纸轻拭并用温水清洗。有脱肛者可用手隔以消毒纱布轻揉局部,以助肠管还纳。每天用 1/5 000 高锰酸钾液坐浴,肛周局部涂以无菌凡士林或其他无菌油膏,保持清洁,保护局部皮肤。

5.饮食护理

(1)严重腹泻者应禁食,以后按医嘱作渐进式饮食治疗(禁食→流质饮食→半流质饮食→普通饮食)。

(2)轻症者宜摄取高蛋白、高热量、低脂、少纤维素、易消化的流质、半流质饮食,如能适应可逐渐增加食量,对食欲差者应鼓励进食。

(3)避免过冷、过热以及易产气的食物。

6.心理护理

避免精神紧张、烦躁,耐心细致地给患者讲述疾病的发展、治疗及转归过程,以减轻患者的思想负担,对假造腹泻者予以疏导并矫正其行为。

7.穴位按压

取内关、公孙做穴位按压 30～50 次(2～3 min),通常可协助改善症状。内关位于前臂掌侧桡尺骨之间腕关节以上 2 寸,公孙位于第一跖骨基底部前下缘处。

8.健康教育

告诉患者饮食、饮水不洁、机体抵抗力低下等都是导致腹泻的原因和诱因。指导患者及家属注意饮食卫生,如食物要洗净、煮熟;在夏秋季节,煮熟的食物不宜放置过久,食用前要再加热,生、熟食分开加工。便后及进食前要洗手等。同时,要注意吃易消化、少渣、少纤维素、低油脂的饮食,如稀饭、牛奶、豆浆、豆腐等,多饮水。腹泻时暂不吃冷食、冷饮、水果。禁食酒类、油炸食物及刺激性调料等。

指导患者遵医嘱按时、按量用药,疗程足够,治疗彻底,并说明中断治疗的危害,治疗不彻底或转变成慢性腹泻,会影响今后的工作、学习和生活。只有当患者具备了有关知识才能提高患者的自我护理能力,有利于腹泻的治愈。

(刘茂华)

第三章

耳鼻咽喉科护理

第一节 外 耳 疾 病

一、外耳道炎

外耳道炎是外耳道皮肤或皮下组织广泛的急、慢性炎症。由于在潮湿的热带地区发病率高，因而又被称为"热耳病"。根据病程可将外耳道炎分为急性弥漫性外耳道炎和慢性外耳道炎。较为常见的是急性弥漫性外耳道炎。

（一）病因

1.温度与湿度

温度升高,空气湿度大,影响腺体分泌,降低局部防御能力。

2.外耳道局部环境改变

外耳道局部环境的改变,如游泳、洗头或沐浴时水进入外耳道,浸泡皮肤,角质层被破坏,微生物侵入。同时改变了外耳道酸性环境使外耳道抵抗力下降。

3.外耳道皮肤损伤

挖耳时损伤外耳道皮肤,引起感染。

4.中耳炎

中耳炎分泌物的持续刺激使皮肤损伤感染。

5.全身性疾病

全身性疾病使身体抵抗力下降,引起外耳道感染,如糖尿病、慢性肾炎、内分泌紊乱、贫血等。

（二）治疗原则

清洁外耳道,使局部干燥和引流通畅,并使外耳道处于酸性环境。合理使用敏感抗生素。外耳道红肿严重时,可用消炎消肿纱条置于外耳道。耳痛剧烈时可适当予以止痛剂。

（三）护理评估

1.健康史

（1）评估患者耳部不适及疼痛、分泌物流出发生和持续的时间。

（2）有无明显诱因如挖耳损伤皮肤,游泳、洗头时污水进入外耳道等。

（3）有无全身性疾病史,如糖尿病、慢性肾炎、内分泌紊乱、贫血等。

2.身体状况

（1）急性外耳道炎:①发病初期耳内有灼热感,随后疼痛剧烈,甚至坐卧不宁,咀嚼、说话、牵拉耳郭、按压耳屏时加重,伴有外耳道分泌物;②外耳道皮肤弥漫性肿胀、充血;③可伴发热,耳周淋巴结肿大。

（2）慢性外耳道炎:①自觉耳痒不适,可有少量分泌物流出。游泳、洗头或耳道损伤可使之转为急性。②检查可见外耳道皮肤增厚,有痂皮附着,去除后皮肤呈渗血状。耳道内可有少量稠厚或豆腐渣样分泌物。

3.辅助检查

（1）耳窥镜检查,了解外耳道皮肤肿胀及鼓膜情况。

（2）分泌物细菌培养和药敏试验。

4.心理-社会状况

评估患者的文化层次、职业、卫生习惯、居住环境等。

（四）护理措施

1.心理护理

向患者简单说明发病的原因和治疗的情况,并告知患者不要担心,密切配合医师治疗,使病情得到控制。

2.用药护理

根据医嘱使用敏感抗生素,全身或局部使用,控制炎症。外耳道红肿可根据医嘱局部覆用鱼石脂甘油,消炎消肿。耳痛剧烈影响睡眠时,按医嘱给予止痛药和镇静剂。进食流质或半流质食物,减少咀嚼引起的疼痛。

3.耳道清洁

仔细清除耳道内分泌物,可用无菌棉签蘸生理盐水擦拭,并教会患者或家属正确擦拭的方法,以保持局部清洁干燥,减少刺激,又不会损伤外耳道。

4.健康指导

（1）教会患者或家属正确使用滴耳药的方法。

（2）用药后如有耳部症状加重,应及时就医,确定是否局部药物过敏。

（3）无论慢性或急性外耳道炎,均应坚持治疗至完全治愈,防止复发或迁延不愈。

（4）加强个人卫生,经常修剪指甲,避免挖耳损伤皮肤。

（5）炎症期间不要从事水上运动。

（6）游泳、洗头、沐浴时不要让水进入外耳道,如有水进入外耳道内,可用无菌棉签或柔软纸巾放在外耳道口将水吸出。或患耳向下,蹦跳几下,让水流出后擦干。保持外耳道清洁干燥。

（7）如有中耳疾病,应积极治疗。

（8）积极治疗全身性疾病。

二、外耳湿疹

外耳湿疹是发生在外耳道、耳郭、耳周皮肤的变态反应性皮炎。

（一）病因

病因不清，可能与变态反应因素、神经功能障碍、内分泌功能失调、代谢障碍、消化不良等因素有关。引起变态反应的因素可为食物（如牛奶、海鲜等）、吸入物（如花粉、动物的皮毛、油漆等）、接触物（如药物、化妆品、化纤织物、助听器的塑料外壳、眼镜架、肥皂、化学物质等）等，也可从头面部和颈部皮炎蔓延而来，潮湿和高温常是诱因。外耳道湿疹还可由化脓性中耳炎的脓性分泌物持续刺激引起。

（二）治疗原则

去除变应原，口服抗过敏药，局部对症治疗。有继发感染加用抗生素。

（三）护理评估

1.健康史

（1）评估患者外耳不适和出现红斑、丘疹、水疱等症状的时间，发作的频次。

（2）了解患者有无上述诱因或过敏体质等。

2.身体状况

急性期主要表现为外耳奇痒、灼热感、有渗液。外耳皮肤红肿、红斑、粟粒状丘疹、小水疱等，慢性期患处皮肤增厚、粗糙、皲裂、有脱屑和色素沉着。易反复发作。

3.心理-社会状况

评估患者的年龄、性别、文化层次、职业、生活习惯、饮食习惯、生活和工作环境等。

（四）护理措施

1.用药护理

根据医嘱指导患者服用抗过敏药和抗生素，减轻不适反应。

2.局部用药

根据医嘱指导患者局部用药的方法如下。

（1）急性期渗液较多时，用炉甘石剂清洗渗液和痂皮后，用3％硼酸溶液湿敷1～2 d。干燥后可用10％氧化锌软膏涂擦。

（2）亚急性湿疹渗液不多时局部涂擦2％甲紫溶液。

（3）慢性湿疹局部干燥时，局部涂擦10％氧化锌软膏、抗生素激素软膏或艾洛松软膏等。干痂较多时先用过氧化氢清洗局部后再用上述膏剂。皮肤增厚者可用3％水杨酸软膏。

3.饮食护理

进清淡饮食，禁忌食用辛辣、刺激或有较强变应原食物，如牛奶、海鲜类等。

4.心理护理

向患者讲解发病的原因和治疗的方法、效果等、预防再次发作的措施，使患者情绪稳定，密切配合医师治疗。

5.耳道清洁

对慢性化脓性中耳炎患者尤应注意清除外耳道脓液，减少刺激。保持耳郭清洁干燥。

6.健康指导

（1）嘱患者不要搔抓挖耳，不用热水肥皂擦洗患处。

（2）根据医嘱坚持用药和复诊，积极治疗慢性化脓性中耳炎、头颈面部湿疹。

（3）加强个人卫生，经常修剪指甲，避免挖耳损伤皮肤。

（4）不进行水上运动，洗头洗澡时注意保护耳郭。

（5）避免食用鱼、虾、海鲜类、牛奶等易过敏食物,不吃辛辣、刺激性食物。

（6）避免接触变应原物质,如化妆品、耳环、油漆和化纤织物等。

（7）锻炼身体,均衡营养,充足睡眠,提高机体抵抗力。

三、外耳道异物

外耳道异物多见于小儿,以学龄前儿童为最多。

（一）病因

（1）儿童将豆类、小珠粒等塞入外耳道。

（2）成人挖耳时将纸条、棉花球等不慎留在外耳道内。

（3）工作中因意外事故发生,将小石块、铁屑、木屑等飞入耳内。

（4）医师在对患者治疗时误留棉花或纱条在耳内。

（5）小飞虫等误入耳内。

（二）治疗原则

根据异物大小、形状、性质和部位,采用不同的取出方法,并以不造成感染和损伤为原则。

（三）护理评估

1.健康史

（1）评估患者耳内不适和疼痛发生的时间,有无异物进入及何种异物,它的形状和性质等。

（2）询问患者有无挖耳习惯或耳外伤史。

2.身体状况

（1）小的非生物性异物可无症状,也可引起轻度耳内不适。

（2）遇水膨胀的异物在耳道内会很快引起胀痛或感染,疼痛剧烈,小儿会哭闹不停,并常以手抓挠患耳。

（3）昆虫等进入耳道,可引起疼痛、奇痒、噪声,甚至损伤鼓膜。

（4）异物刺激外耳道和鼓膜会引起反射性咳嗽或眩晕。

3.辅助检查

耳镜检查了解异物的大小、性质、形状和位置。

4.心理-社会状况

评估患者的年龄、性别、文化层次、职业、生活习惯、生活环境、卫生习惯、对疾病的认知等。

（四）护理措施

1.心理护理

向患者或小孩家属简单说明取异物的过程,可能出现的不适及如何与医师密切配合,对儿童应采取鼓励亲切的语言,减轻其恐惧感。

2.异物取出

协助医师用合适的器械和正确的方法取出异物。如对活动的昆虫类异物,可先用油类滴入耳道内,将其杀死,再行取出或冲出。对较大或嵌顿的异物,需在全麻下取出。取异物的过程尽量避免损伤外耳道,如损伤无法避免,根据医嘱局部使用抗生素。

3.健康指导

（1）指导家长不要把容易误塞入耳内的小玩具或小球类物品放在小孩容易拿得到的地方。

（2）因工作场所容易飞入铁屑或木屑者,应有保护意识,戴防护帽。

（3）如有小飞虫飞入耳内,应及时到专科医院取出,不要自行挖耳,防止残体遗留耳内引起感染。

（4）成人挖耳时不要将棉签等放入外耳道过深。

四、耵聍栓塞

由于耵聍在外耳道内积聚较多,形成较硬的团块,阻塞外耳道,称耵聍栓塞。

（一）病因

（1）尘土杂物进入外耳道构成耵聍的核心。

（2）习惯性挖耳,反复将耵聍块推向外耳道深部。

（3）外耳因各种刺激如炎症等致耵聍腺分泌过多。

（4）外耳道畸形、狭窄、肿瘤、异物等妨碍耵聍向外脱落。

（5）老年人肌肉松弛,下颌关节运动无力,外耳道口塌陷影响耵聍向外脱落。

（6）油性耵聍或耵聍变质。

（二）治疗原则

根据耵聍阻塞的部位、大小及性质采取不同的取出方法,并以保护外耳道和鼓膜为原则。常用方法是:①耵聍钩取出法;②外耳道冲洗法;③吸引法。

（三）护理评估

1.健康史

（1）评估患者耳部不适、闷胀感持续的时间。

（2）了解患者有无挖耳、异物飞入耳内、外耳道畸形、狭窄、外伤史等。

2.身体状况

（1）耳内不适,局部瘙痒感。

（2）耵聍完全阻塞外耳道,引起耳闷胀不适,伴听力下降,可有与脉搏一致的搏动性耳鸣。

（3）耳道内进水后,耵聍膨胀引起耳道胀痛。

（4）耳镜检查可见外耳道内棕黑色团块,质地不一。

3.辅助检查

听力检查示传导性听力损失。

4.心理-社会状况

评估患者的年龄、文化层次、卫生习惯、饮食习惯、对疾病的认知状况等。

（四）护理措施

1.耵聍取出

向患者解释耳部不适的原因及处理方法,配合医师采用正确方法将耵聍取出,取出过程预防外耳道和鼓膜损伤。

2.滴耳指导

对需先用滴耳剂软化耵聍的患者,应教会患者或家属正确滴耳的方法,并告知患者,滴软化剂后,耳部胀痛感会加重,是正常反应,不必紧张。

3.外耳道冲洗

耵聍软化后按外耳道冲洗法将耵聍冲洗干净。患者取坐位,解释操作目的和注意事项,取得配合。检查耵聍的位置、大小,确定耳膜完整,中耳无炎症,可以冲洗。将弯盘置于患耳耳垂下方,紧贴皮肤,头稍向患侧倾斜,协助医师固定弯盘。左手向后上方牵拉耳郭(小儿向后下方),右手将吸满温生理盐水、装有塑料管的橡皮球对准外耳道后上壁方向冲洗,使水沿外耳道后上壁进入耳道深部,借回流力量冲出耵聍。用纱布擦干耳郭,用棉签擦净耳道内残留的水,检查外耳道内是否清洁,如有耵聍残留,可再次冲洗至彻底冲净为止。

4.健康指导

(1)养成良好的卫生习惯,避免用手挖耳。

(2)耵聍聚积较多,不易脱落时,应及时到专科医院取出,防止外耳道堆积过多,形成胆脂瘤。

(3)耵聍取出之后的短时期内,如有声响过高时,可用无菌棉花松松塞在外耳道口,半天到一天后取出。

(4)对皮脂腺分泌旺盛的患者,建议其减少食物中油脂的摄入。外耳道炎症患者积极治疗。

(张　佳)

第二节　中 耳 疾 病

一、分泌性中耳炎

分泌性中耳炎是以中耳积液(包括浆液、黏液、或浆黏液)及听力下降为主要特征的中耳非化脓性炎性疾病。可分为急性和慢性两种。急性中耳炎症未愈、病程大于8周者称为慢性分泌性中耳炎。

(一)病因

尚不完全明了。可能与咽鼓管功能障碍、感染、免疫反应等有关。

(二)治疗原则

清除中耳积液(鼓膜穿刺抽液、鼓膜切开、鼓室置管术等);控制感染,改善咽鼓管通气引流,病因治疗。

(三)护理评估

1.健康史

了解病程,询问患者发病前有无感冒、腺样体肥大、鼻炎、鼻窦炎、中耳感染等,近期有无乘坐飞机。

2.身体状况

(1)听力下降:急性发病者大多于感冒后有听力减退,听力可因头位不同而改变。慢性者起病隐匿。

(2)耳痛:急性者可有隐隐耳痛,慢性者耳痛不明显。

(3)耳鸣:有"噼啪"声、"嗡嗡"声及流水声等。当头部震动时耳内可有气过水声。

(4)耳内闭塞感:本病尚有耳内闭塞或闷胀感,按压耳屏后可暂时减轻。

3.辅助检查

(1)耳镜检查:急性期可见鼓膜充血、内陷;鼓室积液时可见液平面或鼓膜呈淡黄、橙红或琥珀色。慢性者鼓膜可呈灰蓝或乳白色。

（2）听力测试：示传导性聋。

（3）声阻抗测定：鼓室压曲线常呈平坦型或高负压型。

（4）乳突 X 线检查：多发现乳突气房模糊，密度增加。

（5）鼓膜穿刺：可抽出积液。

4.心理-社会状况

评估患者年龄、性别、文化层次、对疾病的认知、家庭功能状况、情绪反应等。

（四）护理措施

1.心理护理

向患者及其家人介绍本病的致病原因和各种治疗方法，增强患者信心，使其积极配合治疗。

2.用药护理

遵医嘱给予抗生素、类固醇激素类药物以控制感染，减轻炎性渗出和机化。注意观察用药效果和不良反应。

3.滴鼻指导

教会患者正确的滴鼻药方法，遵医嘱给予1％的麻黄碱滴鼻，保持鼻腔及咽鼓管通畅。

4.操作配合

行咽鼓管吹张时，应先清除鼻腔分泌物。行鼓膜穿刺抽液时，严格按操作规程执行。行鼓膜切开或鼓室置管术者，向其解释目的及注意事项，以利其配合。

5.健康指导

（1）加强体育锻炼，增强体质，防止感冒。乘飞机起飞或降落时，做吞咽或张口说话动作，使咽鼓管两侧压力平衡。

（2）嘱患者积极治疗鼻咽部疾病，如腺样体肥大、鼻窦炎、扁桃体炎等。

（3）对 10 岁以下儿童告知家长定期行筛选性声阻抗检测。

（4）掌握正确的擤鼻涕方法，压一侧鼻翼擤出或吸至咽部吐出。

（5）行鼓室置管术后，勿自行用棉棒擦拭外耳道，以防小管脱出。通气管取出前或鼓膜切开者，禁止游泳及淋浴，以防耳内进水，导致中耳感染。

（6）本病急性期，应尽早、彻底治愈，以免迁延成慢性。

二、急性化脓性中耳炎

急性化脓性中耳炎是中耳黏膜的急性化脓性炎症。

（一）病因

主要致病菌为肺炎链球菌、流感嗜血杆菌、乙型溶血性链球菌、葡萄球菌及铜绿假单胞菌等。感染途径以咽鼓管途径为最常见，也可经外耳道鼓膜途径感染，血行感染者极少见。

（二）治疗原则

控制感染、通畅引流、去除病因。

（三）护理评估

1.健康史

评估患者是否有上呼吸道感染和传染病史。近期是否接受过鼓膜穿刺或置管、咽鼓管吹张等治疗。了解擤鼻习惯、婴幼儿吮乳姿势以及是否有污水入耳等情况。

2.身体状况

(1)耳痛:早期患者感耳深部锐痛或搏动性跳痛,疼痛可向同侧头部或牙齿放射。鼓膜穿孔流脓后疼痛减轻。

(2)耳鸣及听力减退:患耳可有搏动性耳鸣,听力逐渐下降。耳痛剧烈者,轻度的耳聋可不被察觉。鼓膜穿孔后听力反而提高。

(3)耳漏:鼓膜穿孔后耳内有液体流出,初为血水脓样,以后变为脓性分泌物。

(4)全身症状:轻重不一。可有畏寒、发热、怠倦、食欲减退。小儿症状较成人严重,可有高热、惊厥,常伴有呕吐、腹泻等消化道症状。鼓膜穿孔后,体温逐渐下降,全身症状亦明显减轻。

3.辅助检查

(1)耳镜检查:可见鼓膜充血、肿胀,鼓膜穿孔后可见穿孔处有搏动亮点,为脓液从该处涌出。

(2)耳部触诊:乳突部可有轻压痛,鼓窦区较明显。

(3)听力检查:多为传导性聋。

(4)血常规检查:显示白细胞总数和多形核白细胞增加,鼓膜穿孔后血象恢复正常。

(5)乳突 X 线检查:乳突部呈云雾状模糊,但无骨质破坏。

4.心理-社会状况

注意评估患者的年龄、文化层次、生活习惯、心理状态及对疾病的认知程度。

(四)护理措施

1.用药护理

(1)遵医嘱给予足量广谱抗生素控制感染,同时观察药物的疗效及不良反应。

(2)耳痛剧烈者,遵医嘱酌情应用镇静、止痛药物。

(3)观察体温变化,高热者给予物理降温或遵医嘱使用退热药。

2.滴耳护理

正确使用滴耳药。禁止使用粉剂滴耳,以免其与脓液结块而影响引流。

3.滴鼻护理

并发上呼吸道感染或有鼻炎鼻窦炎者给予血管收缩药滴鼻,以利咽鼓管引流通畅。

4.病情观察

注意观察耳道分泌物性质、量和伴随症状,注意耳后是否有红肿、压痛。如出现恶心、呕吐、剧烈头痛、烦躁不安等症状时,应警惕并发症的发生。必要时配合医师做鼓膜切开术,以利排脓。

5.饮食护理

注意休息,多饮水,进食易消化营养丰富的软食,保持大便通畅。

6.健康教育

(1)告知正确的擤鼻涕方法,指导母亲采取正确的哺乳姿势。

(2)及时清理外耳道脓液,指导正确的滴耳药方法。嘱患者坚持治疗,按期随访。

(3)有鼓膜穿孔或鼓室置管者避免游泳等可能导致鼓室进水的活动。禁滴酚甘油。

(4)加强体育锻炼,增强抗病能力,做好各种传染病的预防接种工作。患上呼吸道感染等疾病时积极治疗。

三、急性坏死性中耳炎

急性坏死性中耳炎是中耳黏膜、鼓膜和听小骨急性的严重破坏,炎症深达骨质。

(一)病因

常为小儿流感、麻疹尤其是猩红热的并发症。

(二)治疗原则

全身应用大剂量抗生素控制感染,手术引流、清除病灶。

(三)护理评估

1.健康史

评估近期有无患流感或猩红热、麻疹等传染病等。

2.身体状况

与急性化脓性中耳炎类似,但程度更严重。听力下降明显,鼓膜穿孔较大,鼓室内常伴有肉芽形成,脓液稀,有臭味。

3.辅助检查

(1)耳镜检查:可见鼓膜穿孔较大,多呈肾形。

(2)听力检查:常为较严重的传导性耳聋。

(3)乳突 X 线或颞骨 CT 检查:显示听骨链、乳突气房、鼓室和乳突天盖及乙状窦骨质破坏。

4.心理-社会状况

评估患者的年龄、文化层次、生活习惯和心理状况及家属的支持情况等。

(四)护理措施

1.心理护理

耐心倾听患者主诉,向患者和家属讲解疾病发生的原因和治疗方法,消除其紧张焦虑情绪,鼓励患者积极配合治疗。

2.用药护理

遵医嘱给予大剂量广谱抗生素控制感染,注意药物的疗效及不良反应。

3.疼痛护理

评估患者疼痛程度,给予精神安慰,分散注意力,必要时按医嘱给予镇痛剂。

4.滴鼻、滴耳护理

正确使用滴鼻药和滴耳药。鼓膜穿孔、持续流脓者可局部滴用无耳毒性抗生素,如泰利必妥滴耳液,滴前先用 3%过氧化氢溶液清洗外耳道脓液。

5.病情观察

注意观察病情变化,注意有无恶心、呕吐、头痛、表情淡漠或耳后红肿、明显压痛等症状,防止发生颅内、外并发症。

6.健康教育

(1)向患者及家属讲解疾病的危害,嘱患者积极治疗,按期随访,病情变化时及时就医。

(2)告知鼓膜穿孔或鼓室成形术后不宜游泳,洗头和沐浴时可用干棉球塞于外耳道口,谨防污水流入耳内。

(3)忌用氨基糖苷类抗生素滴耳液(如新霉素、庆大霉素等)滴耳,以防耳中毒。

(4)行鼓室成形术患者术后 2~3 个月不要乘坐飞机,以防气压突然变化影响手术效果。并告知其术后 3 个月耳内会有少量渗出,此为正常现象,注意保持外耳道清洁,防止感染。

(5)加强锻炼,增强机体抵抗力,认真做好各种传染病的预防接种工作。

四、慢性化脓性中耳炎

急性化脓性中耳炎病程超过6～8周时,病变侵犯中耳黏膜、骨膜或深达骨质,造成不可逆损伤,常合并存在慢性乳突炎,此谓慢性化脓性中耳炎。

(一)病因

与急性化脓性中耳炎治疗不及时或用药不当,全身或局部抵抗力下降,致病菌毒力过强,鼻、咽部存在慢性病灶致中耳炎反复发作等有关。

(二)治疗原则

去除病因、控制感染、通畅引流、消除病灶、提高听力。

(三)护理评估

1.健康史

认真评估患者是否曾患急性化脓性中耳炎,是否有鼻咽部慢性疾病,是否有免疫力低下等情况。

2.身体状况

可分为三型,即单纯型、骨疡型、胆脂瘤型。

(1)单纯型:间歇性耳流脓,量多少不等。脓液呈黏液性或黏脓性,一般不臭,鼓膜穿孔常呈中央性。听觉损伤为轻度传导性耳聋。

(2)骨疡型:耳持续性流脓,脓液黏稠,常有臭味,可有血丝或耳内出血。鼓膜边缘性穿孔、紧张部大穿孔或完全缺失。患者多有较重的传导性耳聋。

(3)胆脂瘤型:长期耳流脓,脓量多少不等,有特殊臭味。鼓膜松弛部穿孔或紧张部后上方边缘性穿孔。听力检查一般为不同程度的传导性耳聋。

(4)颅内并发症:患者可有头痛、恶心、呕吐、发热等症状,示炎症已由骨质破坏向颅内扩散。胆脂瘤型慢性化脓性中耳炎最易出现颅内并发症。

3.辅助检查

(1)耳镜检查:可见鼓膜穿孔大小不等,可分为中央性和边缘性两种。穿孔处可见鼓室内壁黏膜充血、肿胀或有肉芽、息肉循穿孔伸展于外耳道。鼓室内或肉芽周围及外耳道有脓性分泌物。

(2)听力检查:显示传导性或混合性耳聋,程度轻重不一,少数可为重度感音性听力丧失。

(3)乳突X线或颞骨CT检查:单纯型无骨质破坏征。骨疡型有骨质破坏征象。胆脂瘤型可见圆形或椭圆形透亮区。

4.心理-社会状况

注意评估患者的文化层次、性格特征、对疾病的认知程度等。

(四)护理措施

1.滴耳、滴鼻护理

按医嘱指导患者正确使用滴耳液,用药前先用3%过氧化氢溶液彻底清洗外耳道内脓液,然后再滴用抗生素耳剂。正确使用1%麻黄碱液滴鼻,保持咽鼓管通畅。

2.病情观察

密切观察病情变化,注意有无头痛、恶心、呕吐、发热及耳后红肿、明显压痛等症状,防止发生颅内、外并发症。对疑有颅内并发症者,禁止使用止痛、镇静类药物,以免掩盖症状。应密切观察生命体征变化,及时、准确使用降压药物,全身使用足量抗生素,保持大便通畅,以防止发生脑疝。

3.健康教育

(1)向患者及家属讲解慢性化脓性中耳炎的危害,特别是引起颅内、外并发症的严重性,引起患者对疾病治疗的重视。嘱患者积极配合治疗,按期随访,病情变化时及时就医。

(2)教会患者正确的滴耳和洗耳方法及注意事项。忌用氨基糖苷类抗生素滴耳液(如新霉素、庆大霉素等)滴耳,以防耳中毒。脓液多或穿孔小者,忌用粉剂,以免影响引流。

(3)加强锻炼,增强机体抵抗力,积极治疗鼻咽部慢性疾病。

(张　佳)

第三节　内耳疾病

一、耳硬化症

耳硬化症是内耳骨迷路发生反复的局灶性吸收并被富含血管和细胞的海绵状新骨所代替,继而血管减少,骨质沉着,形成骨质硬化病灶而产生的疾病。好发于前庭窗前区和圆窗边缘。好发年龄为 20～40 岁,女性多于男性。

(一)病因

尚无定论,可能与遗传、种族、代谢紊乱及内分泌障碍等因素有关。

(二)治疗原则

各期镫骨硬化患者以手术治疗为主,可采用镫骨部分或全部切除、人工镫骨术等。另外,可选配助听器和采用药物治疗。据报道氟化钠肠衣片、硫酸软骨素片等药物对本病有一定的防治作用。

(三)护理评估

1.健康史

仔细询问患者是否有代谢紊乱、内分泌障碍等疾病,家族中是否有类似病例,女性患者是否怀孕。

2.身体状况

(1)缓慢进行性听力下降:可因妊娠、分娩、外伤、过劳及烟酒过度等而致听力减退加剧。

(2)耳鸣:一般以"轰轰"或"嗡嗡"低音调为主,可为持续性或间歇性。

(3)韦氏错听(闹境返聪):在嘈杂环境中,患者的听觉反较在安静环境中为佳,此现象称为韦氏错听。

(4)眩晕:少数患者在头部活动时出现轻度短暂眩晕。

3.辅助检查

(1)耳镜检查:可见外耳道宽大,皮肤菲薄,鼓膜完整,标志清楚,可见透红征。

(2)听力检查:可表现为单纯传导性聋或伴有不同程度耳蜗功能损失之混合性聋。

(3)声导抗测试:显示 A 型鼓室导抗图。

(4)颞骨 CT 扫描:明确病变部位。

4.心理-社会状况

注意评估患者的性别、年龄、文化层次、对疾病的认知程度以及压力应对方式等。

(四)护理措施

1.心理护理

多与患者接触,了解患者焦虑的原因、程度,让家人经常探望和陪伴患者。告知其治疗方法和目的,鼓励患者勇敢面对疾病,积极配合治疗。

2.安全护理

注意患者安全,避免车辆等物体的撞击。外出检查和活动要有人陪伴。在可能出现危险的地方安置警示牌。

3.佩戴助听器

不宜手术或不愿意接受手术的患者,可佩戴助听器。应告知患者助听器的类型、适配对象和佩戴效果,协助患者选配合适的助听器。

4.健康教育

(1)佩戴助听器的患者应每天清洗耳模和套管,耳部感染时不可佩戴。不用时关闭助听器,准备备用电池,夜间将电池盖打开,以免漏电。

(2)口服氟化钠肠衣片等药物者应注意饭后服用。

(3)手术后注意休息,避免剧烈活动,尤其是头部过度晃动和撞击。

(4)伤口未愈不可洗头,以防污水流入耳内。

(5)注意保暖,防止感冒,防止致病菌进入鼓室。

二、梅尼埃病

梅尼埃病是一种原因不明的以膜迷路积水为主要病理特征,以发作性眩晕、波动性耳聋、耳鸣、耳内胀满感为临床特征的内耳疾病。多见于50岁以下的中青年。

(一)病因

病因未明,主要学说有耳蜗微循环障碍,内淋巴液生成、吸收平衡障碍,变态反应与自身免疫异常,另外可能与遗传、病毒感染等有关。

(二)治疗原则

采用以调节自主神经功能、改善内耳微循环以及解除迷路积水为主的药物综合治疗或手术治疗。手术有保存听力的颈交感神经节普鲁卡因封闭术、内淋巴分流术、前庭神经切除术及非听力保存的迷路切除术等。

(三)护理评估

1.健康史

评估患者是否患过各种耳病,有无其他自身免疫性疾病,有无家族遗传史,有无反复发作的眩晕、耳鸣和听力障碍等情况。

2.身体状况

(1)眩晕:多为无先兆突发旋转性眩晕,伴有恶心、呕吐、面色苍白、出冷汗、脉迟缓、血压下降等症状。

(2)耳鸣:多出现在眩晕发作之前,眩晕发作时加剧,间歇期自然缓解,但常不消失。

(3)耳聋:一般为单侧,多次发作后明显。发作期加重,间歇期减轻,呈明显波动性听力下降,耳聋随发作次数增加而加重。

(4)耳胀满感:发作期患侧头部或耳内有胀满、沉重或压迫感,有时感耳内灼热或钝痛。

3.辅助检查

(1)耳镜检查:鼓膜多正常,咽鼓管功能良好。

(2)听力检查:呈感音性聋,多年长期发作者可能呈感音神经性聋。

(3)前庭功能试验:早期患者前庭功能正常或轻度减退。发作期可见自发性水平型或水平旋转型眼震,发作过后,眼震逐渐消失。多次发作后,可出现向健侧的优势偏向。晚期出现半规管轻瘫或功能丧失。

(4)甘油试验:阳性反应提示耳聋为膜迷路积水引起。

(5)颞骨 CT 扫描:偶显前庭导水管周围气化差,导水管短而直。

4.心理-社会状况

注意评估患者的年龄、文化层次、心理状况及对本病的认知程度。

(四)护理措施

1.心理护理

向患者讲解本病的有关知识,使其主动配合治疗和护理,消除其紧张、恐惧心理,使之心情愉快、精神放松。对久病、频繁发作、伴神经衰弱者要多作耐心解释,消除其思想负担。心理精神治疗的作用不容忽视。

2.病情观察

观察眩晕发作的次数、持续时间、患者的自我感觉以及神志、面色等情况。眩晕发作前,可有耳鸣为先发症状。

3.用药护理

按医嘱给予镇静药、改善微循环药及减轻膜迷路积水等药物,同时观察药物疗效和不良反应,如长期使用利尿剂者,应注意补钾。

4.饮食护理

给予高蛋白、高维生素、低脂肪、低盐饮食,适当减少饮水量。

5.休息护理

急性发作时应卧床休息,避免意外损伤。休养环境宜暗并保持安静舒适。对症状重或服用镇静药者,起床时动作要慢,下床活动时有人搀扶,防止跌倒。

6.手术护理

对发作频繁、症状重、保守治疗无效而选择手术治疗者,应告知其手术目的和注意事项,做好各项术前准备,围术期护理按耳科手术患者护理常规。

7.健康教育

(1)指导患者在治疗的同时配合适当的体育运动,如做呼吸操、散步、做静功等助气血运行的运动,增强体质。

(2)指导患者保持健康的心理状态和良好的生活习惯,起居规律、睡眠充足。戒除烟酒,禁用耳毒性药物。

(3)对眩晕发作频繁者,告知其不要骑车、登高等,以免发生危险。

(4)积极治疗因病毒引起的呼吸道感染及全身性疾病。

（张　佳）

第四节 外 鼻 炎 症

一、鼻疖

鼻疖是指鼻前庭毛囊、皮脂腺或汗腺的局限性化脓性炎症。多为单侧性。有时也可发生于鼻尖和鼻翼处。

(一)病因

多数因挖鼻,拔鼻毛使鼻前庭皮肤损伤引起。致病菌以金黄色葡萄球菌和白色葡萄球菌最常见。慢性鼻前庭炎易继发鼻疖;糖尿病患者及抵抗力低下者也易患此病。

(二)治疗原则

1.局部治疗

(1)疖未成熟者:局部热敷、超短波、红外线照射,患处涂以10%鱼石脂软膏或中药六合丹,促其成熟穿破。

(2)疖已成熟者:可待自然穿破或在无菌条件下用小探针蘸少许15%硝酸银或纯石炭酸腐蚀脓头,促其破溃排脓,亦可用碘酊消毒后以锋利尖刀将脓头表面轻轻挑破,以小镊子钳出脓栓,也可用小吸引器吸出脓液。切开时不可切及周围浸润部分,严禁挤压。

(3)疖破溃者:局部消毒清洁,促进引流,使用抗生素软膏保护伤口不使其结痂。如并发海绵窦血栓性静脉炎,必须住院,应用大剂量抗生素积极治疗。切不可疏忽大意。

2.全身治疗

早用足量的抗生素类药物,预防感染扩散。慢性和屡次发作者,应除外糖尿病。

(三)护理评估

1.健康史

评估患者有无挖鼻、拔鼻毛史;有无慢性鼻前庭炎病史;有无糖尿病等。

2.身体状况

(1)局部有胀痛、灼痛、红肿等炎症性表现,可伴有低热和全身不适。

(2)检查可见鼻前庭内有丘状隆起,周围浸润发硬,发红,成熟后,顶部出现黄色脓点,溃破则流出脓液,有时排出黄绿色脓栓。病变多在一周内自行破溃而愈。

(3)严重病例可引起上唇及颊部蜂窝织炎,可有畏寒、发热、头痛、全身不适等。

(4)鼻疖如经挤压,感染扩散,可引起严重的颅内并发症——海绵窦血栓性静脉炎,严重者可危及生命。

3.辅助检查

(1)分泌物检查和药物敏感试验。

(2)血糖检查。

4.心理社会评估

评估患者的年龄、性别、对疾病的认知程度、教育背景、生活习惯,患者对疾病的心理反应特点等。

（四）护理措施

1.用药护理

指导患者遵医嘱正确用药和采用治疗,消炎止痛,促进脓肿成熟,控制感染。

2.预防感染扩散

叮嘱患者患病后千万不可挤压鼻疖,以防止感染扩散引起颅内海绵窦血栓性静脉炎。

3.健康指导

(1)嘱患者注意营养、休息和睡眠,多饮水,保持大便通畅。

(2)嘱患者平时注意鼻部清洁卫生,少挖鼻,不拔鼻毛。

(3)糖尿病患者应注意控制血糖。

二、酒渣鼻

酒渣鼻为外鼻真皮和皮下组织的增生性病变,可累及面部,好发于中老年人,以男性较为多见。

（一）病因

病因不明,可能与以下因素有关:①毛囊蠕形螨寄生。②鼻腔疾病或体内某处潜在感染灶。③嗜酒及喜食辛辣刺激性食品。④胃肠功能紊乱如消化不良、习惯性便秘等。⑤营养不良、维生素缺乏。⑥精神过度紧张、内分泌失调、心血管疾病等。

（二）治疗原则

1.全身治疗

积极治疗全身性疾病及可疑病灶。查出毛囊蠕形螨者,可服用甲硝唑。

2.局部治疗

(1)可涂用 5%～10%硫软膏、5%过氧化二苯甲酰、5%甲硝唑霜剂等。

(2)对丘疹毛细血管扩张显著者,可用高频电刀或激光切断毛细血管。

(3)对鼻赘可选用冷冻手术、激光手术或皮肤磨削术治疗;对较大鼻赘,可用手术切除,止血后移植游离皮片。

（三）护理评估

1.健康史

评估患者以往健康状况、有无鼻腔及全身性疾病、营养状况等。

2.身体状况

酒渣鼻以鼻面部出现红斑、丘疹、脓疱、日久生有鼻赘为主要症状。损害按进展情况可分三期,即红斑期、丘疹疱疹期和鼻赘期,各期之间并无明显界限。

3.辅助检查

毛囊蠕形螨检查及组织病理学检查。

4.心理社会评估

评估患者的年龄、性别、教育背景、对疾病的认知情况,患者的职业、生活习惯、饮食习惯;评估患者性格特点,常用的应对方式等。

（四）护理措施

1.饮食护理

加强营养,补充维生素,长期补充维生素 B_2、维生素 B_6,多吃水果,保持大便通畅。忌烟酒、辛辣食物、咖啡、可可等。

2.心理护理

使患者放松心情,勿使患者长期处于紧张和应激的状态。

3.用药护理

指导患者正确用药和积极采取正确的治疗方法,改善面部皮肤状况。

4.健康指导

(1)嘱患者远离螨虫,并积极除螨。

(2)为防止交叉感染,勿与家人共用毛巾和脸盆。

(3)避免热水浴、蒸汽浴及日光浴。

（张　佳）

第五节　鼻　　炎

一、急性鼻炎

急性鼻炎是由病毒感染引起的鼻黏膜急性炎症性疾病,俗称"伤风""感冒"。

(一)病因

主要为病毒感染,继之合并细菌感染。最常见的是鼻病毒,其次是流感和副流感病毒、腺病毒等。病毒主要经飞沫传播,其次是通过被污染的物体或食物进入鼻腔或咽部而传播。病毒常于人体处在某种不利的因素下侵犯鼻黏膜。

1.全身因素

受凉、过劳、烟酒过度、维生素缺乏、内分泌失调或其他全身性慢性疾病等。

2.局部因素

鼻中隔偏曲、慢性鼻炎等鼻腔慢性疾病,邻近的感染灶如慢性化脓性鼻窦炎、慢性扁桃体炎以及小儿腺样体肥大或腺样体炎等。

(二)治疗原则

以支持和对症治疗为主,同时注意预防并发症。全身应用抗生素和抗病毒药物,局部使用血管收缩剂滴鼻。

(三)护理评估

1.健康史

(1)评估患者有无与感冒患者密切接触史。

(2)了解患者最近有无受凉、过劳、烟酒过度等诱因。

(3)了解患者有无全身慢性病或鼻咽部慢性疾病。

2.身体状况

(1)发病初期鼻内有灼热感、喷嚏,接着出现鼻塞、水样鼻涕、嗅觉减退及闭塞性鼻音。

(2)继发细菌感染后鼻涕变为黏液性、黏脓性,进而脓性。

(3)大多有全身不适、倦怠、发热(37～38 ℃)和头痛等。小儿全身症状较成人重,多有高热

(39 ℃以上),甚至惊厥,常出现消化道症状,如呕吐、腹泻等。

(4)鼻腔检查可见鼻黏膜充血、肿胀、总鼻道或鼻底有较多分泌物。

3.辅助检查

实验室检查可见合并细菌感染者可出现白细胞升高。

4.心理社会评估

评估患者(家属)对疾病的认知程度、文化层次、卫生习惯、饮食习惯、有无不良嗜好、情绪反应等。

(四)护理措施

1.饮食护理

嘱患者多饮水,清淡饮食,疏通大便,注意休息。可用生姜、红糖、葱白煎水热服。

2.用药护理

指导患者正确使用解热镇痛药、抗生素和抗病毒药物。

3.滴鼻护理

指导患者正确滴鼻,改善不适,也可按摩迎香、鼻通穴,减轻鼻塞。告知患者注意血管收缩剂的连续使用不宜超过 7 d。

4.健康指导

(1)告知患者急性鼻炎易传播给他人,指导其咳嗽、打喷嚏时用纸巾遮住口鼻,急性炎症期间食具与家人分开。室内经常通风换气,不与他人共用毛巾,不到人多的公共场合,与他人接触时尽量戴口罩等,防止传播给他人。

(2)嘱患者平时养成良好的生活习惯,注意保暖,不过度熬夜和嗜好烟酒,不挑食,保证营养均衡,适当锻炼身体,讲卫生,积极治疗局部和全身其他疾病,提高机体抵抗力。

(3)指导患者锻炼对寒冷的适应能力,提倡冷水洗脸,冬季增加户外活动。

二、慢性鼻炎

慢性鼻炎是发生在鼻腔黏膜和黏膜下层的慢性炎症。可分为慢性单纯性鼻炎和慢性肥厚性鼻炎。

(一)病因

1.局部因素

(1)急性鼻炎反复发作或未获彻底治愈。

(2)鼻腔解剖变异及鼻窦慢性疾病。

(3)邻近感染病灶如慢性扁桃体炎、腺样体肥大或腺样体炎。

(4)鼻腔用药不当或过久等。

2.职业及环境因素

长期或反复吸入粉尘(如水泥、石灰、煤尘、面粉等)或有害化学气体,生活或生产环境中温度和湿度的急剧变化等。

3.全身因素

全身因素包括全身慢性疾病如贫血、糖尿病、风湿病、慢性便秘等,营养不良如维生素 A、维生素 C 缺乏,内分泌疾病或失调等。

4.其他因素

烟酒嗜好、长期过度疲劳、先天或后天性免疫功能障碍。

(二)治疗原则

根除病因,合理应用鼻腔减充血剂,恢复鼻腔通气功能。慢性肥厚性鼻炎可行下鼻甲激光、射频消融术或部分切除术。

(三)护理评估

1.健康史

(1)评估患者有无鼻咽部的慢性炎症性疾病,有无鼻部长期不当用药等。

(2)了解患者有无贫血、风湿病、慢性便秘等慢性疾病。

(3)评估患者有无长期过劳等诱因。

2.身体状况

(1)慢性单纯性鼻炎表现为间歇性或交替性鼻塞,较多黏液性鼻涕,继发性感染时有脓涕。鼻黏膜充血、下鼻甲肿胀,表面光滑、柔软而富有弹性,探针轻压可现凹陷,但移开探针则凹陷很快复原,对血管收缩剂敏感。

(2)慢性肥厚性鼻炎呈单侧或双侧持续性鼻塞,通常无交替性。鼻涕呈黏液性或黏脓性,不易擤出。有闭塞性鼻音、耳鸣和耳堵塞感,并伴有头痛、头昏沉、咽干、咽痛。少数患者可能有嗅觉减退。下鼻甲黏膜肥厚、充血,严重者黏膜呈紫红色,黏膜表面不平,探针轻压凹陷不明显,触之有硬实感。对血管收缩剂不敏感。

3.心理社会评估

评估患者的性别、年龄、文化程度、对疾病的认知程度,患者的心理状况、职业、工作环境及生活习惯等。

(四)护理措施

(1)指导患者正确用药,改善鼻塞、头痛等不适。

(2)嘱患者及时治疗原发病,如全身慢性疾病、鼻窦炎、邻近感染病灶和鼻中隔偏曲等。

(3)增加营养、补充维生素,禁烟、酒,锻炼身体,增强机体的抵抗力。

(4)注意休息,勿过度劳累,远离粉尘或有害化学气体。

(张　佳)

第六节　鼻　窦　炎

鼻窦炎是鼻窦黏膜的炎症性疾病,多与鼻炎同时存在,所以也称为鼻-鼻窦炎,发病率15%左右,是鼻科最常见的疾病之一。

一、急性鼻窦炎

(一)病因

1.局部因素

鼻腔疾病(如急或慢性鼻炎、鼻中隔偏曲、异物及肿瘤等)、邻近器官的感染病灶(如扁桃体炎、上列第 2 前磨牙和第 1、2 磨牙的根尖感染、拔牙损伤上颌窦等)、直接感染(鼻窦外伤骨折、异物进入窦腔、跳水不当或游泳后用力擤鼻导致污水进入窦腔)、鼻腔填塞物留置过久、气压骤变(航空性鼻窦炎)等。

2.全身因素

全身因素如过度疲劳、营养不良、维生素缺乏、变应性体质、贫血及糖尿病、内分泌疾病(甲状腺、脑垂体或性腺功能不足)等。

(二)治疗原则

消除病因,清除鼻腔、鼻窦分泌物,促进鼻腔和鼻窦的通气引流,控制感染,防止并发症或病变迁延成慢性鼻窦炎。

1.全身治疗

全身治疗包括对症处理、抗感染治疗、中医治疗等。

2.局部治疗

局部治疗包括鼻内用药、上颌窦穿刺冲洗、物理疗法等。

(三)护理评估

1.健康史

(1)评估患者有无上呼吸道感染史,有无鼻部疾病。

(2)了解患者以往健康状况,有无全身其他疾病。

(3)了解患者最近有无乘坐飞机、潜水或跳水等。

2.身体状况

(1)全身症状:畏寒、发热、食欲减退、周身不适等。儿童可出现咳嗽、呕吐、腹泻等。

(2)局部症状:①持续性鼻塞,常有闭塞性鼻音;②大量黏液脓性或脓性涕,牙源性上颌窦炎有恶臭脓涕;③涕中带血或自觉有腥臭味;④局部疼痛和头痛。不同鼻窦炎疼痛的程度、位置和规律不同。急性上颌窦炎疼痛部位在颌面部或上列牙,晨起时不明显,后逐渐加重,至午后最明显;急性额窦炎为前额部疼痛,晨起后明显,渐加重,中午最明显,午后渐减轻;筛窦炎为内眦或鼻根处疼痛,程度较轻,晨起明显,午后减轻;蝶窦炎表现为枕后痛或眼深部痛,晨起轻,午后重。

(3)体征:鼻镜检查可见鼻黏膜充血肿胀,中鼻道或嗅裂有脓性分泌物。局部压痛,额窦炎压痛点在眶内上壁,筛窦压痛点在内眦,上颌窦压痛点在犬齿窝。

3.辅助检查

(1)实验室检查。

(2)鼻内镜检查、鼻窦 X 线或 CT 检查了解炎症程度和范围。

4.心理社会评估

评估患者的年龄、性别、文化层次、对疾病认知程度、职业、情绪状态、生活方式、饮食习惯等。

(四)护理措施

1.用药护理

向患者解释疼痛的原因和缓解方法,遵医嘱指导患者正确用药,尤其是抗生素使用要及时、足量、足够时间,不可随意停药,并教会患者正确的点鼻和擤鼻的方法,同时告知患者不宜长期使用鼻内血管收缩剂类药物。

2.饮食护理

嘱患者注意休息,多饮水,多食柔软易消化、富含维生素的食物,避免辛辣刺激性食物。

3.健康指导

(1)嘱患者注意生活环境的卫生,保持适宜的温度和湿度,要多开窗通风。

(2)治疗期间要定期随访至痊愈。

(3)对于抵抗力低下或者年老、体弱、婴幼儿,应当注意预防上呼吸道感染,增强体质。

(4)养成良好的生活和饮食习惯,不熬夜,不过度疲劳,饮食均衡,保证营养全面摄入。

(5)对于有鼻部或全身疾病的患者,应嘱其积极治疗原发病。

(6)飞行员、乘务员、潜水员应指导其及时保持鼻窦内外压力平衡的方法。

二、慢性鼻窦炎

急性鼻窦炎反复发作或急性鼻窦炎、鼻炎治疗不当,病程超过 3 个月,即为慢性鼻窦炎,以筛窦和上颌窦最为多见。

(一)病因

主要发病因素有细菌感染、变态反应、鼻腔和鼻窦的解剖变异、全身抵抗力差、鼻外伤、异物、肿瘤等。

(二)治疗原则

控制感染和变态反应导致的鼻腔鼻窦黏膜炎症。改善鼻腔鼻窦的通气、引流。病变轻者及不伴有解剖畸形者,采用药物治疗(包括全身和局部药物治疗)即可取得较好疗效;否则应采取综合治疗手段,包括内科和外科治疗。

1.全身用药

抗生素、糖皮质激素、黏液稀释及改善黏膜纤毛活性药、抗组胺类药物。

2.局部用药

鼻腔减充血剂、局部糖皮质激素、生理盐水冲洗。

3.局部治疗

上颌窦穿刺冲洗、额窦环钻孔引流术、鼻窦置换治疗、鼻内镜下吸引。

4.手术治疗

手术治疗以解除鼻腔鼻窦解剖学异常造成的机械性阻塞、结构重建、通畅鼻窦的通气和引流、黏膜保留为主要原则。

(三)护理评估

1.健康史

(1)了解患者有无急性鼻窦炎反复发作史,了解其治疗过程。

(2)了解患者有无鼻部其他疾病或全身病。

2.身体状况

(1)全身症状:可有头昏、易倦、精神抑郁、记忆力减退、注意力不集中等现象。

(2)局部症状:鼻塞;流脓涕,牙源性鼻窦炎时,脓涕多带腐臭味;嗅觉障碍;局部疼痛及头痛,多在低头、咳嗽、用力或情绪激动时症状加重。

(3)后组筛窦炎和蝶窦炎偶可引起视力减退、视野缺损或复视等。

(4)检查可见鼻黏膜充血、肿胀,中鼻道、嗅裂及鼻咽部有脓。

3.辅助检查

(1)鼻内镜检查和鼻窦 CT 扫描可帮助了解鼻腔解剖学结构异常、病变累积的位置和范围。

（2）细菌培养或免疫学检查可进一步确定鼻窦炎的主要致病因素和特征。

4.心理社会评估

评估患者年龄、性别、文化层次、对疾病的认知程度、职业、性格特点、生活方式、情绪反应等。

（四）护理措施

1.鼻腔冲洗指导

向患者解释鼻腔冲洗的目的及操作方法,协助并指导患者进行鼻腔冲洗,使患者熟练掌握正确的冲洗方法。

2.病情观察

注意观察患者体温变化,有无剧烈头痛、恶心、呕吐等,鼻腔内有无清水样分泌物流出,如发现应及时报告医师处理。

3.饮食护理

饮食要清淡易消化,禁烟酒,禁辛辣刺激性食物。

4.健康指导

（1）告知患者尽量克制打喷嚏,如果克制不住,打喷嚏时一定把嘴张大。

（2）告知患者不用手挖鼻,防止损伤鼻黏膜。

（3）防止感冒,避免与患感冒的人接触。冬春季外出时应戴口罩,减少花粉、冷空气对鼻黏膜的刺激。

（4）保持大便通畅,勿用力排便。

（5）定期门诊随访鼻腔黏膜情况,清理痂皮。

（张　佳）

第七节　鼻　出　血

鼻出血又称鼻衄,是临床常见症状之一,冬季好发。儿童及青壮年的出血部位大多在鼻中隔前下部的易出血区(Little区);中老年人,尤其是伴有高血压和动脉硬化的男性,出血部位多见于鼻腔后部,位于下鼻甲后端附近的鼻咽静脉丛。

一、病因

（一）局部原因

局部原因包括外伤、解剖异常、鼻部炎性疾病、鼻腔异物、肿瘤、动脉瘤等。

（二）全身原因

1.心血管疾病

心血管疾病如高血压、动脉硬化等。

2.血液病

血液病如血小板减少性紫癜、白血病、再生障碍性贫血、血友病、大量应用抗凝血药物等。

3.其他

如滥用酒精、发热性传染病(流感、鼻白喉、麻疹、疟疾、猩红热、伤寒及传染性肝炎)、毒性药物(磷、汞、砷、苯)、内分泌失调、遗传性出血性毛细血管扩张症等。

二、治疗原则

(一)止血
首先止血,再对病因检查和治疗。临床上常用的止血方法包括烧灼法、电灼法、鼻腔填塞法、血管结扎法、血管栓塞法等。

(二)全身治疗
较严重的鼻出血可予以镇静剂、止血剂、维生素、抗生素全身用药。有贫血或休克者应纠正贫血或抗休克治疗。

三、护理评估

(一)健康史
(1)评估患者的既往史,有无出血的全身或局部诱因。

(2)了解患者出血的频率、量等情况。

(二)身体状况
(1)轻者可仅为涕中带血或仅少量从前鼻孔滴出;重者一侧或双侧鼻腔血流如注,同时经口涌出。

(2)可伴有病因本身的临床表现。如头鼻部创伤、医源性损伤、鼻-鼻窦肿瘤或鼻咽和鼻颅底肿瘤以及其他全身性疾病等。

(3)反复多次或大量出血表现为贫血、休克等。

(三)辅助检查
(1)鼻镜、间接鼻咽镜、纤维鼻咽镜的检查。

(2)鼻窦 X 线或 CT 可明确出血部位。

(3)实验室检查了解患者全身情况。

(四)心理社会评估
评估患者的年龄、性别、文化层次、对疾病的认知程度、情绪反应等,还应评估家属的心理状态和认知程度。

四、护理措施

(一)心理护理
医护人员应耐心安慰患者,消除恐惧,安定情绪,使其沉着镇静地配合治疗,防止因情绪波动加重出血,同时做好家属的解释工作,及时更换污染的衣服、被褥,避免对患者产生不良刺激。

(二)病情观察
严密观察血压、脉搏、呼吸、神志及出血情况,评估出血量。及时配合医师为患者采取合适的方法止血。外伤所致鼻出血要注意呼吸道通畅,及时解除呼吸道梗阻,必要时吸氧。

(三)一般护理
(1)鼻腔填塞后应避免打喷嚏,防止填塞物脱出而引起出血。

(2)鼻腔纱条应在 24~48 h 抽出,一般不超过 72 h,严重者可用碘仿纱条填塞 5~7 d。

(3)鼻内镜下电灼止血者术后注意观察患者有无再次出血,按医嘱使用滴鼻药,注意卧床休息,进温凉半流质,教会患者避免打喷嚏的方法。

(4)行血管结扎术或血管栓塞术者,按照相应的手术前后护理措施,注意观察手术效果和术后有无并发症出现,及时通知医师处理。

(四)用药护理

建立静脉通道,遵医嘱输液或输血,补充血容量。高血压所致鼻出血,遵医嘱应用降压药、注意全身护理、预防并发症。按医嘱使用抗生素,做好口腔护理,防止感染。准备好抢救物品及药品,如吸引器、鼻内镜及光源、止血油纱条、止血药、升压药、备血等。

(五)体位护理

填塞止血后应取半坐位,如患者虚弱,为防止休克发生可给予平卧位,活动性出血时,应绝对卧床休息。

(六)饮食护理

鼻出血患者给予冷流食或温半流食,止血后给高蛋白、高维生素饮食,补充含铁食物,必要时给予铁剂。预防便秘,以免用力大便诱发鼻出血。

(七)休息环境

创造清洁、安静、舒适的环境,避免噪声刺激,病室应避光通风,温度适宜。

(八)健康指导

(1)嘱患者保持良好的心理状态,避免紧张激动的情绪,预防鼻出血再次发生。

(2)注意合理的饮食搭配,选择富含铁、蛋白质、维生素、纤维素的食物,保持大便通畅。避免辛辣刺激性食物。

(3)避免挤压碰撞鼻部,改掉挖鼻、用力擤鼻等不良习惯。指导正确滴鼻的方法。

(4)积极治疗原发病,定时监测血压。

(5)教会患者少量鼻出血的紧急处理方法:手指捏紧两侧鼻翼10～15 min,同时用冷水袋或湿毛巾敷前额和后颈,身体放松,口腔里有血液应吐出勿咽下;如果出血量多,不能止住,应及时来院急诊。

(张 佳)

第八节 鼻 息 肉

鼻息肉是鼻、鼻窦黏膜的慢性炎性疾病,以极度水肿的鼻黏膜在中鼻道形成息肉为临床特征。

一、病因

尚未完全清楚。由鼻部黏膜长期水肿所致,以变态反应和慢性炎症为主要原因。

二、治疗原则

现多主张以手术为主的综合治疗,使用糖皮质激素及功能性鼻内镜手术。

三、护理评估

(一)健康史

评估患者以往健康状况,是否有过敏性鼻炎、慢性鼻炎、哮喘史。有无慢性炎症刺激及诱发因素。

(二)身体状况

(1)进行性鼻塞,逐渐转为持续性鼻塞、流涕。有鼻塞性鼻音。

(2)嗅觉障碍及头痛。

(3)外鼻可形成"蛙鼻"。

(4)前鼻镜检查可见鼻腔内有一个或多个表面光滑呈灰白色或淡红色、半透明的新生物,触之柔软,可移动,不易出血,不感疼痛。

(三)辅助检查

(1)鼻内镜检查。

(2)X线鼻窦摄片,明确病变的部位和范围。

(3)病理学检查。

(四)心理社会评估

评估患者的年龄、性别、对疾病的认知程度、文化层次、生活习惯、饮食习惯等。观察患者对疾病的情绪反应。

四、护理措施

(一)心理护理

向患者及家属介绍疾病的特点,治疗方法和一般预后情况,如何预防复发等,使患者增加对疾病的认识,树立战胜疾病的信心。

(二)用药护理

鼓励患者多喝水,口唇干燥时涂以润唇膏。根据医嘱使用糖皮质激素,减轻鼻塞症状,缓解不适。

(三)术前护理

1.一般准备

(1)术前检查各项检验报告是否正常,包括血尿常规、出凝血试验、肝肾功能、胸片、心电图等,了解患者是否有糖尿病、高血压、心脏病或其他全身疾病,有无手术禁忌证,以保证手术安全。

(2)准备好鼻部 CT 或 X 线片。

(3)根据需要完成药物皮肤敏感试验。

(4)预计术中可能输血者,应做好定血型和交叉配血试验。

(5)术前一天沐浴、剪指(趾)甲,做好个人卫生工作。

(6)术前晚可服镇静剂,以便安静休息。

(7)按医嘱予术前用药,并做好宣教工作。

(8)局麻患者术晨可进少量干食。全麻者术前 6 h 开始禁食、禁水。

(9)术前有上呼吸道感染者、女患者月经来潮者,暂缓手术。

(10)术前禁烟酒及刺激性食物。

2.鼻部准备

(1)剪去术侧鼻毛,男患者需理发,剃净胡须。如果息肉或肿块过大,已长至鼻前庭,则不宜再剪鼻毛。

(2)检查患者有无感冒、鼻黏膜肿胀等急性炎症,如有应待其消失后手术。

（四）术后护理

1.麻醉护理

局麻患者术后给予半卧位,利于鼻腔分泌物及渗出物引流,同时减轻头部充血。全麻按全麻护理常规至患者清醒后,改为半卧位。

2.用药护理

按医嘱及时使用抗生素,预防感染。注意保暖,防止感冒。

3.病情观察

注意观察鼻腔渗血情况,嘱患者如后鼻孔有血液流下,一定要吐出,以便观察出血量,并防止血液进入胃内,刺激胃黏膜引起恶心呕吐。24 h 内可用冰袋冷敷鼻部和额部。如出血较多,及时通知医师处理,必要时按医嘱使用止血药,床旁备好鼻止血包和床旁插灯。

4.饮食护理

局麻患者术后 2 h、全麻患者术后 3 h 可进温、凉的流质或半流质饮食,可少量多餐,保证营养,避免辛辣刺激性食物。

5.口腔护理

因鼻腔不能通气,患者需张口呼吸,口唇易干裂,所以要做好口腔护理,保持口腔清洁无异味,防止口腔感染,促进食欲。

6.病情指导

(1)因鼻腔内有填塞物,患者会感觉非常不舒适,如鼻部疼痛、头痛、头胀、流泪、咽痛、咽干等,向患者解释不舒适的原因、可能持续的时间、适当吸氧、雾化吸入等方法减轻不舒适症状。

(2)叮嘱患者不要用力咳嗽或打喷嚏,以免鼻腔内纱条松动或脱出而引起出血。教会患者如果想打喷嚏,可用手指按人中、作深呼吸或用舌尖抵住硬腭以制止。

(3)鼻腔填塞纱条者,第二天开始滴液状石蜡以润滑纱条,便于抽取。纱条抽尽后改用呋麻滴鼻液,防止出血并利于通气。

（五）健康指导

(1)保持良好的心理状态,避免情绪激动,适当参加锻炼。

(2)选择含有丰富维生素、蛋白质的饮食增强机体抵抗力,促进疾病康复。

(3)避免挤压、挖鼻、大力擤鼻等不良习惯。

(4)冬春季外出时可戴口罩,减少花粉、冷空气对鼻黏膜的刺激。

(5)遵医嘱按时正确做鼻腔冲洗,定时服药、滴鼻。

(6)尽量避免上呼吸道感染,减少对鼻腔的强烈刺激。

(7)术后定期进行窥镜检查。

(8)2 个月内避免游泳。

（张　佳）

第九节 咽部炎症

一、急性咽炎

急性咽炎是咽黏膜、黏膜下组织及其淋巴组织的急性炎症。可为原发性,亦可继发于上呼吸道感染,春、秋与冬季交替之际多见。

(一)病因

病毒或细菌感染引起,以柯萨奇病毒、腺病毒、副流感病毒或链球菌、葡萄球菌及肺炎链球菌多见,理化刺激,如高温、粉尘、烟雾、刺激性气体等也可导致本病。

(二)护理评估

1.健康史

(1)询问患者发病前有无感冒、劳累或烟酒过度。

(2)了解有无与上呼吸道感染患者的接触史。

(3)询问咽痛的时间和程度,有无发热、头痛、食欲缺乏和四肢酸痛等全身症状。

2.身体状况

起病较急,起初患者有咽部干燥、灼热、粗糙感,继有咽痛,吞咽时加重,疼痛可放射至耳部。全身症状一般较轻,但因年龄、免疫力以及病毒、细菌毒力不同而表现不一,严重者可有发热、头痛、食欲缺乏和四肢酸痛等症状。

3.辅助检查

(1)鼻咽镜检查:可观察口咽及鼻咽黏膜的急性炎症反应。

(2)血常规检查:可见白细胞总数和中性粒细胞数增多。

(3)咽部细菌培养以及血抗体测定:可明确病因。

4.治疗原则

感染较重,全身症状较明显者,选用抗病毒药和抗生素等治疗,并给予对症支持处理。全身症状较轻者,可采用漱口液含漱或口服含片等局部治疗。另外,可辅以中医中药治疗。

5.心理-社会状况

患者可能对该病危害性认识不足,不及时就医或治疗不彻底,因此,要注意评估患者对疾病的认知程度,另外,应注意评估患者的职业和生活环境。

(三)主要护理诊断及医护合作性问题

1.急性疼痛

与咽部急性炎症反应有关。

2.体温过高

与咽部急性炎症反应有关。

3.知识缺乏

缺乏预防疾病传播的知识和自我保健知识。

4.潜在并发症

扁桃体周围脓肿、急性会厌炎、风湿热、急性肾炎等。

(四)护理目标

通过治疗和护理,患者能够:①咽痛减轻或消失,吞咽无碍;②体温恢复正常;③无并发症发生;④掌握自我保健和预防本病传播的知识。

(五)主要护理措施

(1)嘱患者注意休息,多饮水。饮食以清淡易消化的流质或半流质为宜,并注意补充维生素,保持大便通畅。

(2)保持口腔清洁,遵医嘱给予含漱剂漱口、超声雾化吸入以及含片含服,以利局部清洁消炎。

(3)注意观察患者呼吸,必要时吸氧。对合并会厌炎呼吸困难者,应做好气管切开术的准备,以防发生窒息。

(4)观察患者体温的变化以及局部疼痛、红肿情况,注意有无关节疼痛、水肿、蛋白尿等症状出现。体温升高者可给予物理降温。

(5)遵医嘱给予抗病毒药和抗生素等治疗,并观察药物疗效及可能出现的不良反应。

(6)健康教育:①指导患者正确的含漱方法。用含漱液含漱时头后仰、张口发"啊"音,使含漱液能清洁咽后壁,但注意勿将药液吞下。②注意锻炼身体,增强体质。③防止与有害气体接触,季节交替时注意预防上呼吸道感染。④发病期间,注意适当隔离,戴口罩,勤洗手,防止传播给他人。⑤告诫患者抗生素疗程要足够,不宜过早停药,以免产生并发症。

(六)护理评价

通过治疗和护理计划的实施,评价患者是否能够达到:①咽痛及吞咽障碍减轻或消除;②体温正常;③无并发症发生;④掌握自我保健和预防本病传播的知识。

二、慢性咽炎

慢性咽炎为咽部黏膜、黏膜下及淋巴组织的慢性炎症,常为上呼吸道慢性炎症的一部分。按病理可分为慢性单纯性咽炎和慢性肥厚性咽炎。

(一)病因

大多由急性咽炎反复发作转为慢性,其他与上呼吸道慢性炎症刺激和烟酒、粉尘、有害气体刺激以及全身性慢性疾病所致的身体抵抗力下降有关。

(二)护理评估

1.健康史

(1)询问患者发病前是否有反复的急性咽炎发作及各种慢性疾病史如牙病、鼻病、全身慢性疾病等。

(2)了解有无烟酒嗜好。

2.身体状况

一般无明显全身症状,咽部可有异物感、痒感、灼热感、干燥感或微痛感等。常在晨起出现刺激性干咳,严重时伴恶心。用嗓过度、受凉或疲劳时加重。

3.辅助检查

以鼻咽镜检查为主。

4.治疗原则

病因治疗为主,如戒烟酒,治疗鼻炎、气管支气管炎等其他慢性疾病,辅以局部治疗,如单纯性咽炎用漱口液含漱,肥厚性咽炎可用冷冻或激光治疗。

5.心理-社会状况

若该病长期迁延不愈,容易造成患者心理上的压力,引起紧张、烦躁等,应注意评估患者的心理状况。另外,注意评估患者的职业、工作环境和职业防护等。

(三)主要护理诊断

1.焦虑

与疾病长期迁延不愈有关。

2.知识缺乏

缺乏与疾病相关的防治知识。

3.舒适的改变

咽部异物感等与咽部慢性炎症刺激有关。

(四)主要护理措施

(1)心理护理:耐心向患者介绍疾病的发生、发展及转归过程,帮助患者树立信心,坚持治疗,减轻烦躁焦虑心理,促进康复。

(2)坚持局部用药,使用漱口液方法同"急性咽炎"。

(3)遵医嘱给予抗生素治疗,并注意观察药物的不良反应。

(4)进食清淡、富含蛋白质、维生素的饮食,以补充营养。多饮水,适当休息。

(5)健康教育:①积极治疗全身及邻近组织的慢性炎症,戒烟酒,少食辛辣、油煎等刺激性食物。②改善生活环境,保持室内空气清新;注意职业防护,避免接触有害气体。③坚持户外锻炼,以增强体质,提高抗病能力。

三、咽结核

咽部结核主要包括鼻咽结核、口咽及喉咽结核等,鼻咽结核多为原发性。口咽及喉咽结核通常继发于严重的肺结核和喉结核。

(一)病因

由结核杆菌侵入咽部所致,全身抵抗力下降或咽黏膜受损时易感。

(二)护理评估

1.健康史

询问患者发病前是否曾患肺、喉等其他部位的结核及其治疗情况。

2.身体状况

鼻咽结核可有鼻塞、流涕、听力下降等症状,常伴有颈淋巴结肿大。口咽及喉咽结核则有剧烈的咽部疼痛,可向耳部放射,吞咽时咽痛加剧,大多伴有全身中毒症状,如高热、盗汗、消瘦、咳嗽等。局部病损可分为急性粟粒型和慢性溃疡型。

3.辅助检查

(1)鼻咽镜检查:鼻咽部病变黏膜多呈苍白色,表面粗糙不平,或有结节状增生之肉芽,或为结核性溃疡。急性粟粒型咽结核可见口咽黏膜有散在的、粟粒大小的淡黄色小点,小点溃烂形成浅表溃疡。慢性溃疡型咽结核以咽部溃疡为主。

（2）咽分泌物涂片检查：可寻找结核杆菌。

（3）鼻咽部活检及结核菌素试验：有助于诊断。

4.治疗原则

全身抗结核治疗。局部治疗主要在于减轻疼痛及吞咽困难。

5.心理-社会状况

因该病为传染性疾病，易造成患者及家属心理上的压力，引起紧张、烦躁等情绪，注意评估患者及家属的心理状况和患者的年龄、职业、家庭环境及经济状况等。

（三）主要护理诊断和医护合作性问题

1.焦虑

与担心疾病转归、害怕传染有关。

2.急性疼痛

与咽部黏膜结核病变有关。

3.吞咽能力受损

与咽结核所致的咽痛有关。

4.知识缺乏

缺乏与结核相关的防治知识。

（四）主要护理措施

（1）心理护理：耐心向患者及家属介绍疾病的相关知识及其预后转归，使其树立信心，坚持治疗；同时做好相关的预防传染知识教育，减轻担心、忧虑心理，积极配合治疗，促进患者康复。

（2）遵医嘱全身使用抗结核药，注意观察疗效。局部可采用复方硼砂溶液漱口，1％链霉素溶液喷雾。

（3）局部剧痛者可酌情给予 0.5％～1％丁卡因液少量喷雾咽部。

（4）饮食以高蛋白、高热量、高维生素、高纤维素流质或半流质为宜，少量多餐，疼痛减轻后可改为软食。

（5）健康教育：①积极配合全身抗结核治疗，遵医嘱用药直至疾病完全康复；②坚持户外活动，增强体质，提高抗病能力，促进机体康复；③增加营养摄入，饮食忌刺激，温度适宜，与体温相当；④保持咽部清洁，进食后漱口；⑤定期复查，坚持随访；⑥做好餐具等用品的消毒，防止传染。

四、急性扁桃体炎

急性扁桃体炎为腭扁桃体的急性非特异性炎症，伴有程度不等的咽黏膜和淋巴组织炎症。临床将急性腭扁桃体炎分为两类，即急性卡他性扁桃体炎和急性化脓性扁桃体炎，后者包括急性滤泡性扁桃体炎和急性隐窝性扁桃体炎。

（一）病因

主要致病菌为乙型溶血性链球菌。受凉、潮湿、过度劳累、烟酒过度等可诱发本病。

（二）护理评估

1.健康史

（1）询问患者发病前是否有上呼吸道感染史，有无受凉、劳累、过度烟酒、有害气体刺激等。

（2）询问咽痛的时间及程度，有无发热、头痛、食欲下降等全身症状。

2.身体状况

急性化脓性扁桃体炎起病急,全身可有畏寒、高热、头痛、食欲下降等不适,小儿可因高热而引起抽搐、呕吐及昏睡。局部咽痛剧烈,吞咽困难,通常放射至耳部。可有下颌角淋巴结肿大,转头不便。幼儿还可引起呼吸困难。急性卡他性扁桃体炎的全身及局部症状均较轻。

3.辅助检查

(1)咽部检查:可见腭扁桃体的急性炎症反应。

(2)触诊:下颌角淋巴结肿大。

(3)实验室检查:涂片多为链球菌,血液中白细胞明显增多。

4.治疗原则

首选青霉素治疗,局部可用复方氯己定含漱液或1:5 000呋喃西林液漱口。反复发作或伴有并发症者,应在急性炎症消退后行扁桃体切除术。

5.心理-社会状况

注意评估患者年龄、职业、文化层次、对疾病的认知程度以及工作、居住环境。

(三)主要护理诊断及医护合作性问题

1.急性疼痛

与扁桃体急性炎症有关。

2.吞咽能力受损

与急性扁桃体炎所致的咽痛有关。

3.体温过高

与扁桃体急性炎症有关。

4.潜在并发症

扁桃体周围脓肿、败血症、风湿热、急性肾炎等。

5.知识缺乏

缺乏急性扁桃体炎的相关治疗与护理知识。

(四)主要护理措施

(1)局部可选用适当含漱液,教会正确方法,以保持咽部清洁,按医嘱全身使用抗生素,注意观察疗效。

(2)评估局部红肿及疼痛程度。注意倾听患者主诉,给予心理护理,尽量分散患者注意力以缓解疼痛。局部可选用各种含片含服,以消炎止痛。疼痛较重者可根据医嘱使用镇痛药。

(3)注意休息,鼓励进食高营养、易消化的软食或冷流质饮食,少量多餐,进食前后漱口,多饮水,注意评估患者的摄入状况,若较差,及时通知医师给予液体补充。

(4)观察患者体温变化,体温过高者给予物理降温,如用25%～30%的乙醇擦浴、冰袋冷敷等,必要时遵医嘱予退热剂或静脉补液。

(5)注意观察患者有无一侧咽痛加剧、言语含糊、张口受限、一侧软腭及腭舌弓红肿膨隆、腭垂偏向对侧等扁桃体周围脓肿表现,还应注意尿液的变化,发现异常及时与医师联系,给予相应处理。

(6)健康教育:①该病容易传染,患者应适当隔离。对频繁发作或有并发症的患者,建议在急性炎症消退2～3周后行扁桃体摘除手术。②加强身体锻炼,提高机体抗病能力,避免过度劳累,预防感冒,保持大便通畅,减少急性扁桃体炎的诱发因素。③戒除烟酒,少食辛辣刺激性食物,保持口腔卫生。

五、慢性扁桃体炎

慢性扁桃体炎是腭扁桃体的慢性炎症,多由急性扁桃体炎反复发作或扁桃体隐窝引流不畅演变而来。

(一)病因

链球菌和葡萄球菌为本病的主要致病菌。急性扁桃体炎反复发作可导致本病的发生,也可继发于鼻腔鼻窦感染及猩红热、白喉、流感、麻疹等急性传染病。

(二)护理评估

1.健康史

(1)询问患者发病前是否有急性扁桃体炎、呼吸道炎症反复发作病史。

(2)了解是否有风湿热、急性肾炎等全身性疾病的表现。

2.身体状况

患者常有咽痛,易感冒及急性扁桃体炎发作史,平时自觉症状少,可有咽内发干、发痒、异物感、刺激性咳嗽等轻微症状。若扁桃体隐窝内潴留干酪样腐败物或有大量厌氧菌感染,则出现口臭。小儿扁桃体过度肥大,可能出现呼吸不畅、睡时打鼾、吞咽或言语共鸣的障碍。有时可伴有全身反应,如消化不良、头痛、乏力、低热等。

3.辅助检查

(1)咽部检查:可见腭扁桃体慢性炎症表现。

(2)触诊:下颌角淋巴结肿大。

(3)实验室检查:检查尿液、抗链球菌溶血素"O"、红细胞沉降率等,以观察有无并发症发生。

4.治疗原则

应用有效的抗生素,可结合免疫疗法或抗变应性措施,同时辅以局部涂药和体育锻炼。当出现以下情况时,可施行扁桃体切除术:①慢性扁桃体炎反复发作或多次并发扁桃体周围脓肿;②扁桃体过度肥大,影响吞咽、呼吸及发声功能;③慢性扁桃体炎已成为引起邻近器官或其他脏器病变的病灶。

5.心理-社会状况

应注意评估患者及家属对疾病的认知程度和情绪,了解患者的年龄、饮食习惯、生活及工作环境,有无理化因素的刺激。

(三)主要护理诊断及医护合作性问题

1.急性疼痛

与慢性扁桃体炎急性发作或手术切口有关。

2.焦虑

与慢性扁桃体炎反复发作或担心并发症、手术等有关。

3.潜在并发症

切口出血、风湿热、急性肾炎等。

4.知识缺乏

缺乏疾病相关的治疗与护理知识。

(四)主要护理措施

1.指导患者按医嘱正确用药

注意观察药物的疗效和不良反应。

2.注意观察

有无发热、关节酸痛、尿液变化等,警惕风湿热、急性肾炎等并发症的发生。

3.术前护理

(1)安慰患者做好心理护理,向患者解释手术的目的及注意事项,以减轻患者紧张心理,争取配合。主动关心患者,听取患者主诉,为患者创建舒适的休息环境,减轻患者焦虑。

(2)协助医师进行必要的术前检查。询问患者有无急性炎症、造血系统疾病、凝血机制障碍及严重的全身性疾病等,有无手术禁忌证,妇女经期、妊娠期不宜手术。

(3)保持口腔清洁,术前三天开始用漱口液含漱,每天4~6次;如有病灶感染,术前应用抗生素治疗3 d。

(4)术日晨禁食,遵医嘱术前用药。

4.术后护理

(1)防止出血:术后嘱患者注意休息,少说话,避免咳嗽。密切观察口中分泌物的色、质、量,全麻未醒者,注意有无频繁吞咽动作,清醒后及局麻者取半卧位,嘱轻轻吐出口腔分泌物,不要咽下。如有活动性出血,立即通知医师并协助止血;术后观察患者的生命体征、神志及面色的变化等,若出现神志淡漠、血压下降、出冷汗及面色苍白等休克早期症状时,应怀疑出血量大,须通知医师紧急处理。

(2)疼痛护理:安慰患者切口疼痛为术后正常现象,教会患者分散注意力减轻疼痛的有效方法,如听音乐、看电视等。也可行颈部冷敷,必要时遵医嘱给予止痛剂。

(3)饮食护理:局麻患者术后2 h、全麻患者术后3 h可进冷流质饮食,次日改为半流质饮食,两周内禁忌硬食及粗糙食物。患者因切口疼痛常进食较少,应加强宣教,鼓励进食,并注意评估患者的摄入情况,必要时遵医嘱给予液体补充。

(4)预防感染:观察患者的体温变化情况,以发现早期感染征象。术后次日起给予漱口液漱口,并告知患者注意口腔卫生。向患者解释次日创面会形成一层白膜,具有保护作用,勿触动之,以免出血和感染。遵医嘱应用抗生素控制及预防感染。

5.健康教育

(1)术后两周内避免进食硬的、粗糙食物,应进营养丰富的清淡软食。

(2)进食前后漱口,保持口腔清洁。

(3)注意休息和适当的锻炼,劳逸结合,提高机体抵抗力。

(4)告知患者,有白膜从口中脱出属正常现象,不必惊慌。

(5)避免感冒咳嗽等;若出现体温升高、咽部疼痛、口中有血性分泌物吐出等症状及时就诊。

六、咽后脓肿

咽后脓肿为咽后间隙的化脓性炎症,可分为急性型及慢性型两类。

(一)病因

急性型多因口、咽、鼻腔及鼻窦的感染引起咽后间隙化脓性淋巴结炎所致。咽部异物及外伤后感染,或邻近组织炎症扩散也可导致咽后脓肿。慢性型多由淋巴结结核或颈椎结核引起。

(二)护理评估

1.健康史

(1)询问患者在发病前是否有口、鼻咽部感染而引发的淋巴结炎。

(2)了解有无咽部异物及外伤史。

(3)了解有无其他结核病病史及治疗情况。

2.身体状况

(1)急性型:起病较急,畏寒、高热,并有咳嗽、吞咽困难等症状,小儿拒食,吸奶呛咳,说话及哭声含糊不清。患者有呼吸困难,其程度视脓肿大小而定,入睡时有鼾声与喘鸣。患者头常偏向病侧以减少张力,缓解疼痛。如脓肿增大,压迫喉入口,或炎症累及喉部,则呼吸困难加重。严重病例可出现脱水、衰竭等现象。

(2)慢性型:有结核病的全身表现,起病缓慢、隐匿、病程较长,无咽痛。随着脓肿的增大,可逐渐出现咽、喉部阻塞感,或吞咽不畅。

3.辅助检查

(1)咽部检查:有咽后壁隆起、充血等表现。

(2)触诊:患侧或双侧颈淋巴结肿大,压痛明显。

(3)X线检查:以判断脓肿的大小及范围,检查有无异物或颈椎骨质破坏等。

(4)CT检查:有利于脓肿与蜂窝织炎的鉴别。

4.治疗原则

及早切开排脓,术后应用抗生素控制感染;结核性咽后脓肿,可在口内穿刺抽脓,脓腔内注入抗结核药,同时积极治疗肺、颈椎结核。

5.心理-社会状况

患者因起病急、疼痛剧烈及需行切开排脓而紧张恐惧,应评估患者的心理状况及对疾病的认知程度。另外,还需评估患者年龄、职业、文化层次、家庭状况等。

(三)主要护理诊断及医护合作性问题

1.急性疼痛

与咽后脓肿压迫及炎症刺激有关。

2.体温过高

与咽部炎症反应有关。

3.恐惧

与疼痛、呼吸困难、担心切开排脓等有关。

4.有窒息的危险

与大量脓液涌出,呛入呼吸道有关。

5.潜在并发症

吸入性肺炎、急性喉炎、喉水肿、纵隔炎、大出血等。

6.知识缺乏

缺乏咽后脓肿的治疗和护理知识。

(四)主要护理措施

1.术前护理

(1)做好心理护理,保持患者情绪稳定,避免过度紧张,小儿患者尽量避免哭吵而加重呼吸困难或致脓肿破裂引起窒息。

（2）评估局部红肿及疼痛程度。注意倾听患者主诉,尽量分散患者注意力以缓解疼痛。疼痛较重者可根据医嘱使用镇痛药或酌情给予0.5％～1％丁卡因液少量喷雾咽部。

（3）高热患者给予有效的物理降温措施;尽量多卧床休息,多饮水。

（4）予温凉流质、半流质饮食,并注意评估患儿摄入量,若明显不足,可遵医嘱予液体补充。注意口腔清洁,用漱口液漱口,每天3～4次。

（5）密切观察患者呼吸情况,备好各种抢救物品,如氧气、气切包、吸引器等。慎用压舌板,检查操作宜轻柔,避免患儿哭闹挣扎导致脓肿破裂,如发生意外,应速将患儿头部倒下,防止脓液流入气管,发生窒息或引起吸入性肺炎。

（6）遵医嘱使用抗生素,观察药物疗效和病情变化,及时发现脓肿可能向下或向外发展导致的急性喉炎、喉水肿、纵隔炎、大出血等征象,有异常及时报告医师并配合处理。

（7）解释切开排脓的目的及注意事项,取得患者配合。

2.术中配合

（1）协助患者取仰卧头低位,以免切开后脓液流入下呼吸道。

（2）若切开时脓液大量涌出,来不及吸引,应将患者立即转身俯卧,便于吐出脓液不致误吸。

（3）必要时做好气管切开术的准备。

3.术后护理

（1）取头低侧卧位,以利引流,及时清除口腔中分泌物,密切观察呼吸道是否通畅,备好抢救物品;术后仍有呼吸困难者,应考虑脓液是否未抽尽或咽后脓肿引起喉阻塞,应及时报告医师。

（2）按医嘱使用抗生素,预防继发感染;监测患者体温变化,及早发现感染征象。颈侧切开排脓患者还需注意观察切口处渗血渗液情况。

（3）关心患者饮食,按不同情况给予流质或半流质饮食,并鼓励进食高蛋白、高维生素、营养丰富的食物,保持大便通畅。

（4）注意口腔卫生,每次进食后使用漱口液漱口。

4.健康教育

（1）提倡健康的生活方式,加强锻炼,提高机体免疫力,防止上呼吸道感染。

（2）如有鼻部、咽部、耳部感染,应及早至医院积极治疗。

（3）防止咽、颈部外伤及异物存留。

（张　佳）

第十节　喉　癌

喉癌是头颈部常见的恶性肿瘤,喉癌占全身恶性肿瘤的2.1％。喉癌的发生有地区差异,我国华北和东北地区的发病率远高于江南各省,近年来喉癌的发病率有明显上升的趋势。喉癌男性较女性多见,高发年龄为40～60岁。

一、病因与发病机制

喉癌的病因尚不明确,与以下因素有关,常是多种致癌因素协同作用的结果。

(一)吸烟

据统计约 95% 的喉癌患者有长期吸烟史,并且吸烟持续时间越长、数量越多、吸入程度越深和不戒烟者的发病率越高。因烟草燃烧时产生烟草焦油,其中含有致癌物质苯丙芘。烟草可使呼吸道纤毛运动迟缓或停止,黏膜充血水肿,上皮增厚和鳞状化生,成为致癌基础。

(二)饮酒

临床观察和流行病学调查结果显示慢性乙醇摄入与喉癌发生有一定相关性。当吸烟和饮酒共存时有致癌的协同作用。

(三)环境因素

(1)长期大量吸入生产性粉尘或工业废气:如二氧化硫、芥子气、石棉等。

(2)长期接触各种有机化合物:如多环芳香烃、亚硝胺等。

(3)长期接触放射性同位素:如镭、铀、氡等。

(四)病毒感染

许多研究表明,人乳头状瘤病毒可引起喉乳头状瘤,目前认为是喉癌的癌前病变。

(五)其他

喉癌的发生可能与性激素代谢紊乱、免疫功能低下、体内微量元素缺乏有关。

二、分区及分期

根据喉癌的生长范围和扩散程度,按照国际抗癌协会(UICC)TNM 分类标准方案如下述,临床分期见表 3-1。

表 3-1　喉癌临床分期

0 期	T_{is}	N_0	M_0
Ⅰ 期	T_1	N_0	M_0
Ⅱ 期	T_2	N_0	M_0
	T_3	N_0	M_0
Ⅲ 期	T_1,T_2,T_3	N_1	M_0
	T_{4a}	N_0,N_1	M_0
ⅣA 期	T_1,T_2,T_3,T_{4a}	N_2	M_0
ⅣB 期	任何 T	N_3	M_0
	T_{4b}	任何 N	M_0
ⅣC 期	任何 T	任何 N	M_1

(一)解剖分区

(1)声门上区:舌骨上会厌;杓会厌襞,喉面;勺状软骨;舌骨下部会厌;室带。

(2)声门区:声带;前联合;后联合。

(3)声门下区。

(二)TNM分类

1.原发肿瘤(T)

T_X:原发肿瘤不能评估。T_0:无原发肿瘤证据。T_{is}:原位癌。

(1)声门上型。T_1:肿瘤局限于声门上一个亚区,声带活动正常。T_2:肿瘤侵犯声门上一个亚区以上、侵犯声门或声门上区以外(如舌根黏膜、会厌谷等),无喉固定。T_3:肿瘤局限于喉内,声带固定,和(或)下列部位受侵:环后区、会厌前间隙、声门旁间隙和(或)伴有甲状软骨局灶破坏(如内板)。T_{4a}:肿瘤侵透甲状软骨板和(或)侵及喉外组织(如气管、颈部软组织等)。T_{4b}:肿瘤侵及椎前间隙,包裹颈总动脉,或侵及纵隔结构

(2)声门型。T_1:肿瘤侵犯声带,但是声带活动正常。T_{1a}:肿瘤局限于一侧声带。T_{1b}:肿瘤侵犯两侧声带。T_2:肿瘤侵犯声门上或声门下,和(或)声带活动受限。T_3:肿瘤局限于喉内,声带固定和(或)侵犯声门旁间隙,和(或)有甲状软骨局灶破坏。T_{4a}:肿瘤侵透甲状软骨板或侵及喉外组织。T_{4b}:肿瘤侵及椎前间隙,侵及纵隔结构,或包裹颈总动脉。

(3)声门下型。T_1:肿瘤局限于声门下。T_2:肿瘤侵及声带,声带活动正常或受限。T_3:肿瘤局限于喉内,声带固定。T_{4a}:肿瘤侵透环状软骨或甲状软骨板,和(或)侵及喉外组织。T_{4b}:肿瘤侵及椎前间隙,侵及纵隔结构,或包裹颈总动脉

2.区域淋巴结转移(N)

N_X:颈部淋巴结无法确定。

N_0:无颈部淋巴结转移。

N_1:同侧单个淋巴结转移,直径≤3 cm。

N_2:同侧、对侧或双侧单个或多个淋巴结转移,最大直径≤6 cm。

N_3:淋巴结转移,最大直径>6 cm。

3.远处转移(M)

M_X:远处转移无法确定。

M_0:无远处转移。

M_1:有远处转移。

三、临床表现

(一)根据癌肿发生部位的不同,临床表现不一

见表 3-2。

(二)体征

喉镜可见喉部有菜花样、结节样或溃疡性新生物。注意观察声带运动是否受限或固定。仔细触摸会厌前间隙是否饱满,再触摸颈部有无淋巴结肿大,并注意喉体、颈前软组织和甲状腺有无肿块。

四、辅助检查

(一)间接喉镜检查

此法最常用,可了解癌肿的部位、形态、范围和喉的各部分情况,观察声带运动和声门大小情况等。

表 3-2　喉癌分型及临床表现

分型	发生部位	早期症状	特点	临床表现
声门上癌（包括边缘区）	会厌，喉，舌根部	无特异症状，仅有咽部不适、痒感或异物感	分化差，发展快，早期易出现颈淋巴结转移	向深层浸润或出现较深溃疡时，可有咽喉痛，并可放射到同侧耳部。侵犯梨状窝可影响吞咽。癌肿表面溃烂时，有咳嗽和痰中带血，并有臭味。晚期症状：呼吸困难、咽下困难、咳嗽、痰中带血。随着肿瘤增大，声嘶逐渐加重，或出现发声粗哑，甚至失声
声门癌（最多见）	声带水平	声音改变，初期为发声易疲倦或声嘶，时轻时重	分化较好，转移较少	呼吸困难是声门癌另一个常见症状，常为声带运动受限或固定，或肿瘤组织堵塞声门引起肿瘤组织表面糜烂可出现痰中带血。晚期，肿瘤向声门上区或声门下区发展，除严重声嘶或失声外，可出现放射性耳痛、呼吸困难、咽下困难、频繁咳嗽、咳痰困难、口臭等症状
声门下癌（最少见）	位于声带平面以下，环状软骨下缘以上部位	症状不明显	发展缓慢	可出现刺激性咳嗽、声嘶、咯血和呼吸困难
贯声门癌	原发于喉室，跨越两个解剖区域即声门上区及声门区	症状不明显	癌组织在黏膜下浸润扩展，广泛浸润声门旁间隙	出现声嘶时，常已有声带固定，但喉镜检查仍未见肿瘤。随着肿瘤向声门旁间隙扩展，浸润和破坏甲状软骨时，可引起咽喉痛

(二)纤维喉镜或电子喉镜检查

能进一步观察癌肿大小、形态和基底部。并可进行活检，确定诊断。

(三)影像学检查

颈部和喉部 CT 和 MRI 检查能了解病变范围及颈部淋巴结转移情况，协助确定手术范围。

五、治疗要点

喉癌的治疗手段包括手术、放疗、化疗及免疫治疗等，目前多主张以手术为主的综合治疗。

(一)手术治疗

目前为治疗喉癌的主要手段。原则是在彻底切除癌肿的前提下，尽可能保留或重建喉功能，以提高患者的生存质量。喉癌的手术包括喉全切除术和各种喉部分切除术。喉部分切除术的术式很多，不同术式的选择主要根据肿瘤的部位、范围以及患者的全身状况等因素而定。喉癌常有颈淋巴结转移，为此颈淋巴结清扫是喉癌手术的重要组成部分。

(二)放疗

适应证：①小而表浅的单侧或双侧声带癌，声带运动正常；②位于会厌游离缘，比较局限的声门上型癌；③全身情况差，不宜手术者；④病变范围广，术前先行放疗，术后补充放疗者。放疗的剂量和疗程根据具体情况而定。

(三)化疗

喉癌中 98% 左右为鳞状细胞癌，常对化疗不太敏感，虽然近年来化疗有一定的进展，但在喉癌的治疗中仍不能作为首选治疗方法。

（四）生物治疗

随着分子生物学、细胞生物学、肿瘤免疫学及遗传工程的发展,使肿瘤生物治疗将可能成为肿瘤治疗的第4种方式。生物治疗主要包括生物反应调节和基因治疗。

六、护理措施

（一）术前护理

1.预防窒息

（1）密切观察患者的呼吸情况。

（2）避免剧烈活动,限制活动范围。

（3）预防上呼吸道感染。

（4）手术前夜加强巡视,必要时床旁备好气管切开包。

2.术前指导

（1）保证营养供给。

（2）保持口腔清洁。

（3）教会患者放松的技巧,如缓慢的深呼吸等。

（4）对不能书写者教会简单的手语。

（5）戒除烟酒。

3.术区准备

术前1d根据手术范围备皮、剃须:一般喉癌切除术加双颈淋巴结清扫术的备皮范围为上起下唇水平,下平乳头,左右均至胸锁乳突肌前缘。双侧耳后及耳上各四指皮肤,将发根剃净。

4.术日晨准备

全麻患者术前至少禁食6h。术前置入鼻饲管,全麻后置入导尿管。

5.心理护理

（1）评估患者的焦虑程度、心理承受能力。

（2）注意倾听患者的感受并表示理解。

（3）鼓励家属多陪伴患者,给予情感支持。

（4）向患者及家属详细讲解疾病的相关知识、治疗方法及预后。

（5）如需施行喉全切除术,需向患者和家属讲解切除喉的必要性及术后语言沟通的替代方法。帮助患者树立信心,积极配合治疗及护理。

（二）术后护理

1.保持呼吸道通畅

（1）向患者讲解术后呼吸方式:术后气体由颈部气管套管口或气管瘘口进出而不是由鼻进出,嘱患者不要遮盖或堵塞颈部气管套管口(喉部分切除术)或气管瘘口(喉全切除术)。

（2）密切观察患者呼吸节律和频率,监测血氧饱和度。

（3）及时吸出气管套管(或气管瘘口)内痰液,定时湿化气道。

（4）随时检查气管套管系带松紧度,防止气管套管脱出。

（5）病室内湿度保持在55％～65％,防止气道干燥、痰液结痂。

（6）鼓励患者深呼吸及有效咳嗽(深呼吸,于吸气末屏气片刻,注意要利用胸部力量屏气后将痰液咳出,而非以往的颈部用力屏气),排出气道分泌物。

(7)长期戴管者气管套管套囊需定时充、放气,防止长期压迫气管壁导致气管壁坏死、软化塌陷。

2.防止切口出血

(1)密切观察患者血压、心率变化。

(2)密切观察出血量:敷料渗透情况;引流液的量、颜色及性状;口腔、气管套管或气管瘘口内分泌物的量、颜色及性状。

(3)切口加压包扎。

(4)吸痰动作轻柔,以免剧烈咳嗽引起出血。

(5)气管套管套囊在术后24 h内遵医嘱定时充、放气,防止创面渗血进入气道内,如无血性分泌物吸出,可不再给套囊充气。

(6)患者发生大量出血时:立即协助患者平卧;保持气管套管套囊充气状态,如为喉全切除术患者,应于气管瘘口内置入硅胶气管套管,并保持套囊充气状态,以减少血液流入气道内;快速测量生命体征并用负压吸引装置吸出血液以防误吸;迅速建立静脉通路,遵医嘱使用止血药物或协助止血,必要时予以输血。

3.防止切口感染

(1)遵医嘱全身使用抗生素。

(2)观察体温变化。

(3)操作时严格遵守无菌原则。

(4)气管套管护理:定时刷洗、消毒气管内套管;气管套管垫布潮湿或污染时及时更换。

(5)做好口腔护理,嘱患者有唾液及时吐出,1周内不做吞咽动作。

(6)保持负压引流管通畅,防止无效腔形成。

4.保证足够的营养摄入

(1)术后6 h后抽吸胃内容物如无血性液体可给予50 mL温开水,患者无不适方可给予鼻饲流质饮食。

(2)少量多餐,逐步加量,患者无不适后应隔2 h鼻饲1次,每次给予200 mL或根据患者需求适当增加量及次数,以保证鼻饲量。

(3)注意鼻饲饮食中各种营养的供给,包括蛋白质、热量、维生素、纤维素等。

(4)观察患者鼻饲后反应,如患者出现腹胀、腹泻、恶心、呕吐等,及时通知医师予以处理。

(5)做好鼻饲管护理:防止扭曲、打折及脱出;鼻饲前后用30 mL温水冲管,以防堵管。

5.疼痛的护理

(1)评估疼痛的部位、程度,告知患者疼痛的原因及可能持续的时间。

(2)床头抬高30°~45°,利于术后患者呼吸,减轻水肿及颈部切口张力,在协助患者改变卧位时注意头部的保护。

(3)吸痰时动作轻柔,防止剧烈咳嗽加剧切口疼痛。

(4)必要时遵医嘱给予镇痛泵或镇痛药物。

6.语言交流障碍护理

(1)多与患者沟通,同时鼓励患者与他人交流,可使用写字板、图片、手语等方式。

(2)要耐心领会患者所表达的需求,并尽量满足。

7.患者适应自己的形象改变

(1)关爱患者,鼓励其表达自己的感受,调动家庭、社会支持系统,使患者树立战胜疾病的信心。

(2)请同病种恢复好的患者现身说法。

(3)教会患者自我护理,用一些遮盖气管套管口或气管瘘口的技巧如穿自制立领衬衫、佩戴自制围巾等。

8.防止发生肺部感染及压疮

鼓励并协助患者早日下床活动,开始活动要适量。

(三)放疗的护理

1.观察呼吸

放疗可致喉黏膜肿胀,喉阻塞加重。故如有呼吸困难的患者应先行气管切开,然后进行放疗;已做气管切开术的患者,放疗前需更换非金属性气管套管,喉部分切除术后达拔管指征的患者结束放疗后再拔除气管套管。

2.皮肤护理

颈部皮肤若有发黑、红肿、糜烂等放疗反应,应用温水清洁,勿用肥皂、沐浴露等擦拭皮肤。清洁后涂抗生素油膏加以保护。

3.心理护理

向患者及家属讲解早期喉癌患者经放疗可达到治愈的目的,晚期喉癌患者放疗配合手术治疗能降低癌肿复发率和颈淋巴结转移率,为患者树立信心,克服放疗反应,坚持完成每个疗程。

(四)健康指导

1.气管套管或气管瘘口的护理

(1)保持局部清洁:①照镜子观察气管套管口或气管瘘口周围是否有痰液或痰痂附着,可用湿润棉签清洁,切勿伸入套管或瘘口擦拭,以防棉签误吸入气道,必要时用消毒棉球消毒气管套管口或气管瘘口周围皮肤;②教会患者或家属清洗、消毒、佩戴气管内套管或全喉套管的方法,以防感染。

(2)加强保护:①外出时用有系带的清洁纱布系在颈部,遮住气管套管口或气管瘘口,防止异物及灰尘吸入;②沐浴时避免水流入气管套管口或气管瘘口内。

2.湿化气道,防痰痂形成

(1)遵医嘱定时向气道内滴入湿化液,以稀释痰液防止痰痂形成。

(2)鼓励多饮水,保证体内水分供应充足。

(3)对室内干燥的空气进行加湿。

(4)如果气道内有痂皮形成,切勿自行处理,应去医院请医师清理。

3.疾病知识指导

(1)防止上呼吸道感染:不可去人群密集场所;加强锻炼,提高免疫力;勿进行水上运动,注意劳逸结合,勿剧烈运动。

(2)加强营养:进高蛋白、高热量、高维生素、高纤维素的饮食;禁烟酒和刺激性食物,保持大便通畅。

(3)指导患者加强恢复头、颈、肩部功能的训练。

4.自我监测

(1)遵医嘱定期随访、复查,1个月内每2周1次,3个月内每月1次,1年内每3个月1次,1年后每半年1次。

（2）气管套管口或气管瘘口发现新生物、颈部触及包块、出现出血或呼吸困难等情况及时就诊。

5.发声功能康复训练

（1）食管发声：是最为经济、简便、得到患者认可的方法。具体如下：吞咽空气并贮留在食管上段，然后以打嗝的方式将空气吐出，从而振动咽、食管部分发出声音，再配合口腔、舌、唇的动作，即构成语句。缺点是发声断续，不能讲长句子。并需患者有较好的体力及长期的训练。

（2）电子喉发声：为喉全切除患者常用的交流方式。具体如下：将电子喉置于患者颏部或颈部做说话动作，利用音频振荡器产生声音。缺点是带有杂音，不够自然，不易理解。

（3）食管气管造瘘术：通过手术方式在气管后壁与食管前壁之间造瘘，插入发声钮（单向阀）。发声原理为：患者吸气后，堵住气管瘘口，使呼出的气体通过单向阀进入食管上端和下咽部，产生振动而发声，再配合患者口腔、舌、嘴唇、牙的动作形成语言。食管气管造瘘术的缺点为不是所有患者都适合此手术，而且手术易产生局部感染等并发症。

（张　佳）

第四章

内分泌科护理

第一节 内分泌系统疾病常见症状与体征护理

一、内分泌系统的概述

(一)内分泌系统的组成结构

由内分泌腺(包括垂体、甲状腺、甲状旁腺、肾上腺、性腺和胰岛)和分布在心血管、胃肠、肾、脂肪组织、脑(尤其是下丘脑)的内分泌组织和细胞组成。

(二)内分泌系统的功能

通过分泌各种激素,调节人体的代谢过程、脏器功能、生长发育、生殖衰老等生命现象。这种调节方式又称为体液调节。其最终目的是维持机体内环境的稳定及适应外界环境的变化。

(三)激素的分类

1.肽类激素

如甲状旁腺素、降钙素、胰岛素等。

2.氨基酸类激素

如甲状腺激素等。

3.胺类激素

如肾上腺素、多巴胺、5-羟色胺等。

4.类固醇激素

如糖皮质激素、盐皮质激素、性激素及维生素 D_3 等。

(四)体液调节方式

体液调节方式有内分泌(由血液传递)、旁分泌(由邻近传递)和自分泌(直接作用于自身细胞)。

二、护理

(一)身体外形的改变

身体外形的改变包括面容异常、肥胖及消瘦、身高过高及过矮、毛发脱落及分布异常、皮肤黏膜色素异常等。其多与内分泌疾病和代谢疾病有关,如甲亢、甲减、侏儒症、巨人症、呆小症、肢端肥大症等,影响患者生理和心理状态。

1.护理评估

(1)健康史:询问患者的年龄、性别、生活习惯、生长发育史、家族史。

(2)身体状况:评估患者的精神状况、语言情况,有无智力障碍,有无体形不匀称,有无特殊面容改变,有无性功能障碍等。①面貌异常:肢端肥大症患者表现为头大脸长,下颏大且前突,眉弓及颧部隆起,耳鼻增大,唇舌肥厚,称为肢端肥大症面容;甲状腺功能减退症患者出现黏液性水肿面容呈"假面具样";甲状腺功能亢进症患者呈"甲亢面容";Cushing综合征患者呈满月脸。②体形异常:身材过高指身高在正常平均值加3个标准差以上。一般而言,成年男性身高超过2 m、成年女性超过1.85 m可认为身材过高,见于巨人症。身材矮小指身高在正常水平平均值减3个标准差以下。一般而言,成年男性身高低于1.45 m,成年女性低于1.35 m可认为身材矮小,见于垂体性侏儒症、呆小症。肥胖指实际体质量超过标准体质量20%以上者,见于Cushing综合征、甲状腺功能减退症。消瘦指实际体质量低于标准体质量的10%以下者,见于甲状腺功能亢进症、糖尿病。Cushing综合征患者可出现特殊体态,表现为向心性肥胖、水牛背、腹大、四肢相对细瘦等。③毛发和皮肤黏膜的改变:原发性慢性肾上腺皮质功能减退症患者,皮肤黏膜色素沉着,以暴露部位及易摩擦的部位更明显,如脸部、手部、掌纹、乳晕、甲床、足背、瘢痕和束腰带的部位。Cushing综合征患者可出现毛发增多、痤疮等。甲状腺功能减退症患者,头发干枯稀疏、脆弱,睫毛和眉毛易脱落。

(3)心理-社会状况:长期因内分泌异常而导致自我形象紊乱,可使患者感到焦虑、抑郁、精神紧张等,严重时可发生精神分裂症。

(4)辅助检查:包括甲状腺功能、甲状旁腺功能和肾上腺皮质功能检查,血糖水平及胰岛素释放试验,彩超检查等。

2.主要护理诊断及合作性问题

自我形象紊乱与疾病引起身体外形改变等因素有关。

3.护理目标

患者的身体外形逐渐恢复正常;不能恢复者能接受身体外形的改变。

4.护理措施

(1)心理护理:关心、理解患者,与患者交谈时应语气温和,耐心倾听,给予真诚的心理支持。

(2)指导修饰技巧:指导患者采取适当的方法改善自身形象,合适的衣着、恰当的修饰以增加心理舒适度和美感,提升自信心。

(3)促进社交活动:鼓励患者参加社团活动,争取良好的社会支持。

5.护理评价

患者身体外观已得到改善;能接受身体外观改变的事实,积极配合治疗。

(二)性生活形态改变

性生活形态改变是指个体处于对自身的性生活表示关注的一种状态。内分泌代谢疾病患者的性生活形态改变可出现:生殖器发育迟缓或早熟;性欲减退或丧失;女性月经紊乱、闭经或不孕;男性阳痿或乳房发育。

1.护理评估

(1)健康史:评估患者性功能异常的时间、发生发展过程、主要症状、性欲改变情况等,了解女性患者的月经及生育史,男性患者有无阳痿等。

(2)身体状况:有无皮肤干燥、粗糙,毛发稀疏、增多、易脱落;有无女性闭经、溢乳,男性乳房发育;外生殖器的发育是否正常,有无畸形。

(3)心理-社会状况:评估性功能异常或性器官改变对患者的心理影响,有无焦虑抑郁、自卑、愤怒等情绪;评估患者与配偶的关系,以及配偶的心理感受等,有无关系紧张、家庭危机等。

(4)辅助检查:测定性激素水平,可多次结果对比。

2.主要护理诊断及合作性问题

性功能障碍与性激素分泌异常、内分泌代谢紊乱有关。

3.护理目标

患者对性问题有正确的认识,消除或缓解紧张抑郁等不良情绪;性功能逐步恢复,能采取适当的方式进行性生活,达到性满足。

4.护理措施

(1)环境选择:提供一个隐蔽舒适的环境和合适的时间,尝试让患者阐述目前的性功能、性生活及性生活形态,适时给予护理建议。

(2)专业指导:尊重患者,理解患者对讨论性问题时所出现的焦虑紧张。鼓励患者说出使其烦恼的有关性爱或性功能方面的问题,向患者讲解所患疾病及用药的方法及疗效,使患者积极配合治疗。提供可靠的信息咨询服务,如专业医师、心理健康顾问、性咨询门诊等。鼓励患者与配偶彼此交流感受,并一起参加性健康教育及阅读有关性教育的资料。女性患者若有性交疼痛,可建议使用润滑剂。

5.护理评价

患者能正确对待性问题;性功能逐渐恢复,达到其预期的性满足。

(刘茂华)

第二节　腺垂体功能减退症

腺垂体功能减退症是由多种原因引起的一种或多种腺垂体激素减少或缺乏的一组临床综合征。因下丘脑各种刺激(因子)可直接影响垂体分泌细胞,其功能减退可原发于垂体病变,也可继发于下丘脑病变。临床表现复杂多变,但经补充激素后症状可缓解。

一、护理诊断

(1)性功能障碍与促性腺激素分泌不足所致性腺功能减退有关。

(2)自我形象紊乱与腺体功能减退所致身体外观改变有关。

(3)体温过低与继发性甲状腺功能减退有关。

(4)便秘与继发性甲状腺功能减退有关。

(5)潜在并发症垂体危象。

二、护理措施

(一)一般护理

保持病室适宜的温度、湿度,注意保暖。生活要有规律,适当活动,避免劳累,保持情绪的稳定,避免一切不良刺激。戒烟、酒,摄取高蛋白质、高热量、高维生素、清淡、易消化食物。便秘者,多进粗纤维食物,如蔬菜、水果或全麦制品,鼓励每天适度运动、按摩腹部、定时规律排便。血压较低者适当补充钠盐,以稳定血压。注意皮肤、口腔清洁卫生。以防感染。

(二)病情观察

密切观察患者生命体征的变化,定时测量体温、脉搏、血压,注意有无低血糖、低血压、低体温等情况。观察意识状态、瞳孔大小、对光反射等,以便尽早发现垂体危象的征象。

(三)用药护理

按医嘱用药,注意疗效与不良反应。口服靶腺激素替代治疗,往往需要长期、甚至终身维持,才能很好地改善精神和体力活动,改善全身代谢及性功能,防治骨质疏松。治疗时应先补给糖皮质激素,然后补充甲状腺素,以防发生肾上腺危象。糖皮质激素常用氢化可的松,服用时模仿皮质醇生理分泌节律,剂量随病情变化调节,应激时适当增加。甲状腺素宜从小剂量开始,后缓慢递增,以防代谢率增加,加重肾上腺皮质负担诱发危象。育龄女性,病情较轻的患者采用人工月经周期治疗,以维持第二性征和性功能,促进排卵和生育。男性患者用丙酸睾酮治疗,可改善性功能,促进蛋白质合成,增强体质。

(四)性功能障碍的护理

(1)评估性功能障碍的形态:鼓励患者讲述目前的性功能、性活动与性生活形态,使患者以开放的态度讨论问题。

(2)提供专业指导:询问患者使其烦恼的有关性爱或性功能方面的问题,给患者讲解所患疾病及用药治疗对性功能的影响,使患者积极配合治疗。

(五)垂体危象的抢救配合

一旦发生垂体危象,立即通知医师并协助抢救。①迅速建立两条静脉通道,补充适当水分,保证激素能及时准确使用。②保持呼吸道通畅,给予氧气吸入。③低温者注意保暖,高热患者给予降温。④做好口腔和皮肤护理,保持排尿通畅。⑤避免诱发因素,如感染、失水、饥饿、寒冷等,禁用或慎用麻醉剂、镇静剂、催眠药或降糖药等。

(六)健康指导

(1)疾病知识指导:注意避免诱因。嘱患者保持情绪稳定,生活规律,避免过度劳累,避免到公共场所,以防发生感染。

(2)饮食指导:嘱患者进食高热量、高蛋白质、高维生素、易消化的饮食,少量多餐,以增强抵抗力。因肾上腺皮质功能减退使体内潴钠排钾能力下降,指导患者保证钠盐充分摄入。

(3)用药指导及病情监测:教会患者知晓所服药物的名称、剂量、用法及不良反应;指导患者知晓随意停药的危险性,要严格遵医嘱服用药物;指导患者识别垂体危象的征兆。

(刘茂华)

第三节 单纯性甲状腺肿

单纯性甲状腺肿是甲状腺功能正常的甲状腺肿,是以缺碘、致甲状腺肿物质或相关酶缺陷等原因所致的代偿性甲状腺肿大,不伴有明显的甲状腺功能亢进或减退,故又称非毒性甲状腺肿,其特点是散发于非地方性甲状腺肿流行区,且不伴有肿瘤和炎症,病程初期甲状腺多为弥漫性肿大,以后可发展为多结节性肿大。

一、护理诊断

自我形象紊乱,与患者甲状腺肿大、颈部增粗有关。

二、护理措施

(一)一般护理

指导患者摄取含碘高的食物,如海带、紫菜等,避免摄入抑制甲状腺激素合成的食物和药物;患者活动一般可不限制。

(二)病情观察

观察甲状腺肿大的程度、范围、质地、有无结节、颈部增粗的进展情况,如有声音嘶哑、吞咽及呼吸困难、面部肿胀等压迫症状应立即通知医师,及时手术。

(三)用药护理

观察甲状腺药物不良反应,如出现心动过速、食欲亢进、腹泻、出汗、呼吸急促等,应通知医师处理。结节性甲状腺肿者,避免大剂量碘的使用,以免发生碘甲状腺功能亢进症。

(四)心理护理

给予特别关心,帮助其消除自卑心理,正确对待自身形象的改变,但同时也要多关注甲状腺肿大部位。帮助患者提高审美观,进行恰当的修饰打扮,改善其自我形象。

(五)健康教育

(1)向患者及家属解释单纯性甲状腺肿的基本知识。

(2)指导地方性甲状腺肿流行地区居民增加碘的摄入量,以碘化食盐最有效和方便。对于妊娠、哺乳、青春发育期者,补充足够的碘可预防地方性呆小病的发生。避免摄入大量阻碍甲状腺素合成的食物和药物。

(3)嘱患者按医嘱服药,使用甲状腺制剂时应坚持长期服药,以免停药后复发。教会患者观察药物疗效及不良反应。

(刘茂华)

第四节 甲 状 腺 炎

甲状腺炎是指甲状腺组织发生变性、渗出、坏死、增生等炎症性病理改变而导致的临床病症，可分为急性、亚急性和慢性3种类型。本节主要介绍亚急性和慢性甲状腺炎。亚急性甲状腺炎可分为亚急性肉芽肿性和亚急性淋巴细胞性甲状腺炎两型。

一、亚急性肉芽肿性甲状腺炎

(一)常见病因

本病病因与病毒感染有关，多数患者于上呼吸道感染后发病。甲状腺轻中度肿大。甲状腺滤泡结构破坏和炎症细胞浸润伴肉芽肿形成。

(二)临床表现

起病前 1~3 周常有病毒性咽炎、腮腺炎、麻疹或其他病毒感染的症状。甲状腺区发生明显疼痛。可有全身不适、食欲缺乏、肌肉疼痛、发热、心动过速、多汗等。少数患者有颈部淋巴结肿大。

(三)辅助检查

急性期血白细胞轻至中度增高，中性粒细胞正常或稍高，偶见淋巴细胞增多，红细胞沉降率明显增快。血清 TT_3、TT_4、FT_4 升高，甲状腺摄 ^{131}I 率降低。甲状腺核素扫描可见图像残缺或显影不均匀。

(四)治疗原则

一般治疗和对症治疗；糖皮质激素治疗；甲状腺功能减退者补充甲状腺激素；手术治疗。

二、亚急性淋巴细胞性甲状腺炎

亚急性淋巴细胞性甲状腺炎亦称无痛性甲状腺炎、产后甲状腺炎、寂静型甲状腺炎或非典型性甲状腺炎。

(一)常见病因

本病病因与自身免疫损害有关。甲状腺有明显的淋巴细胞浸润及类似亚急性肉芽肿性病变。

(二)临床表现

主要表现为甲状腺功能亢进症，可有心动过速、怕热、多汗、疲劳、肌无力、体质量下降等，但无突眼和胫前黏液性水肿。甲状腺功能亢进症持续时间短，甲状腺轻度肿大，无触痛，质地较坚实。多数于数月后康复，少数发展为永久性甲状腺功能减退症。

(三)辅助检查

早期，血 T_3、T_4 升高，红细胞沉降率正常或轻度升高；血清甲状腺过氧化物酶抗体升高。甲状腺摄 ^{131}I 率下降，超声检查示弥漫性或局灶性低回声区。

(四)治疗原则

对症治疗；甲状腺功能亢进症症状明显者，可给予 β 受体阻滞剂如普萘洛尔，禁用手术与放射性核素治疗。伴甲状腺功能减退者可用甲状腺素钠(L-T$_4$)或甲状腺片替代治疗 3～6 个月,然后停药;永久性甲减者则需终身替代治疗。

三、慢性淋巴细胞性甲状腺炎

慢性淋巴细胞性甲状腺炎包括两种临床类型,即甲状腺肿大的桥本甲状腺炎和甲状腺萎缩的萎缩性甲状腺炎。

(一)常见病因

遗传因素,免疫监视缺陷,环境因素;淋巴细胞浸润和弥漫性滤泡破坏。

(二)临床表现

桥本甲状腺炎为甲状腺炎中最常见的临床类型,90％以上发生于女性。桥本甲状腺炎的病程较长,甲状腺呈无痛性弥漫性肿大,质地韧如橡皮,随吞咽活动;表面常不光滑,结节的质地较硬。

(三)辅助检查

大多数患者血中甲状腺球蛋白抗体及血清甲状腺过氧化物酶抗体滴度明显升高,可持续较长时间,甚至可达数年或数十年。

(四)治疗原则

(1)伴甲状腺功能减退时应用甲状腺激素补充治疗。

(2)伴甲状腺功能亢进症时行短期抗甲状腺药物治疗。

(3)进行性甲状腺增大或怀疑恶性病变时手术治疗。

四、护理评估

(一)病史

注意询问近期有无上呼吸道感染史。

(二)身心状况

患者由于对甲状腺肿大性质不明,担心预后不良和恶变,加之甲状腺肿大影响形象,易产生焦虑、不安心理。

五、护理要点

(一)病情观察

1.病情变化的观察

本病可发生片断性甲状腺功能亢进和一过性甲状腺功能减退,永久性者少见。因此在整个病程中要严密观察体温、脉搏、呼吸、血压、心率、心律、饮食、情绪等变化;观察有无甲状腺毒症的表现,如心悸、出汗、神经过敏等;同时也要严密观察有无甲状腺功能减退症的表现,如少言懒动、动作缓慢,体温降低、黏液性水肿等,从而及时发现病情变化,及时给予对症治疗。

2.药物的不良反应观察

肾上腺糖皮质激素虽可使甲状腺缩小,但其具有一定的不良反应,亚急性期可短期使用,可以较快缓解,用药期间注意有无满月脸、水肿、骨质疏松、胃出血、诱发感染等。

3.治疗效果观察

首先观察体温是否下降,甲状腺肿块是否缩小、疼痛是否减轻或消失,红细胞沉降率是否恢复正常,嘱其不要用手去擦肿大的甲状腺组织,减少刺激,减少损伤。

（二）饮食

由于 T_3、T_4 分泌高,有时可伴高代谢症状,促进三大营养物质代谢,加速氧化,容易发生低血糖反应,所以进食高热量、高蛋白,富含碳水化合物(糖类),含 B 族维生素饮食,禁食含碘高的食物等。

（三）休息

让患者了解休息与旧病复发的关系,保证充足的睡眠,避免过劳,才能有效调整神经内分泌系统,促使甲状腺激素正常分泌。休息的环境要安静,室温稍低。

（四）辅助检查的护理

在测基础代谢率、血清 T_3 和 T_4、摄取^{131}I 试验的前 1 d,向患者说明检查意义及注意事项,消除思想顾虑,测定前一夜一定要保证充足睡眠,不服安眠药,清晨监测前应禁食,不做任何活动。

六、护理措施

（一）安排安静凉爽的环境

(1)患者因为基础体温过高、怕热,所以护理人员应安排通风设备良好、有窗户的环境,夏天最好开空调。

(2)减少活动,保持安静,以免体力消耗。

(3)护理人员说话宜小声,避免嘈杂,给予安静的环境。

（二）避免刺激,减轻情绪不安

(1)限制访客,避免过多外来的刺激,而引起焦虑不安。

(2)实施计划性的集中护理,避免过多的打扰。

(3)解释病情时,尽量简单明了。

(4)随时注意患者的变化,避免过度激动,必要时,可使用镇静药。

(5)鼓励患者观赏轻松的电视节目或轻音乐,以放松心情。

(6)尽量避免和病情严重的患者同室,以免患者情绪不安。

（三）补充营养

(1)高热量、高蛋白质、高维生素、高矿物质饮食,并给予充足水分。

(2)禁止食用刺激性、调味品多的食物。

(3)少量多餐,并多摄取蔬菜和水果。

（四）药物治疗护理

准时给药,观察药物的疗效和不良反应。

（五）给予心理支持

亚急性甲状腺炎患者,常表现为悲观、抑郁、恐惧,担心自己的疾病转化为甲状腺功能亢进症,且本病反复大,有较长的服药史,容易失去战胜疾病的信心。医护人员对待患者要诚恳、和蔼、耐心,取得患者的信任,告诉他们只要有信心,配合治疗,情绪上保持稳定,均能恢复。

(1)向家属解释病情,鼓励家属耐心地和患者沟通,并了解患者的行为,给予心理支持。

(2)给予患者更多的倾诉机会和时间,让患者感觉被关心和受重视。

(3)给予患者正向的反馈,并随时给予适当的赞美和鼓励。

(4)鼓励多参加社交活动。

(六)预防感染

(1)注意个人卫生。

(2)谨慎保暖,冬天避免四肢暴露于冷空气中。

(3)避免出入公共场所及与上呼吸道感染患者接触。

(4)避免皮肤破损。

七、健康教育

(1)向患者介绍甲状腺炎的病因、病理、治疗方法及预后。

(2)向患者介绍所用药物的不良反应。

(刘茂华)

第五节　甲状腺功能亢进症

甲状腺功能亢进症(以下简称"甲亢")是由于甲状腺功能增高,分泌过多的甲状腺素,引起氧化过程加快,代谢率增高的一组常见内分泌疾病。其主要临床表现为神经兴奋性增高,呈高代谢状态,多有甲状腺弥漫性肿大,主要症状有怕热、多汗、低热、疲乏无力、体质量减轻,常伴有眼球突出。临床上以弥漫性甲状腺肿大伴甲状腺功能亢进和结节性甲状腺肿大伴甲状腺功能亢进为多见。临床上以弥漫性甲状腺肿伴甲亢最为常见,占甲亢患者的80%左右,多数甲亢起病缓慢,亦有急性发病,任何年龄均可发病,以20~40岁发病率最高,其发病率约为31/10万,女性多见,男女之比为1:(4~6)。据报道,统计495例甲亢患者中,女性416例,占84%,男性79例,占16%。甲亢的发病率在不同时期、不同地区有所不同。甲亢家族遗传及发病因素等方面的流行病学调查在逐步开展和推广,曾有204例甲亢患者的调查表明,60%的患者有家族遗传倾向,家谱调查中除发现甲亢外,还可有各种甲状腺疾病以及毒性弥漫性甲状腺肿(Graves病)患者的双亲有时发现有刺激甲状腺免疫球蛋白阳性结果,这些都说明Graves病是一种遗传相关的疾病;有报道同卵双胞相继患Graves病的为30%~60%,异卵仅8%~9%;Graves病的同胞姐妹患病较对照组要高20倍,母、姨中要比对照组高6倍。在致病因素方面,医学研究表明,长期的精神创伤、强烈的精神刺激常可促发甲亢,有报道365例甲亢患者的发病因素中,80%均有精神刺激。国外有人对新诊的208例甲亢患者与320例的对照组进行了比较,结果显示,甲亢患者在发作前12个月内经历了较多的紧张性事件。总之,甲亢的病因和发病机制至今尚未完全阐明,其发病与遗传、社会环境、精神心理、饮食及地理环境等多种因素有关,随着社会的高速发展,工作、生活压力的增加,饮食结构的变化等,甲状腺功能亢进的患病率逐年增高,应引起我们医务工作者的高度重视。

一、分类

(一)甲状腺性甲亢

甲状腺性甲亢包括Graves病、自主性高功能甲状腺结节或腺瘤(Plummer病)、多结节性甲状腺肿伴甲亢、滤泡性甲状腺癌伴甲亢、滤泡性甲状腺癌伴碘甲亢、新生儿甲亢。

(二)垂体性甲亢

临床较少见,多数为垂体瘤所引起,少数由下丘脑-垂体功能紊乱所致。多数为轻、中度甲亢,儿童多见,男女无差别。患者具有典型的甲亢症状,甲状腺肿大,很少有突眼,可伴胫前局限性黏液性水肿或肢端肥大或泌乳闭经综合征,按甲亢经多种方法治疗均不能治愈,垂体肿瘤手术切除或放疗后甲亢症状消失。

(三)异源性促甲状腺激素(thyroid stimulating hormone,TSH)综合征

绒毛膜上皮癌伴甲亢、葡萄胎伴甲亢、肺癌和胃肠道癌伴甲亢。

(四)卵巢甲状腺肿伴甲亢

卵巢甲状腺肿性甲亢,甲状腺呈结节性肿大或弥漫性肿大,突眼少见,腹部包块为特征性表现,包块质地硬,边缘清楚,或有压痛,确诊多依靠病理检查,偶尔也可由同位素碘扫描发现。

(五)甲状腺炎伴甲亢

亚急性甲状腺炎、慢性淋巴细胞性甲状腺炎(桥本甲状腺炎)、放射性甲状腺炎。

(六)药源性甲亢

本症的发生是由有意或无意的摄入甲状腺激素制剂或污染了甲状腺组织的食物所致,包括精神不稳定的人、参加研究的志愿者、误服大量药物的儿童,以及因甲状腺机能减退用甲状腺激素替代治疗时剂量使用不当等,均可以引起甲亢的临床症状,如心悸、多汗、乏力、急躁易怒,甚或心律失常等。

二、临床表现

甲状腺功能亢进症多见于女性,男女之比为 1:(4~6)。起病一般较缓慢,不易确定发病日期,多在起病后 6~12 个月就诊,也有起病后数年才就诊者。少数可在精神刺激(如恐惧、悲哀和盛怒)和感染等应激后急性起病,或因妊娠而诱发本病。甲亢的临床表现与患者发病时的年龄、病程和甲状腺激素分泌过多的程度等有关,不同患者的临床表现、病情轻重之间有较大差异。全身许多系统和器官都会受到影响,典型患者高代谢症状、甲状腺肿、内分泌突眼三方面均较明显,主要临床表现如下。

(一)甲状腺激素分泌过多综合征

1.高代谢综合征

由于甲状腺激素分泌过多和交感神经兴奋性增高,促进物质代谢,加速氧化,使产热、散热明显增多,患者常有怕热多汗、皮肤温暖湿润、面部皮肤红润、发热、消瘦及疲乏无力等症状。怕热是甲亢最突出的症状之一,患者的全身皮肤尤其是手掌、面颈部及腋下表现出红润多汗,不少患者伴有低热(常在 38 ℃左右),发生甲亢危象时可出现高热(可达 40 ℃以上);患者食欲亢进,食量大增,而体质量却减轻。并且随年龄增长而更明显;由于体内脂肪减少,又常有肌肉大量的耗损,使患者常诉衰弱无力。

2.精神、神经系统症状

甲亢发生精神障碍的机会较多,发病率占甲亢患者的 50%~90%,严重者可出现甲亢性精神病。其发生有人认为是由于甲状腺激素直接作用于脑组织或因脑细胞代谢亢进引起脑组织营养不足,亦有人提出,精神障碍的发生是甲状腺功能亢进、精神因素、病前性格特征三者共同作用的结果。患者表现出神经过敏、兴奋、紧张易激动、多言好动、失眠、烦躁多虑、思想不集中等,重者可出现多疑、幻觉,甚至发生躁狂症,有类似精神病表现。有学者归纳为"情绪不稳、紧张、过敏

三征群"。但老年患者可有寡言少语、抑郁、表情淡漠等，称为"淡漠型甲亢"。神经症状还表现有舌伸出和双手平举时有细颤，眼睑亦可颤动，腱反射活跃，时间缩短等。

3.心血管系统症状

心血管系统的表现是甲亢的主要症状之一，且往往与甲亢的严重程度呈正相关。患者主诉心悸、气促，稍活动即明显加剧，病情严重者常伴有心律失常、心脏扩大及心力衰竭等表现。

(1)心动过速是心血管系统最早、最突出的表现，常为窦性，心率一般在90～120次/分钟，静息和睡眠时心率仍快是其特点，并与代谢率呈正相关。这一指标在甲亢的诊断和治疗中是一个重要参数，在一定程度上反映甲亢严重程度和治疗的效果。甲亢时，静息状态下的窦性心动过速主要与T_3兴奋窦房结肌细胞If通道蛋白质基因的转录，细胞质If通道的电导性增加有关。

(2)心律失常以房性期前收缩为最常见，室性或交界性期前收缩、房室传导阻滞等也可发生。有些患者可仅表现为原因不明的阵发性或持久性心房颤动，尤以老年人多见。

(3)心音和杂音，由于心肌收缩力加强，可出现心尖区第一心音亢进，并常可闻及Ⅰ～Ⅱ级收缩期杂音，应注意与风湿性心脏病二尖瓣关闭不全时的杂音鉴别。

(4)心脏肥大、扩大和充血性心力衰竭，多见于中老年患者或病史较长的男性患者。当心脏负荷增加时，如合并感染，或应用β受体阻滞剂容易诱发充血性心力衰竭。持久的房颤也可诱发慢性充血性心力衰竭。出现心脏扩大和心脏杂音，可能是由于长期高排出量使左心室流出道扩张所致，心脏并无明显解剖学异常。

(5)收缩压增高、舒张压下降和脉压增大，为甲亢的特征性表现之一，是由于心肌收缩力加强，心排血量增加和外周血管扩张，血管阻力降低所致。可出现毛细血管搏动、水冲脉、枪击音等周围血管征。

4.消化系统症状

食欲亢进是甲亢的突出表现之一，食量可比平时增加1倍甚至更多，且食后很快又有饥饿感。多数患者消瘦，体质量下降，少数甲亢患者可出现顽固性恶心、呕吐，以致体质量在短期内迅速下降。少数老年患者因厌食可致恶病质，厌食的原因可能与年老、肝功能异常和焦虑症状有关，而与高钙血症无关。甲状腺激素过多可刺激肠管使肠蠕动增强，表现为大便次数增多或便溏，严重时呈顽固性腹泻，有时因脂肪吸收不良而出现脂肪泻。部分患者有肝功能异常，表现为血清转氨酶、碱性磷酸酶及总胆红素的升高，严重患者可有黄疸表现，须引起重视的是，肝功能异常可以是甲亢时高代谢的影响，但有时也与所用治疗药物对肝的损害有关。

5.运动系统症状

主要表现为肌肉软弱无力，肌萎缩，严重者发生各种不同的甲亢性肌病。

(1)浸润性突眼伴眼肌麻痹：发病率占甲亢的6%～10%，多见于40岁以上的男性患者。本病起病可急可缓，有时出现于手术或放射性核素治疗后，呈进行性对称或不对称突眼，突眼度多在19～20 mm。可有眼球胀痛、畏光、流泪、视力减退、复视、眼肌麻痹及斜视。眼外肌无力或麻痹可致眼球活动受限，同时有眼睑肿胀、球结膜充血和水肿等。严重者球结膜可膨出，眼球半脱位，甚至并发角膜溃疡、穿孔、失明。其突眼程度可与甲亢高代谢症状不成比例。本病为甲亢并发眼外肌麻痹和突眼，瞳孔括约肌及睫状肌通常不受损。突眼程度不一，患者眼部症状可较甲亢症状出现早，或出现于甲亢得到有效治疗后，常伴眼眶疼痛。突眼偶为单侧性，尤其起病时。Graves病可导致充血性眼眶病，表现为结膜水肿、内直肌和外直肌附着处血管充血，于眼球极度外展位可发现。眼眶超声和MRI检查可发现眼外肌肿胀。所有的眼外肌均可受累，通常某一眼外肌病变较重,导致斜视和复视,下直肌和内直肌最常受累,眼球上视常受限,眼睑挛缩使患者呈瞪眼外观。

（2）急性甲亢性肌病或急性延髓麻痹:急性肌病很罕见,起病急,严重肌无力,迅速发生松弛性瘫痪;可发生急性呼吸肌麻痹而危及生命。

（3）慢性甲亢性肌病:患者有消瘦表现,肌肉不同程度萎缩,部分患者可呈进行性加重,多见于中年男性,女性少见,以手部大、小鱼际、肩肌、骨盆肌、臀肌较为明显,严重者日常生活受影响。

（4）甲亢性周期性瘫痪:4%的患者可发生四肢或下肢麻痹。男性甲亢患者多见,血钾降低,疲劳和精神紧张为诱发因素,多在夜间发作,发作频率不一致,长者1年,短者1d内数次发作,发作持续时间长者数天,短者数十分钟,为可逆性病变,甲亢控制,肢体麻痹不再发作。

（5）甲亢伴重症肌无力:主要表现受累肌肉易疲劳,活动后加重,休息后减轻或恢复,最常累及眼外肌、呼吸肌、颈肌、肩胛肌等。甲亢控制后重症肌无力可减轻甚至完全缓解。另外,甲状腺激素可引起骨与矿物质代谢异常（如尿钙磷排泄增加）,临床上部分患者合并出现腰腿痛或全身疼痛症状,甚至发生骨质疏松或骨密度（BMD）降低（多发生在负重部位,如腰椎、骨盆）,纤维囊性骨炎,骨折的危险性增加或病理性骨折等,称为"甲状腺功能亢进性骨病"。

6.血液和造血系统症状

本病末梢血液中白细胞总数常可偏低,一般减少至（3.0～4.0）×10⁹/L,但淋巴细胞及单核细胞比例相对增加。甲亢的高代谢状态能使红细胞数增多,反映出机体氧耗量的增加,有时血浆容量也增加,可引起血液稀释而呈现假性贫血。20%的患者因消耗增多,营养不良和铁利用障碍,发生真性贫血,但多为轻度贫血,恶性贫血较少见。一般认为是自身免疫性疾病的两种表现。血小板寿命缩短,偶可见有紫癜症。

7.生殖系统症状

女性患者有50%～60%发生月经紊乱,早期月经量减少,周期延长,久病可引起闭经,甚至影响生育（不少调查资料证明,甲亢患者生育能力下降,甲亢病情愈重,生育能力愈差,甲亢治愈后,生育能力可能完全恢复正常）。但有学者观察报道,78.5%的女性甲亢患者月经正常,只有21.5%出现月经紊乱,且在甲亢有效控制3个月内,月经即可恢复正常。有学者认为吸烟可加重甲亢患者的月经紊乱。男性患者有半数性欲下降,约25%有阳痿,10%～15%出现乳房异常发育,但泌乳较罕见。上述变化一般为功能性,这些变化在甲亢控制后,可以完全恢复正常。研究发现,甲亢患者的黄体生成素和尿促卵泡激素分泌增多（男性仅尿促卵泡激素增多）,黄体生成素和尿促卵泡激素的脉冲式分泌不受影响,催乳素分泌增多（女性患者可出现泌乳）。男性促性腺类固醇类激素及性激素结合球蛋白明显增高,而游离睾酮指数下降。

8.其他内分泌腺异常

甲状腺激素分泌过多,除影响性腺功能以外,还可引起其他内分泌腺体功能不平衡。本病早期肾上腺皮质可增生肥大,功能偏高;而病程长及病情较重时,功能则相对减退,甚至功能不全,此时垂体分泌的促肾上腺皮质激素增多。由于肾上腺皮质反应减弱,血浆皮质醇浓度降低,对垂体的反馈抑制作用减弱,垂体分泌黑素细胞刺激素等增多,面部及颈部皮肤呈现弥漫性斑状色素加深征象。

9.皮肤与毛发

甲亢患者皮肤光滑细腻,缺乏皱纹,触之温暖潮湿。年轻患者可有颜面潮红,部分患者面部和颈部可呈红斑样改变,触之褪色,尤以男性多见。少数患者可出现色素加深,以暴露部位为明显,但口腔和乳晕无色素加深。也有部分患者色素减退,并发白癜风。部分患者可出现毛发稀疏脱落,少数患者可出现斑秃,甲亢控制后斑秃可痊愈。

(二)甲状腺肿大

甲状腺只有在病理情况(甲状腺疾病)和某些生理情况下(如青春期和妊娠期),才可在颈部触摸到。Graves病患者甲状腺呈不同程度弥漫性肿大,质软,两叶一般对称肿大,随吞咽上下移动,也有少数病例两叶不对称或呈分叶状肿大,或有些肿大不明显。由于甲状腺血管扩张,血流量增多,血流速度加快,可在腺体上下极外侧闻及血管杂音,有时还能扪及震颤(触到震颤往往可听到杂音,但杂音较弱时可触不到震颤),但杂音需与静脉音和动脉音相区别。甲状腺弥漫性肿大伴有局部血管杂音和震颤对Graves病的诊断有重要意义。有些患者的甲状腺呈单个或多发的结节性肿大,质地可以中等硬度,也可以坚硬,表面不平,此种情况可能为"Graves病的结节性变性"。甲状腺肿大的程度有轻有重,但其肿大程度与Graves病的严重性不成正比。临床上甲状腺肿大分度方法有以下2种。

1.一般分度法

(1)Ⅰ度肿大:患者头部保持正常位置时,望诊甲状腺不大,但触诊可摸到甲状腺,其两侧边缘不超出胸锁乳突肌内缘。

(2)Ⅱ度肿大:颈部可以看到肿大的甲状腺,而且触诊可摸到肿大的轮廓,甲状腺两侧边缘不超过胸锁乳突肌的后缘。

(3)Ⅲ度肿大:望诊和触诊都可以发现肿大的甲状腺,甲状腺超出了胸锁乳突肌后缘,有些使颈部失去正常形态

2.世界卫生组织分度法

(1)OA:甲状腺看不到,但可触及甲状腺为正常大小,质地正常。

(2)OB:触诊时甲状腺轻微肿大,但颈部后仰时不能看到。

(3)Ⅰ度:可触及甲状腺肿大,颈部后仰时也能看到。

(4)Ⅱ度:颈部保持正常位置,甲状腺也能看到。

(5)Ⅲ度:巨大的甲状腺肿,在远距离也能看到。

(三)眼部表现

甲亢时出现的眼部改变大致分为两种类型:一类由甲亢本身引起,由于交感神经兴奋性增高所致;另一类为Graves病所特有,由眶内和球后组织的特殊病理改变所致。依据病理改变,临床上将眼部病变又分为非浸润性突眼和浸润性突眼。

1.非浸润性突眼(又称良性突眼或单纯性突眼)

Graves病大多数为良性突眼,女性较男性多见。眼部主观症状不多,预后良好。一般为双侧对称性突出,有时一侧突眼先于另一侧,主要因交感神经兴奋眼外肌群和上睑提肌,使上睑肌挛缩而致上睑收缩,球后组织改变不大,表现为以下几点。

(1)瞬目减少和凝视或呈惊恐眼神(Slellwag征)。

(2)上眼睑退缩,致眼睑裂隙增宽(Galrymple征)。

(3)双眼球向内侧聚合欠佳或不能(Mobius征)。

(4)眼向下看时,上睑不能及时随眼球向下移动,角膜上方露出白色巩膜(Von Graefe征)。

(5)眼向上看时,前额皮肤不能皱起(Joffrog征)。

(6)可有眼球突出,但突眼度<18 mm(正常人不超过16 mm)。眼部体征还有很多,可根据

需要尽量做多项试验,因为有些试验可为阴性,而另一些试验可为阳性。

2.浸润性突眼(又称恶性突眼)

浸润性突眼占甲状腺相关眼病的 5%～10%,严重者占 3%～5%,男性多于女性,眼部症状较重,多数预后较差。可伴有或不伴有甲状腺肿大及高代谢综合征,其发生主要和自身免疫功能有关,由于眼外肌和球后组织体积增加,淋巴细胞浸润和水肿所致。主要临床表现有畏光、流泪、复视、视力减退、眼部肿痛或异物感等。检查可发现视野缩小、斜视、眼球活动减少甚至固定。眼球明显突出,突出度一般超过 19 mm,两侧多不对称。往往眼睛不能完全闭合,结膜、角膜外露而引起充血、水肿和角膜溃疡等。重者可出现全眼球炎,甚至失明。

(四)局限性黏液性水肿

2%～5%的 Graves 患者可有局限性黏液水肿,常与浸润性突眼同时或之后发生,有时不伴甲亢而单独存在。多位于小腿胫前下 1/3 段,称胫前黏液性水肿,是本病的特异性表现之一,严重病变可延伸至膝部和足背部使下肢肿大如象皮腿,个别病例亦可在手足背面、踝关节处见到,偶可见于面部。起病初期呈紫红色皮损,继之增厚变韧,最后出现树皮样改变。部分患者还可出现色素减退,表现为白癜风。为葡胺聚糖沉积引起,可能与局部成纤维细胞受淋巴因子的刺激有关。皮肤损害多为双侧对称性,甲亢治愈后,皮损多不能完全消退而长期存在。

(五)Graves 肢端病(增生性骨膜下骨炎)与 Plummer 指甲

Graves 肢端病(增生性骨膜下骨炎)多发生在甲亢病情明显时,比较少见。可表现为患者手指、足趾肥大粗厚,外形似杵状指,称为甲状腺性杵状指,或甲状腺指端粗厚指,或肥大性骨关节病,但循环血量并不增加。甲状腺性杵状指可能与局部成纤维细胞受淋巴因子的刺激有关。甲状腺性杵状指为 Graves 病的特征性表现,但也需与可致杵状指的其他疾病相鉴别。X 线检查在病变区可发现广泛性、对称性骨膜下新骨形成,形状不规则,有多发性肥皂泡样粗糙突起,呈圆形或梭状("气泡样"花边现象),分布于指骨或掌骨,受到累及的骨表面软组织肿胀。与肥大性肺性骨关节病的区别在于后者的新生骨多呈线样分布。Graves 病另一较常见的特征性表现为指(趾)甲软,指(趾)甲的邻近游离边缘部分与甲床分离,称 Plummer 指甲。

三、诊断

(一)有诊断意义的临床表现
表现为甲状腺激素分泌过多综合征。

1.神经系统

怕热,多汗,皮肤温湿,易激动,焦虑,多动,失眠,两手和舌细颤等。

2.心血管系统

心慌,胸闷,心动过速,心音增强,甚至心律不齐(以期前收缩和房颤为主),脉压增大,严重者可见心力衰竭的表现。

3.消化系统

纳亢易饥,大便次数增多,大便质地松散,体质量下降,消瘦。

4.其他

女性患者可伴有月经减少,甚至闭经;男性患者可出现阳痿。

5.主要体征

大多数患者甲状腺呈对称弥漫性肿大,一般无压痛和结节,局部触诊有震颤感,听诊可闻及血管杂音。部分患者有非浸润性或浸润性突眼,少数患者伴胫前局部黏液性水肿。

(二)实验室检查

Graves 病早期及治疗后复发时,往往是血清 T_3 水平升高显著,随着病情进展,T_3、T_4 水平均升高,甲状腺摄^{131}I率增高,血清 TSH 浓度低于正常。甲亢的实验室检查应首选 T_3、T_4、TSH,其诊断价值为 TSH(促甲状腺激素高灵敏检测法)$>FT_3>FT_4>TT_3>TT_4$。在一些基层单位因无条件做上述项目测定,可采用基础代谢率来做初步拟诊,也可根据患者的症状、体征等情况采用计分法来判断甲亢的诊断是否成立。如果一般实验室检查仍不能明确诊断,可在吸^{131}I试验的基础上加做甲状腺激素抑制试验,促甲状腺激素释放激素兴奋试验等特殊检查,抑制试验表现为不受抑制或促甲状腺激素释放激素兴奋试验表现无反应,都有助于 Graves 病的诊断。特别是对妊娠妇女及有心脏病症状的老人当血清 T_3、T_4 水平增高不明显时,促甲状腺激素释放激素兴奋试验对诊断有很重要的价值。抗甲状腺抗体多为阳性,甲状腺球蛋白抗体、甲状腺微粒体抗体滴度增高,但不及桥本甲状腺炎高,如滴度极高($>1:2\ 500$),应考虑桥本甲状腺炎或 Graves 病合并甲状腺炎。

四、治疗

(一)一般治疗

甲状腺功能亢进使患者机体处于高代谢状态,因此,患者需要注意适当的休息,包括避免重体力活动和过度的精神紧张或刺激。有眼病的患者应注意眼睛保护,包括强光的刺激和长时间观看电视以及使用电脑。注意补充足够热量和营养,包括糖、蛋白质和 B 族维生素等。男性每天供给热量 10 041 kJ(2 400 kcal),女性每天供给热量 8 368 kJ(2 000 kcal),以维持高代谢的需要。避免进食含碘的药物及食物,避免进食辛辣食物,避免饮酒。另外,心理支持治疗亦非常重要,特别是在甲亢缓解以后。

(二)药物治疗

1.镇静药

使用镇静药是甲亢治疗的辅助措施之一。对精神紧张、自主神经功能紊乱和失眠者可酌情使用安定类镇静药。

2.β受体阻滞剂

β受体阻滞剂可明显改善甲亢患者的心悸、心动过速、心律不齐、震颤及周期性瘫痪等。此外,该类药物还有阻滞外周 T_4 向 T_3 转化的作用。可在甲亢治疗的初期阶段与甲巯咪唑(他巴唑)等药物一起使用,也可作为^{131}I治疗的辅助用药及术前准备等。β受体阻滞剂有抑制心肌收缩力的作用,心功能较差者可诱发心力衰竭,所以有心功能不全及哮喘者禁用。对于心功能受损的患者,可使用利尿药、地高辛和其他影响心肌收缩力的制剂。

3.抗甲状腺药物

一般讲的抗甲状腺药物(ATD)是指硫脲类抗甲状腺药物,主要有丙硫氧嘧啶和甲硫氧嘧啶以及咪唑类的甲巯咪唑(他巴唑)和卡比马唑。甲巯咪唑和丙硫氧嘧啶是治疗甲状腺毒症的一线临床药物,但甲巯咪唑不作为 T_3 型甲亢、甲状腺危象和妊娠期甲亢等的首选用药。在美国,卡比马唑被广泛使用,该药物在体内可转化为甲巯咪唑。他巴唑的活性约是丙硫氧嘧啶的 10 倍,硫脲基团在该类化合物的抗甲状腺活性中起着非常重要的作用。硫脲类药物的不良反应,3%～12%用硫脲类药物治疗的患者可出现不良反应。大部分早期发生,最常见的不良反应是具有瘙痒的斑丘疹,有时伴全身性症状如发热。罕见的不良反应包括荨麻疹、脉管炎、关节病、狼疮样反应、胆汁淤积性黄疸、肝炎、淋巴结病、低凝血酶原,以及多发性浆膜腔炎等。主要不良反应有以下几点。

(1)白细胞减少与粒细胞缺乏症:外周血白细胞总数$<4.0×10^9/L$称为白细胞减少。硫脲类抗甲状腺药物可引起白细胞减少,特别是起始剂量较大时,一般在用药后2~4周出现。因此,开始治疗时每1~2周查1次白细胞,减量和维持阶段1~2个月查1次。有些患者即便采用中等剂量的抗甲状腺药物,也会引起白细胞减少,因此,需经常注意ATD治疗患者的白细胞变化。有学者认为,常规加服B族维生素可减少或避免粒细胞减少。随诊中如患者白细胞总数$<3.5×10^9/L$,中性粒细胞$<50\%$,应酌情减少抗甲状腺药的用量,并加用利血生、鲨肝醇、维生素B_4等升白细胞药,必要时加氯苯那敏、泼尼松进行治疗,也可考虑换用另外一种抗甲状腺药物。如经上述处理后,白细胞仍继续下降,要停药观察,必要时改用其他治疗方法如放射性碘或手术治疗。

本病最危险的并发症为粒细胞缺乏症,其白细胞总数$<2.0×10^9/L$,中性粒细胞百分比常为0.05%~0.10%,严重者中性粒细胞完全消失。多在用药后1~3个月发生,也可见于整个治疗过程中的任何时间。它的发生率虽低(平均发生率为0.3%~0.6%),但具有潜在致死性,老年患者及服用大剂量他巴唑(40 mg/d以上)人群中,危险性更高。常以咽喉痛或高热为预兆,严重者口腔、咽峡、直肠等黏膜发生坏死性溃疡,在这样的病例中需要进行白细胞和白细胞分类计数以及咽拭物培养。一旦出现粒细胞缺乏症要立即停用抗甲状腺药物并进行紧急处理,这一不良反应常随停药而迅速恢复。但因粒细胞减少可导致机体抵抗力下降,很易引起全身感染,对生命有极大威胁,应给予大剂量抗生素抗感染治疗、糖皮质激素治疗、输血及保护性隔离治疗。丙硫氧嘧啶和甲巯咪唑交叉敏感性为50%,因此,不提倡换药治疗以防引起严重并发症,而应改用其他治疗方法。粒细胞缺乏是否呈药物剂量依赖性尚不十分明了,有研究表明,甲巯咪唑(他巴唑)呈剂量依赖性,而丙硫氧嘧啶为非剂量依赖性。

(2)药物性皮疹:采用抗甲状腺药物治疗的甲亢患者中,可有2%~5%的患者发生过敏性药物性皮疹,个别严重者出现剥脱性皮炎。大多数皮疹较轻,经加用适量抗过敏药如氯苯那敏、赛庚啶、阿司咪唑等药后,皮疹即可完全消退,不需减少或停用抗甲状腺药物。较重的皮疹可减少用药剂量或改用另一种抗甲状腺药物,并加用抗过敏药治疗。效果不理想可加用糖皮质激素,皮疹消退后逐渐减量并最后停用糖皮质激素。如停药后复发或糖皮质激素治疗皮疹不消退,可试用抗甲状腺药物的"脱敏疗法",如脱敏疗法成功,可继续采用抗甲状腺药物治疗。如发生剥脱性皮炎,应立即停止使用抗甲状腺药物,并用抗生素预防感染,加强皮肤护理,如治疗及时、得当,多数能获得痊愈,但过敏痊愈后不能继续采用ATD治疗。

(3)消化道反应:可有恶心、呕吐,多较轻,对症治疗可缓解。严重者可有肝功能损害,如血清转氨酶增高等,出现黄疸者应立即停药改用其他治疗方法。国外学者报道,按常规用量服用丙硫氧嘧啶,发生中毒性肝炎者占6%,并且个别严重者有潜在的致死性。

(4)其他不良反应:少数患者服药后还可产生头痛、肌肉病、关节肿胀、淋巴结肿大、结节性动脉炎等;个别患者发生低凝血酶原血症、再生障碍性贫血等。用药剂量越大,发生的毒性反应越严重。若发生上述反应者,可减少药物用量,观察或改用其他治疗方法。

4.阴离子抑制药

单价阴离子(如ClO_4^-、TcO_4^-和SCN^-)通过竞争性地抑制碘转运来阻止甲状腺对碘的摄取。但由于其作用可被大剂量碘剂抑制,所以效果不很确定。高氯酸钾在临床上主要用于阻止碘诱导甲亢(碘摄入过多及由胺碘酮等所促发的甲亢)患者对 ^{131}I 的再吸收,剂量为每次 20 mg,每天 3 次,然而,高氯酸钾因可导致再生障碍性贫血而限制了其临床应用。

5.碘化物或碘剂

临床上用于甲状腺疾病治疗的碘剂主要有复方碘溶液、碘化钾和饱和碘化钾液,但目前很少单独用于治疗。碘治疗的缺点包括增加腺体内碘储量,从而延迟硫脲类药物治疗起效时间和影响放射性碘治疗。然而一旦硫脲类药治疗起效可使用碘剂,但准备放射碘治疗应避免使用碘剂。碘剂不能单独使用,因腺体内激素合成可在 2~8 周从碘阻滞中"逃离",且对于高碘甲状腺,一旦停药将引起甲状腺毒症严重恶化。妊娠期应避免长期使用碘剂,它可能通过胎盘引起胎儿甲状腺肿。碘剂的不良反应不常见,且多数能随停药而恢复。它们包括痤疮性皮疹(与溴中毒相类似)、涎腺肿胀、黏膜溃疡、关节炎、流鼻涕、药物性发热、金属气味、自发性出血,以及少见的变态反应。

6.碘化对照剂

在美国碘化对照剂(含碘类造影剂)治疗甲亢未获美国食品药品监督管理局通过,但口服用的胺碘苯丙酸(碘泊酸或碘普酸)和碘番酸或静脉用的泛影酸盐治疗甲亢有价值;该类药物能抑制 5′-脱碘酶活性,快速阻止仍在肝、肾、垂体及大脑中转化成 T_3,这就是甲亢的客观和主观指标戏剧性改善的原因。例如,每天口服碘化对照剂 0.5~1 g,仅 3 d 后心率减慢,同时 T_3 水平恢复正常。长时间的抑制 T_3 和 T_4 的作用,提示药物释放出的碘抑制了激素的释放。幸运的是这些药物相对无毒,它能作为甲状腺危象的辅助治疗、手术前的准备和外源性甲亢的治疗,为对碘剂和硫脲类药物禁忌的患者提供了有价值的替代品。使人惊奇的是,这些制剂中虽然含有大量碘,但并不像碘剂一样干涉 ^{131}I 的潴留。它们的毒性与碘剂相同,妊娠期的安全性不明确。

7.放射性碘(^{131}I)

^{131}I 是唯一用于治疗甲状腺毒症的同位素(其他用于诊断)。口服碘化钠溶液后可被很快吸收,并聚集在甲状腺滤泡中。它的治疗效果依赖于有效半衰期约为 5 d、射程为 400~2 000 μm (0.4~2 mm)的 β 射线造成的甲状腺实质破坏,用药数周内病理证实有上皮肿胀、坏死、滤泡裂解、水肿,以及白细胞浸润。 ^{131}I 治疗有服药方便、有效、成本低、无痛苦等优点。在过去由于担心放射性物质引起生殖系统损害、白血病和肿瘤等不良反应, ^{131}I 治疗的规定年龄在 40 岁以上,然而 60 多年的放射性碘临床应用经验证实,以上的担心是无根据的。不主张妊娠期及哺乳期妇女使用 ^{131}I ,因它可通过胎盘和分泌到乳汁中。

8.锂盐

锂盐和碘剂一样可抑制甲状腺释放甲状腺激素,主要是通过抑制甲状腺球蛋白的水解而起作用,但有人认为作用可能与碘不同。它主要抑制 TSH 引起的腺苷酸环化酶活性的增加而致细胞内环腺苷增加的兴奋作用。另外,它特异性抑制碘化酪氨酸的耦联。锂盐并不能使甲状腺变小变硬,反而可致甲状腺肿大,有学者认为,锂盐是通过蛋白激酶 C 系统发挥促甲状腺生长的作用。锂盐虽不抑制甲状腺摄碘率,但能抑制甲状腺激素从甲状腺分泌而使其在甲状腺内蓄积,与 ^{131}I 合用可减少 ^{131}I 的用量(而碘在抑制甲状腺释放甲状腺激素的同时还抑制 ^{131}I 进入甲状腺,能使甲状腺缩小变硬)。用 ^{131}I 时合用锂盐治疗 Graves 病,不仅能提高疗效,还能改善症状。但其抑制释放作用在一段时间后可发生脱逸现象,也可抑制末梢 T_4 的降解。对硫脲类药物或碘化物过敏的患者用碳酸锂 0.9~15 g/d,对急性甲亢的治疗有价值,但需严密监测,预防锂盐中毒。

在白细胞水平较低患者可考虑使用,因锂盐可作用于骨髓升白细胞作用。尽管如此,锂盐一般不宜单独使用于 Graves 病的治疗。

9.性激素及其衍生物

(1)达那唑:该药为一种男性化作用较弱的雄激素,能恢复抑制性 T 细胞功能,适用于自身免疫性疾病,治疗效果较糖皮质激素更佳,且不良反应小。因此,对有乳房发育、蜘蛛痣及非常消瘦者可考虑试用。

(2)孕激素:在人和动物中,孕激素可使抑制性 T 细胞增殖并增强其活性,在临床上,妊娠前有甲亢的患者在妊娠期间症状常可按一定程度缓解,且促甲状腺激素受体抗体滴度下降,但产后促甲状腺激素受体抗体可上升,病情加重,其中孕激素可能起一定作用,对此可作进一步研究。

10.免疫抑制药

Graves 病是一种自身免疫性疾病,因此,试用免疫抑制药或调节药可望改善 Graves 病患者的临床症状。皮质类固醇对甲亢的治疗是有效的。Graves 病患者应用地塞米松后,能使血清 T_4 迅速下降,而 rT_3 却升高,提示周围的单脱碘作用被抑制,泼尼松也能降低 T_4 水平,可能是减少了甲状腺素的合成。实际上皮质类固醇还能减少甲状腺自身抗体的产生,有学者报道,部分 Graves 病患者,只用泼尼松治疗可使病情完全缓解,临床和实验室检查甲状腺功能均正常。但在多数情况下皮质类固醇应用于甲亢治疗只能是暂时的,适用于需迅速控制症状者(甲亢危象和手术前准备),采用短期疗法(用药 1~2 周)比较合适。在应用地塞米松或泼尼松控制甲亢或治疗甲状腺炎时,有促使消化性溃疡发生或使消化性溃疡症状加重的情况,这时,轻者可给予抗酸药或 H_2 受体阻滞剂,重者应停用皮质类固醇。另外,部分患者用药后可有水钠潴留(水肿)、低血钾、碱中毒等。有研究表明,其他的免疫抑制药,如环磷酰胺、秋水仙碱和甲氨蝶呤等对 Graves 病并没有什么价值,但可用于浸润性突眼或局限性黏液性水肿。

(三)局部治疗

现代研究已经证明,甲亢是一种自身免疫性疾病,甲状腺是发生自身免疫反应的靶器官,局部注射治疗能直达病所,不失为一种新的治疗理念。临床上报道和使用较多的是激素或免疫抑制药的局部注射的应用,其可能作用机制:①调节免疫功能,使失衡的免疫稳定性得以恢复;②减少甲状腺激素的分泌;③抑制甲状腺对碘的摄取,从而减少甲状腺相关激素的合成;④减低血中甲状腺激素的效能。

1.抗甲状腺药物口服加局部激素注射法

该方法为临床上应用较多的一种治疗方法,是在常规剂量抗甲状腺药物治疗的基础上,配合局部激素注射的方法。可选用地塞米松 2.5 mg,分别于两侧甲状腺中心部位注射,每周 1 次,6 次为 1 个疗程;或选用泼尼松 20 mg,分别于两侧甲状腺内注射,每周 1 次,6 次为 1 个疗程。

2.激素合用或激素加免疫抑制药局部注射法

地塞米松 5~10 mg 和曲安奈德 10~20 mg 分别于甲状腺两侧注射,每月 1 次,6 次为 1 个疗程;或用地塞米松 10 mg、甲氨蝶呤 10 mg 加 2 mL 生理盐水混匀,分别于甲状腺两侧核心部位注射,7 d 1 次,6 次为 1 个疗程。该方法临床上多配合使用小剂量的抗甲状腺药物。

3.甲巯咪唑和氢化可的松软膏局部涂敷

甲亢患者甲状腺肿大,表面积增大,局部血液淋巴循环增多、加速,故皮肤局部对药物吸收增加。有学者在口服抗甲状腺药物(甲巯咪唑、丙硫氧嘧啶)基础上,涂敷 0.3 g 的 5% 甲巯咪唑和 0.5% 氢化可的松于甲状腺表面皮肤局部治疗甲亢取得较好疗效。

(四)甲状腺介入栓塞治疗

近年来国内外少数学者开展了介入栓塞治疗 Graves 病的临床研究,短期疗效满意,为 Graves 病治疗开辟了一条新途径。甲状腺的血流量极为丰富,其中,70%以上的血供由甲状腺上动脉供应。介入栓塞治疗选择性插管至双侧颈总动脉,行甲状腺上动脉造影术,明确甲状腺上动脉位置后,向双侧甲状腺上动脉及其分支内注入栓塞剂,有部分栓塞剂会通过甲状腺上下动脉交通支而使甲状腺下动脉供应的部分末梢血管亦得以栓塞。因此,该疗法的甲状腺栓塞体积为80%~90%,可达到手术切除的甲状腺体积量。综合国内外初步的应用经验,栓塞治疗后患者甲亢症状明显缓解,T_3、T_4逐渐恢复正常,甲状腺也逐渐缩小,部分患者甚至可缩小至不可触及。但对介入栓塞疗法的远期疗效(如甲亢复发率、甲减的发生率等)、栓塞剂种类及应用剂量等问题,均有待临床观察研究解决。

1.适应证

(1)巨大甲状腺肿,栓塞后体积缩小,便于控制甲亢症状及手术,以减少术中出血量及手术并发症。

(2)药物治疗效果不佳或停药后复发,而患者因年龄、生育状态、甲状腺无明显肿大等不适于手术或^{131}I 治疗者。

2.治疗前准备

除常规检查准备外,需做甲状腺^{131}I 摄碘率检查、甲状腺 ECT、甲状腺 B 超、甲状腺血管多普勒及甲状腺动脉造影等,目的是选择占主要供血的血管,剔除血管畸形的患者,一般选择双侧甲状腺上动脉,此动脉为颈外动脉第一分支,占甲状腺血液供应的 60%以上,甲状腺最下动脉开口于锁骨下动脉、头臂干、无名动脉,占甲状腺血供的 50%,栓塞可以选择上述主要供血的血管,一次可同时栓塞占甲状腺血管 70%~95%的动脉血管,因甲状腺侧支循环丰富,一般不会造成甲状腺功能减退。

3.治疗方法

目前临床上多采用 Seldinger 技术,即经股动脉插管,在数字减影 X 线监控下,选择性分别插入双侧颈总动脉,在明确甲状腺动脉的位置、大小、走行的基础上,根据血供情况,将导管末端导入,选择甲状腺上动脉或下动脉供血量最大一支内注入暂时性(吸收性明胶海绵)或永久性(白及粉或聚乙烯醇)栓塞剂栓塞治疗,遵循先造影后栓塞,边造影边栓塞,栓塞后再造影的原则。大多数 Graves 病患者只做甲状腺上动脉栓塞即能达到治疗目的,少数为甲状腺下动脉供血为主的患者,可做上下动脉同时栓塞或下动脉栓塞,绝大多数经一次栓塞即可,极少数第 1 次栓塞后效果不佳的可行第 2 次、第 3 次栓塞。

4.手术后不良反应和并发症

常见并发症有穿刺点出血,局部及甲状腺疼痛、皮疹、应激性发热、局部水肿等,但多在 1 周后消失。可见栓塞剂过敏,白细胞减少,肝功异常等,可进行对症处理,一般是可逆的,不会造成永久性的影响。少数可因局部药物刺激发生喉头水肿、窒息,引起异位栓塞等,报道曾有视网膜动脉异位栓塞,一般 2 周左右恢复,但罕见。防止血管痉挛性血栓异位栓塞,可术后静脉滴注硝酸甘油或右旋糖酐-40 降低血液黏滞度。理论上有引起甲亢危象的可能,目前尚无报道,但要有思想准备。

(五)手术治疗

外科手术是治疗甲状腺功能亢进症的主要手段之一,经验丰富的外科医师手术后治愈率为

60%～70%,但有 50%以上的患者最终会出现甲状腺功能减退,手术并发症主要包括颈部出血、喉返神经损伤和甲状旁腺功能减退症等。但在医疗条件好、技术水平高的医院,这些并发症极为少见(<1%)。

1.适应证

(1)中度以上的 Graves 甲亢。

(2)合并有多发结节或毒性结节性甲状腺肿。

(3)腺体肿大有压迫症状或胸骨后甲状腺肿并甲亢。

(4)不适宜药物治疗或药物治疗后复发者,包括严重甲亢、应用抗甲状腺药治疗 4～5 个月没有疗效或长期用药不能满意控制症状者。

(5)由于抗甲状腺药物之毒性反应,不能继续用药而又不适合放射性^{131}I 治疗者(如妊娠)。

(6)怀疑有恶变者,如腺体内出现结节或迅速长大、颈部有淋巴结肿大、声音嘶哑及腺体疼痛等。

2.禁忌证

(1)儿童及青少年患者。儿童时期是生长发育的重要阶段,甲亢的治疗要尽量采用保守态度,否则将会造成全身性内分泌代谢紊乱,甚至影响小儿的生长与发育。

(2)合并其他疾病不能耐受手术者。

(3)60 岁以上老年甲亢患者,尤其是有心脏并发症者。

(4)甲亢手术后复发者,再手术时因粘连较重,发生并发症的机会较多,易造成喉返神经及甲状旁腺损伤,应慎重。

(5)甲状腺球蛋白抗体和甲状腺过氧化物酶抗体呈中高滴度改变,或穿刺细胞学检查有较明显淋巴细胞浸润的甲亢患者,术后甲减的发生率较高,应慎重。除非有肯定的手术治疗指征,一般宜首选抗甲状腺药物治疗。

(6)妊娠早期(前 3 个月)和晚期(后 3 个月)。

(六)腔镜手术治疗

手术是治疗甲亢的常用手段之一,然而,手术在治愈疾病的同时,在颈部留下较大的手术瘢痕,影响外观,常使患者不满意,尤其是年轻女性患者。因此,如何缩小手术切口或把切口转移到隐蔽部位,是甲状腺外科学者们要解决的问题。

1.手术适应证

甲状腺腺瘤,甲状腺囊肿,结节性甲状腺肿(单个或多个,最好直径<5 cm),孤立性的毒性甲状腺结节,低度恶性的甲状腺癌,甲状腺Ⅱ度肿大以下的甲亢。

2.手术禁忌证

以往颈部有手术史,巨大的甲状腺肿块(直径>5 cm),恶性肿瘤发展快、有广泛淋巴结转移。

3.常见术后并发症

传统手术的一切并发症均有可能发生,较多见的有皮下气肿、局部出血、喉返神经损伤、甲状腺功能减退症。

4.手术方法

手术空间的建立和维持,腔镜甲状腺手术的第一步是在颈部浅筋膜与甲状腺之间建立一个手术空间,并通过悬吊法(即经胸骨上窝小切口分离至颈阔肌下间隙后,在颈中部前方皮下层水平置入 2 根直径 1.2 mm 的 Kirschner 钢丝,将其固定在一个 L 形的支架上)或充气法(即向颈部的人工腔隙注入 CO_2,并维持压力在 $0.8\sim1.1$ kPa)来维持这个空间以便于手术操作。

(七)放射性核素治疗

自从 Hertz 及 Hamilton 等介绍了 ^{131}I 治疗甲亢并获得成功后,经过不断发展,该方法已得到较大改进,国内外大量临床应用说明该方法简便安全、疗效确切、复发率低、并发症少和费用低廉等特点,已经成为核素治疗学最成熟、应用最广泛的典范性治疗方法。^{131}I 治疗甲亢现已是美国及北欧其他国家治疗成年人甲亢的首选疗法。我国自开始运用 ^{131}I 治疗甲亢至今已数十万例,在用 ^{131}I 治疗甲亢方面积累了较丰富的经验,但其使用频率明显低于欧美国家。

1.适应证

(1)年龄在 20 岁以上的甲亢伴甲状腺肿大Ⅱ度以上患者。

(2)抗甲状腺药物治疗疗效差或无效、过敏或治疗后复发的甲亢患者。

(3)有甲亢的手术禁忌证,不愿手术或术后复发者。

(4)甲亢合并血白细胞和(或)血小板减少或全血细胞减少者。

(5)甲亢性心脏病或甲亢伴其他病因的心脏病(排除近期发生心肌梗死的)甲亢患者。

(6)老年甲亢患者。

(7)甲亢合并糖尿病者。

(8)毒性多结节性甲状腺肿患者。

(9)自主功能性甲状腺结节合并甲亢者。

(10)甲状腺 ^{131}I 有效半衰期>3 d 的患者。

2.相对适应证

(1)经抗甲状腺药物治疗失败、拒绝手术或有手术禁忌证的青少年和儿童甲亢患者。

(2)甲亢合并肝、肾(轻、中度)功能损害者。

(3)甲亢伴突眼患者。

(4)甲状腺 ^{131}I 有效半衰期<3 d 的患者,最好不用 ^{131}I 治疗。

3.禁忌证

(1)妊娠或哺乳期患者。

(2)近期发生心肌梗死的甲亢患者。

(3)甲亢伴严重肾功能损害者。

4.治疗时注意问题

甲亢的病例选择时要注意以下几个问题。

(1)年龄选择。多年来一直争论的问题主要是育龄妇女、青少年和儿童的治疗问题。限制年龄的理由最重要的一点是,是否存在致癌和白血病的潜在危险以及后代先天性异常和甲状腺功能减退的危险。但过往的经验和资料表明,^{131}I 治疗甲亢未发现致癌和白血病有关的危险。国内外长期随访资料表明,生育力和后代发育不因时间延长而受影响,自然流产率未增加,胎儿畸形不超过自然发生率。我国使用 ^{131}I 治疗甲亢已超过 20 万,迄今只报道 2 例甲状腺癌和 5 例白血病。除妊娠期和哺乳期妇女外,^{131}I 对妇女、年轻人和儿童是安全的治疗方法,但在青少年患者中应用时应特别慎重。目前,国内多数学者认为,青少年甲亢患者若药物治疗效果差或复发的,可考虑采用 ^{131}I 治疗。在美国,20 岁以上的甲亢患者用 ^{131}I 治疗较普遍,在英国,对 10 岁以上儿童特别是甲状腺肿大及对抗甲亢药物依从性差者也采用 ^{131}I 治疗。

(2)巨大甲状腺肿。过去认为,甲状腺明显肿大的患者服用^{131}I后可加重甲状腺肿大,从而发生压迫症状,特别是对气管的压迫可造成呼吸困难。但近年来,大量临床实践说明,用^{131}I治疗巨大甲状腺肿(伴有或不伴有甲亢)未见由于甲状腺肿大而导致压迫和阻塞症状加重。^{131}I治疗后甲状腺明显缩小,既起到治疗作用,又达到美容目的。所以,现在认为^{131}I治疗巨大甲状腺肿是安全有效的方法,不再是^{131}I治疗的禁忌证。

(3)甲亢伴浸润性突眼,过去是^{131}I治疗的禁忌证之一。主要争议是部分学者认为,^{131}I治疗后会加重原有甲亢突眼。研究显示,Graves眼病的诱因主要是甲亢,^{131}I治疗后甲亢能迅速控制,同时又可较好地改善Graves眼病的症状和体征。虽然有一些报道提出,^{131}I治疗甲亢后可能会加重原有甲亢眼病或者新生甲亢眼病。但治疗后是否使突眼加重与选择的治疗方法无关,因为^{131}I与手术、抗甲状腺药物治疗甲亢后使原有眼病恶化的概率大致相当,均为 $5\% \sim 7\%$。况且^{131}I治疗甲亢后产生的眼病加重是暂时的,可以用激素来治疗和预防。所以,现在多数学者认为,甲亢伴浸润性突眼不是^{131}I治疗的禁忌证。如何有效地预防和治疗Graves眼病则是一个值得探讨和研究的课题。

(4)桥本病合并甲亢。这类患者传统上不主张^{131}I治疗。但由于桥本病和甲亢可能是同一疾病的不同阶段,此类患者可能延续数年,且临床鉴别困难,而其他疗法效果亦差,加之部分学者认为,甲状腺功能减退并非严重消极后果。而^{131}I治疗可很好地治愈甲亢,避免了甲亢对身体的损害。近年来^{131}I治疗逐渐增多,但在剂量上力求谨慎。

(5)有并发症的甲亢。甲亢患者血白细胞或血小板减少,不能继续用抗甲状腺药物治疗,也不宜手术治疗。甲亢患者合并肝功能障碍,抗甲状腺药物可能更进一步地加重肝损害。甲亢所致机体代谢障碍是导致肝功能障碍的原因之一,及时控制甲亢才能防止肝功能进一步恶化和促进肝功能恢复正常。^{131}I治疗甲亢时,绝大部分药物浓聚在甲状腺部位,对其他脏器辐射很小,不会引起骨髓抑制和肝功能损害,因此,对甲亢合并白细胞或血小板降低、肝功能障碍者,首选^{131}I治疗。甲亢合并甲状腺毒性心脏病往往是甲亢反复复发、未能控制的结果,在治疗上^{131}I治疗更具优势。对于肾病要慎重,因为^{131}I除在甲状腺摄取外,90%由肾排出。甲亢伴严重肾功能损害者,由于其肾对^{131}I排泄功能障碍,^{131}I治疗有可能加重肾功能损害,应避免用^{131}I治疗,肾排泄功能正常,才可用^{131}I治疗。

(6)甲亢近期内有心肌梗死患者。此类患者应用^{131}I治疗,有可能由于甲状腺滤泡的破坏,大量甲状腺激素进入血液,加重心脏的负担,从而引起严重的心脏事件。因此,应先用抗甲状腺药物控制症状,等病情稳定后再考虑行^{131}I治疗。

5.治疗前准备

(1)检测血中甲状腺激素、TSH水平和抗体水平,以明确诊断,对育龄妇女要注意排除妊娠和哺乳。

(2)停止服用影响甲状腺摄取^{131}I功能的药物和忌食含碘食物。

(3)常规体格检查和血、尿常规检查,必要时可进行肝功能、肾功能和心电图检查。

(4)测定甲状腺吸^{131}I率和有效半衰期。

(5)通过甲状腺显像或超声检查,结合门诊估算甲状腺重量。

(6)对重症甲亢患者,应先用抗甲状腺药物准备,根据情况做对症综合治疗,如抗心力衰竭、抗感染、升白细胞、给予β受体阻滞剂或镇静药辅助治疗、补充维生素和钾等。

(7)向患者说明^{131}I治疗的效果、注意事项及可能发生的近、远期并发症等。

6.给药剂量与给药方法

放射性^{131}I治疗甲亢虽然有效,但其困难是准确地计算服用的剂量,以使甲状腺功能恢复到恰到好处的程度。所给的放射剂量取决于若干的因素:所给^{131}I的放射强度;甲状腺摄取^{131}I的强度和剂量;放射性^{131}I在腺体内停留时间的长短;甲状腺大小的估计是否准确;甲状腺对放射性碘的敏感度,该点因人而异,且无法测定。

(1)^{131}I治疗剂量的确定。确定^{131}I治疗剂量的方案较多,主要有固定剂量方案和个体化剂量方案两大类。治疗甲亢患者的理想的^{131}I剂量是尽快控制甲亢,同时尽量降低甲状腺功能减退的发生率。目前国内一般不主张固定剂量方案,而主张采用计算剂量法给予个体化的剂量方案。计算剂量法常用公式如下:^{131}I剂量(MBq)＝计划用量(MBq/g)×甲状腺重量(g)/甲状腺最高(或24 h)吸率(%)。一般每克甲状腺组织的推荐计划用量为2.6～3.7 MBq,此公式是基于有效半衰期为5 d设计的,若有效半衰期明显长于5 d或短于5 d,可将上述公式计算结果乘以(5/有效半衰期),作为调整^{131}I剂量的依据。

(2)^{131}I剂量的修正。从公式可看出^{131}I剂量大小,主要取决于甲状腺的重量和吸收^{131}I率,正确估算甲状腺的重量尤其重要。一般甲状腺越重,每克计划用量就越大。此外,很多因素可能影响^{131}I治疗甲亢的疗效,所以在计算出^{131}I剂量后,应根据患者的具体情况对计算的剂量进行适当的修正。甲状腺较大或质地较硬,结节性甲肿伴甲亢者,可适当增加^{131}I剂量;而对于甲状腺较小和较软,可考虑适当减少^{131}I剂量。年老、病程较长、长期服用抗甲状腺药物治疗效果差者,可适当增加^{131}I剂量;对年龄小、病程短、未经抗甲状腺药物治疗、术后复发者,应适当减少^{131}I剂量。有效半衰期较短者可增加^{131}I剂量,有效半衰期较长者可减少剂量。第1次^{131}I治疗后疗效不明显者,再行^{131}I治疗时可适当增加^{131}I剂量;第1次治疗后明显改善但未痊愈者,应适当减少^{131}I剂量。

(3)给药方法,目前国内外均一致主张空腹1次口服法。因为分次给药的情况下,首次服^{131}I可能产生甲状腺"击晕"效应,影响甲状腺第2次对^{131}I的摄取。当^{131}I剂量＞555 MBq或并发症明显的患者,可采用分次给药法,首次给予总量的1/2～2/3,剩余剂量间隔3～7 d再给予。

7.重复治疗时剂量的确定

对^{131}I治疗半年后无明显疗效或病情加重的患者、有好转但未痊愈的患者,均可进行再次^{131}I治疗。再次治疗时,对无明显疗效或病情加重的患者,^{131}I治疗剂量要适当地增加;对有好转但未痊愈的患者,应在计算剂量基础上适当减少,再次治疗的基本程序、计算公式同第1次,但第2次特别强调的是正确分析加减药量。一般以公式计算的量为基础,在此基础上加或减30%～50%。少数无效或加重的病例,在第一次^{131}I治疗后3个月即可行第2次治疗,且剂量应适当增加。正确地用药,临床效果很好,少数患者由于敏感性较差,需经多次^{131}I治疗后才能获得缓解。一般经3个疗程^{131}I治疗无效者,应放弃^{131}I治疗。

8.服药后的处理、注意事项

(1)空腹服^{131}I,为达到充分吸收的目的,应于服药后2 h以后进食。

(2)嘱患者注意休息,防止感染,避免劳累和精神刺激,不要揉压甲状腺,以免病情加重或诱发甲亢危象。

(3)服^{131}I后2周内不宜服用含碘药物或食物。对病情严重的甲亢患者,应先用抗甲状腺药物准备,待症状得到部分控制后再行^{131}I治疗,也可于口服^{131}I后2～3 d给予抗甲状腺药物减轻症状或住院综合治疗。

（4）在^{131}I治疗前后,根据病情应用普萘洛尔、氯化钾、B族维生素等辅助药物,预防危险病症发生或增强疗效。

（5）在治疗前有明显突眼的患者,为防止突眼加重,应同时应用糖皮质激素类药物。一旦患者血甲状腺激素降至正常水平,就可给予甲状腺片或L-T$_4$。

（6）注意与家人尤其儿童、孕妇间的放射防护,女患者半年内不宜妊娠。

（7）应告知患者^{131}I治疗发生疗效的时间,可能出现的不良反应及出现的时间,嘱患者按时复查。

（8）万一误服过量的^{131}I,可导致甲状腺危象及甲状腺功能减退,应紧急采取以下对策:①阻断放射性碘在甲状腺内的积蓄,催吐或胃管吸出;立即口服过氯酸钾200～300 mg,每天3次,或碘化钾40 mg,每天1次。②阻止放射性碘在甲状腺内的有机化,口服甲巯咪唑20 mg,每天3次,连服3～5 d。③加速放射性碘经肾清除,减少体内对放射性碘的重吸收,输液或多饮水,必要时口服利尿药氢氯噻嗪50 mg,每天1次;多排空小便;同时补钾,10％氯化钾10 mL,每天3次。

五、护理评估

(一)健康史
询问患者是否有多食、出汗、情绪易怒等症状,询问患者平时是否感到心悸不适、失眠等症状。评估患者是否有眼睛突出、心率增快的体征。询问患者是否有家族史。

(二)身体状况
1.一般表现

主要是以甲状腺激素分泌增多导致的交感神经兴奋和新陈代谢加速为表现的一组临床高代谢综合征。患者常有疲乏无力、怕热多汗、皮肤潮湿、多食易饥、体质量显著下降及低热等全身系统症状。

2.各系统表现

（1）运动系统:出现不同程度的肌无力、肌萎缩、周期性瘫痪,多见于青年男性。老年患者常引起骨质疏松等。

（2）心血管系统:心悸气短、心动过速(在静息或睡眠时心率仍增快是甲亢的特征性表现之一),第一心音亢进。脉压增大,可出现周围血管征。合并甲亢性心脏病时可出现心律失常、心脏增大,甚至心力衰竭。

（3）消化系统:患者食欲亢进、多食、消瘦为甲亢的另一特征性表现。胃肠蠕动增快,消化吸收不良而使排便次数增多或稀便。

（4）内分泌系统:女性患者常有月经减少或闭经,男性可有阳痿。

（5）神经精神系统:精神、神经症状如神经过敏、多言好动、紧张忧虑、烦躁易怒、失眠不安、记忆力减退及注意力不集中等,查体可有腱反射亢进、手或舌震颤。

3.体征

（1）甲状腺肿:多数患者有程度不等的弥漫性、对称性甲状腺肿大,质地不等、无压痛;随吞咽动作上下移动。甲状腺上下极可有震颤或血管杂音,为本病重要体征。

（2）眼征:可分为单纯性突眼和浸润性突眼两类。①单纯性突眼:与交感神经兴奋眼外肌群和上睑肌有关。表现为轻度突眼、瞬目减少、上睑挛缩、睑裂增宽及眼球辐辏不良。②浸润性突眼:与眶后组织的自身免疫炎症有关。眼球突出明显,患者常诉眼内异物感、畏光、流泪,伴视力减退及视野缩小、复视、斜视,眼睑肿胀,结膜充血水肿。严重者眼球固定,角膜外露,可形成溃疡或全眼球炎,甚至失明。

4.特殊表现

(1)甲状腺危象:是甲状腺毒症急性加重的综合征。常见诱因有感染、精神刺激、手术、创伤等。多发生于较重甲亢未予治疗或治疗不充分的患者。表现为高热(体温 39 ℃),心动过速(≥140 次/分钟),常伴心房颤动或扑动、烦躁不安、大汗淋漓、呼吸急促、食欲缺乏、恶心、呕吐及腹泻等,严重者可出现虚脱、休克或昏迷。

(2)淡漠型甲亢:老年人多见,起病隐匿,高代谢征、眼征及甲状腺肿均不明显。主要表现为明显消瘦、心悸、乏力、表情淡漠、腹泻及食欲缺乏等,常易误诊。

(3)亚临床甲亢:没有临床症状或症状不典型,血清 T_3、T_4 在正常范围内,但血清 TSH 降低。多为甲亢早期或恢复期的表现。但需排除其他可能引起血清 TSH 降低的疾病。

(4)其他特殊类型:妊娠期甲亢、T_3 型甲状腺毒症、T_4 型甲状腺毒症等。

(三)辅助检查

1.血清甲状腺激素测定

总三碘甲状腺原氨酸(TT_3)和总甲状腺素(TT_4)均增高,血清游离甲状腺素(FT_4)及游离三碘甲状腺原氨酸(FT_3)也增高,且 FT_3、FT_4 能直接反映甲状腺功能状态,是临床诊断甲亢的首选指标。

2.TSH 测定

血清 TSH 是反映下丘脑-垂体-甲状腺功能的敏感指标,96%以上的甲亢患者血清 TSH 降低。

3.甲状腺摄^{131}I 率测定

甲亢时^{131}I 摄取率表现为总摄取量增加,摄取高峰前移,可用于鉴别不同类型甲亢。

4.自身抗体测定

未经治疗的甲亢患者血中 TSAb 阳性检出率为 80%～100%,可用于判断病情活动和复发,还可作为治疗后停药的重要指标。

5.其他检查

基础代谢率测定有助于明确诊断。超声、放射性核素检查、CT、MRI 等有助于甲状腺疾病的诊断及鉴别诊断。

(四)心理-社会状况评估

患者的情绪状况,有无急躁易怒,易与他人争执等;患者对疾病的心理状态,有无紧张、焦虑等心理改变;评估患者及其家属对疾病的认识情况、态度等。

六、护理诊断

(一)营养失调

低于机体需要量与代谢率增高有关。

(二)活动无耐力

与蛋白质分解增加、甲亢性心脏病、肌无力等因素有关。

（三）焦虑、烦躁、恐惧情绪

与交感神经兴奋性增高、精神过敏、对手术有顾虑有关。

（四）自我形象紊乱

与浸润性突眼和形体改变有关。

（五）有受伤的危险

与浸润性突眼有关。

（六）潜在并发症

甲状腺危象。

七、护理目标

摄取的营养能满足机体需要,体质量增加。活动量逐步增加,活动时无明显不适。患者情绪稳定,疼痛减轻,能配合医疗护理工作。能采用正确的保护眼睛的方法。有效预防甲状腺危象,一旦发生能及时发现和处理。

八、护理措施

（一）一般护理

1.环境和休息

环境舒适,避免强光、噪声及精神刺激。依病情指导休息。

2.饮食护理

甲亢患者能量消耗大,要保持营养供给。应提供高热量、高蛋白、高维生素及含矿物质饮食。增加奶类、蛋类、瘦肉等优质蛋白以纠正负氮平衡。每天饮水 2 000～3 000 mL,避免进食刺激性食物或浓茶、咖啡等饮料,避免食用含碘丰富的食物如海带、紫菜等。

（二）病情观察

观察患者心率、脉压及基础代谢率的变化,以评估甲亢严重程度。观察体质量、情绪变化及有无原有症状加重,监测激素水平。观察有无甲状腺危象的发生。

（三）眼部护理

由于高度突眼,球结膜和角膜暴露,易受外界刺激引起充血、水肿,继而感染。因此必须采取保护措施。

(1)佩戴深色眼镜,以防光线刺激和灰尘、异物的侵害。复视者戴单侧眼罩。

(2)经常用眼药水滴眼,睡前涂抗生素眼膏(红霉素),保持眼部湿润,防感染。

(3)睡眠或休息时抬高头部,减轻球后水肿。

(4)使用免疫抑制剂及左甲状腺素片减轻浸润性突眼。

(5)定期眼科角膜检查。

（四）药物护理

1.抗甲状腺药物

主要的不良反应有血粒细胞减少和皮疹,应注意观察。粒细胞减少主要发生在治疗开始的2～3个月,故开始用药后需每周检查血常规 1 次,以后每 2～4 周检查 1 次。服药过程中,如患者出现发热、咽痛、皮疹等粒细胞减少的症状,血白细胞低于 3×10^9/L 或中性粒细胞低于 1.5×10^9/L,应立即停药并就医。另外,抗甲状腺药物起效慢,总疗程在一年半以上,且应按初始期、减量期和维持期的不同剂量服用,故应向患者交代不得随便中断治疗或自行变更药物剂量。

2.放射性[131]I

应在空腹时服用,治疗前后1个月避免服用含碘的药物和食物,服药后2h内不吃固体食物,服药后24h内避免咳嗽咳痰以减少[131]I的丢失;服药后的2~3d,饮水量应达到2 000~3 000 mL/d以增加排尿;服药后第1周避免用手按压甲状腺。

3.受体阻滞剂

如普萘洛尔,可改善患者的心悸、震颤等症状,用药过程中须注意观察心率,预防心动过缓。有哮喘史的患者禁用。

(五)甲状腺危象抢救配合

1.休息与体位

绝对卧床休息,必要时遵医嘱给予适量镇静剂。呼吸困难时取半卧位,给氧,迅速建立静脉通路。

2.用药护理

遵医嘱使用丙硫氧嘧啶、碘剂、糖皮质激素、β受体阻滞剂等。

3.病情监测

监测生命体征,评估意识状况、心肾功能的变化并记录,记录24h出入液量。

4.对症护理

高热时先物理降温,必要时施行人工冬眠降温,避免使用阿司匹林类药物。躁动不安者使用床栏保护患者安全。

5.营养支持

维持营养与体液平衡。

6.治疗配合

用血透、腹透或血浆置换等措施降低血甲状腺激素浓度的患者应做好相应的护理。

(六)健康教育

1.疾病宣教

学会自我护理,严禁衣物压迫或用手挤压甲状腺,生育期女性宜治愈后再妊娠。

2.合理安排生活

指导患者选择高热量、高蛋白、高维生素的食物,保证足够营养。合理安排工作和休息,保持身心愉快,避免刺激和过劳。

3.指导用药

告知患者遵医嘱按剂量、按疗程服药,不随意减量和停药,服药过程中监测血象和甲状腺功能。

4.妊娠期甲亢指导

对妊娠期甲亢患者,应指导其积极避免对孕妇及胎儿造成影响的因素,选择抗甲状腺药物(丙硫氧嘧啶)控制甲亢,禁用[131]I治疗,慎用普萘洛尔。产后如需继续服药者,则不宜哺乳。

(魏玉玲)

第六节 甲状腺功能减退症

甲状腺功能减退症(简称"甲减")是由于甲状腺激素合成与分泌不足或甲状腺激素生理效应不足、生物效应不足而致机体代谢降低的全身性疾病。

一、病因、病理

(一)原发性甲减

由甲状腺本身疾病所致,患者血清 TSH 均升高,主要见于:①先天性甲状腺缺如;②甲状腺萎缩;③弥漫性淋巴细胞性甲状腺炎;④亚急性甲状腺炎;⑤甲状腺破坏性治疗(放射性碘、手术)后;⑥甲状腺激素合成障碍(先天性酶缺陷、缺碘或碘过量);⑦药物抑制;⑧浸润性损害(淋巴性癌、淀粉样变性等)。

(二)继发性甲减

患者血清 TSH 降低,主要见于垂体病、垂体瘤、孤立性 TSH 缺乏;下丘脑综合征、下丘脑肿瘤、孤立性促甲状腺激素释放激素缺乏、炎症或产后垂体缺血性坏死等原因。

(三)周围性甲减

周围性甲减少见,为家庭遗传性疾病,外周靶组织摄取激素的功能良好,但细胞核内受体功能障碍或缺乏,故对甲状腺激素的生理效应弱。

(四)促甲状腺激素或甲状腺激素不敏感综合征

促甲状腺激素或甲状腺激素不敏感综合征是由于甲状腺对 TSH 有抵抗而引起的一种甲状腺功能减退症。

二、分类

按其病因分为原发性甲减、继发性甲减及周围性甲减 3 类。临床上可分为呆小病、幼年甲状腺功能减退、成人甲状腺功能减退;若功能减退始于胎儿或新生儿期称为克汀病;始于性发育前儿童称幼年型甲减;始于成年人称成年型甲减。

三、临床表现

(一)成年型甲减

成年型甲减多见于中年女性,男女之比均为 1∶5,起病隐匿,病情发展缓慢,典型症状如下。

1.一般表现

怕冷,皮肤干燥少汗、粗厚、泛黄、发凉,毛发稀疏、干枯,指甲脆、有裂纹,疲劳,嗜睡,记忆力差、智力减退、反应迟钝,轻度贫血,体质量增加。

2.特殊面容

颜面苍白而蜡,面部水肿,目光呆滞,眼睑松肿,表情淡漠,少言寡语,言则声嘶,吐词含混。

3.心血管系统

心率缓慢,心音低弱,心脏呈普遍性扩大,常伴有心包积液,也有久病后心肌纤维肿胀、黏液性糖蛋白（PAS 染色阳性）沉积以及间质纤维化,称甲减性心肌病变。患者可出现明显脂代谢紊乱,呈现高胆固醇血症、高甘油三酯血症以及高 β-脂蛋白血症,常伴有动脉粥样硬化症。冠心病发病率高于一般人群,但因周围组织的低代谢率,心排血量减低,心肌氧耗减少,故很少发生心绞痛与心力衰竭。有时血压偏高,但多见于舒张压,心电图呈低电压,T 波倒置,QRS 波群增宽,P-R 间期延长。

4.消化系统

患者食欲减退,便秘,腹胀,甚至出现麻痹性肠梗阻,半数左右的患者有完全性胃酸缺乏。

5.肌肉与关节系统

肌肉收缩与松弛均缓慢延迟,常感肌肉疼痛、僵硬,骨质代谢缓慢、骨形成与吸收均减少,关节疼痛、活动不灵,有强直感,受冷后加重,如有慢性关节炎,偶见关节腔积液。

6.内分泌系统

男性阳痿,女性出现溢乳、月经过多,久病不治者亦可闭经,肾上腺皮质功能偏低,血和尿皮质醇降低。原发性甲减有时可同时伴有自身免疫性肾上腺皮质功能减退和（或）1 型糖尿病,称 Schmidt 综合征。

7.精神神经系统

记忆力减退、智力低下,反应迟钝,多嗜睡,精神抑郁,有时多虑,有精神质表现,严重者发展为猜疑性精神分裂症;后期多痴呆,呈幻觉木僵或昏睡,重病者可发生惊厥,因黏蛋白沉积可致小脑功能障碍,呈共济失调,眼球震颤等。

（二）呆小病

呆小病又称克汀病,有地方性和散发性两种。

1.地方性克汀病

地方性克汀病多见于地方性甲减流行区,因母体缺碘致胎儿甲状腺发育不全和激素合成不足,此型甲减对胎儿的神经系统特别是大脑皮质发育危害性极大,可造成不可逆性的神经系统损害。

2.散发性呆小病

散发性呆小病见于各地,病因不明,母亲一般既不缺碘又无甲状腺肿,推测其原因:甲状腺发育不全或阙如（甲状腺本身生长发育缺陷;或母亲患自身免疫性甲状腺疾病的抗体通过胎盘,破坏胎儿甲状腺的发育及激素合成）;甲状腺激素合成障碍（甲状腺聚碘功能障碍;碘有机化障碍;碘化酪氨酸耦联障碍;碘化酪氨酸脱碘缺陷;甲状腺球蛋白合成与分解异常）。患儿出生后不活泼,一般不主动吸奶,哭声低哑,颜面苍白,眼距增宽,鼻梁扁平,舌大流涎,四肢粗短,行走晚,性器官发育延迟;患儿痴呆,食欲差,喂食困难,无吸吮力,安静,少哭闹,嗜睡,自发动作少,肌肉松弛,面色苍白,皮肤干燥,发凉,粗厚,声音嘶哑,腱反射弱,有发育延迟。

（三）幼年型甲减

幼年患者表现似克汀病,症状表现取决于发病年龄,较大儿童则状如成人型甲减,且生长发育受影响,青春期发育延迟,智力与学习成绩差。

四、辅助检查

(一)实验室检查

1.一般检查

血常规常有轻、中度贫血，属正细胞正色素性、小细胞低色素性或大细胞型；血糖正常或偏低，葡萄糖耐量曲线低平；血胆固醇、甘油三酯和 β-脂蛋白增高。

2.甲状腺功能检查

(1)基础代谢率降低，常在 -30% 以下。

(2)甲状腺摄碘率低于正常，呈扁平曲线。

(3)血清 rT_3 降低。常在 38.6 nmol/L 以下，FT_4 常 <9.11 pmol/L。

(4)血清乃与 FT_3 亦可有不同程度降低，但轻中度患者有时可正常，血清 rT_3 可低于 0.3 nmol/L。

3.下丘脑-垂体-甲状腺轴功能检查

(1)血清 TSH 测定：正常人多 <10 mU/L(10 μU/mL)，在原发性甲减中，TSH>20 mU/L；继发性甲减则显著降低，可 <0.5 mU/L(0.5 μU/mL)。

(2)TSH 兴奋试验：皮下注射 TSH 10 U 后，如甲状腺摄碘率明显升高，提示为继发性甲减；如不升高，提示为原发性甲减。

(3)促甲状腺激素释放激素兴奋试验：静脉注射促甲状腺激素释放激素 200～500 μg 后，如血清 TSH 呈延迟增高反应，提示病变可能在下丘脑水平；如无增高反应，病变可能在垂体；如 TSH 基础值较高，促甲状腺激素释放激素注射后更高，则提示病变在甲状腺。

4.甲状腺自身抗体检查

病因与甲状腺自身免疫有关者，患者血中抗甲状腺微粒体抗体和抗甲状腺球蛋白抗体可增高。

(二)影像学检查

做头颅平片、CT、磁共振或脑室造影，以除外垂体肿瘤、下丘脑或其他引起甲减症的颅内肿瘤、原发性甲减，垂体与蝶鞍可继发性增大。

五、诊断要点

除临床表现外，主要依靠检测 TT_3、FT_3、TT_4、FT_4、TSH，以及促甲状腺激素释放激素兴奋试验等确诊。

六、治疗

(一)一般治疗

补充铁剂、B 族维生素、叶酸等，食欲缺乏，适当补充稀盐酸。

(二)替代治疗

甲状腺激素替代治疗，左甲状腺素(L-T_4，优甲乐)，25～50 μg/d，顿服；2～3 周后根据甲状腺功能测定调整用量以长期维持。甲状腺片 15～30 mg/d，顿服；2 周后根据甲状腺功能测定调整用量以长期维持。黏液水肿性昏迷时，静脉注射 L-T_3，40～120 μg/d，以后每 6 小时 5～15 μg，患者清醒后改为口服；或首次静脉注射 L-T_4 300 μg，以后每天注射 50 μg，患者清醒后改口服。无注射剂者给予 T_3 片每次 20～30 μg，每 4～6 小时 1 次或 T_4 片剂首次 100～200 μg，以后每天 50 μg,经胃管给药,清醒后改为口服,并适当补充体液及病因治疗。导致精神障碍时,躯体和精神症状经甲状腺素替代治疗可以缓解。甲状腺素剂量应逐渐增加,严重抑郁者需服抗抑郁药,有严重精神症状的患者应给予抗精神药物。但应注意,吩噻嗪类可使甲状腺功能减退的患者出现低体温性昏迷,长期不治疗认知功能损害会持久存在。

七、护理评估

(一)健康史
询问患者是否存在甲状腺功能减退的症状,如低体温、体质量变化、面色苍白、眼睑水肿等症状体征,评估患者是否存在引起甲状腺功能减退的原因。

(二)身体状况
1.一般表现

怕冷是甲减患者最常见的症状。其他如体温偏低、少汗、体质量不减或增加等,一般认为与代谢减慢有关;典型的黏液性水肿面容表现为表情淡漠、面色苍白、眼睑水肿、唇厚舌大、皮肤粗糙、毛发及眉毛稀少等。

2.各系统表现

(1)运动系统:肌无力,暂时性肌强直、痉挛、疼痛,可有进行性肌萎缩。

(2)心血管系统:主要表现为心动过缓、心排血量下降,也有心音低弱,心界扩大,还可出现心包积液等,严重时引起甲状腺功能减退性心脏病。

(3)血液系统:主要表现为贫血。甲状腺激素减少引起血红蛋白合成障碍,肠道吸收障碍引起铁缺乏、叶酸缺乏。

(4)消化系统:食欲缺乏、腹胀、便秘,严重时出现麻痹性肠梗阻、黏液水肿性巨结肠。

(5)内分泌系统:女性常有月经过多、闭经,男性性欲减退。

(6)神经系统:反应迟钝、表情淡漠,记忆力及智力低下,嗜睡,精神抑郁,严重者发展为猜疑性精神分裂症,后期可呈痴呆、木僵等。

3.特殊表现

(1)亚临床甲减:是指患者无明显临床表现,血甲状腺激素正常,TSH 轻度升高,可见于甲亢治疗后,如持续发展可致临床甲减。

(2)甲减危象:又称为黏液性水肿昏迷,可因寒冷、手术、严重的全身性疾病、甲状腺激素替代治疗中断、麻醉等因素诱发,表现为嗜睡,体温<35 ℃,呼吸缓慢,心动过缓,血压下降,四肢肌肉松弛、反射减弱或消失。

(三)辅助检查
1.血液检查

血常规:轻、中度贫血,为正细胞正色素性贫血。血脂:胆固醇及甘油三酯增高。

2.甲状腺功能检查

T_4 或 FT_4 均降低,血清 TSH 增高(是最敏感的诊断指标)。

3.甲状腺[131]I 摄取率检测

甲状腺[131]I 摄取率同样会降低。

4.甲状腺自身抗体检测

行甲状腺自身抗体检测,可见自身抗体呈阳性。

5.X 线检查

X 线检查多表现为心脏扩大,可有心包积液、胸腔积液。

6.促甲状腺激素释放激素兴奋试验

促甲状腺激素释放激素兴奋试验可鉴别病变部位。静脉注射促甲状腺激素释放激素后,血清 TSH 不增高为垂体性甲减,延迟增高为下丘脑性甲减,在增高的基础上进一步增高为原发性甲减。

7.其他检查

影像学检查有助于病变部位的鉴别:头颅 CT/MRI,甲状腺彩超等。

(四)心理-社会状况

评估患者对疾病的心理状态,当病情严重时,容易导致患者紧张焦虑的心理改变。另外,因甲减的低代谢状态带来的体力下降,容易导致患者出现抑郁的心理改变。同时黏液性水肿对患者的形象和心理产生不利影响。

八、护理诊断

(一)自我形象紊乱

与甲减引起黏液性水肿面容有关。

(二)营养失调

高于机体需要量。机体代谢减低,摄入量大于机体需要量,出现高血脂,体质量增加。

(三)活动无耐力

与甲减后心脏病排血量降低及肌无力等有关。

(四)排便异常

便秘与肠道蠕动减弱及黏液性水肿有关。

(五)体温过低

与机体基础代谢率降低有关。

(六)皮肤完整受损的危险

与黏多糖在皮下堆积有关。

(七)潜在并发症

黏液性水肿昏迷等。

(八)知识缺乏

缺乏药物的使用及正确的饮食方法等知识。

(九)社交障碍

与患者患病后心理反应有关。

九、护理目标

(1)身体外形改变逐渐恢复正常;或患者能接受疾病的现实,正确对待身体外形的改变。能进行正常的社交活动。

(2)排便情况逐渐恢复正常。

(3)维持体温正常。

(4)无甲减危象发生。

十、护理措施

(一)病情观察

注意观察患者的身高、体质量、毛发及其改变,以及有无其他身体外形的变化等。观察患者的排便次数、粪便性状及有无腹胀等不适表现。监测生命体征及病情变化,注意有无甲减危象的诱发因素,能识别甲减危象的常见表现,如体温降低、呼吸减慢、心动过缓、嗜睡等。

(二)一般护理

1.饮食及休息指导

患者合理休息及合理饮食,以改善身体外形的改变。如对肥胖症患者,使每天进食总量低于消耗量,重度肥胖者以低糖、低脂、低盐、高纤维素饮食为宜,养成定时、定量进餐及不吃零食的习惯。而消瘦患者应增加进食,以高热量、高蛋白、易消化饮食为主,可少量多餐。此外,对肥胖患者,还应鼓励其积极参加体力活动,并保证足够的运动量与运动时间。

2.排便护理

鼓励患者进食多纤维素食物,适度地运动,养成有规律排便的习惯。

3.环境护理

应注意保温,必要时使用空调,使室温在 22～23 ℃。

(三)对症护理

1.自我形象紊乱护理

指导患者以恰当的修饰改善自我形象,如肥胖患者选择合体的衣服。

2.便秘护理

饮食上嘱患者在高蛋白、高维生素、低钠、低脂基础上,多进食粗纤维食物,以促进胃肠蠕动。指导患者适当按摩腹部以促进胃肠蠕动,养成定时排便习惯,鼓励患者做适当运动,促进排便。必要时给予药物帮助排便。

3.甲减危象护理

指导患者避免受寒等,保持环境温暖、舒适,指导患者适时增加衣服、被褥等,如已经出现危象,应立即监测患者生命体征,迅速建立静脉通道,保持呼吸道通畅,吸氧,必要时行气管插管或气管切开,注意保暖。

(四)用药护理

指导患者遵医嘱配合药物治疗,评估药物对身体外形有无改善作用或者加重的倾向,并注意药物的不良反应。如便秘较严重,必要时遵医嘱给予缓泻剂治疗。准备好治疗药品及抢救物品,建立静脉通道,遵医嘱及时准确地使用甲状腺激素、糖皮质激素等药物,配合对症支持治疗。

(五)心理护理

身体外形的改变常使患者有自卑心理,护士应加强与患者及其家属之间的心理沟通,鼓励患者表达自己的心理感受,告知患者积极配合治疗,身体外形从中得到改善,努力提高患者的自信心,并争取家属的心理支持,避免伤害患者自尊,同时还要注意患者有心理异常,防止意外情况发生。

(六)健康教育

(1)指导患者学习本病的基本知识。

(2)告知患者使疾病加重的常见诱发因素,避免受寒、感染、精神紧张等,慎用镇静药、中枢性止痛药及麻醉药等,以免诱发甲减危象。

(3)指导患者正确的用药方法,解释终身用药的必要性,不能随意增减药物剂量或停药。

(4)患者出现不适,应及时就诊,并指导患者定期到医院复查。

（魏玉玲）

第七节　甲状旁腺功能减退症

甲状旁腺功能减退症(简称甲旁减)是指甲状旁腺激素分泌过少和(或)效应不足引起的一组临床综合征。临床常见类型有特发性甲旁减、原发性甲旁减、低血镁性甲旁减,少见的类型包括假性甲旁减等。其临床特点是手足搐搦、癫痫样发作、低钙血症和高磷血症。长期口服钙剂和维生素 D 制剂可使病情得到控制。

一、护理诊断

(一)疼痛

与神经肌肉应激性增高和骨骼改变有关。

(二)有外伤的危险

与抽搐时自我保护能力下降有关。

(三)感知的改变

与神经精神症状有关。

(四)自我形象紊乱

与外胚层组织营养变性有关。

(五)营养失调

低于机体需要量与胃肠功能紊乱有关。

(六)个人应对无效

与激素分泌功能异常所致个人心理-社会功能失调有关。

(七)潜在并发症

电解质紊乱。

二、护理目标

(1)患者自诉疼痛症状改善。

(2)患者恐惧等精神神经症状减轻。

(3)无外伤史。

(4)患者能正确认识身体外表的改变。

(5)无营养失调发生。

(6)患者了解疾病的基本知识。

三、护理措施

(一)一般护理

(1)告知患者所用药物名称、作用、剂量和服用方法;教育患者知道药物治疗的不良反应,激素过量或不足的表现,以及时就医调整剂量。

(2)教育患者了解同所患疾病有关的实验室检查方法、过程和注意事项,指导患者按实验要求配合检查以确保实验结果的可靠性。

(3)有无皮肤干燥、粗糙,有无毛发稀疏、脱落或多毛及其毛发分布情况;有无知识缺乏,即所患内分泌疾病的有关知识缺乏。

(二)饮食护理

(1)给予患者清淡易消化饮食,注意各种营养的搭配。

(2)限制磷的摄入,给予无磷或低磷饮食;避免高磷食物,如粗粮、豆类、奶类、蛋黄、莴苣、奶酪等。

(3)注意食物的色、香、味;少量多餐,减少胃肠道反应。

(三)急性期护理

(1)患者发生手足搐搦时,医护人员不要惊慌,沉着冷静会给患者安全感。

(2)加床栏,并在床旁保护;保持呼吸道的通畅,防止抽搐时因分泌物引起窒息,必要时使用牙垫,防止舌咬伤。

(3)房间保持安静,避免刺激引起患者再次的抽搐。各种操作应集中进行,避免不必要的刺激。

(4)遵医嘱给予钙制剂和镇静药,并观察用药反应。防止发生药物不良反应。

(5)密切观察病情变化,防止并发症的发生。

(四)间歇期护理

(1)病室保持清洁,注意皮肤、口腔的护理,保持头发的清洁,减少脱发。

(2)告知患者所用药物名称、作用、剂量和服用方法;教育患者知道药物治疗的不良反应。

(3)轻症的甲旁减患者经补钙、限磷后,血清钙可以基本正常,症状得到控制;较重者要加用维生素 D 制剂,从小剂量开始,逐渐增加,以后逐渐调停,直至手足搐搦症状减轻,要告诉患者不要轻易地增减量,要按照医嘱进行服药。

(4)补镁的护理:对于伴有低镁患者,应立即补充,纠正低镁血症后低钙血症随即纠正,在使用过程中护士应密切观察患者的生命体征。

(五)心理护理

(1)情感支持:患者亲属的态度及护士的言行举止对患者的自我概念变化有着重要作用。护士应在患者亲属的理解和协助下,以尊重和关心的态度与患者多交谈,鼓励患者以各种方式表达形体改变所致的心理感受,确定患者对自身改变的了解程度及这些改变对其生活方式的影响,接受患者交谈中所呈现的焦虑和失落,使患者在表达感受的同时获得情感上的支持。

(2)提高适应能力:与患者一起讨论激素水平异常是导致形体改变的原因,经治疗后随激素水平恢复至正常或接近正常,形体改变可得到改善或复原,消除患者因形体改变而引起的失望与挫折感以及焦虑与害怕的情绪,正确认识疾病所致的形体外观改变,提高对形体改变的认识和适应能力。

（3）指导患者改善身体外观的方法，如衣着合体和恰当的修饰等；鼓励患者参加正常的社会交往活动。

（4）对举止怪异、有人格改变的患者要加强观察，防止意外。

（六）健康教育

（1）让患者正确认识疾病，坚持遵医嘱服药，不要随意地增减量。如有不适，应尽快就诊。服药期间监测电解质平衡，防止发生电解质紊乱。

（2）告知患者应适当地调节自己的不良情绪，积极向上的心态有助于疾病的康复。

（3）告知患者的家属要给予患者心理上的支持，并学会观察用药过程中出现的不良反应，及时就诊。

（刘茂华）

第八节　皮质醇增多症

皮质醇增多症是由各种原因引起肾上腺皮质分泌过量的糖皮质激素（主要是皮质醇）所致病症的总称。

一、护理常规

（一）休息与运动

水肿的患者合理休息，尽量平卧，抬高双下肢。有骨质疏松的患者，避免剧烈运动，防止跌倒。

（二）饮食护理

给予高蛋白质、高维生素、低脂肪、低胆固醇、低钠，以及含钾、钙丰富的食物，血糖高时给予糖尿病饮食。

（三）药物护理

遵医嘱用药，应用利尿药者，观察水肿的变化及有无低钾症状。

（四）心理护理

向患者说明面容变化可随着病情好转而恢复，消除其自卑心理，树立战胜疾病的信心。

（五）病情观察与护理

监测体温、血压、体质量、电解质和心电图的变化，记录 24 h 出入量。观察患者有无关节疼痛、腰背疼痛症状。

（六）基础护理

保持环境整洁，室内温湿度适宜；搞好个人卫生，注意保暖；病重者做好口腔护理，卧床者防止压疮发生。骨质疏松者防止跌倒。

（七）去除和避免诱发因素护理

积极治疗原发病，严格无菌操作，避免交叉感染；做好皮肤护理，防止皮肤感染；补充钙剂，避免骨折。

二、健康教育

(一)休息与运动

劳逸结合,适当休息。尤其有骨质疏松的患者,应加强巡视,做好生活护理,防止发生外伤。水肿的患者尽量平卧位,抬高双下肢,有利于静脉回流。

(二)饮食指导

指导患者多吃高蛋白质、高维生素、低脂肪、低胆固醇、含钾、钙高的食物,如多喝牛奶、多吃蔬菜、橘子、香蕉、南瓜等。限制水分的摄入,记录 24 h 出入量。

(三)用药指导

告知患者有关疾病过程和治疗方法,指导患者正确用药并观察药物疗效和不良反应。使用皮质激素替代治疗的患者,要让其了解长期服药的重要性和注意事项。

(四)心理指导

指导患者及其家属有计划地安排力所能及的生活活动,让患者独立完成,增强其自信心和自尊心。

(五)康复指导

(1)指导患者预防骨折,由于骨质疏松,在外伤时容易发生骨折,患者应小心行路,穿防滑鞋,以防摔跤,最好睡硬板床。

(2)由于糖皮质激素增高,抑制免疫系统,患者易感染,应注意加强护理,如加强皮肤护理,保持皮肤清洁,避免擦伤和感染,随天气变化及时加减衣服,少去公共场所,以防感冒。

(3)有高血压的患者,应经常测量血压,服用降血压药物要及时,剂量要准确。

(六)复诊须知指导

患者定期到医院复查。

(刘茂华)

第九节 醛固酮增多症

醛固酮增多症可分为原发性和继发性两类,原发性醛固醇增多症是由于肾上腺皮质本身病变(肿瘤或增生),分泌过多的醛固酮,导致水钠潴留、血容量扩张、肾素-血管紧张素系统活性受抑制;继发性醛固醇增多症则是肾上腺皮质以外的因素兴奋肾上腺皮质球状带,使醛固酮分泌增多。该病的发病高峰为 30~50 岁,但新生儿亦可发病,女性多于男性,男女比约为 1:1.3。

一、常见病因

肾上腺醛固酮瘤是原发性醛固醇增多症最主要的病因,占原发性醛固醇增多症的 70%~80%,以单侧肾上腺腺瘤最多见,双侧或多发性腺瘤较少,个别病例可为一侧腺瘤伴对侧增生。其他少见的原因包括特发性醛固酮增多症、可抑制性醛固酮增多症、继发性肾上腺皮质增生、分泌醛固酮的肾上腺皮质癌、家族性醛固酮增多症以及异位醛固酮分泌腺瘤和癌。

二、临床表现

原发性醛固醇增多症的一系列临床表现均由过量分泌醛固酮所致,主要表现为高血压、低血钾性碱中毒、血浆醛固酮升高,肾素-血管紧张素系统受抑制等。

(一)高血压

高血压是最早且最常见的表现,少数醛固酮瘤患者的血压在正常范围内,但手术后患者发生低血压,说明术前仍存在相对性高血压。

(二)低血钾

低血钾主要表现为周期性瘫痪,麻木、手足抽搐,其他表现包括肾脏表现(多尿、夜尿增多,尿比重低且对抗利尿激素不敏感)和心血管系统表现(心肌肥厚、心律失常、心肌纤维化和心力衰竭)。另外,缺钾可引起胰岛 β 细胞释放胰岛素减少,因此原发性醛固醇增多症患者可出现糖耐量减低;原发性醛固醇增多症患者尿钙排泄增多,为了维持正常血钙水平,甲状旁腺激素分泌增多等。

三、治疗原则

腺瘤、癌肿、原发性肾上腺皮质增生应选择手术治疗,特发性醛固酮症和糖皮质激素可抑制性醛固醇增多症应采用药物治疗。

四、护理评估

(1)健康史及相关因素:包括家族中有无此病的发病者,初步发病的时间,病因、精神因素、生活、环境、各种诱因等。

(2)一般情况:患者的年龄、性别、职业、婚姻状况、手术史、家族史等。

(3)发病特点,患者的皮肤状况,发病的过程等。

(4)评估高血压症状,监测患者血压,每 4 小时 1 次。

(5)评估患者有无心律失常。

(6)评估患者皮肤弹性,皮肤温度、湿度和颜色及黏膜情况。

(7)监测患者的尿量、尿的颜色及尿的比重。

(8)评估患者饮水量及液体出入是否平衡,监测电解质水平。

(9)每天测体质量 1 次。

五、护理要点及措施

(一)病情观察

高血压者,测量血压每 4 小时 1 次,遵医嘱应用降压药;低血钾者,遵医嘱给予口服或静脉补钾;如出现手足抽搐等低血钙症状,遵医嘱给药,并定时测定血钙。

(二)防止意外

患者有肌肉功能障碍,容易跌倒,故应限制其活动范围,防止意外损伤。

(三)防治并发症

常见肺炎、肺不张,应采取相应的防治措施。

(四)饮食及服用药物护理

指导患者选用低钠、高钾饮食;遵医嘱给予肾上腺皮质激素、氯化钾和螺内酯等。

（五）一般护理

（1）嘱患者保持心情舒畅，避免紧张、激动的情绪变化。

（2）创造良好、安静和舒适的病室环境。

（3）嘱患者卧床休息，避免劳累。

（4）注意饮食疗法：低盐饮食，鼓励摄取含钙或钾多的水果和蔬菜。

（5）指导患者进行适当的功能锻炼，与患者一起制定活动计划。

（6）必要时协助患者自理，如协助患者穿衣、扣纽扣、系鞋带等。

（7）把患者经常使用的物品放在其伸手可及处。

（8）必要时给予患者辅助活动器材。

（9）遵医嘱给予降压药物治疗。

（10）鼓励患者口服补液，并提供患者喜欢的饮料。

（六）出现高血压危象时护理

应绝对卧床休息，要让患者取半卧位，或将床头抬高30°，可以起到所需的体位性降压作用，避免一切有不良刺激的活动，安定患者的情绪，避免患者躁动。脑出血患者采取左侧卧位，头偏向一侧；立即吸入氧气，如患者呼吸道分泌物较多，应吸痰，保持呼吸道通畅；立即建立静脉通路，迅速应用降压药物，一般首选硝普钠，并严密观察血压的变化，注意降压不宜过低，以免造成脑供血不足和肾血流量下降，如果出现出汗、头痛、不安、心悸、胸骨后疼痛等血管过度扩张的现象，应该立即停止静脉滴注。也可以选用硝酸甘油、硝苯地平舌下含服，制止抽搐时用地西泮肌内注射或静脉注射，降低颅内压、减轻脑水肿用呋塞米或甘露醇快速静脉滴注。

（七）心理护理

肾上腺疾病的患者病史比较长，一部分患者合并有心脑血管疾病，由于缺乏有关医学方面知识，对治疗失去信心。责任护士要讲解疾病相关方面的知识，做好健康教育工作，将制定的宣传材料发给患者看，消除患者思想顾虑，减轻心理负担，鼓励患者表达自己的感受，了解患者对接受治疗及预后的真实想法，增强其战胜疾病的信心，以最佳的心态接受治疗。帮助患者提高对疾病的认识和了解：①耐心解答患者的问题，给患者讲解疾病的过程及治疗方法；②指导患者正确对待疾病、认识和了解疾病；③关心、爱护、帮助患者，使其保持精神稳定并乐意接受治疗；④帮助患者建立配合治疗的信心。

六、健康教育

（1）教会患者识别高血压、高血压危象的前驱症状，如出现剧烈头痛，应立即休息、口服降压药、到附近医院就诊等。

（2）养成良好的生活习惯，进食清淡、低脂、低动物脂肪饮食，控制体质量，避免超重，戒烟、酒，禁高糖、高脂、高盐饮食，适当进行体育锻炼，按医嘱定时服药。

（3）定期监测血压、定时服药、定时监测心肾功能，以免发生高血压危象及其他并发症。

（4）认识服用药物的种类、剂量及不良反应，并按时按量服用。

（5）定期了解复查。

（魏玉玲）

第十节 低血糖症

低血糖症是一组多种病因引起的以血浆葡萄糖(简称血糖)浓度过低,临床上以交感神经兴奋和脑细胞缺糖为主要特点的综合征。一般以血浆葡萄糖浓度<2.8 mmol/L(50 mg/dL)作为低血糖症的标准。但对于糖尿病患者,血糖<3.9 mmol/L 时就属于低血糖范围。

一、常见病因和临床分类

临床上按低血糖症的发生与进食的关系分为空腹(吸收后)低血糖症和餐后(反应性)低血糖症。空腹低血糖症主要病因是不适当的高胰岛素血症,餐后低血糖症是胰岛素反应性释放过多。临床上反复发生空腹低血糖提示有器质性疾病;餐后引起的反应性低血糖症,多见于功能性疾病。某些器质性疾病(如胰岛素瘤)虽以空腹低血糖为主,但也可有餐后低血糖发作。

二、临床表现

低血糖呈发作性,时间及频率随病因不同而异,临床表现可归纳为两方面。

(一)自主(交感)神经过度兴奋表现

低血糖发作时交感神经和肾上腺髓质释放肾上腺素、去甲肾上腺素和一些肽类物质,表现为出汗、颤抖、心悸、紧张、焦虑、饥饿、流涎、软弱无力、面色苍白、心率加快、四肢冰凉、收缩压轻度升高等。

(二)脑功能障碍表现

低血糖时中枢神经的表现可轻可重。初期表现为精神不集中,思维和语言迟钝,头晕、嗜睡、视物不清、步态不稳,可有幻觉、躁动、易怒、行为怪异等精神症状。皮质下受抑制时可出现骚动不安,甚而强直性惊厥、锥体束征阳性。波及延脑时进入昏迷状态,各种反射消失,如果低血糖持续得不到纠正,常不易逆转甚至死亡。

低血糖时临床表现的严重程度取决于:①低血糖的程度;②低血糖发生的速度及持续的时间;③机体对低血糖的反应性;④年龄等。低血糖时机体的反应个体差别很大,低血糖症状在不同的个体可不完全相同,但在同一个体可基本相似。长期慢性低血糖者多有一定的适应能力,临床表现不太显著,以中枢神经功能障碍表现为主。糖尿病患者由于血糖快速下降,即使血糖>2.8 mmol/L,也可出现明显的交感神经兴奋症状,称为"低血糖反应"。部分患者虽然低血糖但无明显症状,往往不被觉察,极易进展成严重低血糖症,陷于昏迷或惊厥称为未察觉的低血糖症。

三、治疗原则

(一)低血糖发作的处理

轻者口服糖水、含糖饮料,或进食糖果、饼干、面包、馒头等即可缓解。重者和疑似低血糖昏迷的患者,应及时测定毛细血管血糖,甚至无须血糖结果,及时给予静脉注射 50%葡萄糖注射液60～100 mL,再用 5%～10%葡萄糖注射液静脉滴注,神志不清者,切忌喂食以避免消化道窒息。

(二)病因治疗

确诊为低血糖症尤其空腹低血糖发作者,大多为器质性疾病所致,应积极寻找致病原因进行对因治疗。若因药物引起者应停药或调整用药;疑胰岛素瘤者,则应术前明确定位并进行肿瘤切除术,预后大多良好。

四、护理评估

(1)评估患者对低血糖相关知识的掌握程度。

(2)评估患者血糖监测的情况及操作准确度。

(3)评估患者饮食、运动、服药及胰岛素注射情况。

五、护理要点及措施

(一)低血糖的预防

(1)告知患者培养良好的生活习惯,不空腹饮酒,不做剧烈活动,进食规律。

(2)告知患者合理使用胰岛素和口服降糖药物,严格遵医嘱,不随意增减。

(3)严密监测血糖,防止无症状低血糖,特别是睡前血糖,以防夜间低血糖。

(4)治疗原发病。

(5)对患者及家属进行健康教育:特别是糖尿病患者及其家属必须了解良好的血糖控制与低血糖风险之间的关系,应取得平衡。使患者及家属了解糖尿病教育的"五驾马车":糖尿病教育、糖尿病饮食治疗、运动治疗、药物治疗和自我监测。

(二)低血糖的护理

(1)绝对卧床休息,保持室内通风。

(2)严密监测血糖及意识、生命体征变化情况,并做好记录。

(3)能自己进食的低血糖患者,如血糖≤3.9 mmol/L,应给予口服糖水,或静脉输注葡萄糖注射液;如血糖>3.9 mmol/L 时,可嘱患者进食一些糖类,如面包、糕点等。

(4)昏迷及躁动的患者应有专人看护,注意患者安全,可使用床护栏,必要时可使用约束带。

六、健康教育

(1)遵医嘱合理使用胰岛素:不能在注射胰岛素超过 30 min 后进食,胰岛素注射剂量必须精确。

(2)初次使用胰岛素及更换胰岛素品种或胰岛素剂量的患者,应随身携带点心以备加餐。

(3)严密监测血糖:每周至少 2 d 测空腹、早餐后 2 h、睡前的血糖,并记录。

(4)运动量适当:应做有氧的轻体力运动。

(5)外出旅行应询问医师胰岛素及药物的用量,必要时可适当减少,并携带一些水果糖、饼干。

(6)对于常发生低血糖的患者可制作急救卡片,卡上写明病情、姓名、地址、家人电话、紧急处理方法及马上送医院,并随身携带此卡。

(7)出现昏迷喝糖水无效时,应立即送往医院救治。

(魏玉玲)

第十一节 尿 崩 症

尿崩症是指抗利尿激素严重缺乏或部分缺乏或肾对精氨酸加压素不敏感,致肾小管重吸收水的功能障碍,从而引起多尿、烦渴、多饮与低比重尿和低渗尿为特征的一组综合征。

一、护理常规

(一)休息与运动

适当休息,保证睡眠,避免疲劳。病房保持阴凉安静,温度、相对湿度适宜,以减少水分的丧失。

(二)饮食护理

补充足够的水分及维生素,避免脱水。神志不清或进食困难的患者,必须建立静脉通路,以便静脉注射液体,维持体液的平衡。

(三)药物护理

遵医嘱用药,保证剂量准确,并观察药物效果。

(四)心理护理

同情理解并关心、体贴患者,鼓励患者检查遵医嘱治疗,取得满意效果。

(五)病情观察与护理

观察患者口渴、多饮的症状,有无脱水的表现,如口腔、黏膜干燥、皮肤失去弹性等,以便及早发现并及时处理,防止休克的发生。

(六)基础护理

病房尽可能靠近厕所,或选用尿壶等用具,置于床旁以减少如厕往返时间。皮肤干燥时擦拭少量的润肤油,以保持皮肤柔软有弹性。

(七)去除和避免诱发因素

床旁备有饮水设备,以备饮用,保证水源充足。每天睡觉前,可遵医嘱给予抗利尿药物,减少夜间尿频症状。保持病室安静,避免光线等刺激。

二、健康教育

(一)休息与运动

病房保持舒适安静,正常温湿度,以减少水分的丧失。为使白天也有适当的睡眠,应注意病室的安静,避免光线、嘈杂声。

(二)饮食指导

补充足够的水分及维生素,避免脱水。营养均衡,保持体力。

(三)用药指导

协助患者认识药物种类及作用时间。指导患者服用油剂加压素后,避免饮用过多的水,以免水分滞留体内。

(四)心理指导

避免强烈的精神刺激,如惊吓、过度紧张、悲伤等。

(五)康复指导

预后取决于病因,轻度脑损伤或感染引起的尿崩症可完全恢复,颅内肿瘤或全身性疾病所致者,预后不良。特发性尿崩症常属永久性,在充分的饮水供应和适当的抗利尿治疗下,通常可以基本维持正常的生活,对寿命影响不大。

(六)复诊须知指导

患者定期到医院复查。

(刘茂华)

第十二节 骨质疏松症

一、护理评估

(一)生理功能方面

椎体、远端桡骨部位易骨折,甲状旁腺激素下降或正常,常因雌激素缺乏,骨质疏松症较轻时常无症状,往往偶然摄椎体 X 线而发现椎体压缩性骨折,有的在椎体压缩性骨折发生后,立即出现该部位的急剧锐痛;另一种是背部深部广泛性钝痛,伴全身乏力等,疼痛常因脊柱弯曲、椎体压缩性骨折和椎体后突引起,椎体压缩性骨折引起身高缩短和导致脊柱后突,后者又引起胸廓畸形。

(二)心理社会方面

评估患者一般情况,对于骨质疏松症的认知,能否面对疾病,能否有信心配合治疗。

二、护理措施

(一)一般护理

指导患者按时长期补充足量的钙,避免酗酒、摄入过多的咖啡因、低体质量、过度劳累与运动。本病的预防比治疗更为现实和重要。预防包括获得最佳峰值骨量和干预发生骨质疏松的危险因素,减少骨量的丢失、加强营养、多食用含钙高的食物。

(二)安全护理

护士指导患者运动,不做负重运动,防止患者跌倒,卧床患者做好生活护理。

(三)用药护理

指导患者用药,服用钙剂应在餐后服,服用阿仑膦酸钠后站立 30 min。保持直立,空腹。给予患者静脉输注帕米膦酸盐时,要密切观察药物反应,监测体温等生命体征的变化。

三、健康教育

(1)通过对疾病的讲解使患者能够正确对待疾病,积极配合治疗。

(2)教育患者掌握适宜的运动方式。

(3)通过指导患者能合理搭配饮食,保证钙的需求。

(4)指导患者出院后坚持正确服药,定期复诊。

(5)养成良好生活习惯,坚持每天日照 1 h。

(刘茂华)

第十三节　痛　风

痛风是嘌呤代谢障碍所致的一组异质性慢性代谢性疾病,其临床特点为高尿酸血症,反复发作的痛风性急性关节炎、间质性肾炎和痛风石形成。严重者出现关节畸形及功能障碍,常伴尿酸性尿路结石。本病常伴有肥胖、2 型糖尿病、血脂异常、高血压、动脉硬化和冠心病等。本病可分为原发性和继发性两类,其中原发性痛风占绝大多数。

一、病因与发病机制

(一)原发性高尿酸血症和痛风

由先天性嘌呤代谢障碍引起,其发病机制有以下两方面。

(1)多基因遗传缺陷引起肾小管的尿酸分泌功能障碍,尿酸排泄减少,导致高尿酸血症。

(2)嘌呤代谢酶缺陷,如磷酸核糖焦磷酸合酶活性增加、次黄嘌呤-鸟嘌呤磷酸核糖转移酶缺陷症、腺嘌呤磷酸核糖转移酶缺陷症及黄嘌呤氧化酶活性增加均可致血尿酸增高。前 3 种酶缺陷属于 X 性连锁遗传,后者可能为多基因遗传。痛风患者中因尿酸生成增多所致者仅占 10% 左右,大多数均由尿酸排泄减少引起。

(二)继发性高尿酸血症和痛风

继发性高尿酸血症和痛风主要病因有以下几点。

1.某些遗传性疾病

如Ⅰ型糖原累积病、Lesch-Nyhan 综合征。

2.某些血液病

如白血病、多发性骨髓瘤、淋巴瘤及恶性肿瘤化疗或放疗后,因尿酸生成过多致高尿酸血症。

3.慢性肾病

因肾小管分泌尿酸减少而使尿酸增高。

4.药物

如呋塞米、依他尼酸、吡嗪酰胺、阿司匹林等均能抑制尿酸排泄而导致高尿酸血症。

二、临床表现

(一)原发性痛风

原发性痛风多见于中、老年男性,女性多于绝经期后发病,常有家族遗传史。此外,痛风与胰岛素抵抗有关,较多患者伴有肥胖、2 型糖尿病、高脂血症、高血压、动脉硬化和冠心病等(代谢综合征)。痛风的临床自然病程可分为 4 个阶段:无症状期、急性关节炎期、间歇期和慢性关节炎期。临床上,一般仅在发生关节炎时才称为痛风。

1.无症状期

仅有血尿酸持续性或波动性增高。从血尿酸增高至症状出现可长达数年至数十年。仅有血尿酸增高而不出现症状者,称为无症状性高尿酸血症。

2.急性关节炎期

急性关节炎是原发性痛风的最常见首发症状。初发时往往为单一关节受累,继而累及多个关节。以踇趾的跖趾关节为好发部位,其次为足底、踝、足跟、膝、腕、指和肘。第 1 次发作通常在夜间,数小时内出现红肿、热及明显压痛,关节迅速肿胀,伴发热、白细胞增多与红细胞沉降率增快等全身症状。疼痛较剧烈,压痛明显,患者常在夜间痛醒而难以忍受。受寒、劳累、酗酒、食物过敏、进入富含嘌呤食物、感染、创伤和手术等为常见诱因。

3.间歇期

多数数月发作 1 次,有些患者终身只发作 1 次或相隔多年后再发。通常病程越长,发作越多,病情也越重。

4.慢性关节炎期

慢性关节炎期多见于未经治疗或治疗不规则的患者。其病理基础是痛风石在骨关节周围组织引起的炎症性损伤(慢性痛风性关节炎)。此期发作较频,间歇期缩短,疼痛日渐加剧。尿酸盐沉积在软骨、滑膜、肌腱和软组织中形成的痛风石为本期的特征性表现,以耳郭及跖趾、指间、掌指、肘等关节较常见,也可见于尺骨鹰嘴滑车和跟腱内。痛风石形成过多和关节功能毁损造成手、足畸形。痛风石溃破,可检出含白色粉末状的尿酸盐结晶。

5.肾脏病变

病程较长的痛风患者约 1/3 有肾脏损害,表现为以下 3 种形式。

(1)痛风性肾病:为尿酸盐在肾间质组织沉积所致。早期可仅有间歇性蛋白尿和镜下血尿,随着病程进展,蛋白尿逐渐转为持续性,肾脏浓缩功能受损,出现夜尿增多、等渗尿等。晚期发展为慢性肾衰竭。部分患者以痛风性肾病为最先的临床表现,而关节症状不明显,易与肾小球肾炎和原发性高血压性肾损害相混淆。

(2)尿酸性肾石病:以尿酸性肾结石为首发表现。细小泥沙样结石可随尿液排出,较大结石常引起肾绞痛、血尿及尿路感染。

(3)急性肾衰竭:由于大量尿酸盐结晶堵塞肾小管、肾盂甚至输尿管所致。患者突然出现少尿甚至无尿,如不及时处理可迅速发展为急性肾衰竭。

(二)继发性痛风

继发性痛风的临床表现常较原发性者严重,肾石病多见,但关节症状多不典型,病程不长,常被其原发病的症状所掩盖而不易发觉,须引起注意。

三、辅助检查

(一)血尿酸测定

正常男性为 150～380 μmol/L(2.5～6.4 mg/dL),女性为 100～300 μmol/L(1.6～5.0 mg/dL),更年期后接近男性。血尿酸存在较大波动,应反复监测。

(二)尿尿酸测定

限制嘌呤饮食 5 d 后,每天尿酸排出量超过 3.57 mmol(600 mg),可认为尿酸生成增多。

(三)滑囊液或痛风石内容物检查

偏振光显微镜下可见针形尿酸盐结晶。

(四)影像学检查

1.X 线检查

急性关节炎期可见非特征性软组织肿胀;慢性期或反复发作后可见软骨缘破坏,关节面不规则,特征性改变为穿凿样、虫蚀样圆形或弧形的骨质透亮缺损。

2.CT 检查

受累部位可见不均匀的斑点状高密度痛风石影像。

3.MRI 检查

T_1 和 T_2 加权图像呈斑点状低信号。

四、诊断与鉴别诊断

(一)诊断

男性和绝经后女性血尿酸＞420 μmol/L(7.0 mg/dL)、绝经前女性＞350 μmol/L(5.8 mg/dL)可诊断为高尿酸血症。中老年男性如出现特征性关节炎表现、尿路结石或肾绞痛发作,伴有高尿酸血症应考虑痛风。关节液穿刺或痛风石活检证实为尿酸盐结晶可作出诊断。X 线检查、CT或 MRI 扫描对明确诊断具有一定的价值。急性关节炎期诊断有困难者,秋水仙碱试验性治疗有诊断意义。

(二)鉴别诊断

本病急性关节炎期需与风湿性关节炎、类风湿关节炎急性期、化脓性关节炎、创伤性关节炎等鉴别。慢性关节炎期需与类风湿性关节炎及假性痛风等鉴别。

五、治疗

原发性痛风目前尚无根治方法,但控制高尿酸血症可使病情逆转。

(一)一般防治

蛋白质摄入量限制在 1 g/(kg·d)左右,并忌进高嘌呤食物(心、肝、肾、沙丁鱼等),戒酒,避免诱发因素。鼓励多饮水,使每天尿量在 2 000 mL 以上。当尿 H^+ 浓度在 1 000 nmol/L(pH 6.0以下)时,需碱化尿液。如口服碳酸氢钠 1～2 g,每天 3 次,使尿 H^+ 浓度维持在 630.9～316.3 nmol/L(pH 6.2～6.5)。晨尿酸性时,晚上加服乙酰唑胺 250 mg,以增加尿酸溶解度,避免结石形成。不宜使用抑制尿酸排泄的药物。

(二)急性关节炎期的治疗

1.秋水仙碱

秋水仙碱为治疗痛风急性发作的特效药。一般于服药后 6～12 h 症状减轻,24～48 h 得到缓解。

(1)用法和用量:常规剂量为每小时 0.5 mg 或每 2 小时 1 mg 口服,直至症状缓解或出现腹泻等胃肠道不良反应,或虽用至最大剂量(6 mg)而病情无改善时停用。静脉注射秋水仙碱能迅速获得疗效,且其在白细胞的浓度较高,并保持 24 h 恒定。1 次静脉注射秋水仙碱后,经 10 d 仍能检出。剂量为 2 mg,以生理盐水 10 mL 稀释,注射时间不少于 5 min,如病情需要,每隔 6 h 后可再给予 1 mg(以相当于 5～10 倍容积生理盐水稀释),总剂量不超过 4 mg。

(2)不良反应与注意：静脉注射药液漏出血管外，可引起组织坏死，须予以预防。秋水仙碱可导致骨髓抑制、肝细胞损害、脱发、精神抑郁、肌麻痹、呼吸抑制等，在有骨髓抑制及肝肾损害的患者中更易出现。必须应用者需减量，并密切观察病情变化。血白细胞减少者禁用。

2.非甾体抗炎药

非甾体抗炎药包括吲哚美辛、萘普生、布洛芬、保泰松和羟布宗等，吲哚美辛的开始剂量为50 mg，每6小时1次，症状缓解后按此剂量继用24～72 h，以后逐渐减量至每次25 mg，每天2～3次；也可选用选择性环氧化酶抑制剂，如尼美舒利等。

3.糖皮质激素

糖皮质激素能迅速缓解急性发作，但停药后易复发，因此只在秋水仙碱、非甾体抗炎药治疗无效或者禁忌时采用。泼尼松起始剂量为0.5～1 mg/(kg·d)，3 d后迅速减量或停用，疗程不超过2周。可同时口服秋水仙碱1～2 mg/d。

4.其他

关节疼痛剧烈者可口服可待因30～60 mg，或肌内注射哌替啶50～100 mg。降低血尿酸的药物在用药早期可使进入血液中的尿酸增多，有诱发急性关节炎的可能，故在痛风的急性期不宜使用。

（三）间歇期和慢性关节炎期处理

虽经上述治疗，关节炎不易控制、症状仍反复发作者，可用小剂量秋水仙碱维持治疗，每天0.5～1 mg。

1.抑制尿酸合成药物

别嘌醇通过抑制黄嘌呤氧化酶使尿酸生成减少，与促进尿酸排泄药物合用可使血尿酸迅速下降，并动员沉积在组织中的尿酸盐，使痛风石溶解。常用剂量为100 mg，每天2～4次（最大剂量600 mg/d）。待血尿酸降至0.36 mmol/L或以下时，逐渐减量。

2.促进尿酸排泄药物

(1)常用药物：①苯溴马隆，25～100 mg/d，该药的不良反应轻，一般不影响肝肾功能；少数有胃肠道反应，过敏性皮炎、发热少见。②丙磺舒，初始剂量为0.25 g，每天2次；2周后可逐渐增加剂量，最大剂量不超过2 g/d。③磺吡酮，成人口服每次50～100 mg，每天2次，剂量可递增至每天400～600 mg，时间可用至1周。维持量，每次100 mg，每天2次。

(2)注意事项：促尿酸排泄药物主要通过抑制肾小管对尿酸的重吸收，增加尿酸排泄而降低血尿酸水平。适用于肾功能正常，每天尿尿酸排泄不多的患者。用药剂量宜小，服药期间应每天口服碳酸氢钠3～6 g，以碱化尿液；并注意多饮水，保持每天尿量在2 000 mL以上；不宜与水杨酸、噻嗪类利尿剂、呋塞米、依他尼酸等抑制尿酸排泄的药物同用。对于24 h尿尿酸排泄＞3.57 mmol(600 mg)或已有尿酸性结石形成者，有可能造成尿路阻塞或促进尿酸性结石的形成，故不宜使用。

（四）继发性痛风的治疗

该治疗主要是针对原发病的病因，降低血尿酸的药物首选别嘌醇。促进尿酸排泄的药物因有可能加重肾脏负担，一般较少使用。

六、护理诊断

(一)疼痛

关节痛与尿酸盐结晶、沉积在关节引起炎症反应有关。

(二)知识缺乏

缺乏与痛风有关的饮食知识。

(三)躯体移动障碍

与关节受累、关节畸形有关。

(四)潜在并发症

高尿酸血症并发慢性间质性肾炎,继而引起肾衰竭。

七、护理目标

缓解患者疼痛,通过治疗患者病变关节功能得到恢复。患者血尿酸水平降至正常。通过患者健康教育,让患者了解痛风症状的自我管理及低嘌呤饮食的注意事项。

八、护理措施

(一)一般护理

1.休息与运动

注意休息,避免劳累,痛风发作时,绝对卧床休息,抬高患肢,避免受累关节负重,当手腕、肘关节受累时可予以夹板固定制动,也可在受累关节给予冰敷或25%硫酸镁湿敷,做好皮肤护理。鼓励痛风患者多做有氧运动,如散步、骑自行车、游泳等,防止剧烈运动以致使代谢产物乳酸增加。如因运动出汗多时,应鼓励痛风患者适量补液,频饮弱碱性饮料。经常改变姿势,保持受累关节舒适。痛风患者应注意劳逸结合,保持情绪稳定,生活有规律,保证睡眠和休息。防止受寒,注意双足的保温,易发部位不要裸露,不可风吹、湿冷等。

2.饮食护理

对痛风患者尤为重要。在注意平衡膳食的前提下,给予低盐、低脂、低糖、低嘌呤的饮食。

(1)严格忌酒:乙醇对痛风的影响比膳食严重得多,乙醇可使体内乳酸堆积,乳酸可竞争性抑制尿酸排泄,因此在饥饿后大量饮酒和进食高蛋白高嘌呤食物,常可引起痛风性关节炎的急性发作。

(2)限制总热量:热量应限制在 5 020～6 276 kJ/d;蛋白质控制在 1 g/(kg·d),碳水化合物占总热量的 50%～60%,避免果糖摄入,因为其能增加尿酸生成。

(3)注意食物成分:①限制高嘌呤性食物,如动物内脏(肝、肠、肾、脑)、海产品(鲍鱼、蟹、龙虾等)、贝壳食物、肉类、黄豆食物、扁豆、菠菜、芦笋、蘑菇等。②增加碱性食物的摄入,如牛奶、鸡蛋、马铃薯、柑橘类水果、各类蔬菜,使尿液的 pH 在 7.0 或以上,减少尿酸盐结晶的沉积。

(4)多饮水:使每天尿量保持在 2 000 mL 以上,促进尿酸排泄,预防尿路结石的发生。

(二)病情观察

观察疼痛部位、性质、间隔时间,有无红肿热痛和功能障碍,有无饱餐、饮酒、紧张、感染等诱因。观察有无痛风石体征,观察患者的体温变化,定期监测血、尿尿酸水平。

（三）用药护理

（1）秋水仙碱：指导患者正确用药，注意观察药物不良反应，一旦出现及时就诊。注意观察秋水仙碱的不良反应，在口服时如出现恶心、呕吐、水样腹泻等严重胃肠道反应，可采取静脉用药，但可产生严重不良反应，如肝损害、骨髓抑制、肾衰竭、癫痫样发作甚至死亡。用药时需慎重，必须严密观察。一旦出现不良反应，应及时停药。治疗无效者不可再重复用药。

（2）使用丙磺舒、磺吡酮、苯溴马隆者，可有皮疹、发热及胃肠道反应等不良反应。使用期间嘱患者多饮水，口服碳酸氢钠。

（3）使用别嘌呤醇者，不良反应有皮疹、发热、胃肠道反应、肝损害、骨髓抑制等，因此，肾功能不全者宜减半量应用。

（四）心理护理

疼痛、关节变形及功能障碍，使得患者常出现不良的情绪反应，护士应加强与患者的沟通，向患者宣教痛风相关知识，使其积极配合治疗。虽然原发性痛风无法根治，但应努力提高患者的信心，控制疾病症状；继发性痛风患者应给予精神上的鼓励和安慰，使其配合原发病的治疗。

（五）健康教育

1.知识宣教

需告诉患者疾病的发生机制、预防和治疗方法，使患者能积极主动配合治疗，达到最佳治疗效果。

2.饮食指导

严格控制饮食，避免进食高蛋白和高嘌呤的食物，戒烟、戒酒、戒吃酸性食物，如咖啡、煎炸食物、高脂食物。

3.避免诱发因素

尽量避免各种诱发因素，如酗酒、创伤、外科手术、受寒、服用某些药物（噻嗪类利尿药、水杨酸类药物，以及降尿酸药物等），避免过度疲劳、精神紧张、感染等。

4.运动指导

（1）运动后疼痛超过2 h，应暂时停止此项运动。

（2）使用大肌群，如能用肩部负重不用手提，能用手臂者不要用手指。

（3）交替完成轻、重不同的工作，不要长时间持续进行重体力工作。

（4）经常改变姿势，保持受累关节舒适，如有局部温热和肿胀，尽可能避免其活动。

（5）穿鞋要舒适，勿使关节损伤。

5.自我观察病情

严格遵医嘱服药，注意药物的不良反应，平时用手触摸耳轮及手足关节处，检查是否产生痛风石。定期复查血尿酸，门诊随访。

（刘茂华）

第十四节 糖 尿 病

糖尿病是多种病因引起的胰岛素分泌缺陷和（或）作用缺陷所致的以慢性高血糖为特征的代

谢综合征,同时伴有脂肪、蛋白质、水、电解质等代谢紊乱。目前全球已有 1.5 亿以上的糖尿病患者,我国的糖尿病患者已超过 9 000 万人,患病率居世界第 1 位,尤其是非胰岛素依赖型糖尿病发病率明显升高,且正趋向低龄化。

一、糖尿病分型

(一)胰岛素依赖型糖尿病(1 型糖尿病)

该型糖尿病是由胰岛 β 细胞破坏导致的胰岛素分泌绝对不足。分为免疫介导性和特发性。

(二)非胰岛素依赖型糖尿病(2 型糖尿病)

该型糖尿病是由胰岛素分泌相对不足和胰岛素抵抗引起。

(三)其他特殊类型糖尿病

指病因已明确和各种继发性的糖尿病。

(四)妊娠期糖尿病

妊娠期糖尿病是指妊娠过程中初次发现的糖尿病。一般在妊娠后期发生,分娩后大部分可恢复正常。

二、病因

(一)遗传因素

不论 1 型或 2 型糖尿病,目前认为均与遗传因素有关,有家族性。1 型糖尿病与某些特殊人类白细胞抗原类型有关。2 型糖尿病具有更强的遗传倾向,目前一致认为是多基因疾病。

(二)病毒感染

病毒感染是最重要的因素之一,病毒感染可直接损伤胰岛组织引起糖尿病,也可损伤胰岛组织后,诱发自身免疫反应,进一步损伤胰岛组织引起糖尿病。与 1 型糖尿病发病有关的病毒有脑炎病毒、心肌炎病毒、腮腺炎病毒、风疹病毒、柯萨奇 B_4 病毒、巨细胞病毒等。

(三)自身免疫

细胞免疫和体液免疫在 1 型糖尿病发病中起重要作用。目前发现 80% 新发病的 1 型糖尿病患者循环血液中有多种胰岛细胞自身抗体。

三、临床表现

(一)典型症状

出现糖、蛋白质、脂肪代谢紊乱综合征,以"三多一少"(多饮、多食、多尿和体质量减轻)为其特征性表现。

1.多尿、多饮

由于血糖升高引起渗透性利尿作用,患者每天尿量常在 2～3 L 或以上,继而因口渴而多饮。

2.多食

因失糖、糖分未能充分利用,机体能量缺乏,食欲常亢进,易有饥饿感。

3.体质量下降

由于机体不能利用葡萄糖,蛋白质和脂肪消耗增加,引起体质量减轻、消瘦、疲乏。

4.其他症状

有四肢酸痛无力、麻木、腰痛、性欲减退、阳痿不育、月经失调、外阴瘙痒、精神萎靡等。

(二)体征

应评估患者的精神神志、体质量、面色、心率、心律、呼吸的变化,并注意观察视力有无减弱、有无水肿和高血压、足部有无感染或溃疡、有无肢端感觉异常、肌张力及肌力有无减弱等。

(三)急性并发症

1.糖尿病酮症酸中毒

糖尿病酮症酸中毒是指在各种诱因影响下胰岛素严重不足,引起糖、脂肪、蛋白质及水、电解质和酸碱平衡失调,以高血糖、高血酮和代谢性酸中毒为主要表现的临床综合征。

(1)常见诱因:感染、胰岛素治疗中断或不适当减量、饮食不当、创伤、手术、妊娠和分娩,有时亦可无明显诱因。

(2)临床表现:早期仅有烦渴多饮、多尿、疲乏等糖尿病症状加重;失代偿期病情迅速恶化,极度口渴、多尿,食欲减退、恶心、呕吐,常伴头痛、烦躁、嗜睡、呼吸深大,部分患者呼气中有烂苹果味;后期出现少尿、脉细速、血压下降、四肢厥冷等休克及心、肾功能不全的表现;晚期各种反射迟钝甚至消失,甚至昏迷。

(3)实验室检查:尿糖、尿酮体强阳性,血糖多在 $16.7 \sim 33.3$ mmol/L,血酮体多在 4.8 mmol/L以上,二氧化碳结合力降低等。

2.高渗性非酮症糖尿病昏迷

高渗性非酮症糖尿病昏迷(简称高渗性昏迷)是因高血糖引起的以血浆渗透压增高、严重脱水和进行性意识障碍为主要表现的临床综合征。多见于老年人,好发年龄 $50 \sim 70$ 岁,约 2/3 的患者无糖尿病病史或仅有轻度症状。本病病情重,病死率高。

(1)常见诱因:感染、创伤、手术、脑卒中、脱水、摄入高糖以及应用某些药物如糖皮质激素、噻嗪类利尿药等。

(2)临床表现:起病缓慢,症状逐渐加重。常先有多尿、多饮,随着脱水逐渐加重,出现神经精神症状,如嗜睡、幻觉、定向障碍、一过性偏瘫、癫痫样抽搐等。

(3)实验室检查:尿糖强阳性,但无酮症。血糖常在 33.3 mmol/L 以上,血钠升高可在155 mmol/L 以上,血浆渗透压显著增高,常在 350 mmol/L 以上。

3.感染

糖尿病患者常反复发生疖、痈等皮肤化脓性感染,严重时可致败血症或脓毒败血症。皮肤真菌感染如足癣、甲癣、体癣也常见,女性还可合并真菌性阴道炎和巴氏腺炎。尿路感染尤其多见于女性,反复发作,可转为慢性。合并肺结核的发生率也较高,且病情严重。

(四)慢性并发症

1.大血管病变

糖尿病患者群中动脉粥样硬化患病率高,年龄轻,进展快。主要侵犯主动脉、冠状动脉、脑动脉、肾动脉和肢体动脉,引起冠心病、缺血性或出血性脑血管病、肾动脉和肢体动脉硬化等。心脑血管疾病是目前糖尿病的主要死亡原因之一。

2.微血管病变

微血管病变是糖尿病的特征性病变。糖尿病微血管病变主要累及视网膜、肾、神经和心肌组织,尤以肾病和视网膜病最为重要。糖尿病肾病临床表现为蛋白尿、水肿、高血压、肾衰竭,是1型糖尿病的主要死因。糖尿病视网膜病变可引起失明。

3.神经病变

主要累及周围神经,通常为对称性,由远至近缓慢进展,下肢较上肢重。表现为肢端感觉障碍呈手套袜子型分布,伴麻木、烧灼、针刺感等,随后有肢体疼痛,呈隐痛、刺痛等,后期累及运动神经,可引起弛缓性瘫痪和肌萎缩,以四肢远端明显。自主神经病变也较常见,表现为瞳孔改变、排汗异常、直立性低血压、心动过速、便秘、腹泻、尿潴留、尿失禁、阳痿等。

4.眼部病变

除视网膜微血管病变外,糖尿病还可引起白内障、青光眼、屈光改变、虹膜睫状体病变、黄斑病等,导致视力减退、失明。

5.糖尿病足

糖尿病足指由于糖尿病患者下肢远端神经异常和不同程度的周围血管病变,引起足部感染、溃疡和(或)深层组织破坏,是糖尿病患者截肢致残的主要原因。

四、辅助检查

(一)尿糖测定

尿糖阳性是诊断糖尿病的重要线索。24 h 尿糖定量,可作为判断疗效指标和调整降糖药物剂量的参考。但尿糖阴性不能排除糖尿病的可能。

(二)血糖测定

血糖升高是诊断糖尿病的重要依据,也是监测糖尿病病情变化和治疗效果的主要指标。有糖尿病症状且随机血糖 $\geqslant$ 11.1 mmol/L(200 mg/dL),或空腹血糖 $\geqslant$ 7.0 mmol/L(126 mg/dL),即可诊断糖尿病。

(三)葡萄糖耐量试验

血糖高于正常范围又未达到糖尿病上述诊断标准时,需进行葡萄糖耐量试验。在葡萄糖耐量试验中 2 h 血糖 < 7.7 mmol/L 为正常糖耐量;7.8~11.0 mmol/L 为糖耐量减低; $\geqslant$ 11.1 mmol/L(200 mg/dL),即可诊断糖尿病。

(四)糖化血红蛋白 A1 和糖化血浆清蛋白测定

作为糖尿病控制的监测指标之一,不作为诊断依据。糖化血红蛋白 A1 测定可反映抽血前 8~12 周的血糖状况,糖化血浆清蛋白测定可反映糖尿病患者近 2~3 周血糖总的水平。

(五)血浆胰岛素和 C 肽测定

血浆胰岛素和 C 肽测定有助于评价胰岛 β 细胞的储备功能,并指导治疗。

(六)其他

病情未控制的糖尿病患者,可有甘油三酯升高、胆固醇升高、高密度脂蛋白胆固醇降低。

五、治疗

(一)治疗原则

早期、长期、综合、个体化治疗的原则。治疗目标是纠正代谢紊乱,消除症状,防止或延缓并发症,维持健康与劳动(学习)能力,保障儿童生长发育,延长寿命,降低病死率。

(二)治疗措施

1.饮食治疗

饮食治疗是糖尿病的一项基础治疗,必须严格执行并长期坚持。饮食治疗对 1 型糖尿病患者有利于控制高血糖、防止低血糖发生,保证未成年人的正常生长发育。对 2 型糖尿病患者有利于减轻体质量,改善高血糖、高血压和脂代谢紊乱,延缓并发症的发生,减少降血糖药的使用剂量。

2.运动锻炼

适当的运动可以使糖尿病患者减轻体质量,增加胰岛素敏感性,促进糖的利用,改善血糖、血脂水平。

3.口服药物治疗

(1)促进胰岛素分泌剂:主要作用机制是刺激 β 细胞释放胰岛素。主要适用于饮食和运动治疗不能有效控制血糖的 2 型糖尿病患者。①磺脲类:第一代药物有甲苯磺丁脲、氯磺丙脲、醋磺己脲、妥拉磺脲等,第二代药物有格列本脲、格列吡嗪、格列齐特、格列波脲、格列喹酮等。治疗应从小剂量开始,并按治疗需要数天增加剂量 1 次,或改为早、晚餐前两次服药,直至病情控制。②非磺脲类:常用药物有瑞格列奈和那格列奈。

(2)双胍类:主要作用机制是促进肌肉等外周组织摄取葡萄糖,加速无氧糖酵解,抑制糖异生及糖原分解。对血糖在正常范围者无降血糖作用,单独用药不引起低血糖,与磺脲类联合使用可增强降血糖作用。常用药物主要有二甲双胍、苯乙双胍(降糖灵)。

(3)α-糖苷酶抑制药:作用机制是抑制小肠黏膜上的 α-糖苷酶,延缓糖类的吸收,降低餐后高血糖。药物有阿卡波糖(拜糖平)、伏格列波糖。

(4)噻唑烷二酮类:作用机制是使靶组织对胰岛素的敏感性增强,减轻胰岛素抵抗,故又称为胰岛素增敏药。常用药物有罗格列酮、吡格列酮。

4.胰岛素治疗

(1)适应证:1 型糖尿病;2 型糖尿病口服药物治疗未达良好控制者;糖尿病急性或严重合并症;糖尿病严重并发症;手术、妊娠及分娩。

(2)剂型:按来源不同分为猪、牛、基因重组人胰岛素;按作用时间一般分为速(短)效、中效、长(慢)效。目前又研制出一些胰岛素类似物。一类是快速胰岛素制剂,可在餐后迅速起效。赖脯胰岛素皮下注射后 15 min 起效,30～60 min 达峰,持续 4～5 h;门冬胰岛素注射后 10～20 min 起效,40 min 达峰,持续 3～5 h。另一类是长效胰岛素类似物,如甘精胰岛素皮下吸收慢,持续 24 h。胰岛素吸入是一种新的给药方式,主要有经肺、经口腔黏膜、经鼻腔黏膜吸收 3 种方式,有干粉状和可溶性液态 2 种。

(3)使用原则和剂量调节:胰岛素治疗应在一般治疗和饮食治疗的基础上进行,并按患者反应情况和治疗需要做适当调整。对 2 型糖尿病患者可选中效胰岛素,每天早餐前 30 min 皮下注射 1 次,首次剂量一般为 4～8 U,根据血糖和尿糖结果来调整。1 型糖尿病患者常选短效、中效胰岛素配合使用。

5.胰腺和胰岛细胞移植

胰腺和胰岛细胞移植技术也取得重要进展,有望从根本上控制糖尿病的发生和发展。

6.糖尿病酮症酸中毒的治疗

(1)输液:输液是抢救糖尿病酮症酸中毒首要的、极其关键的措施。不仅纠正脱水,还有助于降低血糖和清除酮体。常先补 0.9% 氧化钠注射液,当血糖降至 13.9 mmol/L(250 mg/dL)左右时改用 5% 葡萄糖注射液,并加入速效胰岛素(每 3～4 g 葡萄糖加 1 U 胰岛素)。补液总量按脱水程度而定,为 4 000～5 000 mL/d,严重失水者可达 6 000～8 000 mL/d。宜先快后慢,并根据血压、心率、尿量、末梢循环情况、中心静脉压等调整输液量和速度。

（2）胰岛素治疗：常用小剂量胰岛素疗法，可用普通胰岛素加入 0.9％氯化钠注射液中持续静脉滴注、间歇静脉注射或间歇肌内注射，剂量均为 0.1 U/(kg·h)，当血糖降至 13.9 mmol/L 时，改输 5％葡萄糖注射液并加入速效胰岛素。用药过程中需每 1～2 h 监测血糖、血钾、血钠和尿糖、尿酮等，酌情调节剂量。

（3）纠正电解质及酸碱平衡失调：轻症患者经输液和注射胰岛素后，酸中毒可逐渐纠正，不必补碱。重度酸中毒 pH<7.1 或二氧化碳结合力（CO_2CP）为 4.5～6.7 mmol/L 时可用 5％碳酸氢钠稀释至等渗溶液（1.25％）后静脉滴注。应避免与胰岛素使用同一通路，以防降低胰岛素效价。治疗过程中需定时监测血钾水平，结合心电图、尿量，及时补钾，并调整补钾量和速度。

（4）祛除诱因和防治并发症：如休克、感染、心力衰竭、肾衰竭等。

7.高渗性非酮症糖尿病昏迷的治疗

治疗原则与酮症酸中毒相似。因脱水严重应积极补液。可先输 0.9％氯化钠注射液和胶体溶液，尽快纠正休克，同时以 0.1 U/(kg·h)的速度静脉滴注胰岛素。当血糖下降至 16.7 mmol/L 时，可输注 5％葡萄糖注射液并加入胰岛素，监测血钾水平，结合心电图、尿量，及时补钾，并调整补钾量和速度。

六、护理

（一）基础护理

1.饮食护理

护理人员应向患者介绍饮食治疗的目的、意义，并与患者和家属共同制订护理计划，指导患者饮食。

（1）计算理想体质量：按患者年龄、性别、身高查表或用简易公式推算理想体质量［理想体质量（kg）＝身高（cm）－105］。

（2）计算每天所需总热量：根据理想体质量和工作性质，计算出每天总热量。成年人休息状态下，每天每千克理想体质量给予热量 105～125.5 kJ（25～30 kcal），轻体力劳动 125.5～146 kJ（30～35 kcal），中体力劳动 146～167 kJ（35～40 kcal），重体力劳动 167 kJ（40 kcal）以上。儿童、孕妇、乳母、营养不良及消耗性疾病者应酌情增加，肥胖者酌减，使体质量逐渐下降至理想体质量的 5％左右。

（3）糖类、蛋白质、脂肪的分配：①糖类占食物总热量的 50％～60％；②蛋白质占总热量的 12％～15％，成人每天每千克理想体质量给予 0.8～1.2 g，儿童、孕妇、乳母、慢性消耗性疾病患者等可增至 1.5～2.0 g，伴肾功能不全者应限制在 0.8 g；③脂肪占总热量的 30％左右。

（4）热量分布：在确定总热量以及糖类、脂肪、蛋白质组成后，把热量换算成食物重量，每克糖类、蛋白质均产热 16.7 kJ（4 kcal），每克脂肪产热 37.7 kJ（9 kcal），然后制定食谱。三餐热量分布大概为 1/5、2/5、2/5 或 1/3、1/3、1/3，或分成四餐为 1/7、2/7、2/7、2/7，可按患者生活习惯、病情及配合治疗的需要来调整。

（5）糖尿病患者饮食注意事项：①定时进食。口服降血糖药物及注射胰岛素者应在用药后按时进食。②定量进食。饮食中的主、副食数量应基本固定，要严格按照医护人员制订的食谱，避免随意增减。每餐应将计划饮食吃完，如果不能吃完全餐，须当天补足未吃完食物的热量与营养素。③限制甜食。提倡食用粗制米面和杂粮，忌食葡萄糖、蔗糖、蜜糖及其制品，忌食含糖分高的水果。④增加纤维素。含纤维素的食物包括豆类、蔬菜、粗谷物、含糖分低的水果。每天饮食中食用纤维含量以不少于 40 g 为宜。

2.适量运动

根据年龄、性别、体力、病情及有无并发症、胰岛素治疗及饮食治疗等情况决定运动的方式和强度。运动的方式和强度，应因人而异、循序渐进、量力而行、持之以恒，切忌随意中断，提倡"有氧运动"，并随身携带糖尿病卡片和食品以防低血糖的发生。

(1)运动锻炼的方式：最好做有氧运动，以达到重复大肌肉运动，加强心肺功能，改善循环、降低血糖的目的。如步行、慢跑、骑自行车、做广播操、打太极拳、游泳、跳交谊舞、打乒乓球等，其中以步行为首选的锻炼方式。

(2)运动的注意事项：①选择合适的时间。运动应尽量避免恶劣天气，不在酷暑及炎热的阳光下或严冬凛冽的寒风中运动。运动时间最好在餐后 1 h 后，以免空腹运动发生低血糖。②达到适当的运动强度。合适的运动强度，可根据患者的具体情况而定，运动强度须逐渐增加，以不感到疲劳为度。一般为每天 1 次。肥胖患者可适当增加活动次数。③病情变化时应及时停止运动并就诊。运动中出现饥饿感、心悸、出冷汗、头晕及四肢无力或颤抖等，表明已出现低血糖，应休息并进食；运动中出现胸闷、胸痛、视物模糊时，应就地休息，联系就诊。④携带卡片，结伴而行。运动时随身携带糖尿病卡片和糖果，以备急用。结伴运动，既可以调节情绪，又可相互照应。

(二)疾病护理

1.使用口服降糖药患者的护理

(1)遵医嘱按时按量服药：磺脲类药应在餐前 30 min 服用。非磺脲类：瑞格列奈，从小剂量开始于餐前或进餐时口服，按病情逐渐调整剂量，不进餐不服药；那格列奈，一般餐前口服。双胍类药应在餐前或餐中服。α-糖苷酶抑制药应与每餐第一口饭同时嚼服。

(2)密切观察药物的不良反应：磺脲类药物不良反应主要是低血糖反应，以及胃肠道反应、皮肤瘙痒、肝功能损害、血细胞减少等。双胍类不良反应有胃肠道反应，如口苦、金属味、恶心、呕吐、腹泻等。α-糖苷酶抑制药不良反应为胃肠道反应，如腹胀、腹泻或排气增多。胰岛素增敏药噻唑烷二酮类不良反应轻微、少见，主要是水肿、肝功能损害。

2.胰岛素治疗的护理

(1)注射部位和方法：在上臂三角肌、腹壁、大腿前侧、臀部轮换注射，以腹壁注射吸收最快。长、短效胰岛素混合使用时，应先抽吸短效胰岛素，再抽吸长效胰岛素，然后混匀，而不可相反，以免将长效胰岛素混入短效胰岛素而影响其速效性。目前市场上有各种比例的预混制剂，可按患者要求选用，最常用的是含30%短效和70%长效的制剂。可选用胰岛素专用注射器或笔型胰岛素注射器。有条件时可采用持续皮下胰岛素输注(俗称胰岛素泵)，是指放置速效胰岛素的容器通过导管分别与针头和泵连接，针头置于腹部皮下组织，用可调程序的微型电子计算机控制胰岛素输注，模拟胰岛素的持续基础分泌(通常为 0.5～2 U/h)和进餐时的脉冲式释放，胰岛素剂量和脉冲式注射时间均可通过计算机的程序调整来控制。要求定期更换导管和注射部位以避免感染和针头堵塞。

(2)胰岛素制剂保存：保存在低于 25 ℃室温内 1 个月，效价不会受到影响，保存在 2～8 ℃时，活力可维持 2～3 年。不能冰冻保存，应避免温度过高、过低(不宜<2 ℃或>30 ℃)及剧烈晃动。

(3)胰岛素疗效的观察及护理：对采用强化胰岛素治疗或 2 型糖尿病应用胰岛素者应加强观

察有无低血糖反应和早晨空腹血糖较高的情况(如"黎明现象",即夜间血糖控制良好,仅于黎明一段时间出现高血糖;"Somogyi 现象",即在夜间曾有低血糖,在睡眠中未被察觉,继而发生低血糖后的反跳性高血糖)。发现以上情况应及时报告医师,配合医师进行夜间多次血糖测定并遵医嘱调整晚间胰岛素的用量。部分 1 型糖尿病患者在胰岛素治疗一段时间内病情可部分或全部缓解,胰岛素用量可减少或完全停用,称为"糖尿病蜜月期",但缓解是暂时的,其持续时间自数周至数月不等,一般不超过 1 年。对这种患者应加强对其病情的动态观察。

(4)胰岛素的不良反应及护理:①低血糖反应,临床常见,是糖尿病致死原因之一,多发生于夜间,可表现为头晕、心悸、多汗、面色苍白、强烈的饥饿感甚至昏迷。对低血糖反应者,及时检测血糖,根据病情可进食糖果、含糖饮料或静脉推注 50%葡萄糖注射液 20～30 mL。②胰岛素过敏,主要表现为注射部位瘙痒、荨麻疹,对胰岛素过敏者,立即更换胰岛素种类并抗过敏治疗。③注射部位皮下脂肪萎缩或增生,停止使用该部位后可缓慢自然恢复。

3.专科护理

(1)预防感染:主要包括皮肤护理、呼吸道护理、口鼻腔护理、足部护理。

皮肤护理:①注意个人卫生,便后洗手。鼓励患者勤洗澡,勤换衣服,勤剪指甲,保持皮肤清洁、完整,以防皮肤化脓感染。②指导患者选择质地柔软、宽松的衣裤,避免使用松紧带和各种束带。③护理操作时应严格无菌技术。④如有外伤或皮肤感染时,不可任意用药,应由医师处理。

呼吸道、口鼻腔护理:①保持呼吸道通畅,避免与呼吸道感染者接触,如肺炎、感冒、肺结核等;②指导患者保持口腔清洁,做到睡前、晨起后刷牙,餐后漱口;③重症患者,护士应每天给予特殊口腔护理,防治口腔疾病。泌尿道护理:应注意会阴部的干燥、清洁,勤换内衣,女患者经期应增加清洗的次数。如有尿潴留尽量避免插入导尿管以免感染,可采用人工诱导排尿、膀胱区热敷或按摩等方法,以上方法无效时,应在严格无菌操作下行导尿术。

足部护理:①首先保持皮肤清洁,每天睡前用温水(最好是 38 ℃左右)浸泡双足 15～20 min,仔细擦干。应每天检查足部,观察足部皮肤颜色、温度改变、神经感觉。②注意保暖,尤其是在冬天,穿棉袜、棉鞋且要宽松、舒适。每天穿鞋时先用手检查鞋内有无硬物,以防损伤足部皮肤。③教会患者从趾尖向上按摩足部及下肢,以达到恢复和提高足部感觉功能的目的。④对于易于干燥的足,可使用薄薄的一层润滑油脂,例如婴幼儿润肤露。⑤指导患者学会正确修剪趾甲,不要把趾甲剪得过短,不要随意修剪足上的鸡眼或结痂。⑥如果已发生足部溃疡,应及时与医师联系,及早治疗。

(2)酮症酸中毒、高渗性昏迷的护理:①立即建立两条静脉通路,遵医嘱补液,给予有关治疗用药。②患者绝对卧床休息,专人护理。③严密观察和记录患者生命体征、神志、瞳孔的变化以及液体出入量。④监测并记录尿糖、血糖、血酮、尿酮水平以及动脉血气分析和电解质的变化。⑤昏迷者按昏迷常规护理。

(三)健康教育

(1)介绍糖尿病防治的基本知识,指导高危人群积极预防和控制危险因素,如改变不健康的生活方式、不吸烟饮酒、少吃盐、合理膳食、积极参加适当的运动锻炼、减少肥胖等,均可降低 2 型糖尿病的发生。

(2)介绍糖尿病饮食配制的具体要求和措施,指导患者自己烹调。介绍运动锻炼的方式和注意事项。指导患者平时注意个人卫生,生活规律,学会足部护理的方法。

(3)通过教育,使患者及家属认识到糖尿病是终身疾病,治疗需持之以恒。指导家属应关心和帮助患者,协助患者遵守饮食计划,并给予精神支持和生活照顾。指导患者学会尿糖测定,以及便携式血糖计的使用,并能正确地判断检查结果,告知血糖控制的标准。使用胰岛素的患者应学会消毒方法、注射方法、胰岛素剂量计算方法和保存方法。

(4)介绍口服降糖药的不良反应和低血糖反应的症状,指导患者及家属尽早识别病情变化及其并发症的发生,如发生低血糖反应立即进食糖类食物或饮料,并休息 10~15 min,如低血糖反应持续发作,应及时就诊。并定期门诊复查。

(5)随身携带患者识别卡,以便患者发生病情变化时及时得到救治。

(魏玉玲)

第十五节　嗜铬细胞瘤

嗜铬细胞瘤是指由神经嵴起源的嗜铬细胞肿瘤,肿瘤细胞主要合成和分泌大量的儿茶酚胺。肿瘤大多来源于肾上腺髓质的嗜铬细胞,另一部分来源于肾上腺外的嗜铬组织,称为肾上腺外的嗜铬细胞瘤。嗜铬细胞瘤的发病率较低,在初诊的高血压患者中所占比例为 0.1%~0.5%。各年龄段均可发病,其发病高峰为 30~50 岁,男性和女性的发病率基本上相同,儿童少见。80%~90% 的嗜铬细胞瘤是良性的,恶性占 10%~16%。嗜铬细胞瘤偶为遗传性,可为多发性内分泌腺瘤综合征的一部分。家族性嗜铬细胞瘤的发病率不尽相同,为 5%~23%,常累及双侧肾上腺。

一、常见病因

散发型嗜铬细胞瘤的病因仍不清楚,常为单个,80%~85% 的肿瘤位于肾上腺内,右侧略多于左侧,少部分肿瘤位于肾上腺以外的嗜铬组织。家族性嗜铬细胞瘤则与遗传有关,常为多发性,也多位于肾上腺内,可累及双侧肾上腺,肾上腺外少见。

二、临床表现

主要表现为高血压和头痛、心悸、多汗三联征,高血压表现为阵发性、持续性或在持续性高血压的基础上有阵发性加重。少数严重病例表现为嗜铬细胞瘤高血压危象,其特点表现为血压骤升达超警戒水平或高、低血压反复交替发作,血压大幅度波动,时而急剧升高,时而突然下降,甚至出现低血压休克。有的患者在高血压危象时发生脑出血或急性心肌梗死。其他表现包括直立性低血压和休克、胸痛、心绞痛,甚至急性心肌梗死,基础代谢率上升,出现不耐热、多汗、体质量减轻等表现,血糖升高,精神紧张、焦虑、烦躁,严重者有恐惧感或濒死感。有的患者可出现晕厥、抽搐、症状性癫痫发作等精神、神经症状。

三、治疗原则

手术切除是嗜铬细胞瘤最终的治疗手段。术前必须进行一段时间(一般为 2 周)的肾上腺能受体阻滞治疗,以抑制过度受刺激的交感神经系统,恢复有效血容量,提高患者的手术耐受力。手术成功的关键是充分的术前准备,术前应按常规给予药物治疗。

(一)α-肾上腺受体阻滞剂

酚苄明(氧苯苄胺)是首选的 α 受体阻滞剂,常用于手术前准备,一般应在 2 周以上。

(二)补充血容量

血压基本控制后,患者可食用高钠饮食,必要时在手术前静脉输注血浆或其他胶体溶液。血容量恢复正常后,发生直立性低血压的频率和程度可明显减轻。

(三)其他降压药治疗

钙通道阻滞剂、血管紧张素转化酶抑制剂对嗜铬细胞瘤高血压也有一定的降低作用。硝普钠可用于嗜铬细胞瘤高血压危象发作时或手术中血压持续增高时的抢救。

四、护理评估

(1)根据患者的症状和体征评估患者嗜铬细胞瘤疾病情况。

(2)根据高血压程度评估心脑肺受累的情况,出现异常立即为患者测血压并记录。

(3)根据全身状况评估耐受手术的程度。

(4)根据患者阵发性高血压发作的诱因,评估发作的强度及频率。

(5)评估患者情绪,判断有无兴奋、激动的心理因素及焦虑程度。

(6)评估患者出汗情况,判断基础代谢情况。

五、护理要点及措施

(一)心理护理

由于嗜铬细胞瘤分泌大量的激素对机体代谢的影响,可引起多系统功能异常,术前需进行多项特殊检查和充分的术前准备,因此应向患者耐心解释疾病相关知识、检查的目的及手术治疗的必要性,以消除其焦躁情绪,减少刺激,避免因过度激动和悲伤而加重病情,使其主动配合治疗和护理。

(二)饮食护理

给予低盐、高蛋白质饮食,多食含钾、钙、维生素高的食物,合并糖尿病者给予糖尿病饮食,以控制血糖。因患者基础代谢增高,常出汗,消耗大,应鼓励患者多喝水。

(三)活动护理

患者可因精神刺激、身体活动、肿瘤被挤压而出现发作性高血压,因此应限制患者活动范围,勿远离病房,防止跌倒,加强防护措施。针对诱因,采取措施减少高血压发作,并随时做好发作时的抢救工作。

(四)观察血压、心率变化

应用药物控制血压、心率时,应注意用药前后血压、心率的变化及用药后反应,特别是静脉应用扩血管药物治疗时要随血压变化调整合适的滴速,避免血压骤升骤降,血压控制正常或接近正常 2～4 周,血压稳定方可手术。

(五)预防感染

防止着凉,避免感冒;保持室内空气新鲜,每天开窗通风 2 次,每次 30 min;保持床铺清洁,注意患者皮肤卫生;术前 1 d 遵医嘱应用足量抗生素。

六、健康教育

(一)心理疏导

给患者讲解保持平静心情,避免兴奋、激动的意义。

(二)指导患者学会自我护理

防止外伤,注意卫生,预防感染。防着凉,防感冒。尽量避免诱发因素,如突然的体位变化、取重物、咳嗽、情绪激动、挤压腹部等高血压发作诱因。

(三)用药指导

术后需肾上腺皮质激素替代治疗者应坚持服药,在肾上腺功能恢复的基础上逐渐减量,切勿自行加减药量。术后血压仍较高者,需服用降压药治疗,定时测量血压,根据血压调整药量,勿自行加减药量或停药。

(四)定期复查

术后 2 周复查血、尿内邻苯二酚胺及其代谢产物的含量,观察有无变化。

（魏玉玲）

第十六节　垂体瘤

垂体瘤是指一组来自腺垂体和神经垂体及胚胎期颅咽管囊残余鳞状上皮的肿瘤。临床上有明显症状者约占颅内肿瘤的 10%,无症状的微腺瘤较常见。以前叶的腺瘤占大多数,来自后叶者少见。本病患者男性略多于女性,发病年龄大多在 30～50 岁。

一、常见病因

垂体瘤的病因尚未完全阐明。涉及的因素有遗传性垂体瘤、激素分泌性垂体瘤、无功能性垂体腺瘤。

二、临床表现

(一)垂体瘤分泌激素的表现

高催乳素血症、巨人症与肢端肥大症、垂体性甲状腺功能亢进症、皮质醇增多症、性早熟与性腺功能减退、无功能性垂体瘤。

(二)肿瘤压迫的表现

头痛、视神经通路受压、海绵窦综合征、下丘脑功能紊乱、嗅觉丧失与尿崩症、垂体卒中、脑积水、颅内压增高、癫痫样抽搐、脑脊液鼻漏。

(三)垂体激素缺乏伴催乳素分泌增多的表现

身材矮小、性发育延迟、高催乳素血症、尿崩症、垂体性甲状腺功能减低症、肾上腺皮质功能减退危象。

三、辅助检查

(一)一般检查

仔细询问病史和体格检查,包括神经系统、眼底、视力、视野检查,为垂体瘤的诊断提供重要依据。

(二)X线检查

除垂体大肿瘤破坏蝶鞍骨结构,一般头颅X线检查缺乏特异性和灵敏度,已被一些先进技术所取代。

(三)影像学检查

垂体肿瘤的诊断主要采用影像技术,如CT、MRI检查。其具有无创伤性、费用低等优点。MRI不仅可发现直径3 mm的微腺瘤,而且可显示下丘脑结构,对于临床判断某些病变有肯定价值。

(四)各种垂体激素测定

对诊断和鉴别诊断可提供一定的参考和疗效的判断。

四、治疗

垂体瘤的治疗目标:①减轻或消除肿瘤占位病变的影响;②纠正肿瘤分泌过多激素;③尽可能保留垂体功能。应从肿瘤的解剖、病理生理学和患者的全身情况来研究具体治疗方案。

(一)手术治疗

除催乳素瘤一般首先采用药物治疗外,所有垂体瘤尤其大腺瘤和功能性肿瘤,尤其压迫中枢神经系统和视神经束,药物治疗无效或不能耐受者均宜考虑手术治疗。除非大腺瘤已向鞍上和鞍旁伸展,要考虑开颅经额途径切除肿瘤,鞍内肿瘤一般均采取经蝶显微外科手术切除微腺瘤,手术治愈率为70%~80%,复发率5%~15%。术后并发症,如暂时性尿崩症、脑脊液鼻漏、局部血肿、脓肿,感染发生率较低,病死率很低(<1%)。大腺瘤尤其是向鞍上或鞍旁发展的肿瘤,手术治愈率降低,术后并发症增加,较多发生尿崩症和腺垂体功能减退症,病死率也相对增加,可达10%。

(二)其他治疗

放疗、药物治疗。

五、护理评估

(一)健康史及相关因素

包括家族中有无垂体瘤系列发病者,初步诊断发病的时间,有无对生活质量的影响,发病特点。

1.一般情况

患者的年龄、性别、职业、婚姻状况、营养状况等,尤其注意有无外伤史,强烈的精神刺激、与现患疾病相关的病史和药物应用情况及过敏史、手术史、家族史、遗传病史和女性患者生育史。

2.发病特点

患者有无身材矮小、低代谢状态、第二性征消失。

3.相关因素

患者是否存在继发性性腺、肾上腺皮质、甲状腺功能减低症和生长激素缺乏。

(二)身体状况

(1)局部:头颅有无外伤、异常状况。

(2)全身:营养状况、重要脏器功能状况。

(3)辅助检查:包括特殊检查及有关手术耐受性检查的结果。

六、护理要点及措施

(一)预防意外发生

护理要点及措施:①给予安静环境,以利于充分休息;②不宜过度劳累和剧烈运动;③渐进性地改变姿势,以免血压变化,发生意外;④上厕所或活动时,给予协助,避免跌倒;⑤安装床档、固定床轮;⑥保持地面干净、防止滑倒。

(二)预防感染

护理要点及措施:①摄取足够的营养,以增进对感染的抵抗力。②减少到公共场所的机会;预防呼吸道、皮肤、泌尿系统、口腔、会阴部的感染。③更换液体、敷料宜采用无菌技术。④注意皮肤清洁,避免皮肤过度干燥或抓伤。⑤遵医嘱合理使用抗生素。

(三)给予精神支持

护理要点及措施:①给予患者关爱与温暖,及时探望患者;②应体谅患者的动作缓慢,避免轻视或不耐烦的表情;③给予患者倾诉的机会和时间;④协助家属给予支持;⑤注意患者的情绪变化。

(四)预防昏睡

护理要点及措施:①密切观察生命体征;②观察低血压、低血糖的症状;③随时评估患者的意识状态,并维持呼吸道通畅;④建立输液通道,并随时补充适当的水分;⑤注意电解质失调的症状。

七、健康教育

(1)指导患者保持心情愉快,避免压力过大或情绪激动。

(2)避免发生感染。

(3)认识服用的药物种类、剂量及不良反应,并按时按量服用。

(4)指导认识药物任意停用的危险性,且避免任意增减剂量。

(5)遇有感染、发热、压力增加造成身体不适时,应及时就医。

(6)避免长途旅行,如必须长途旅行在外,必须携带药物。

(7)外出应随身携带识别卡,以备发生意外时,可紧急对症处理。

(8)过马路时要小心车辆,避免因动作缓慢而发生意外。

(9)冬天要添加衣物,注意保暖。

(魏玉玲)

第五章

神经外科护理

第一节 病毒性脑膜炎

病毒性脑膜炎是一组由各种病毒感染引起的软脑膜(软膜和蛛网膜)弥漫性炎症综合征,主要表现为发热、头痛、呕吐和脑膜刺激征,是临床最常见的无菌性脑膜炎。大多数为肠道病毒感染,包括脊髓灰质炎病毒、柯萨奇病毒 A 和 B、埃可病毒等,其次为流行性腮腺炎病毒、疱疹病毒和腺病毒感染,疱疹病毒包括单纯疱疹病毒及水痘带状疱疹病毒。脑脊液无色透明,有以淋巴细胞为主的白细胞计数增多,糖和氯化物正常。病程呈良性,多在 2 周以内,一般不超过 3 周,有自限性,预后较好。病毒若在侵犯脑膜的同时侵犯脑实质,则形成脑膜脑炎。

一、常见病原学

根据病毒核酸的特点,可以将引起脑膜炎的病毒分为 DNA 病毒和 RNA 病毒两大类。RNA 病毒通常在被感染细胞的细胞质内复制,DNA 病毒在核内复制。具有代表性的人类常见的神经系统病毒为 RNA 病毒中的柯萨奇病毒,DNA 病毒中的单纯疱疹病毒、巨细胞病毒等。由于可引起脑膜炎的病毒多达 100 种以上,以下仅介绍几种临床常见的病毒及其相应临床特点。

(一)肠道病毒属中的柯萨奇病毒

肠道病毒可引起流行性和散发性的病毒性脑膜炎。可引起病毒性脑膜炎的肠道病毒包括柯萨奇病毒、埃可病毒、脊髓灰质炎病毒、肠道病毒 71 型等。这里介绍其中的柯萨奇病毒。

柯萨奇病毒是一种肠病毒,为 RNA 病毒,分为 A 和 B 两类,是常见的经呼吸道和消化道感染人体的病毒,一般在夏秋季呈流行或散在发生。A 和 B 两类柯萨奇病毒均可引起脑膜炎,以儿童发病为主,少数见于成人。其中,手足口病患者中许多与柯萨奇 A 组病毒 16 感染有关,是手足口病暴发传染的重要病因;而 B 类中的 B5 亦常引起局部地区脑膜炎的流行。国内文献提示,柯萨奇病毒是引起病毒性脑膜炎的主要病因,可占所有儿童病毒性脑炎的 39.22%～72.7%,是夏秋季病毒性脑膜炎暴发流行的常见病因。

1.发病机制

柯萨奇病毒主要经粪-口、呼吸道传播感染人类,在肠道、上呼吸道的内皮细胞和淋巴组织内复制,进一步形成病毒血症,体内任何脏器均可受累,主要靶器官是中枢神经系统、心脏、皮肤黏膜、肌肉等。柯萨奇病毒主要通过脉络丛进入脑脊液侵犯脑膜,引发脑膜炎症病变。因此,柯萨奇病毒主要引起脑膜炎,部分可兼见脑炎。柯萨奇病毒、埃可病毒(ECHO 病毒)和肠道病毒 71 型是病毒性脑膜炎最常见的 3 种致病病毒。

2.临床表现

柯萨奇病毒主要引起脑膜炎,部分可兼见脑炎。由于柯萨奇病毒的靶器官较多,因此除了可见脑膜炎表现外,往往可以兼见其他靶器官受累的表现。如柯萨奇 A 组病毒 16 引起的手足口病患者,可见手、足、口、臀部红色丘疹,而其中的重症患者还可合并心肌炎。一些柯萨奇病毒 B 型感染除了可引起脑膜炎外,亦可引起心肌炎、肝炎、溶血性贫血和肺炎。常合并脑外器官受累是柯萨奇病毒所致脑膜炎的一个特点。

此外,有研究者报道了成年重症柯萨奇病毒脑膜炎的特点,患者均为健康成年人,无免疫功能低下病史。临床表现较一般病毒性脑膜炎危重,以脑实质损害为主,表现为发热伴肢体瘫痪、癫痫、认知功能减退及延髓麻痹呼吸循环衰竭等,且病程长、预后不良。影像学表现为头颅 MRI 病变部位集中在双侧丘脑、基底节及脑干等中线结构,且双侧对称,但不同于单纯疱疹性脑炎颞叶损害的特点。

(二)疱疹病毒属中的单纯疱疹病毒

引起散发性病毒性脑膜炎最多的是疱疹病毒属,其中单纯疱疹病毒所致脑膜炎占散发性坏死性脑膜炎的 20%~75%,病死率为 19%~50%,而巨细胞病毒可能是第二位的,其次是水痘-带状疱疹病毒。

单纯疱疹病毒(herpes simplex virus,HSV)可分为 HSV-1 和 HSV-2,能引起多种人类疾病。HSV-1 的原发感染常局限在口咽部,主要引起龈口炎;而 HSV-2 的原发感染主要引起生殖器疱疹。HSV-1 和 HSV-2 均可以引起脑膜炎,但以 HSV-1 为主,约占单纯疱疹性脑膜炎的 90%。

1.发病机制

HSV 通过密切接触与性接触传播,亦可通过飞沫传播。感染 HSV 后首先在口腔和呼吸道或生殖器引起原发感染,机体康复后并不能彻底消除病毒。病毒以潜伏状态长期存在体内,神经节中的神经细胞是病毒潜伏的主要场所,HSV-1 主要潜伏在三叉神经节或脊神经节中,而 HSV-2 潜伏在骶神经节。一旦机体免疫力下降,潜伏的病毒再度活化,沿神经轴突进入中枢神经系统,引起脑膜脑炎。成人超过 2/3 的 HSV-1 脑炎是由再活化感染而引起,其余由原发感染引起。而 HSV-2 则大多数由原发感染引起,且 HSV-2 所引起的单纯疱疹性脑炎主要发生在新生儿,是新生儿通过产道时被 HSV-2 感染所致。当 HSV 病毒在中枢神经系统中活化后,最常累及大脑颞叶、额叶及边缘系统,引起脑组织出血性坏死和(或)变态反应性脑损害。

2.临床表现

由 HSV-1 引起的脑炎称为 I 型单纯疱疹性脑炎,与流行性乙型脑炎、柯萨奇病毒脑炎相比,其发病无季节性,无地区性,无性别差异。成年人临床上具有以下特点:①急性起病,病程长短不一,25%患者有口唇疱疹病史。②前期症状有卡他、咳嗽等上呼吸道感染症状及头痛发热等。③首发症状多表现为精神和行为异常,如人格改变、记忆力下降、定向力障碍、幻觉或妄想等。④不同程度神经功能受损表现,如偏瘫、偏盲、眼肌麻痹等,局灶性症状两侧多不对称。亦可有多种形式的锥体外系表现,如扭转、手足徐动或舞蹈样多动。⑤不同程度意识障碍,如嗜睡、昏睡、昏迷等,且意识障碍多呈进行性加深。⑥常见不同形式的癫痫发作,严重者呈癫痫持续状态。⑦肌张力增高,腱反射亢进,可有轻度脑膜刺激征,重症者还可表现为去脑强直发作或去皮质状态。⑧颅内压增高,甚至脑疝形成。

二、诊断标准

(一)轻症病毒性脑膜炎的诊断标准

可以引起中枢神经系统感染的病毒种类繁多,据研究,全世界有100余种病毒可以引起脑膜炎。不同病毒所致的脑膜炎病情轻重不一,但发热、头痛、神经受损征及脑膜刺激症状几乎是神经系统病毒感染性疾病的共同临床表现。按照是否具有传染性,病毒性脑膜炎可以分为流行性和散在性两大类型,前者多为具有传播媒介的病毒性脑炎(如乙型脑炎、肠道病毒引起的脑炎等),后者主要由疱疹病毒等引起。

1.流行性脑膜炎的诊断

(1)处于流行性脑膜炎的疫区,有相应传播途径的接触史。如流行性乙型脑炎这类经虫媒传播者多发于夏季、秋季蚊虫活跃季节,有蚊虫叮咬史。

(2)急性起病,出现脑膜炎的临床表现,主要包括发热、头痛、精神障碍,严重者可出现癫痫发作、意识障碍,累及脑膜者可见脑膜刺激症状。同时可伴有相应病毒的其余临床表现,如手足口病可见手、足、口、臀部皮疹。

(3)脑脊液常规检查符合病毒感染特点,主要表现为蛋白含量轻度增高,糖和氯化物含量正常。

(4)脑电图可有异常发现,常见的异常为阵发性慢波、癫痫样放电;影像学检查(MRI优于CT)提示脑实质、脑膜受累的炎症表现。

(5)特异性的血清或脑脊液抗体检查有相应的阳性动态变化。

(6)病毒学检查阳性,包括特异性核酸检测阳性,或者分离出病毒。

在流行性脑膜炎流行季节,符合上述(1)～(3)项可临床诊断,如(5)(6)符合1项及以上为确诊病例。

2.散发性脑膜炎的诊断

(1)可有前驱或现行的病毒感染表现,如上呼吸道病毒感染、口唇或生殖道疱疹、皮肤黏膜疱疹等。

(2)急性或亚急性起病,出现脑膜炎的临床表现,常见症状包括发热、头痛,严重者可出现癫痫发作、意识障碍,部分患者以行为、精神障碍为主要表现,累及脑膜者可见脑膜刺激症状。

(3)脑脊液常规检查符合病毒感染特点,主要表现为蛋白含量轻度增高,糖和氯化物含量正常。

(4)脑电图可有异常发现,常见的异常为局灶性慢波、癫痫样放电;影像学检查(MRI优于CT)提示脑实质、脑膜受累的炎症表现,不同的病毒感染在脑实质受累部位上有一定的区别,如疱疹病毒脑炎常见额、颞叶软化病灶。

(5)特异性的血清或脑脊液抗体检查有相应的阳性动态变化。

(6)病毒学检查阳性,包括特异性核酸检测阳性,或者分离出病毒。

符合上述(1)～(4)项可临床诊断,如(5)(6)符合1项及以上为确诊病例。

在临床上,除了符合上述诊断标准的病毒性脑膜炎患者外,还有少数患者的临床及影像学表现均不典型,而病毒的血清学、病毒分离在临床上仍有一定的应用局限,使得这部分非典型的脑膜炎患者的临床诊断存在困难。此时,病毒性脑膜炎的诊断在临床上是一个排他性诊断,需要与其他疾病相鉴别,如不典型的化脓性脑膜炎、肺炎支原体脑炎、多发性硬化等。此外,部分特殊病毒引起的脑膜炎有其相对特殊的临床病程经过及特点,如麻疹病毒引起的亚急性硬化性全脑炎等。对于这部分临床表现不典型、临床表现特殊的病毒性脑膜炎患者,需要加强警惕,避免漏诊、误诊。

(二)重症病毒性脑膜炎的诊断

对于病毒性脑膜炎的重症诊断,目前尚无统一认识。有学者认为,对于出现下列临床表现者,可定义为重症病毒性脑膜炎。

(1)起病急,病情在短时间内进展迅速。

(2)出现下列 1 项及 1 项以上的严重神经系统表现:①意识障碍,临床表现为嗜睡、昏睡,甚至昏迷;②癫痫发作,尤其是癫痫持续状态者;③严重的神经功能损害,如多脑神经损害、严重的偏瘫或截瘫。④影像学具有脑肿胀、脑疝等危险征象。

(3)并发其他器官的急性功能障碍,如呼吸衰竭、循环功能障碍等。

三、治疗

(一)抗病毒治疗

1.流行性乙型脑炎

目前仍无针对性治疗流行性乙型脑炎的抗病毒药物。有个别文献提示,可早期试用广谱抗病毒药物,如利巴韦林、干扰素,但疗效缺乏循证医学证据。

2.柯萨奇病毒脑膜炎

同样无针对性治疗的抗病毒药物。

3.单纯疱疹性脑膜炎

抗病毒治疗首选阿昔洛韦(又名无环鸟苷),具有抑制 HSV-DNA 聚合链的作用,可透过血-脑屏障,毒性较低。

用药方法:每次 10~15 mg/kg,每天 2~3 次,静脉滴注,连用 10~21 d。

当临床提示单纯疱疹性脑炎或不能排除时,即应给予阿昔洛韦治疗,而不应因等待病毒学结果而延误用药。

其他可供考虑选用的抗病毒药物包括更昔洛韦、喷昔洛韦和泛昔洛韦。

(二)其他治疗

1.抑制炎症反应

肾上腺皮质类固醇能抑制单纯疱疹性脑炎的炎症反应和减轻水肿,多采用早期大量和短期给药原则。

地塞米松因不良反应较弱,为重症单纯疱疹性脑炎治疗中的常用药物,临床多用 10~20 mg/d,每天 1 次,静脉滴注,连用 10~14 d,而后改为口服泼尼松 30~50 mg,每天 1 次,病情稳定后每3 天减少 5~10 mg,直至停止。

甲泼尼龙抗炎作用是所有激素中最强的。严重时可采用冲击治疗,用量为 500~1 000 mg,静脉滴注,每天 1 次,连续 3 d;然后改为口服泼尼松 30~50 mg,每天上午 1 次,以后 3~5 d 减少 5~10 mg,直至停止。

2.控制颅内压

对于颅内压升高的患者,应采用甘露醇、呋塞米等药物进行脱水治疗,控制颅内压。

3.防止并发症

(1)抗菌治疗:合并细菌感染时,应根据药敏结果采用适当的抗生素,如果发生真菌感染,还应加用抗真菌药物。

(2)对高热者,配合给予积极的降温治疗;伴有抽搐癫痫发作者,给予抗癫痫治疗;对昏迷患者应保持呼吸道通畅,加强口腔和皮肤护理,并维持水电解质平衡营养代谢;在恢复期,可采用理疗、针灸等帮助神经功能恢复。

四、护理评估

(一)健康史

发病前有无发热及感染史(呼吸道、消化道)。

(二)症状

发热、头痛、呕吐、食欲减退、腹泻、乏力、皮疹等。

(三)身体状况

(1)生命体征及意识,尤其是体温及意识状态。

(2)头痛:头痛部位、性质、有无逐渐加重及突然加重,脑膜刺激征是否阳性。

(3)呕吐:呕吐物性质、量、频率,是否为喷射样呕吐。

(4)其他症状:有无人格改变、共济失调、偏瘫、偏盲、皮疹。

(四)心理状况

(1)有无焦虑、恐惧等情绪。

(2)疾病对生活、工作有无影响。

五、护理诊断/问题

(一)体温过高

与感染的病原有关。

(二)意识障碍

与高热、颅内压升高引起的脑膜刺激征及脑疝形成有关。

(三)有误吸的危险

与脑部病变引起的脑膜刺激征及吞咽困难有关。

(四)有受伤的危险

与脑部皮质损伤引起的癫痫发作有关。

(五)营养失调

与高热、吞咽困难、脑膜刺激征所致的入量不足有关。

(六)生活自理能力缺陷

与昏迷有关。

(七)有皮肤完整性受损的危险

与昏迷抽搐有关。

（八）语言沟通障碍

与脑部病变引起的失语、精神障碍有关。

（九）思维过程改变

与脑部损伤所致的智能改变、精神障碍有关。

六、护理措施

（一）高热的护理

（1）注意观察患者发热的热型及相伴的全身中毒症状的程度，根据体温高低定时监测其变化，并给予相应的护理。

（2）患者在寒战期及时给予增加衣被保暖；在高热期则给予减少衣被，增加其散热。患者的内衣以棉制品为宜，且不宜过紧，应勤洗勤换。

（3）在患者头、颈、腋窝、腹股沟等大血管走行处放置冰袋，及时给予物理降温，30 min 后测量降温后的效果。

（4）当物理降温无效、患者持续高热时，遵医嘱给予降温药物。给予药物降温后特别是有昏迷的患者，要观察其神志、瞳孔、呼吸、血压的变化。

（5）做好基础护理，使患者身体舒适；做好皮肤护理，防止降温后大量出汗带来的不适；给予患者口腔护理，以减少高热导致口腔分泌物减少引起的口唇干裂、口干、舌苔厚腻，以及呕吐、口腔残留食物引起的口臭带来的不适感及舌尖、牙龈炎等感染；给予会阴部护理，保持其清洁，防止卧床所致的泌尿系统感染；床单位清洁、干燥、无异味。

（6）患者的饮食应以清淡为宜，给予细软、易消化、高热量、高维生素、高蛋白、低脂肪饮食。鼓励患者多饮水、多吃水果和蔬菜。意识障碍不能经口进食者及时给予鼻饲，并计算患者每千克体质量所需的热量，配置合适的鼻饲饮食。

（7）保持病室安静舒适，空气清新，室温 18～22 ℃，湿度 50%～60% 适宜。避免噪声，以免加重患者因发热引起的躁动不安、头痛及精神方面的不适感。降低室内光线亮度或给患者戴眼罩，减轻因光线刺激引起的燥热感。

（二）病情观察

（1）严密观察患者的意识状态，维持患者的最佳意识水平。严密观察病情变化，包括意识、瞳孔、血压、呼吸、体温等生命体征的变化，结合其伴随症状，正确判断、准确识别因智能障碍引起的表情呆滞、反应迟钝，或因失语造成的不能应答，或因高热引起的精神萎靡，或因颅内高压所致脑疝引起的嗜睡、昏睡、昏迷，应及时并准确地反馈给医师，以利于患者得到恰当的救治。

（2）按时给予脱水降颅内压的药物，以减轻脑水肿引起的头痛、恶心、呕吐等脑膜刺激征，防止脑疝的发生。

（3）注意补充液体，准确记录 24 h 出入量，防止低血容量性休克而加重脑缺氧。

（4）定时翻身、叩背、吸痰，及时清理口鼻呼吸道分泌物，保持呼吸道通畅，防止肺部感染。

（5）给予鼻导管吸氧或储氧面罩吸氧，保证脑组织氧的供给，降低脑组织氧代谢。

（6）避免噪声、强光刺激，减少癫痫发作，减少脑组织损伤，维护患者意识的最佳状态。

（三）精神症状的护理

（1）密切观察患者的行为，每天主动与患者交谈，关心其情绪，及时发现有无暴力行为和自杀倾向。

（2）减少环境刺激，避免引起患者恐惧。

（3）注意与患者沟通交流和护理操作技巧，减少不良语言和护理行为的刺激，避免患者意外事件的发生。①在与患者接触时保持安全距离，以防有暴力行为患者的伤害。②在与患者交流时注意表情，声音要低，语速要慢，避免使患者感到恐惧，从而增加患者对护士的信任。③运用顺应性语言劝解患者接受治疗护理，当患者焦虑或拒绝时，除特殊情况外，可等其情绪稳定后再处理。④每天集中进行护理操作，避免反复的操作引起患者的反感或激惹患者的情绪。⑤当遇到患者有暴力行为的倾向时，要保持沉着、冷静的态度，切勿大叫，以免使患者受到惊吓后产生恐惧，引发攻击行为而伤害他人。

（4）当患者烦躁不安或暴力行为不可控时，及时给予适当约束，以协助患者缓和情绪，减轻或避免意外事件的发生。约束患者时应注意：①约束患者前一定要向患者家属讲明约束的必要性，医师病程和护理记录要详细记录，必要时签知情同意书，在患者情绪稳定的情况下也应向家属讲明约束原因。②约束带应固定在患者手不可触及的地方。约束时注意患者肢体的姿势，维持肢体功能性位置，约束带松紧度适宜，注意观察被约束肢体的肤色和活动度。③长时间约束至少每2 小时松解约束 5 min。必要时改变患者体位，协助肢体被动运动。若患者情况不允许，则每隔一段时间轮流松绑肢体。④患者在约束期间家属或专人陪伴，定时巡视病房，并保证患者在护理人员的视线之内。

（四）用药护理

（1）遵医嘱使用抗病毒药物，静脉给药注意保持静脉通路通畅，做好药物不良反应宣教，注意观察患者有无谵妄、震颤、皮疹、血尿，定期抽血监测肝肾功能。

（2）使用甘露醇等脱水降颅内压的药物，应保证输液快速滴注，并观察皮肤情况，药液有无外渗，准确记录出入量。

（3）使用镇静、抗癫痫药物，要观察药效及药物不良反应，定期抽血，监测血药浓度。

（4）使用退热药物，注意及时补充水分，观察血压情况，预防休克。

（五）心理护理

（1）要做好患者心理护理，介绍有关疾病知识，鼓励患者配合医护人员的治疗，树立战胜疾病的信心，减轻恐惧、焦虑、抑郁等不良情绪，以促进疾病康复。

（2）对有精神症状的患者，给予家属帮助，做好患者生活护理，减少家属的焦虑。

（六）健康教育

（1）指导患者和家属养成良好的卫生习惯。

（2）加强体质锻炼，增强抵抗疾病的能力。

（3）注意休息，避免感冒，定期复查。

（4）指导患者服药。

（程秀萍）

第二节　细菌性脑膜炎

细菌性脑膜炎又称化脓性脑膜炎，是由细菌引起的以脑膜炎症为主的中枢神经系统感染性疾病。本病既往在儿童的发病率高于成人,但随着疫苗的广泛使用,目前细菌性脑膜炎在婴幼儿和儿童的发病率已经低于成人。但由于激素、免疫抑制剂、广谱抗菌药物的应用及人口老龄化等多种因素,近年来细菌性脑膜炎出现一些新的临床特点。本文主要讨论成人细菌性脑膜炎。

一、常见病原学

社区获得性细菌性脑膜炎与医院获得性细菌性脑膜炎在病原学上具有差异。社区获得性细菌性脑膜炎的常见病原学主要为脑膜炎奈瑟球菌、肺炎链球菌和流感嗜血杆菌等,约占社区获得性细菌性脑膜炎病例数的80%以上。而医院获得性细菌性脑膜炎的病原学主要为革兰阳性菌中的金黄色葡萄球菌、凝固酶阴性葡萄球菌及链球菌属,以及革兰阴性菌中的肠杆菌科细菌、铜绿假单胞菌、不动杆菌属等。

在社区获得性细菌性脑膜炎中,随着近年来流感嗜血杆菌疫苗的使用,流感嗜血杆菌脑膜炎明显减少。目前,16岁以上的患者中常见病原菌为肺炎链球菌、脑膜炎奈瑟球菌和单核细胞增生李斯特氏菌。其中,肺炎链球菌脑膜炎常见于儿童(特别是6岁以下)与老年人,常发生于该菌所致的其他部位感染之后,如肺炎、中耳炎、鼻窦炎、心内膜炎等。脑膜炎奈瑟球菌,又称脑膜炎双球菌,其中的血清型A、C可引起流行,可导致流行性脑脊髓膜炎。脑膜炎奈瑟球菌可生存于患者或带菌者的鼻咽部,在咳嗽、打喷嚏时,借空气飞沫进行传播。人口集中,流动频繁,接触密切,人群免疫力降低等,容易造成本病的传染和流行。李斯特菌脑膜炎在新生儿和60岁以上的老年人中较常见,特别是酒精中毒、肿瘤、慢性肝病、肾脏病、糖尿病以及激素治疗的患者。

在不同的临床观察中,医院获得性细菌性脑膜炎的病原学存在较大的差异。如国内的一项120例次的临床研究中,医院获得性细菌性脑膜炎最常见的6种病原菌为不动杆菌属(24.2%)、凝固酶阴性葡萄球菌(22.5%)、肺炎克雷伯菌(12.5%)、铜绿假单胞菌(10.0%)、阴沟肠杆菌(8.3%)和金黄色葡萄球菌(7.5%)。而在其他一些临床观察中,则以革兰阳性菌为主,可占临床分离菌株的60%~80%。上述研究提示,医院获得性细菌性脑膜炎的病原菌分布可因不同地区、不同时间有很大差异,亦可能与患者诱发因素及抗菌药物应用有关。

二、诊断标准

(一)轻症细菌性脑膜炎的诊断标准

细菌性脑膜炎的诊断需根据临床表现及脑脊液常规、生化、病原学及其他辅助检查结果综合判断。

1.临床表现

出现发热、头痛、神志改变、脑膜刺激征的患者均应考虑细菌性脑膜炎的可能,应进一步行脑脊液检查以明确诊断。

2.脑脊液检查

典型改变包括外观混浊或呈脓样;压力增高,往往>1.8 kPa;白细胞数增多,在(500~1 000)×10^6/L以上,分类以中性粒细胞为主;蛋白定量增高,为1~5 g/L;糖和氯化物降低。脑脊液革兰染色60%~90%阳性,脑脊液细菌培养可明确病原菌。

3.其他辅助检查

(1)血清学试验:对流免疫电泳用于快速检测流感嗜血杆菌、肺炎链球菌和脑膜炎奈瑟球菌等;乳胶凝集试验可检测B组溶血性链球菌、流感嗜血杆菌和脑膜炎双球菌,但对肺炎链球菌敏感性较差。

（2）PCR检测：对病原菌DNA具有灵敏度高、特异性强的优点，但如何避免污染、假阳性仍是难题。

（3）影像学检查：CT、MRI等对细菌性脑膜炎的诊断价值并不大，但具有鉴别诊断意义，可排除脑脓肿、蛛网膜下腔出血等其他疾病，可根据情况采用。

总的来说，根据临床表现及典型的脑脊液检查结果，细菌性脑膜炎诊断并不困难，新的血清学试验等辅助检查方法有助于快速明确部分病原菌。

（二）重症细菌性脑膜炎的诊断

对于细菌性脑膜炎的重症诊断，目前尚无统一认识。有学者认为，对于出现下列临床表现者，可定义为重症细菌性脑膜炎。

（1）起病急，病情在短时间内进展迅速。

（2）出现下列1项及1项以上的严重神经系统表现：①意识障碍，临床表现为嗜睡、昏睡，甚至昏迷；②癫痫发作，尤其是癫痫持续状态者；③影像学具有脑肿胀、脑疝等危险征象。

（3）并发其他器官的急性功能障碍，如呼吸衰竭、循环功能障碍等。

三、治疗

（一）抗细菌治疗

1.治疗原则

在抗感染治疗前应尽早行脑脊液检查，留取标本送检，明确病原学；若脑脊液常规检查提示细菌性感染，应结合感染途径（社区获得还是医院获得）、基础疾病等情况，推测可能的病原菌，并立即给予经验性抗菌治疗；应选用易于透过血脑脊液屏障的杀菌剂，足量静脉使用；在病原学明确后调整为针对性用药，疗程视不同病原菌而异。

2.经验性治疗

（1）社区获得性细菌性脑膜炎：若无免疫抑制的背景疾病，常见病原菌可能为肺炎链球菌、脑膜炎奈瑟球菌和流感嗜血杆菌，经验用药为第三代头孢菌素，如头孢曲松钠或头孢噻肟钠。年龄大于50岁或免疫功能低下的患者，常见病原菌包括肺炎链球菌、单核细胞增多李斯特菌和革兰阴性杆菌，可考虑选用药物为氨苄西林＋第三代头孢菌素。

（2）医院获得性细菌性脑膜炎：常见病原菌需覆盖革兰阳性球菌，尤其是神经外科手术后和脑脊液引流患者，初始经验性治疗可选用万古霉素＋抗假单胞菌的第三代头孢菌素（如头孢他啶），必要时可直接选用万古霉素＋美罗培南联合治疗。

3.针对性治疗

在病原学结果明确后，应根据体外药敏结果，结合抗菌药物的血-脑屏障穿透率，调整为针对性用药治疗。

根据脑膜通透性，常用抗菌药物可分为以下4类：①无论脑膜是否有炎症均易透过血-脑脊液屏障，药物在脑脊液中达治疗浓度，如氯霉素、磺胺嘧啶、磺胺甲噁唑、甲硝唑、异烟肼、利福平、乙胺丁醇、吡嗪酰胺、氟康唑；②炎症时可达治疗浓度，如青霉素、氨苄西林、哌拉西林钠、头孢呋辛、头孢噻肟钠、头孢他啶、头孢曲松钠、拉氧羟羧钠、磷霉素、培氟沙星、氧氟沙星、环丙沙星、头孢吡肟、美罗培南；③炎症时可达一定浓度，如头孢哌酮钠、万古霉素、阿米卡星、庆大霉素、妥布霉素、奈替米星、红霉素、酮康唑（＞800 mg/d）；④无论是否有炎症均不易透过血-脑脊液屏障，如两性霉素 B、多黏菌素、林可霉素、克林霉素、酮康唑。

4.抗菌治疗的疗程

细菌性脑膜炎的疗程因病原菌不同而异。流行性脑脊髓膜炎的疗程一般为 5～7 d,肺炎链球菌脑膜炎在体温恢复正常后继续用药 10～14 d,革兰阴性杆菌脑膜炎疗程至少 4 周,继发于心内膜炎的链球菌属和肠球菌属脑膜炎疗程需 4～6 周。在此基础上,仍需结合临床情况及患者治疗后的反应而定。

(二)其他治疗

1.抑制炎症反应

地塞米松等抗炎药物能减轻脑膜的炎症反应、脑水肿,降低颅内压,减轻脑实质的损害。激素作为肺炎链球菌或流感嗜血杆菌脑膜炎的辅助治疗能起到较明显的效果,但激素不宜常规用于各种细菌性脑膜炎的治疗。

2.控制颅内压

对于颅内压升高的患者,应采用甘露醇、甘油果糖等药物进行脱水治疗,控制颅内压。

3.防止并发症

对高热者,配合积极的降温治疗;伴有抽搐癫痫发作者,给予抗癫痫治疗;对昏迷患者,应保持呼吸道通畅,加强口腔和皮肤护理,并维持水电解质平衡营养代谢;在恢复期,可采用理疗、针灸等帮助神经功能恢复。

四、护理问题

(一)体温过高

与感染有关。

(二)舒适的改变

头痛与颅内压增高有关。

(三)有皮肤完整性受损的危险

与疾病导致的瘀点、瘀斑易破损有关。

(四)组织灌注量不足

与疾病所致休克有关。

(五)生活自理缺陷

与疾病所致意识障碍有关。

(六)低效型呼吸形态

与疾病导致呼吸衰竭有关。

(七)营养失调

低于机体需要量与摄入不足、消耗过多有关。

(八)知识缺乏

缺乏知识来源。

五、护理措施

通过治疗与护理,患者体温过高得到控制,头痛能够减轻,休克、呼吸衰竭得到纠正,昏迷期间生活需要能得到满足。

(一)高热护理

保持病室安静、空气新鲜。绝对卧床休息。每 4 小时测体温 1 次。并观察热型及伴随症状。鼓励患者多饮水。必要时静脉补液。出汗后及时更衣,注意保暖。体温超过 38.5 ℃时,及时给予物理降温或药物降温,以减少大脑氧的消耗,并记录降温效果。

(二)饮食护理

保证足够热量摄入,按患者热量需要制定饮食计划,给予高热量、清淡、易消化的流质或半流质饮食。少量多餐,以减轻胃胀,预防呕吐的发生。注意食物的调配,增加患者食欲。频繁呕吐不能进食者,应注意观察呕吐情况并静脉输液,维持水电解质平衡。监测患者每天热量摄入量,及时给予适当调整。

(三)日常生活护理

协助患者洗漱、进食、大小便及个人卫生等生活护理。做好口腔护理,呕吐后帮助患者漱口,保持口腔清洁,及时清除呕吐物,减少不良刺激。做好皮肤护理,及时清除大小便,保持臀部干燥,预防压疮的发生。注意患者安全,躁动不安或惊厥时防坠床及舌咬伤。

(四)病情观察及护理

1.监测生命体征

若患者出现意识障碍、瞳孔改变、躁动不安、频繁呕吐、四肢肌张力增高等先兆,提示有脑水肿、颅内压增高的可能。若呼吸节律不规则、瞳孔忽大忽小或两侧不等大、对光反应迟钝、血压升高,应注意脑疝及呼吸衰竭的存在。应经常巡视、密切观察、详细记录,以便及早发现,给予急救处理。

2.做好并发症的观察

如患者在治疗中发热不退或退而复升,呕吐不止、频繁抽搐,应考虑有并发症的存在。可做颅骨透照法、头颅 CT 扫描检查等,以期早确诊,及时处理。

3.做好抢救药品及器械的准备

如氧气、吸引器、人工呼吸机、脱水剂、呼吸兴奋药、硬脑膜下穿刺包及侧脑室引流包等。

4.药物治疗的护理

了解各种用药的使用要求及不良反应。如静脉用药的配伍禁忌;青霉素稀释后应在 1 h 内输完,防止破坏,影响疗效;高浓度的青霉素须避免渗出血管外,防组织坏死;注意观察氯霉素的骨髓抑制作用,定期做血常规检查;静脉输液速度不宜太快,以免加重脑水肿;保护好血管,保证静脉输液通畅;记录 24 h 的入水量。

(五)心理护理

对患者及家属给予安慰、关心和爱护,使其接受疾病的事实,鼓励战胜疾病的信心。根据患者及家属的接受程度,介绍病情、治疗护理的目的与方法,使其主动配合。及时解除患者不适,取得患者及家属的信任。

（程秀萍）

第三节 结核性脑膜炎

一、常见病原学

一般认为,结核性脑膜炎是由结核分枝杆菌经血行或直接途径侵入蛛网膜下腔,引起脑膜和脊髓膜的非化脓性炎症。但也有研究认为,结核性脑膜炎并非由结核分枝杆菌直接通过血源性播散至脑膜所致,而是由脑实质、脑膜及附近颅骨内干酪样病灶破裂后进入蛛网膜下腔,从而引起脑膜炎。

结核性脑膜炎患者常伴粟粒型结核。粟粒型结核可能直接参与结核性脑膜炎的发生,因在粟粒型结核发生时,严重的结核分枝杆菌菌血症可增加脑膜或皮质下病灶的形成,尤其是儿童、免疫力相对低下的患者,在原发感染期间病灶破裂,从而导致脑膜及肺同时感染。

结核性脑膜炎的主要病理改变为渗出、变性和增殖 3 种炎症反应。神经功能缺损的病理过程主要表现:渗出可能阻塞脑脊液循环,导致颅内高压和脑积水形成;肉芽肿可以聚集形成结核瘤或造成局灶性神经系统体征,闭塞性脉管炎可引起梗死和脑卒中综合征。

二、诊断标准

结核性脑膜炎是由结核分枝杆菌经血行或直接途径侵入蛛网膜下间隙,引起的脑膜和脊髓膜的非化脓性炎症。结核性脑膜炎可进一步累及脑神经、脑实质和脑血管,形成结核性脑膜脑炎。结核性脑膜炎是一种严重的肺外结核,约占全部结核病的 1%。结核性脑膜炎的死亡率和致残率高,至今仍是发展中国家最严重的疾病之一。儿童患者及合并 HIV 感染的结核性脑膜炎患者死亡率明显增高。

(一)轻症结核性脑膜炎的诊断标准

结核性脑膜炎的诊断同样需要根据临床表现及脑脊液常规、生化、病原学及其他辅助检查结果综合判断。

1.临床表现

典型患者以发热、头痛、呕吐为主要表现,查体可发现脑膜刺激征。与其他病毒性、细菌性脑膜炎相比,结核性脑膜炎的临床表现可不典型,少数老年患者脑膜刺激体征阴性,一些成年患者的前驱症状表现为亚急性痴呆,均可能导致诊断延误。此外,部分患者具有结核的全身中毒表现,表现为消瘦、盗汗等;部分患者存在咳嗽、咯血等肺结核的临床表现,具有一定的倾向性提示依据。

2.脑脊液检查

(1)脑脊液常规检查:典型脑脊液改变为颜色淡黄或微混;细胞数增多,一般为$(100 \sim 200) \times 10^6/L$,多数患者$< 600 \times 10^6/L$;白细胞以淋巴细胞比例升高为主,往往$> 30\%$;蛋白含量增高,一般在 0.45~3 g/L;糖及氯化物降低,95% 的结核性脑膜炎患者脑脊液和血浆葡萄糖比值< 0.5,脑脊液和血糖检测可作为患者确诊的辅助手段。与细菌性脑膜炎相比,结核性脑膜炎的脑脊液常规虽然有一定特点,但相似度亦不低,在临床上有时难以依靠脑脊液常规对两者进行鉴别。

（2）脑脊液细菌学检查：诊断的金标准为脑脊液中找到结核分枝杆菌。但需要注意的是，脑脊液抗酸杆菌涂片阳性率仅有 10% 左右，培养阳性率约为 20%。且结核菌培养对于培养基要求高、耗时长（4～8 周），因此在临床上很少应用，但对于一些考虑耐药的患者，进行结核菌培养并进行药敏试验有其价值。在这种情况下，临床上往往通过重复送检提高涂片检出的阳性率。目前，有研究者对抗酸染色法进行改良，通过改变传统的试管离心法的离心条件，采用细胞收集法，并且与 Triton X-100 破膜技术相结合，将检出率提高至 88.57%，值得进一步展开研究。

3.其他辅助检查

（1）腺苷脱氨酶测定：用于诊断结核性脑膜炎的敏感性和特异性均较高，但腺苷脱氨酶升高亦可见于其他中枢神经系统疾病如结节病、脑膜淋巴瘤等。此外，该方法不适用于 HIV 阳性患者。

（2）PCR 技术检测：应用 PCR 技术检测脑脊液中的结核分枝杆菌特异性接近 90%，且灵敏度高，但核酸扩增过程中可能产生假阳性、价格昂贵，所以诊断具有一定局限性。

（3）免疫学指标：抗原指标相对优于抗体指标，以培养滤液蛋白-10 和早期分泌抗原-6 的融合蛋白作为检测指标，采用时间分辨荧光免疫法定量测定脑脊液中早期分泌抗原-6、滤液蛋白-10 抗原的含量，表现出非常高的灵敏度，以及较好的特异性，但仍需进一步研究。

（4）CT 和 MRI 检查：是结核性脑膜炎诊断和并发症评估常用的影像学检查方法。其中，结核性脑膜炎在 MRI 的特征性表现主要包括强化的脑膜炎症、脑膜增厚及脑实质中粟粒结节的特殊信号改变，病灶多位于颅底。上述这些病理变化可以为结核性脑膜炎的早期确诊提供依据。

（5）X 线检查：发现活动性肺结核尤其是粟粒型肺结核对诊断结核性脑膜炎具有提示价值。

总的来说，与细菌性脑膜炎等其他脑膜炎相比，结核性脑膜炎的临床表现不具有特异性，脑脊液常规检查具有一定的特点，但诊断依赖于病原学检查。临床上最常用的病原学检查方法依然为涂片检查。随着对结核性脑膜炎诊断方法的不断深入研究，结核性脑膜炎的诊断有了进一步发展，但仍然缺乏一种简单、快捷、经济、可靠的实验室诊断技术。因此，结核性脑膜炎的诊断需要根据临床表现及脑脊液常规、生化、病原学及其他辅助检查结果综合判断。

（二）重症结核性脑膜炎的诊断

对于重症结核性脑膜炎的诊断，目前尚无统一认识。有学者认为，对于出现下列临床表现者，可定义为重症结核性脑膜炎。

（1）起病急，病情在短时间内进展迅速。

（2）出现下列 1 项及 1 项以上的严重神经系统表现：①意识障碍，临床表现为嗜睡、昏睡，甚至昏迷；②癫痫发作，尤其是癫痫持续状态者；③严重的神经功能损害如多脑神经损害、严重的偏瘫或截瘫；④影像学具有脑肿胀、脑疝等危险征象。

（3）并发其他器官的急性功能障碍，如呼吸衰竭、循环功能障碍等。

三、治疗

（一）抗结核治疗

在结核性脑膜炎的治疗中，依然需要遵循"早期、联合、适量、规律和全程"的原则。结核性脑膜炎是肺外结核中最为严重的类型，未经治疗的结核性脑膜炎的病死率达 100%。因此，当临床怀疑结核性脑膜炎时应立即给予抗结核治疗。延迟治疗，即使仅有数天，其危害远大于明确诊断之前的治疗不当。治疗实施得越早，临床疗效会越理想。

由于不同的医疗团体和专家组提出的推荐意见有所相同,结核性脑膜炎的最佳抗结核治疗方案尚未明确。英国感染学会发表的结核性脑膜炎治疗指南中对药物敏感的结核性脑膜炎,推荐治疗包括 2 个月的异烟肼、利福平、吡嗪酰胺以及链霉素或者乙胺丁醇两者之一,后续 7～10 个月异烟肼和利福平作为维持治疗。而世界卫生组织推荐的结核性脑膜炎抗结核治疗疗程为药物敏感的结核性脑膜炎化疗推荐的疗程是 4 种一线抗结核药物异烟肼＋利福平＋吡嗪酰胺＋乙胺丁醇(或链霉素)9～12 个月,如果吡嗪酰胺不能耐受,则疗程需要延长至 18 个月。总的来说,初始治疗必须充分,所以目前来说意见基本一致,均主张 4 联治疗,不同之处主要在于疗程,按照现有证据,6 个月的疗程对于非耐药结核性脑膜炎来说是适合的。

各个抗结核药物的推荐剂量如下。①异烟肼:口服剂量 10 mg/kg 能满足成人结核性脑膜炎的治疗;②利福平:常用剂量为每天 600 mg,但即便如此,利福平透过血-脑屏障后其脑脊液的浓度仅约为血浆浓度的 30%;③吡嗪酰胺:常用剂量为 30 mg/kg,此时脑脊液的药物浓度达到 20 mg/L,是结核性脑膜炎治疗的理想浓度;④链霉素:常用剂量为 12～18 mg/kg;⑤乙胺丁醇:常用剂量为 15 mg/kg。

若结核性脑膜炎患者对初始治疗反应差,需警惕耐药可能,需进一步行结核菌培养及药敏检查,并调整治疗为二线抗结核方案。在异烟肼低浓度的单药耐药病例,异烟肼、利福平、吡嗪酰胺及乙胺丁醇的 4 联治疗方案可以达到预期效果;如果异烟肼高浓度耐药,可以采用左氧氟沙星或莫西沙星替代异烟肼,疗程 12 个月。但耐多药病例需要调整方案,其原则与耐多药结核病的相同,推荐氟喹诺酮类药物(左氧氟沙星或莫西沙星)、吡嗪酰胺、丙硫异烟胺或乙硫异烟胺及注射剂(阿米卡星或卷曲霉素),可以采用阿米卡星和氟喹诺酮类药物进行鞘内注射,以增加疗效。

(二)其他治疗

1.抑制炎症反应

现有研究表明,应用地塞米松进行治疗能够改善结核性脑膜炎患者的生存率。在之前发表的一项研究中,长达 5 年的随访观察,地塞米松使用组 2 年的生存率较对照组明显获益;然而随着随访时间的延长,地塞米松使用组 5 年的生存率较对照组没有表现出获益;亚组分析显示 5 年的存活率获益仅局限于 I 期患者。根据现有研究,有学者推测激素能够减轻结核性脑膜炎患者的脑膜炎症、脑干脑病,但对脑梗死的病因——血管炎症作用有限。总的来说,激素能够在急性期挽救部分严重结核性脑膜炎患者的生命,具有应用价值。目前常用于治疗结核性脑膜炎的激素为地塞米松,常用剂量为 5～10 mg/d,使用时间根据患者的临床具体情况调整。

2.控制颅内压

对于颅内压升高的患者,应采用脱水治疗,控制颅内压。其中甘露醇是首选药物,高渗盐对合并低钠血症的患者更为适用。

3.其他治疗

(1)手术治疗:脑积水严重者或尽管给予保守治疗但神经功能障碍仍进展者,脑室引流不宜延迟。尽管存在活动性结核,但脑室引流术总体上安全。

(2)基础疾病治疗:存在 HIV 感染的患者,需要考虑同步抗病毒治疗。结核性脑膜炎常见于各类免疫抑制人群,需要同步对其基础疾病加强治疗,改善免疫抑制的不良基础。

四、护理要点

密切观察患者的病情变化,观察有无意识障碍、脑疝及抽搐加重的发生。做好用药指导,定期监测抗结核药物的不良反应。有抽搐发作、肢体瘫痪及意识障碍的患者加强安全护理,防止外伤,同时给予相应的对症护理,促进患者康复。

五、主要护理问题

(一)体温过高
与炎性反应有关。

(二)有受伤害的危险
与抽搐发作有关。

(三)有窒息的危险
与抽搐发作时口腔和支气管分泌物增多有关。

(四)营养失调
低于机体需要量与机体消耗及食欲减退有关。

(五)疲乏
与结核中毒症状有关。

(六)意识障碍
与中枢神经系统、脑实质损害有关。

(七)潜在并发症
脑神经损害、脑梗死等。

(八)知识缺乏
与缺乏相关医学知识有关。

六、护理措施

(一)一般护理
1.休息与活动

患者出现明显结核中毒症状,如低热、盗汗、全身无力、精神萎靡不振时,应以休息为主,保证充足的睡眠,生活规律。病室安静,温湿度适宜,床铺舒适,重视个人卫生护理。

2.饮食护理

保证营养及水分的摄入。提供高蛋白、高热量、高维生素的饮食,每天摄入鱼、肉、蛋、奶等优质蛋白,多食新鲜的蔬菜、水果,补充维生素。高热或不能经口进食的患者给予鼻饲饮食或肠外营养。

3.其他

戒烟、酒。

(二)用药护理
1.抗结核治疗

早期、联合、足量、全程、顿服是治疗结核性脑膜炎的关键。强调正确用药的重要性,督促患者遵医嘱服药,养成按时服药的习惯,使患者配合治疗。告知药物可能出现的不良反应,密切观察,出现如眩晕、耳鸣、巩膜黄染、肝区疼痛、胃肠不适等不良反应时,及时报告医师,并遵医嘱给予相应的处理。

2.全身支持

减轻结核中毒症状,可使用皮质类固醇等抑制炎症反应,减轻脑水肿。使用皮质类固醇时要逐渐减量,以免发生"反跳"现象。注意观察皮质类固醇药物的不良反应,正确用药,减少不良反应。

3.对症治疗

根据患者的病情给予相应的抗感染、脱水降颅内压、解痉治疗。

(三)体温过高的护理

1.重视体温的变化

定时测量体温,给予物理或药物降温后,观察降温效果,评价患者有无虚脱等不适出现。

2.采取降温措施

(1)物理降温:使用冰帽、冰袋等局部降温,温水擦浴全身降温,注意用冷降温时间,观察患者的反应,防止继发效应抵消治疗作用及冻伤的发生。身体虚弱的患者在降温过程中,控制时间,避免能量的消耗。

(2)药物降温:遵医嘱给予药物降温,不可在短时间内将体温降得过低,同时注意补充水分,防止患者虚脱。儿童避免使用阿司匹林,以免诱发瑞氏综合征,即患者先出现恶心、呕吐,继而出现中枢神经系统症状,如嗜睡、昏睡等。小心谨慎使用金刚烷胺类药物,以免中枢神经系统不良反应的发生。

(四)意识障碍的护理

1.生活护理

使用床档等保护性器具。保持床单位清洁、干燥、无渣屑,减少对皮肤的刺激,定时给予翻身、叩背,按摩受压部位,预防压疮的发生。注意口腔卫生,保持口腔清洁。做好大小便护理,满足患者的基本生活需求。

2.饮食护理

协助患者进食,不能经口进食时,给予鼻饲饮食,保障营养及水分的摄入。

3.病情监测

密切观察患者的生命体征及意识、瞳孔的变化,出现异常及时报告医师,并配合医师处理。

(五)抽搐的护理

抽搐发作时,应立即松开衣领和裤带;取下活动性义齿,及时清除口鼻腔分泌物,保持呼吸道通畅;放置压舌板于上、下臼齿之间,防止舌咬伤,必要时用舌钳将舌拖出,防止舌后坠阻塞呼吸道;谵妄躁动时给予约束带约束,勿强行按压肢体,以免造成肢体骨折或脱臼。

七、健康指导

(一)疾病知识指导

1.病因及发病机制

结核分枝杆菌通过血行直接播散或经脉络丛播散至脑脊髓膜,形成结核结节,结节破溃后结核菌进入蛛网膜下腔,导致结核性脑膜炎。此外,结核性脑膜炎可因脑实质、脑膜干酪灶破溃所致,脊柱、颅骨、乳突部的结核病灶也可直接蔓延引起结核性脑膜炎。

2.主要症状

本病多起病隐袭,病程较长,症状轻重不一。

(1)结核中毒症状:低热、盗汗、食欲减退、疲乏、精神萎靡。

(2)颅内压增高和脑膜刺激症状:头痛、呕吐、视神经盘水肿及脑膜刺激征。

(3)脑实质损害:精神萎靡、淡漠、谵妄等精神症状或意识状态的改变;部分性、全身性的痫性发作或癫痫持续状态;偏瘫、交叉瘫、截瘫等卒中样表现。

(4)脑神经损害:动眼、外展、面及视神经易受累及,表现为视力下降、瞳孔不等大、眼睑下垂、面神经麻痹等。

3.常用检查项目

脑脊液检查、头颅 CT、头颅 MRI、红细胞沉降率等。

4.治疗

(1)抗结核治疗:异烟肼、利福平、吡嗪酰胺、链霉素、乙胺丁醇等。至少选择 3 种药物联合治疗,根据所选药物给予辅助治疗,防止药物不良反应。

(2)皮质类固醇:用于减轻中毒症状、抑制炎症反应、减轻脑水肿、抑制纤维化,可用地塞米松或氢化可的松等。

(3)对症治疗:降颅内压、解痉、抗感染等。

5.预后

与患者的年龄、病情轻重、治疗是否及时彻底有关。部分患者预后较差,甚至死亡。

(二)饮食指导

提供高蛋白、高热量、高维生素易消化吸收的食物,每天摄入鱼、肉、蛋、奶等优质蛋白,多食新鲜的蔬菜、水果,补充维生素。保证水分的摄入。

(三)用药指导

(1)使用抗结核药物时要遵医嘱正确用药,早期、足量、联合、全程、顿服是治疗本病的关键。药物不良反应较多,如使用异烟肼时需补充维生素 B_6 以预防周围神经病;使用利福平、异烟肼、吡嗪酰胺时需监测肝酶水平,及时发现肝脏损伤;使用链霉素时定期进行听力检测,及时应对前庭毒性症状。

(2)使用皮质类固醇药物时,观察用药效果,合理用药,减少不良反应的发生。

(3)应用脱水、降颅内压药物时注意电解质的变化,保证水分的摄入;使用解痉、抗感染等药物时给予相应的护理,如注意观察生命体征的变化等。

(四)日常生活指导

(1)指导患者注意调理,合理休息,生活规律,增强抵抗疾病的能力,促进身体康复。

(2)减少外界环境不良刺激,注意气候变化,预防感冒发生。

(3)保持情绪平稳,积极配合治疗,树立战胜疾病的信心。

(程秀萍)

第四节　急性脊髓炎

脊髓炎是指由感染或变态反应所引起的脊髓疾病,亦称非特异性脊髓炎,因其病变常为横贯性损害,故又称横贯性脊髓炎。根据症状发生发展的时间定为急性(数天内)、亚急性(2～6 周)

和慢性(＞6周)。本节仅介绍急性脊髓炎。

一、病因及发病机制

病因不明,包括不同的临床综合征,如感染后脊髓炎和疫苗接种后脊髓炎、脱髓鞘性脊髓炎(急性多发性硬化)、坏死性脊髓炎和副肿瘤性脊髓炎等。多数患者在出现脊髓症状前1～4周有发热、上呼吸道感染、腹泻等病毒感染症状,但其脑脊液未检出病毒抗体,脊髓和脑脊液中未分离出病毒,推测可能与病毒感染后自身免疫反应有关,并非直接感染所致,为非感染性炎症性脊髓炎。

二、临床表现

四季均可发病,但以冬末春初或秋末冬初较为常见,以青壮年和农民为多。典型病例多在症状出现前数天或1～2周有上呼吸道感染或腹泻等症状,或有疫苗接种史。脊髓症状急骤发生,常先有背部疼痛或胸部束带感,继之出现双下肢麻木无力。典型的症状早期呈迟缓性瘫痪,伴膀胱、直肠括约肌障碍,以后转为痉挛性瘫痪。脊髓各段均可受累,以胸段最常见,其次为颈段。由于脊髓损害的水平、范围及严重程度的不同,其体征亦不尽相同。胸段损害(最常见)者,出现双下肢瘫痪;累及颈段者,出现四肢瘫,颈以上节段受累常出现呼吸困难;如脊髓损害由下向上发展,可从下肢开始发展到四肢瘫痪,甚至呼吸肌瘫痪,称上升性脊髓炎。

三、辅助检查

(一)腰穿
测压力及有无梗阻现象,脑脊液常规、生化、细胞学、TORCH、Lyme抗体、寡克隆区带、免疫球蛋白合成率、墨汁染色、结核菌检查、梅毒抗体、囊虫补体结合试验等。

(二)血清
TORCH、Lyme抗体、梅毒血清抗体、HIV、囊虫补体结合试验、免疫学检测等。

(三)脊髓 MRI
脊髓 MRI 能早期显示脊髓病变的部位、性质和范围,是诊断急性脊髓炎可靠的检查方法。

(四)头颅 MRI
评价是否存在脊髓以外的颅内病灶。

(五)椎管造影
了解有无其他脊髓病变和排除压迫性脊髓病。

(六)视觉诱发电位和脑干诱发电位
了解视通路和脑干病变。

(七)肌电图和神经传导速度
为下运动神经元及周围神经病变提供依据。

四、治疗原则

及时使用肾上腺皮质激素、增强体质、预防并发症、积极康复锻炼是治疗本病的关键。

(一)皮质类固醇激素
急性期可采用大剂量甲泼尼龙琥珀酸钠短程冲击疗法,500～1 000 mg 静脉滴注,每天1次,连用 3～5 d,有可能控制病程进展,也可用注射用地塞米松磷酸钠 10～20 mg 静脉滴注,每天

1次,7～14 d为1个疗程。使用上述药物后改用醋酸泼尼松片口服,按每千克体质量1 mg或成人每天剂量60 mg,维持4～6周逐渐减量停药。

(二)大剂量免疫球蛋白

每天用量可按0.4 g/kg计算,成人每次用量一般20 g左右,静脉滴注,每天1次,连用3～5 d为1个疗程。

(三)B族维生素

B族维生素有助于神经功能的恢复。常用维生素B_1 100 mg,肌内注射;维生素B_{12} 500～1 000 μg,肌内注射。每天1～2次。

(四)抗生素

根据病原学检查和药敏试验结果选用抗生素,及时治疗呼吸道和泌尿系统感染,以免加重病情。

(五)其他

在急性期可选用血管扩张药,如烟酸、尼莫地平。神经营养药,如三磷酸腺苷、胞磷胆碱,疗效未确定。双下肢痉挛者服用巴氯芬5～10 mg,每天2～3次。

五、护理评估

(一)健康史
发病前有无感染史(呼吸道、消化道)、疫苗接种史。

(二)症状

1.运动障碍

早期为脊髓休克期,出现肢体瘫痪、肌张力减低、腱反射消失、病理反射阴性。一般持续2～4周则进入恢复期,肌张力、腱反射逐渐增高,出现病理反射,肢体肌力的恢复常始于下肢远端,然后逐步上移。

2.感觉障碍

病变节段以下所有感觉消失,在感觉缺失平面的上缘可有感觉过敏或束带感;轻症患者感觉平面可不明显。

3.自主神经功能障碍

早期表现为尿潴留,脊髓休克期膀胱容量可达1 000 mL,呈无张力性神经源性膀胱,因膀胱充盈过度,可出现充盈性尿失禁。随着脊髓功能的恢复,膀胱容量缩小,尿液充盈到300～400 mL即自行排尿称为反射性神经源性膀胱,出现充溢性尿失禁。

4.其他症状

病变平面以下少汗或无汗、皮肤脱屑及水肿、指(趾)甲松脆和角化过度等。病变平面以上可有发作性出汗过度、皮肤潮红、反射性心动过缓等,称为自主神经反射异常。

(三)身体状况
生命体征及意识,尤其是呼吸、血氧及意识。

1.肢体活动障碍

受累肢体肌力分级,部位有无改变,肌力有无下降。

2.呼吸困难

有无呼吸困难及血氧下降。

3.吞咽困难

有无吞咽困难,饮水呛咳,洼田饮水试验分级,有无胃管。

4.尿便障碍

有无尿失禁、尿潴留,有无尿管。

5.感觉障碍

受累部位,轻重程度。

(四)心理状况

有无焦虑、恐惧、抑郁等情绪。疾病对生活、工作有无影响。

六、护理诊断/问题

(一)呼吸困难

与高位脊髓病变引起呼吸肌麻痹有关。

(二)失用综合征

与神经损伤、脊髓休克引起的四肢瘫有关。

(三)有皮肤完整性受损的危险

与长期卧床、大小便失禁有关。

(四)便秘

与长期卧床,自主神经功能紊乱有关。

(五)生活自理能力缺陷

与下肢瘫痪有关。

(六)恐惧

与呼吸肌麻痹引起的呼吸困难带来的濒死感有关。

七、护理措施

(一)一般护理

1.环境与休息

保持病室安静舒适,病房内空气清新,温湿度适宜。急性期卧床休息,预防压疮。病情平稳期鼓励患者早期活动及康复治疗。

2.饮食护理

给予患者高热量、高维生素、易消化的饮食。有吞咽障碍者进食时患者身边应有护理人员或家属,以免发生呛咳、窒息或呼吸骤停等。以半流食或软食为宜,进食要慢,对不能进食者,应给予鼻饲混合奶,要保证患者营养,增强机体的免疫力。

(二)保持呼吸道通畅

(1)密切监测患者的生命体征、血氧饱和度的变化,观察呼吸频率、深度,有无呼吸困难,询问患者有无胸闷、气短。定时翻身叩背,雾化吸入,鼓励患者自行有效咳痰,必要时吸痰。舌后坠者,使用口咽通气管,保持呼吸道顺畅。

(2)出现呼吸困难或脊髓高位损伤时,给予低流量吸氧,必要时遵医嘱进行抢救。

(3)危重患者做好急救准备。

(三)做好生活护理

(1)认真做好交接班,检查皮肤。保持床单清洁干燥,每2～3 h翻身1次,观察受压部位,及时更换湿衣裤,保持皮肤的完整性。

(2)进食时,采取坐位或半卧位,出现吞咽困难或呛咳时,给予鼻饲。

(3)尿失禁的患者定时给予便器,锻炼自主排尿功能。留置导尿的患者保持会阴部皮肤及尿管清洁,观察尿液的颜色、性质、量。每月在无菌操作下更换尿管,使用抗反流袋,根据患者不同情况定时规律地夹闭、开放尿管,以维持膀胱收缩、充盈功能,锻炼膀胱功能。

(4)便秘时,鼓励患者食用富含粗纤维的饮食,保证水分的摄入,并按摩腹部,适当给予通便药物,嘱患者养成定时排便习惯。

(5)了解患者感觉障碍及自主神经功能障碍的变化,洗漱或泡脚时,注意水温。使用冰袋时防止冻伤。

(四)帮助患者恢复瘫痪肢体的功能

(1)为防止下肢深静脉血栓形成,给患者穿弹力袜。

(2)早期进行被动运动、主动运动锻炼,翻身后做好良肢位的摆放,防止瘫痪肢体发生失用综合征。

(3)配合康复师进行自理能力的训练。

(五)用药护理

(1)使用免疫球蛋白时,将其放置在室温下30 min,以不冻手为宜。用药前询问患者有无过敏史,告知输注过程中如有不适,及时呼叫医务人员。开始滴速缓慢,15 min后若无不良反应,可调至正常滴速,输注前后用5%葡萄糖注射液冲管。观察患者,如有药物不良反应,立即停药,遵医嘱给药,认真做好护理记录,及时上报并保留药品送检。

(2)使用类固醇皮质激素时,告诉患者长时间、大剂量使用时,会出现相应的不良临床症状,如面色潮红、情绪激动、入眠困难、心率增快等,出现不适随时告知医护人员。此外,不要随意减药、停药,以免加重病情。

(六)心理护理

要做好患者心理护理,介绍有关疾病知识,鼓励患者配合医护人员的治疗,树立战胜疾病的信心,减轻恐惧、焦虑、抑郁等不良情绪,以促进疾病康复。

(七)健康指导

(1)向患者及家属讲明疾病的预后及转归,树立信心。

(2)出院后继续服用营养神经药物,配合辅助疗法,如按摩、理疗、针灸等,促进肢体功能恢复。

(3)坚持活动和锻炼,克服依赖心理,逐步做一些力所能及的事情。

(4)教会保留尿管的患者及家属有关护理知识,以尽早自行排尿。

(5)规律生活,注意休息,避免感冒。

(6)遵医嘱服药,定期门诊复查。

(程秀萍)

第五节 脑 囊 虫 病

脑囊虫病是猪绦虫的幼虫寄生于脑内所致的最常见的脑寄生虫病,多发生于青壮年。在中枢神经系统内可寄生于脑膜、脑实质内、脑室内,也可见椎管内,出现多种病理形式,有4种分类:脑膜型、脑实质型、脑室内型和混合型。

一、临床表现

(一)癫痫发作
出现反复发作的各种类型的癫痫,癫痫发作形式多样性及易转换性为其特点。

(二)颅内压增高
以急性起病,进行性加重为特点。头痛为突发性,常伴有呕吐、复视、视神经盘水肿。有视力障碍及听力减退。

(三)局灶性症状
1.脑膜型

颅底的蛛网膜出现多个结节粘连致颅底脑神经损害,神经麻痹。致脑脊液循环障碍,出现脑积水。

2.脑实质型

病变在脑实质内,单发或多发的病灶,以精神障碍为主,症状可以复杂多变。记忆障碍:记忆力差,健忘。思维和判断力障碍:工作能力减退,精神疲劳,言语、动作迟缓,判断力差。性格和情感障碍:精神抑郁,淡漠、呆滞、少言寡语,易激动、冲动。可有失写、失认、失用、幻听、幻视现象。可有肢体感觉、运动障碍。

3.脑室内型

侧脑室、第三脑室、第四脑室内病变影响脑脊液循环,出现脑积水。

4.混合型

同时出现以上症状。

二、辅助检查

(一)实验室检查
1.血常规检查

嗜酸性粒细胞高达30%。

2.便常规检查

大便可发现虫卵。

3.皮肤或肌肉结节活检

可发现囊虫幼体。

4.脑脊液检查

细胞数增高,有嗜酸性粒细胞。蛋白增高,葡萄糖降低。

5.血、脑脊液囊虫补体试验

阳性。

(二)影像学检查

(1)头颅影像可见 1～2 mm 散在的小钙化点。

(2)头颅 CT 显示单个、多个小圆形低密度小囊,0.5～1 cm 大小,有的可见到偏心头节,脑组织不同程度水肿。有时表现为多个不规则低密度影,增强后低密度影中出现结节状强化或环状强化。有时表现为多个钙化斑或钙化点,圆形、直径 2～4 mm、边缘清晰、增强检查无强化。

(3)MRI:早期 T_1 加权像囊虫呈圆形低信号,头节呈点状高信号;T_2 低信号。晚期 T_1 加权像脑水肿区呈低信号,内有高信号环、高信号结节。

三、鉴别诊断

与脑转移瘤相鉴别,转移瘤见于肿瘤晚期,高龄患者,CT 显示脑实质内单发或多发占位病灶,组织水肿明显,增强后瘤体增强。

四、治疗原则

(一)一般治疗

(1)采用药物吡喹酮、阿苯达唑,对各种囊虫病有效。

(2)激素治疗:应用皮质醇激素。

(3)降颅内压治疗。

(4)抗癫痫治疗。

(二)手术治疗

1.病灶切除术

用于单发病灶,有局灶性体征,颅内压增高者。

2.脑室-腹腔分流术

用于脑积水患者。

3.立体定向穿刺术

用于深部组织病变活检或囊虫去除。

五、常见护理问题

(一)头痛

脑膜的包囊破裂或死亡所致。

(二)恶心、呕吐、意识障碍

脑囊虫在脑组织占位引起脑组织水肿、颅内压高所致。

(三)意外伤害

跌伤、碰伤、舌咬伤,由包囊侵犯大脑皮质引起的发作性癫痫所致。

六、护理目标

(1)患者的头痛症状减轻。

(2)护士应严密观察患者的病情变化,及时救治。

（3）患者在癫痫发作期间未出现意外伤害。

七、护理措施

（1）注意脑保护，维护最佳意识状态。

（2）用药护理：主要治疗猪绦虫及囊尾蚴，常用药物有吡喹酮和阿苯达唑。

脑囊虫患者应先从小量开始，根据用药反应可逐渐加量，每天剂量不超过 1 g，达到总剂量即为 1 个疗程；囊虫数量少、病情较轻者，加量可较快；囊虫数量多、病情较重者，加量宜缓慢；2～3 个月后再进行第 2 个疗程的治疗，共治疗 3～4 个疗程。

用抗寄生虫药物后，死亡的囊尾蚴可引起严重的急性炎症反应和脑水肿，可导致颅内压急骤增高，并可引起脑疝，用药过程中必须严密监测，同时应给予皮质类固醇或脱水剂治疗。

对单个病灶（尤其是脑室内者）可手术摘除，有脑积水者可行脑脊液分流术以缓解症状，有癫痫者可使用抗癫痫药物控制发作。

八、健康教育

（1）开展预防绦虫病的卫生教育，尤其在流行区。宣传教育重点是改变不良饮食习惯，不吃生猪肉或牛肉，烹饪生、熟食物应分开。对生吃的水果、蔬菜应洗净、消毒。改变养猪和养牛方式，建立圈养。将人厕和猪（牛）圈分开。除卫生防疫部门加强肉类检疫、防止"米猪肉"上市外，群众应提高识别"米猪肉"的能力。

（2）指导患者配合治疗，在服用吡喹酮后偶有头晕、乏力等不适，数天内可自行消失。教育患者注意卫生，衣服（尤其内裤）、被褥、便盆等用具应加强消毒，防止虫卵污染水、食物及手而感染自身或他人。

（3）对驱虫后大便中未找到头节者，应定期复查。告知患者半年内无节片排出、虫卵转阴即为痊愈。

（程秀萍）

第六节　脑　脓　肿

脑脓肿是指化脓性细菌感染脑组织所引起的化脓性脑炎、慢性肉芽肿及脓腔包膜形成。少部分也可为真菌及原虫侵入脑组织所致。在任何年龄均可发病，以青壮年最常见。

一、常见病原学

根据流行病学调查，脑脓肿的病原学较过去有较大变化，金黄色葡萄球菌所致脑脓肿下降，而革兰阴性菌和厌氧菌所致脑脓肿的发病率增加。但在临床上，更需要注意的是脑脓肿的常见病原学与其原发感染灶密切相关，这对于经验性抗感染治疗有很好的指导价值。如前所述，原发感染灶的来源一般可分为耳源性、血源性、外伤性以及病因不明的隐源性。

其中，通过邻近骨或骨膜组织蔓延而来的包括耳源性、口腔源性。其中，耳源性感染常见的病原体包括脆弱杆菌属、链球菌、铜绿假单胞菌、肠道杆菌等；而牙周感染后继发的脑脓肿中，以链球菌、革兰阴性菌、脆弱杆菌为常见。

血源性途径中，心内膜炎后继发的脑脓肿，常见绿色链球菌、金黄色葡萄球菌；若为肺脓肿等肺部感染后继发的脑脓肿，则肺炎链球菌、肺炎克雷伯菌等为常见的病原菌。

在外伤、手术等导致直接种植的脑脓肿中，常见的病原菌为金黄色葡萄球菌等化脓性细菌。

除此之外，近年来报道的放线菌属的星形奴卡菌可致脑脓肿，受到医学界重视。而在一些免疫抑制的人群中，如中性粒细胞减少的患者中，还可见曲霉、念珠菌等真菌导致的脑脓肿。

二、诊断标准

(一)轻症脑脓肿的诊断标准

脑脓肿因原发感染灶的来源不同而有其不同的病因及分类，一般可分为耳源性、血源性、外伤性以及病因不明的隐源性。

1.临床表现

与脓肿所处的时期、部位有着密切关系，可分为全身感染症状与神经系统症状。全身感染症状主要为发热，但如脑脓肿进入包膜形成期，亦可不出现发热；此外，可有原发感染灶的临床表现。神经系统症状主要表现为颅内高压症状(头痛、呕吐，甚至昏迷等脑疝危象)以及脓肿所在部位引起的局限性神经体征。脓肿的好发部位以额叶最多见，其次是颞叶、额顶叶、顶叶、小脑、枕叶；丘脑、垂体、基底核和脑干相对少见；常见的局限性神经体征有杰克逊癫痫、单瘫、偏瘫等。

2.CT 和 MRI 检查

CT 和 MRI 检查可明确脑脓肿所在的部位、大小及其所处的病理时期。CT、MRI 可见圆形或类圆形的特征性脑脓肿改变，典型者可根据 CT、MRI 确诊。CT 可见低密度的脓肿中心，周围边界清晰或者不清，环壁周围水肿；增强下表现为脓肿壁明显强化，且多光滑，厚度均匀，而脓腔中心不强化，病灶中出现气体及多环相连是其特征性表现。而常规 MRI 扫描则表现为脓肿中心 T_1WI 为极低信号影，T_2WI 为明显高信号，周围为水肿；而脓肿壁 T_1WI 为等或高信号，T_2WI 为低信号，明显强化。

3.穿刺、手术等方法

证实脑内脓性分泌物可确诊，细菌培养等方法可明确病原学诊断。

(二)重症脑脓肿的诊断标准

对于脑脓肿的重症诊断，目前尚无统一认识。有学者认为，对于出现下列临床表现者，可定义为重症脑脓肿。

(1)起病急，病情在短时间内进展迅速。

(2)出现下列 1 项及 1 项以上的严重神经系统表现：①意识障碍，临床表现为嗜睡、昏睡，甚至昏迷；②癫痫发作，尤其是癫痫持续状态者；③严重的神经功能损害，如多脑神经损害、严重的偏瘫或截瘫；④影像学具有脑肿胀、脑疝等危险征象。

(3)并发其他器官的急性功能障碍，如呼吸衰竭、循环功能障碍等。

三、治疗

(一)感染灶引流

脑脓肿的治疗需要首先考虑外科引流。

1.手术目的

(1)有成为脑疝危险的脑脓肿,在影像引导下紧急抽吸脓腔,降低颅内压。

(2)明确诊断,抽取脓液用于微生物诊断。

(3)强化抗感染治疗的效果。

(4)避免感染进入脑室。

2.手术指征

如果使用现代立体定向神经外科技术,几乎所有的直径≥1 cm 的脑脓肿均可进行立体定向吸引手术,而不管它们的位置如何。传统的手术指征包括以下几方面。

(1)对药物治疗无反应,需手术引流;真菌、结核分枝杆菌、放线菌和诺卡氏菌感染患者对抗感染药物反应性低,建议切除病灶。

(2)外伤后脓肿需手术去除异物或骨片。

(3)脑疝风险较高的小脑、脑干脓肿。

(4)脑室周围脓肿。

(5)对于多发脓肿,抽吸最大的一个用于诊断,如其他病灶有占位表现,也要切除。

3.手术禁忌证

(1)直径<2 cm,慢性包裹性脓肿。

(2)多发小脓肿。

(3)一般状况差,不能耐受手术。

(二)抗感染治疗

1.抗感染治疗的指征

一般认为,抗感染治疗的指征包括:①小脓肿(直径<2.5 cm);②初始临床状态良好(GCS>12);③病原明确;④多发脓肿;⑤脓肿术后;⑥术后出现占位表现;⑦患者不能耐受手术。

根据病原学是否明确,脑脓肿的抗感染治疗可以分为经验性治疗和针对性治疗两种。与其他感染性疾病一致,在抗感染治疗之前积极获得标本行病原学鉴定是抗感染治疗获效的重要基础。在抗感染治疗时,需要遵循以下原则:①能在适当的浓度下穿过血脑和脑脊液屏障的广谱抗生素;②经验性治疗应包括抗厌氧菌药物;③如果有穿透伤史或近期神经外科手术史,加万古霉素。

2.经验性抗感染治疗

根据病原学的流行病学资料,脑脓肿的病原学以细菌为主,其中更是以革兰阳性球菌占多数,包括链球菌、葡萄球菌等,其次为厌氧菌,其他少见的病原体包括变形杆菌、大肠埃希菌、真菌等。因此,经验性抗感染治疗需要考虑覆盖球菌和厌氧菌这两类病原菌。在具体选药方面,同时需要考虑选用能够有效通过血-脑屏障的药物。综合上述因素,在病原学未明的情况下,推荐应用万古霉素覆盖可能的阳性球菌作为初始治疗,重症感染者可考虑同时联合应用具有抗厌氧菌活性的头孢三代、碳青霉烯类药物。

3.针对性抗感染治疗

一旦病原学明确后,应根据药敏结果调整抗感染治疗方案,将经验性治疗改为针对性治疗。

如培养发现阳性球菌,应停用覆盖阴性杆菌的药物。对于引起颅内感染常见的葡萄球菌属,随着万古霉素的应用,其对万古霉素的敏感性呈下降趋势。对于万古霉素初始治疗效果不理想的葡萄球菌引起的脑脓肿,可以考虑根据细菌的最小抑菌浓度值提高万古霉素的给药剂量。此外,亦有文献报道对万古霉素耐药的葡萄球菌引起的颅内感染,可以应用利奈唑胺进行治疗。

4.抗感染疗程

一般认为,手术治疗的脑脓肿患者,建议抗感染疗程为4～6周;纯药物治疗的患者,疗程6～8周;免疫缺陷并发脑脓肿的患者,3～12个月。

(三)其他治疗

1.积极查找、处理原发感染灶

脑脓肿常常是由于邻近器官的感染侵袭、波及,常见的如鼻旁窦、内耳等,而部分则是由于血源性传播导致。因此,在诊断、治疗脑脓肿的同时,对于一些高危患者,如儿童、免疫抑制人群,需要积极查找、评估是否存在原发感染病灶的可能,是则给予积极治疗。由于原发感染病灶和颅内脓肿病灶的病原体是一致的,如能明确原发感染病灶的病原体,对于脑脓肿病灶的治疗有同样重要的指导意义。

2.控制颅内高压、癫痫等并发症

对于重症脑脓肿患者,往往合并颅内高压、癫痫等并发症,需要同步给予治疗。如针对颅内高压给予甘露醇、呋塞米等脱水、控制颅内压,应用丙戊酸钠、丙泊酚等积极控制癫痫发作。

四、护理评估

(1)病情评估:生命体征,意识状态及瞳孔的状态,有无头痛、恶心、呕吐等颅内压高的症状,有无其他感染病灶。

(2)对脑脓肿的认知程度和心理承受能力。

(3)自理能力。

五、护理要点

(一)术前护理

(1)自理能力较差者,协助完成术前常规检查。

(2)观察患者意识、血压、脉搏及呼吸的变化,发现异常及时通知医师。

(3)观察患者局部与全身的感染症状及临床表现。

(4)遵医嘱给予抗感染药物,注意药物不良反应及疗效的观察。

(5)遵医嘱及手术要求,做好术前常规准备。

(二)术后护理

(1)按全麻患者术后护理要点。

(2)定时监测患者意识状态、血压、脉搏、呼吸及体温的变化,发现异常立即通知医师。

(3)体温在38.5 ℃以上者,及时给予物理或遵医嘱给予药物降温,注意降温效果的观察,并鼓励患者多饮水。

(4)保持引流通畅,做好引流管护理。

(5)遵医嘱进行腔内注射药物及冲洗,观察引流液的颜色、量及性状,发现异常及时通知医师。

(6)鼓励患者进食高蛋白、高维生素、易消化的饮食。

(7)卧床期间指导患者进行肢体活动,病情允许的情况下鼓励早期离床活动,预防血栓的形成。

六、健康指导

(1)讲解治疗原发病的重要性,遵医嘱继续治疗原发病。

(2)遵医嘱按时服药,并注意治疗效果的观察。

(3)合理搭配饮食,注意营养的摄入,促进机体的康复。

(程秀萍)

第七节 神经梅毒

梅毒是由梅毒螺旋体感染引起的慢性传染性疾病,累及全身各脏器组织。中枢神经系统(包括大脑、脑膜或脊髓)受累称为神经梅毒。梅毒的病原体是苍白密螺旋体。梅毒螺旋体体外存活能力差,普通消毒剂或热肥皂水可将其杀死,干燥或阳光下极易死亡。梅毒的传染源是人,主要通过性交传播,皮肤黏膜病损传染性强;还可通过接吻、哺乳等传播。传播途径还有母婴传播或共用注射器等引起的血源性传播。

我国人群中梅毒发病率尚不清楚,近年来发病率增高。国外资料显示早期未治疗的梅毒患者约10%最终发展为神经梅毒。根据病程可分为第一期、第二期和第三期梅毒。第一期梅毒主要表现为硬下疳,多在感染后3周左右发生。第二期梅毒以梅毒疹为特征,病程2~3个月,如未彻底治愈可复发。在2年以上复发者呈第三期梅毒。一期和二期梅毒称为早期梅毒。三期梅毒称晚期梅毒。神经梅毒多发生在三期梅毒阶段。

一、病因和发病机制

神经梅毒的病因为感染了苍白密螺旋体,感染途径有两种,后天感染主要传播方式是不正当的性行为,男同性恋者是神经梅毒的高发人群。先天梅毒则是通过胎盘由患病母亲传染给胎儿。约10%未经治疗的早期梅毒患者最终发展为神经梅毒。感染后脑膜炎改变可导致蛛网膜粘连,从而引起脑神经受累或循环受阻发生阻塞性脑积水。增生性动脉内膜炎可导致血管腔闭塞,脑组织的缺血、软化,神经细胞的变性、坏死和神经纤维的脱髓鞘。

二、临床表现

根据病变部位,神经梅毒分为脑脊膜血管型梅毒和脑实质型梅毒。

(一)脑脊膜血管型梅毒

脑脊膜血管型梅毒病变主要累及脑膜、脊膜和血管内膜。脑膜受累为主时表现为无菌性脑膜炎,多为慢性起病,全身不适,间歇性头痛、头晕,记忆减退,有时可出现急性梅毒性脑膜炎,患者持续低热,头痛,畏光,颈强直,意识障碍及癫痫发作等,脑脊液通路梗阻时出现颅内压增高的表现。无临床定位体征或出现脑神经麻痹(如双侧面神经麻痹)、瘫痪、视力减退或听力丧失。多在原发感染后1年内出现。血管病变以动脉炎为常见,可导致脑梗死,出现相应的临床表现。血管性梅毒损害多发生于原发感染后5~30年。脊髓的脊膜血管梅毒比较少见,主要为梅毒性脊膜炎和急性梅毒性横贯性脊髓炎。临床上患者出现进展的肢体无力,感觉障碍(位置觉和振动觉突出)、二便障碍或急性迟缓性瘫痪。疾病后期为痉挛性瘫痪。

(二)脑、脊髓实质型梅毒

脑、脊髓实质型梅毒为梅毒螺旋体直接侵袭神经组织所致。原发感染后15～20年起病,多伴有脑膜血管梅毒。临床上主要有两种类型:麻痹性痴呆和脊髓痨。

1.麻痹性痴呆

麻痹性痴呆亦称梅毒性脑膜炎。发生于未经正确治疗的患者中。慢性起病,缓慢进展,患者出现神经精神症状,以精神异常症状突出,情绪不稳,人格改变,淡漠,幻觉,妄想,虚构,记忆、学习能力下降,定向力障碍,言语不清,呈进行性痴呆。神经症状可见偏瘫,眼肌麻痹,失语,意识障碍及癫痫发作等。查体见瞳孔对光反射迟钝,发展为阿-罗瞳孔。如不治疗,可在3～15年死亡。

2.脊髓痨

脊髓后索受累。临床表现为特征的"肢体远端的闪电样疼痛",症状剧烈,呈刺痛、放射痛、撕裂痛。患者步宽变大,摇摆步态,夏科氏关节,营养障碍所致无痛性足底溃疡,阳痿,二便障碍,可伴有脑神经损害,如视神经萎缩、阿-罗瞳孔、动眼神经麻痹等。某些患者出现自主神经功能紊乱。

(三)其他

临床上可见梅毒感染后无神经系统症状,仅依靠实验室检查诊断为无症状性梅毒的患者。无症状性梅毒可有脑脊液异常,头颅MRI示脑膜有增强效应。先天性神经梅毒罕见。由梅毒螺旋体经母体传播至胎儿,出现类似成人梅毒的临床表现。脊髓痨少见,其他表现还有脑积水、间质性角膜炎、牙齿畸形和听力丧失等。

三、辅助检查

(一)脑脊液检查

轻中度淋巴细胞增加,蛋白升高,糖含量降低或正常,IgG升高,寡克隆区带常阳性,对判断疾病活动性有一定作用。

(二)免疫学检查

梅毒血清与脑脊液免疫学检查是重要的诊断方法。性病研究实验在血清中可以产生假阳性,但脑脊液中极少假阳性,不过敏感性较低。快速血浆反应抗体试验曾用于筛选检查,但脑脊液中假阳性率高。血清荧光螺旋体抗体吸附试验阳性常提示梅毒的诊断,但仅仅是定性试验,无法了解滴度。脑脊液IgM-FTA-ABS可确定诊断。苍白密螺旋体血细胞凝集素检测也可确立诊断。

(三)影像学检查

头颅CT、MRI对发现病变部位有一定帮助。MRI优于CT。脑膜受累时可见脑膜增强效应。

(四)病原学检查

可在脑脊液中分离螺旋体,但受条件限制,仅有限的实验室能进行。

四、治疗

(一)早期梅毒

正规治疗早期梅毒,有助于预防神经梅毒的发生。苯甲青霉素G 240万U,肌内注射,单剂治疗。治疗后患者定期回院重复检测至血清学阴性。少数患者通常在早期梅毒治疗 2 年后脑脊液正常时才能预防神经梅毒。治疗后仍出现梅毒应重复治疗。对青霉素过敏患者可使用四环素,每次 500 mg,每天 4 次,口服 14 d;强力霉素,每次 100 mg,每天 2 次,口服 14 d。药物不良反应:过敏等。应注意治疗初期出现的雅-赫反应,在治疗早期大量梅毒螺旋体进入循环引起。突然发病,寒战、颜面潮红,呼吸困难,血压下降,通常出现在选用青霉素治疗病例。首次使用后 2 h 内出现,7 h 达高峰,24 h 后缓解。一般在首次运用抗生素治疗 24 h 内常规予皮质激素预防。

(二)无症状性梅毒

水溶性青霉素治疗,每天 1 200 万～2 400 万 U,持续 14 d。

(三)晚期梅毒

疗效尚有争论。

1.水溶性青霉素

每 4 小时 200 万～400 万 U,每天 1 200 万～2 400 万 U,连续用 10～14 d。

2.氨苄西林

每次 240 万 U,每周 1 次,连续治疗 3 周。

3.青霉素过敏使用四环素

每次 500 mg,每天 4 次,连续 30 d。

4.头孢曲松

每次 1.0～2.0 g,肌内注射或静脉滴注,每天 1 次,连续 14 d。

(四)先天性梅毒

水溶性青霉素治疗,每天 25 万 U/kg,静脉滴注,连续使用 10 d 以上。

五、护理评估

(一)健康史

不洁性病史,不洁性行为,先天性患者母亲梅毒感染史。

(二)症状

1.无症状型神经梅毒

无症状,脑脊液呈轻度炎性反应,梅毒血清反应阳性。

2.梅毒性脑膜炎

梅毒性脑膜炎多发生在梅毒感染未经治疗的 2 期,主要为青年男性,发热、头痛和颈项强直等症状颇似急性病毒性脑炎。

3.血管性梅毒

血管性梅毒可见偏瘫、偏身感觉障碍、偏盲失语等,偶可有局限性癫痫、脑积水和脑神经麻痹;脊髓血管梅毒可表现为横贯性脊髓炎,运动、感觉及排尿障碍。

4.脊髓痨

下肢脊神经根支配区域短促、阵发、电击样疼痛,可有感觉异常,随病情进展,可出现深感觉障碍、感觉性共济失调。部分患者可有内脏危象,如胃及膀胱危象。

5.麻痹性痴呆

麻痹性痴呆于初期感染后 10～30 年发病,主要为进行性痴呆合并神经损害征象为主。

(三)身体状况

1.生命体征及意识

有无发热,意识不清,瞳孔大小及对光反射。

2.疼痛

有无头痛、肌肉痛。

3.肢体活动障碍

有无肢体活动障碍、偏瘫,肌力、肌张力是否正常,有无共济失调,步态是否正常。

4.视力障碍

有无视力下降、丧失,偏盲,视野改变。

5.语言障碍

有无失语,失语类型。

6.排尿障碍

有无排尿障碍,尿频。

7.吞咽障碍

有无吞咽障碍、饮水呛咳,洼田饮水试验分级。

(四)心理状况

(1)有无焦虑、恐惧、抑郁等情绪。

(2)疾病对生活、工作有无影响。

六、护理诊断/问题

(一)有误吸的危险

与病变引起的吞咽困难有关。

(二)意识障碍

与病变所致神经精神症状有关。

(三)生活自理能力缺陷

与病变所致肢体功能障碍有关。

(四)有受伤的危险

与病变所致肢体功能障碍有关。

(五)语言沟通障碍

与病变引起的失语、精神障碍有关。

(六)知识缺乏

与疾病相关知识缺乏有关。

七、护理措施

(1)环境与休息:保持病室安静舒适,病房内空气清新,温湿度适宜。患者疾病早期不限制活动,但应预防跌倒、坠床的发生。病情危重并有意识障碍的患者卧床休息,长期卧床者应防压疮。

(2)饮食护理:指导患者进食高热量、易消化、高维生素饮食。有意识障碍无法进食者应根据医嘱放置胃管,给予鼻饲饮食,保证营养供应,促进疾病康复。

(3)严密观察病情变化,生命体征是否平稳,有无突发肌力下降、偏瘫、癫痫发作,急性意识障碍,及时通知主管医师,给予对症处理。

(4)病情危重卧床期间注意协助患者更换体位,预防压疮的发生。躁动者必要时遵医嘱采取保护性约束措施。

(5)做好消毒隔离工作,预防交叉感染。有创操作注意防护,避免职业暴露。

(6)肢体活动障碍者注意做好跌倒评估,预防跌倒。

(7)尿失禁的患者定时给予便器,锻炼自主排尿功能。留置导尿的患者保持会阴部皮肤及尿管清洁,观察尿液的颜色、性质、量。每月在无菌操作下更换尿管,使用抗反流尿袋,根据患者不同情况定时规律地夹闭、开放尿管,以维持膀胱收缩、充盈功能。注意保护患者隐私。

(8)使用大剂量青霉素等抗生素,进行驱梅治疗原则为及时、足量、足疗程。应向患者做好用药宣教,包括注意事项及不良反应,保证患者院外治疗足疗程。定期抽血,监测血象及肝肾功能。首次应用抗生素时,注意预防雅-赫反应。

(9)护士应加强患者的心理护理,及时了解患者的心理变化,对不同时期的心理变化给予患者不同的心理支持。同时做好疾病知识宣教,帮助患者树立战胜疾病的信心,减轻心理负担。同时也应做好患者家属的心理工作,使患者能够获得更多的心理支持。

八、健康指导

(1)做好疾病知识宣教,患者在相应治疗完成后,还须进行长期临床及血清学的观察,患者应了解定期复查复治的重要性,按照医嘱规定时间复诊。

(2)讲明梅毒的传染方式和对个人及社会的危害,早发现、早正规治疗的重要性。

(3)患者治疗期间禁止性生活,伴侣也应进行检查或治疗。

(4)嘱患者做好个人卫生,彻底治愈前不要到公共浴池洗澡或泳池游泳,内衣裤单独清洗,预防交叉感染。

(程秀萍)

第八节 脑动静脉畸形

一、概述

脑动静脉畸形是胎儿期脑血管形成异常的先天性疾病,是由一团动脉、静脉及动脉化的静脉样血管组成,动脉直接与静脉交通,其间无毛细血管。动静脉畸形的出血与其体积的大小及引流静脉的数目、状态有关。中型、小型(4 cm)的容易出血,引流静脉少、狭窄或缺乏正常静脉引流者容易发生出血。

二、临床表现

动静脉畸形常无症状,除非突然出现癫痫、出血或顽固性头痛时才被发现。

(一)出血

出血可发生在孕、产期妇女,也可发生在正常活动时,出血常为脑实质、脑室内和蛛网膜下腔出血,出血前常可出现头痛、癫痫和某些局灶体征。

(二)癫痫

一般为癫痫大发作和局灶性癫痫。

(三)头痛

常为持续性、反复发作性头痛。

(四)局灶症状

1.额叶

额叶常出现癫痫大发作,智力、情感障碍,偏瘫。

2.颞叶

癫痫、幻视、幻嗅、命名性失语、听觉性失语。

3.顶叶

局灶性癫痫、感觉障碍、失读、失用、计算力障碍、偏盲、幻视、空间定向障碍。

4.基底节

震颤、不自主运动、肢体笨拙、运动增多综合征等,出血后也可出现偏瘫等症状。

5.脑桥及延髓动静脉畸形

颈痛、恶心、呕吐、锥体束征、共济失调、脑神经麻痹。

6.其他症状

精神症状、眼球突出、血管杂音。

三、治疗原则

供血动脉结扎术;动静脉畸形摘除术;栓塞术;立体定位像、放疗。

四、护理要点

(一)术前护理

1.给予心理支持

告知疾病类型、可能采用的治疗计划及如何配合,帮助家属学会对患者进行特殊照顾的方法和技巧;加强生活护理,防止意外发生;指导患者训练床上大、小便。

2.术前准备

完成术前检查、抽血交叉备血、抗生素皮试,备好术中、术后用药,剃头、洗澡、剪指甲、更衣,术前 12 h 以内禁食水,留置尿管,监测生命体征。女患者若有发热、月经来潮应及时通知医师。如行介入栓塞术则行下腹部及会阴部备皮,术前 6~8 h 禁食水,保持大便通畅,避免术后便秘。

(二)术后护理

1.体位

全身麻醉未醒的患者,取平卧位,头偏向一侧。意识清醒、血压平稳后,宜抬高床头 15°~30°。栓塞术后平卧,穿刺侧下肢制动 24 h,严密观察足背动脉搏动情况及下肢温度、颜色和末梢血液供应情况,观察穿刺局部有无渗血及血肿、瘀斑形成。

2.营养和补液

术后 1 d 可进流质饮食,第 2 天、第 3 天给半流质饮食,以后逐渐过渡到普通饮食。术后患者有恶心、呕吐或消化功能紊乱时,可禁食 1~2 d,给予静脉补液,待病情平稳后逐渐恢复饮食。

长期昏迷的患者,鼻饲提供营养。

3.呼吸道护理

及时清除呼吸道分泌物并保持通畅。定时协助患者翻身、叩背,必要时雾化吸入。呕吐时头偏向一侧以免误吸,防治肺部感染。

4.镇痛及镇静

术后3～5 d为水肿高峰期,常出现搏动性头痛,严重时伴呕吐,合理使用脱水药和激素。为防止颅内压增高及颅内再出血,必须保持术后患者安静,若发现躁动不安,可遵医嘱使用镇静药。

5.术后并发症的预防及护理

(1)出血:多发生在术后12～24 h,应严密观察,避免增高颅内压。一旦发现出血征象,立即通知医师并做好再次手术的准备。

(2)脑血管痉挛:术后持续给予尼莫地平微量泵入,会出现面色潮红、心率加快、血压下降、胃肠疼痛、恶心等症状,用药过程中要严格掌握用量及速度,注意用药中血压与基础血压的比较。术后观察是否有进行性的头痛加重、脑膜刺激征,观察意识状态及瞳孔变化。

(3)感染:常规使用抗生素,严格无菌操作,加强营养及基础护理。

(4)应激性胃溃疡:可给予雷尼替丁、法莫替丁等药物预防,一旦发现胃溃疡出血,应立即放置胃管,抽净胃内容物后用小量冰水洗胃、经胃管应用止血药,必要时输血。

(5)癫痫发作:多发生在术后3～5 d脑水肿高峰期。发作时,应立即给予抗癫痫药物,卧床休息,吸氧,保护患者避免意外受伤。

6.病情观察

观察生命体征、意识状态、瞳孔、肢体活动状况等。头痛的性质、部位,给予对症处理。有癫痫发作的患者,注意观察癫痫发作的先兆、持续时间、类型,发作时应保护患者,防止意外发生,遵医嘱按时服用癫痫药。

五、健康指导

(1)加强功能锻炼,教会患者及其家属自我护理方法。

(2)告知患者避免导致再出血的诱发因素,高血压患者规律服药,一旦出现异常及时就诊,控制不良情绪,保持心态平稳,避免情绪波动。

(3)术后患者有肢体活动障碍,给予功能锻炼。

(4)患者行动不便时,要及时满足其生活需要,做好保护,防止意外发生。

(程秀萍)

第九节 脑 膜 瘤

一、概述

脑膜瘤是颅内常见肿瘤,仅次于胶质瘤位居第二位,占所有颅内肿瘤的20％～30％,为脑外肿瘤,通常为良性,起源于蛛网膜。有症状脑膜瘤者应手术切除,完全切除肿瘤后大多数肿瘤可治愈。好发年龄为 20～40 岁,女性多见,男女比例为 1∶(2～3)。

二、临床表现

(1)破坏脑组织引起的局灶性神经功能缺失,包括肢体活动障碍、嗅觉丧失、视野缺损及失语等破坏症状。

(2)部分患者最先发生癫痫及精神障碍等刺激症状。

(3)颅内压增高的症状,如头痛、呕吐和眼底变化等。高龄患者颅内高压的症状多不明显。

(4)邻近颅骨的脑膜瘤可以造成骨质变薄,甚至侵蚀至帽状腱膜,头皮可见局部凸起。

三、治疗

(一)手术切除

手术切除是脑膜瘤治疗首选方法。

(二)放疗

作为非典型、恶性脑膜瘤、肿瘤未行全切除术后患者的辅助治疗手段。

(三)药物治疗

抗癫痫治疗。

四、护理要点

(一)术前护理

1.心理护理

介绍手术须知,告知其目的及重要性。主动询问有无特殊要求,与其建立良好的护患关系,取得患者的信任与合作。给予合理的解释,消除患者焦虑心理以满足其的要求。家庭及社会支持,树立战胜疾病的信心。

2.安全护理

床栏保护,防止坠床。对步态不稳、癫痫症状的患者外出一定要有人陪伴。对听力、视力障碍的患者,加强生活护理,防止意外伤害。

3.并发症护理

对颅内压增高有症状的患者,需绝对卧床,及时发现病情变化,遵医嘱对症处理。

4.完善相关术前检查

血常规、尿常规、肝肾功能检查、心肺功能、CT、磁共振等。

5.术前准备

交叉配血、备皮、抗生素皮试、遵医嘱术前用药及准备术前手术带药等。

(二)术后护理

(1)观察患者神志、瞳孔、生命体征的变化,及时发现颅内出血、脑水肿及神经损害情况,观察疼痛性质、持续时间,及时报告医师给予对症处理。

(2)保持呼吸道通畅,防止窒息,观察呼吸的节律、深浅,备好气管切开包,要及时行气管切开,甚至呼吸机辅助呼吸。加强翻身拍背、吸痰,防止肺部感染。

(3)观察伤口渗出液的量及颜色,是否有脑脊液漏;保持引流通畅,妥善置引流管于床头,观察并记录引流液颜色、性状及量;更换引流装置严格无菌操作。

(4)加强基础护理,每2小时翻身1次,保持皮肤清洁干燥,每天用温水擦洗2次,协助患者在床上做肢体被动运动。

(5)术后清醒患者应先喂少量温开水,无呛咳、吞咽困难,可经口进食。饮食搭配应由稀到稠,量由少到多,少量多餐,营养均衡。如行鼻饲饮食,置管期间注意管腔清洁,保持管道通畅,食物卫生,昏迷患者予静脉营养。

(6)加强肢体活动和按摩,可抬高双下肢或应用医用弹力袜,降低下肢深静脉血栓的发生率。

(7)并发症的预防和处理见表5-1。

表 5-1　脑膜瘤并发症的预防和处理

常见并发症	预防和处理
中枢性高热	去除被盖、物理降温
呼吸障碍	气管插管、切开;人工呼吸或呼吸机辅助呼吸
脑脊液耳、鼻漏	患侧卧位、盐水擦洗外耳道分泌物;有鼻漏者禁止鼻饲、鼻内滴药及鼻腔吸痰
肺部感染	协助翻身拍背、有效吸痰

五、健康教育

(一)休息与活动
适当休息、坚持锻炼(如散步、打太极拳等),劳逸结合。

(二)心理指导
鼓励患者保持积极、乐观的心态,积极自理个人生活。

(三)合理饮食
多食高热量、高蛋白、富含纤维素、低脂肪、低胆固醇饮食,少食动物脂肪、腌制品;限制烟酒、浓茶、咖啡、辛辣等刺激性食物。

(四)康复指导
神经功能缺损或肢体活动障碍者,可进行辅助治疗(高压氧、针灸、理疗、按摩等),加强肢体功能锻炼与看护,避免意外损伤。

1.肢体瘫痪

保持肢体功能,防止足下垂,瘫痪肢体各关节被动屈伸运动、练习行走,防止肌肉萎缩。

2.感觉障碍

禁用热水袋以防烫伤。

3.癫痫

不宜单独外出、登高、游泳、驾驶车辆及高空作业,随身带疾病卡。

4.听力障碍

尽量不单独外出,以免发生意外,必要时可配备助听器,或随身携带纸笔。

5.视力障碍

注意防止烫伤、摔伤等。

6.步态不稳

继续进行平衡功能训练,外出需有人陪同,以防摔伤。

7.面瘫、声音嘶哑

注意口腔卫生,避免食用过硬、不易咬碎或易致误吸的食物,不要用吸管进食或饮水,以免误入气管引起呛咳、窒息。

8.眼睑闭合不全者

遵医嘱按时滴眼药水,外出时需戴墨镜或眼罩保护,以防阳光和异物伤害,夜间睡觉时可用干净湿手帕覆盖或涂眼膏,以免眼睛干燥。

(五)用药指导

遵医嘱按时、按量服药,不可突然停药、改药及增减药量,尤其是抗癫痫、抗感染、脱水剂、激素治疗,以免加重病情。

(六)按时复诊

原有症状如头痛、头晕、恶心、呕吐、抽痛、不明原因持续高热、肢体乏力、麻木、视力下降等加重时应及时就医。术后 3～6 个月后门诊复查 CT 或 MRI。

(程秀萍)

第十节 脑胶质瘤

一、概述

脑胶质瘤又称脑胶质细胞瘤,是发生于神经组织间质细胞,在胚胎发育过程中起源于外胚叶的髓样上皮细胞,以后分化为神经母细胞、髓母细胞及原始胶质细胞。在胶质细胞中,以星形细胞肿瘤最常见,是颅内最常见的恶性肿瘤,占颅内肿瘤的 40％～50％。

(一)星形细胞瘤

星形细胞瘤是常见的神经上皮性肿瘤,占颅内肿瘤的 13％～26％,占胶质瘤的 21.2％～51.6％,男性多于女性。肿瘤可发生在中枢神经系统的任何部位,一般成人多见于大脑半球和丘脑基底节区,儿童多见于幕下。

(二)胶质母细胞瘤

胶质母细胞瘤是高度恶性胶质瘤,约占胶质瘤的 22.3％,占颅内肿瘤的 10.2％,主要发生在成年人,尤以 30～50 岁多见。肿瘤常位于皮质下,呈浸润性生长,常同时侵犯数个脑叶,且可累及脑深部结构。肿瘤可以发生在脑的任何部位,成人以额叶最多见,其次为颞叶、顶叶,少数见于枕叶、丘脑和基底节。

(三)少枝胶质细胞瘤

少枝胶质细胞瘤是发生于神经外胚层的肿瘤。占颅内肿瘤的 1.3％～3.8％,肿瘤绝大多数位于幕上,额叶最多见,其次为顶叶和颞叶。

(四)室管膜瘤

室管膜瘤的发生率占颅内肿瘤的 2％～9％,多见于儿童及青年人。肿瘤的 3/4 位于幕下,1/4 位于幕上,儿童幕下占绝大多数。肿瘤大多位于脑室内,少数瘤主体在脑组织内。

（五）髓母细胞瘤

髓母细胞瘤是中枢神经系统最为恶性的一种儿童后颅凹恶性肿瘤,其发生是由于原始髓样上皮分化。

二、临床表现

（一）颅内压增高

表现为逐渐加重的头痛,以清晨醒来或晚间出现较多;常有喷射性呕吐;视神经盘水肿为颅内压增高的客观体征,晚期患者视力减退,视野向心性缩小,最终失明。

（二）局灶症状与体征

肿瘤对脑组织的直接刺激、压迫和浸润破坏可引起相应的表现,如中央前、后回肿瘤患者表现出对侧肢体运动和感觉障碍;额叶肿瘤患者主要表现为精神异常,包括淡漠、情绪欣快、注意力不集中、记忆力和智力减退等;颞叶肿瘤患者有视野的改变和不同程度的幻觉;枕叶肿瘤患者可出现视觉障碍等。不同部位胶质瘤的特殊表现见表5-2。

表 5-2　不同部位胶质瘤的特殊表现

肿瘤部位	特殊表现
额叶	随意运动、语言表达及精神活动障碍,如性格改变、淡漠、言语及活动减少、注意力不集中、记忆力减退、对事物不关心等
顶叶	中枢性感觉障碍为主
颞叶	癫痫、视幻觉、视野缺陷、主侧半球者出现感觉性失语
枕叶	视觉障碍
岛叶	内脏方面的神经系统症状,如打嗝、恶心、腹部不适

三、治疗原则

手术治疗为主要手段,还可进行放疗、化疗。

四、护理要点

（一）常规护理

(1)出现精神障碍时,要有专人看护,遵医嘱给予镇静剂,防止意外事件发生。

(2)遵医嘱按时服用抗癫痫药以保证有效血药浓度。

(3)有视力障碍时加强防护,确保安全。

(4)有偏瘫者,加强皮肤护理,按时翻身,活动肢体,预防下肢深静脉血栓。

(5)做好术前、术后的心理护理,帮助患者树立信心。

(6)加强营养,增强体质,为术后放射及化学药物治疗做好准备。

（二）专科护理

(1)告知患者治疗以手术切除肿瘤为主。

(2)术前护士应协助患者完成术前检查及准备。

(3)全身麻醉术后应注意电解质变化。

(4)有语言功能障碍者术后进行语言训练。

（5）接受化疗时注意观察用药后的不良反应,加强保护性隔离。

（三）用药护理

（1）了解所用药物治疗目的、方法、剂量及相关药物不良反应。

（2）遵医嘱及时准确用药,如脱水药、抗生素,预防术后感染。

（3）认真倾听患者主述,及时配合医师调整用药。

（四）心理护理

（1）了解患者的心理状态及心理需求,消除紧张情绪。

（2）鼓励患者正视现实,稳定情绪,顺应医护计划。

（3）医护人员治疗护理操作时沉着冷静,动作轻柔,减少对患者的不良刺激,给患者带来安全感。

（4）术后及时告知患者手术效果,打消顾虑。

（5）帮助患者缓解疼痛,如分散注意力,减少噪声、强光刺激。

（6）对于预后不良的患者不宜直接将真实情况告知,以免给心理带来巨大的创伤。

（7）保护患者自尊心,使患者感到受人重视、受人尊敬,有独立人格。

（8）经常更换体位,肌肉放松,消除紧张情绪。

五、健康教育

（一）入院时教育

介绍主管医师、护士、病房环境、疾病知识、各项检查治疗的目的、方法及配合注意事项。嘱癫痫患者不能独自外出、单独洗浴,以防意外事故。

（二）术前教育

介绍手术方法及术前准备的目的、意义,如交叉配血、药物过敏试验、术野准备、术前 8 h 禁食水。

（三）术后教育

进行伤口护理、用药知识宣教、康复锻炼、饮食指导。

（四）出院宣教

（1）肿瘤一般不能全切,术后 3～6 个月门诊复查,以后应定期复查及时发现肿瘤复发。

（2）遵医嘱服用抗癫痫药物,不可自行停药,定时查血药浓度及肝功能。

（3）注意劳逸结合,保持情绪稳定。进食高营养易消化饮食。伤口愈合 1 个月后可以洗头,注意伤口有红、肿、热、痛时应及时就诊。

（4）加强语言、肢体功能锻炼。

（5）术后 1 个月内不能洗头,若出现不适症状如伤口红肿、头痛、恶心、呕吐等时,应及时就医。术后 1 个月进行放疗或化疗。

（程秀萍）

第六章

心胸外科护理

第一节　心　脏　损　伤

心脏损伤是暴力作为一种能量作用于机体,直接或间接转移到心脏所造成的心肌及其结构的损伤,直至心脏破裂。心脏损伤又有闭合性损伤和穿透性损伤的区别。

一、闭合性心脏损伤

心脏闭合性损伤又称非穿透性心脏损伤或钝性心脏损伤。实际发生率远比临床统计的要高。许多外力作用都可以造成心脏损伤,包括:①暴力直接打击胸骨传递到心脏;②车轮碾压过胸廓,心脏被挤压于胸骨椎骨之间;③腹部或下肢突然受到暴力打击,通过血管内液压作用到心脏;④爆炸时高压的气浪冲击。

(一)心包损伤

心包损伤指暴力导致的心外膜和(或)壁层破裂与出血。

1.分类

心包是一个闭合纤维浆膜,分为脏、壁两层。心包伤分为胸膜-心包撕裂伤和膈-心包撕裂伤。

2.临床表现

单纯心包裂伤或伴少量血心包时,大多数无症状,但如果出现烦躁不安、气急、胸痛,特别当出现循环功能不佳、低血压和休克时,则应想到急性心脏压塞的临床征象。

3.诊断

ECG:低电压、ST 段和 T 波的缺血性改变。二维 UCG:心包腔有液平段,心排幅度减弱,心包腔内有纤维样物沉积。

4.治疗

心包穿刺术(图 6-1)、心包开窗探查术(图 6-2)、开胸探查术。

(二)心肌损伤

所有因钝性暴力所致的心脏创伤,如果无原发性心脏破裂或心内结构(包括间隔、瓣膜、腱束或乳头肌)损伤,统称心肌损伤。

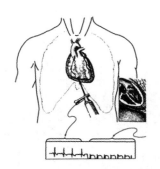

图 6-1　心包穿刺示意图

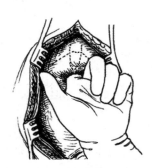

图 6-2　心包探查示意图

1.原因

一般是由于心脏与胸骨直接撞击,心脏被压缩所造成的不同程度心肌损伤,最常见的原因是汽车突然减速时方向盘的撞击。

2.临床表现

主要症状取决于创伤造成心肌损伤的程度和范围。轻度损伤可无明显症状;中度损伤出现心悸、气短或一过性胸骨后疼痛;重度可出现类似心绞痛症状。

3.检查方法

ECG 轻度无改变,异常 ECG 分两类:①心律失常和传导阻滞。②复极紊乱。X 线片一般无明显变化。UCG 可直接观测心脏结构和功能变化,在诊断心肌挫伤以评估损伤程度上最简便、快捷、实用。

4.治疗

主要采用非手术治疗。①一般心肌挫伤的处理:观察 24 h,充分休息检查 ECG 和CPK-MB。②有心脏房间隔缺损(CDA)者:在 ICU 监测病情变化,可进行血清酶测定除外冠心病(CAD)。③临床上有低心排血量或低血压者:常规给予正性肌力药,必须监测中心静脉压,适当纠正血容量,避免输液过量。

(三)心脏破裂

闭合性胸部损伤导致心室或心房全层撕裂,心腔内血液进入心包腔和经心包裂口流进胸膜腔。患者可因急性心脏压塞或失血性休克而死亡。

1.原因

一般认为外力作用于心脏后,心腔易发生变形并吸收能量,当外力超过心脏耐受程度时,即出现原发性心脏破裂。

2.临床表现

血压下降、中心静脉压高、心动过速、颈静脉扩张、发绀、对外界无反应;伴胸部损伤,胸片显示心影增宽。

3.诊断

ECG:观察 ST 段和 T 段的缺血性改变或有无心梗图形。X 线和 UCG:可提示有无心包积血和大量血胸的存在。

4.治疗

紧急开胸解除急性心脏压塞和修补心脏损伤是抢救心脏破裂唯一有效的治疗措施。

二、穿透性心脏损伤

该损伤以战时多见,按致伤物不同可分为火器伤和刃器伤两大类。

(一)心脏穿透伤

1.临床表现

主要表现为失血性休克和急性心脏压塞。前者早期有口渴、呼吸浅、脉搏细、血压下降、烦躁不安和出冷汗;后者有呼吸急促、面唇发绀、血压下降、脉搏细速、颈静脉怒张并有奇脉。

2.诊断

(1)ECG:血压下降,ST 段和 T 波改变。

(2)UCG:诊断价值较大。

(3)心包穿刺:对急性心脏压塞的诊断和治疗都有价值。

3.治疗

快速纠正血容量,并迅速进行心包穿刺或同时在急诊室紧急气管内插管进行开胸探查。

(二)冠状动脉穿透伤

冠状动脉穿透伤是心脏损伤的一种特殊类型,即任何枪弹或锐器在损伤心脏的同时也刺伤冠状动脉,主要表现为心外膜下的冠状动脉分支损伤,造成损伤远侧冠状动脉供血不足。

1.临床表现

单纯冠脉损伤,可出现急性心脏压塞或内出血征象。冠状动脉瘘者心前区可闻及连续性心脏杂音。

2.诊断

较小分支损伤很难诊断;较大冠脉损伤,ECG 主要表现为创伤相应部位出现心肌缺血和心肌梗死图形。若心前区出现均匀连续性心脏杂音,则提示有外伤性冠状动脉瘘存在。

3.治疗

冠脉小分支损伤可以结扎;主干或主要分支损伤可予以缝线修复;如已断裂则应紧急行心脏搭桥(CABG)术。

三、护理问题

(一)疼痛

疼痛与心肌缺血有关。

(二)有休克的危险

休克与大量出血有关。

四、护理措施

(一)维持循环功能,配合手术治疗

(1)迅速建立静脉通路。

(2)在中心静脉压及肺动脉楔压监测下,快速补充血容量,积极抗休克治疗并做好紧急手术准备。

(二)维持有效的呼吸

(1)半卧位,吸氧;休克者取平卧位或中凹卧位。

(2)清除呼吸道分泌物,保持呼吸道通畅。

(三)急救处理

(1)心脏压塞的急救:一旦发生,应迅速进行心包穿刺减压术。

(2)凡确诊为心脏破裂者,应做好急症手术准备,充分备血。

(3)出现心脏停搏立即进行心肺复苏术。

(4)备好急救设备及物品。

(四)心理护理

严重心脏损伤者常出现极度窘迫感,应提供安静、舒适的环境,采取积极果断的抢救措施,向患者解释治疗的过程和治疗计划,使患者情绪稳定。

(任玉芝)

第二节 冠状动脉粥样硬化性心脏病

一、概述

冠状动脉粥样硬化性心脏病是指冠状动脉发生严重粥样硬化性狭窄或阻塞,或在此基础上合并痉挛及血栓形成,造成管腔阻塞,引起冠状动脉供血不足、心肌缺血或心肌梗死的一种心脏病,简称冠心病。我国虽是冠心病的低发国家,但近年来冠心病发病率和病死率的逐年上升趋势是不容忽视的。目前,在我国每年估计新发生的心肌梗死的患者就高达300万之多。

冠状动脉的病变主要在动脉内膜,病变发展缓慢(一般需要10~15年才能发展成为典型的动脉粥样硬化斑块),在早期无症状,临床不易检出。发病时通常表现为胸骨后的压榨感,闷胀感,持续3~5 min,常发散到左臂、左肩、下颌、咽喉部、背部,也可放射到右臂。用力、情绪激动、受寒、饱餐等增加心肌耗氧情况下发作的称为劳力性心绞痛,休息或含服硝酸甘油缓解。若表现为持续性剧烈压迫感、闷塞感、甚至刀割样疼痛,伴有低热、烦躁不安、多汗和冷汗、恶心、呕吐、心悸、头晕、极度乏力、呼吸困难、濒死感,休息和含服硝酸甘油不能缓解,此种情况称为心肌梗死型。冠状动脉阻塞性病变主要位于冠状动脉前降支的上、中1/3,其次为右冠状动脉,再次为左回旋支及左冠状动脉主干,后降支比较少见。

冠心病的外科治疗主要是应用冠状动脉旁路移植术(coronary artery bypass grafting,CABG),简称"搭桥"。CABG为缺血心肌重建血运通道,改善心肌的供血和供氧,缓解和消除心

绞痛症状,改善心肌功能,延长寿命。目前,CABG 已成为治疗冠心病最常用和最有效的方法之一。自从美国临床上首例将大隐静脉应用在冠状动脉旁路移植术中取得成功后,大隐静脉作为冠状动脉旁路移植物被广泛应用,作为新发展的外科技术,乳内动脉(internal mammary artery,IMA)得到了广泛的应用。由于动脉移植物的远期通畅率明显高于自体大隐静脉,可提高手术的远期效果,因此,近年来大力提倡用动脉如胸廓内动脉、胃网膜右动脉、桡动脉等作为冠状动脉旁路移植术的移植物。并且,不用体外循环,在心脏跳动下进行的冠状动脉旁路移植术取得较大进展,加快了患者的恢复,缩短了住院时间,取得了良好的效果(图 6-3)。冠状动脉旁路移植术后约有 90%以上的患者症状消失或减轻,心功能改善,可恢复工作,延长寿命。

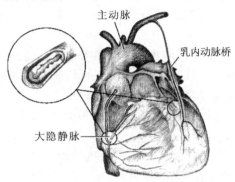

图 6-3 冠状动脉旁路移植术

二、术前护理

(一)一般准备

1.完成各项检查

各项血标本的化验,包括全血常规、血型、凝血常规、生化系列、血气分析、尿常规,如近期有心肌梗死者,加做血清酶学检查。辅助检查包括 18 导联心电图、胸部 X 线、超声心动图、核素心肌显像和冠状动脉选择性造影。

2.呼吸道准备

患者入院 3 d 后,可教会患者练习深呼吸和有效咳嗽,每天进行训练直到手术。病情较平稳的患者(重度左主干狭窄和药物不能控制心绞痛的患者可先不参与此项训练),可进行吹气球训练。患者取卧位或坐位,吸氧(氧流量 4～5 L/min),深吸气后平稳呼气,吹鼓气球。吹的时间尽量长,但以不感憋气为度,以免诱发心绞痛,每次 5～10 min,每天 6～8 次。训练期间,应鼓励患者做腹式呼吸。吹气球训练是一种深呼吸运动操,在吸氧的情况下进行,可增加肺活量和肺部功能残气量,提高血氧饱和度,改善心肌缺氧。

3.术前功能训练

冠状动脉搭桥术常取用大隐静脉作为移植用材料,因此,术前必须保证其完好无损。患者入院后,向其健康宣教,了解保护好大隐静脉的重要性。同时指导患者切勿用手抓挠下肢,以免造成表面皮肤的损伤。如有下肢损伤、局部炎症等情况,需制定相应的护理方案。术前进行静脉注射时,为保证手术安全,禁忌选用双下肢血管进行静脉穿刺。对于长时间站立工作的患者,嘱咐其穿长筒弹力袜,休息时双下肢适当抬高,以预防下肢静脉曲张。对已发生下肢静脉曲张的患者,应及早治疗。对于长期卧床的患者,应适当协助其进行床上运动、按摩,经常用温水泡脚,以促进血液循环。

4.常规准备

向患者介绍病情及注意事项,讲清楚避免情绪激动的重要性,向家属讲清手术的必要性及手术中、手术后可能发生的危险情况,术前请家属签字备同种血型。术野备皮,取下肢静脉,包括颈部以下所有部位均需准备,术前晚常规清洁灌肠。保证术前良好睡眠,必要时遵医嘱口服用药。

(二)其他疾病的治疗

患者如合并其他疾病,应内科治疗,做好如下准备。择期手术患者术前应停用抗血小板药5 d,防止术后出血,糖尿病的患者术前应控制血糖在 6~8 mmol/L。高血压是冠心病的诱发原因之一,尤其是舒张压与冠心病的发作呈因果关系,故保持血压稳定至关重要,理想血压控制在16.0/10.0 kPa(120/75 mmHg)。药物控制血压同时,避免紧张、激动。不宜用力咳嗽、排便,注意卧床休息。

有心绞痛发作的患者,应将硝酸甘油片放置于患者易拿取的地方,并指导患者硝酸甘油的正确保存方法和重要性。吸烟患者,术前 3 周戒烟。呼吸功能不全者或出现呼吸道感染的患者,给予相应的治疗,控制感染、改善呼吸功能后方可手术。

对于急诊入院患者,应即给予吸氧 2~3 L/min,限制活动,绝对卧床休息。床边心电监测,维持静脉通道,按医嘱使用硝酸甘油 0.5~2 μg/(kg·min)持续微量注射泵泵入,使用时需用避光注射器、避光延长管及避光头皮针,定时巡视。严格控制液体的入量,避免加重心脏负荷。保持环境安静舒适,减少对患者的不良刺激,以免诱发心绞痛发作。紧急做好配血及备皮准备。

(三)术前心理准备

现代医学模式认为,冠心病是一种身心疾病,其发病、转归均与心理-社会因素有关。因此,充分认识冠心病性格、心理特点,在冠心病的围术期过程中加强心理护理,对促进冠心病患者的康复有着重要意义。我们需要做到以下 4 个方面:①热情接待新入院的患者。②关心体贴患者。③帮助患者,满足患者的需要,遵医嘱,坚持治疗,树立恢复健康的信心,增加应变能力。帮助患者合理使用健康的适应行为,制止不良的适应行为。④防止消极情绪,解除紧张情绪,避免因过度焦虑、恐惧而引起疾病的变化。

(四)术前访视

冠心病旁路移植术后的患者都需要进入 ICU 进行监护,待生命体征等各项指标平稳,符合转出标准时再返回普通病房。研究表明,不少患者进入 ICU 后,难以适应这个陌生、密闭而且与外界隔绝的环境,往往容易产生恐惧、焦虑甚至谵妄等一系列精神障碍现象,这种现象在医学界被称为"ICU 综合征"。ICU 综合征即监护室综合征,是指患者在 ICU 监护期间出现的以精神障碍为主,兼具其他一系列表现,如谵妄状态、思维紊乱、情感障碍、行为和动作异常等的一组临床综合征。国内相关文献报道其发生率为20%~30%,而机械通气患者的发生率高达60%~80%。对 ICU 患者进行研究表明,发生谵妄的机械通气患者病死率较其他患者明显增高。ICU综合征的出现不但影响患者的康复治疗,也会影响医护人员的工作效率和诊疗工作的开展。有关资料显示,加强术前访视的力度,应用人文护理可避免或减轻 ICU 综合征的发生。ICU 护士可于术前 1 d 前往心外病房访视,尽量避开患者进餐、治疗、休息的时候。首先,阅读病历,了解患者的一般情况。对患者的身体状况、个人性格、文化程度、经济条件有所掌握,对患者作出评估诊断。接下来再到床旁向患者做自我介绍,发放自制卡片,标明术前应注意的相关事项,具体为术前禁食水、防止着凉感冒并戒烟、术晨更换清洁病号服、义齿需在术前取下,贵重物品如首饰、手机、钱、物勿带入手术室,可在术前交家属妥善保管,术前一夜保证充足的睡眠,可遵医嘱适当应用艾司唑仑等药物。晨起排空大小便等,待手术室的护理员来接等内容。

请患者及家属翻阅 ICU 自制宣传画报,予患者逐条讲解,让患者充分理解术前准备的必要性,解除思想顾虑,轻松等待手术。由于冠心病患者以中老年患者为主,可交由患者自己阅读,记住照办。如果年纪很大,可让家人阅读解释、逐条落实。另外,画报可采用通俗易懂的少量文字,配以颜色鲜艳、生动的图片,可提高患者的阅读兴趣,使患者及家属了解 ICU 的工作流程,术后可能出现的不舒服、不适应症状,心里有所准备。同时,在宣传册中可加入针对患者家属的宣教内容,包括:指导患者家属在患者入住 ICU 期间需要准备的物品和询问病情的方式,知道应该如何配合医护人员的工作等。另外,还可以集中患者和家属观看 ICU 自制宣传片,以消除对 ICU 环境的陌生和恐惧。有需要时,可带领患者更换隔离服进入 ICU 病房内,熟悉各种监护仪器设备,包括监护仪、呼吸机的报警声音,以免在术后导致患者恐惧。

耐心询问了解患者对手术的认知和顾虑,评估患者的心理状态,并根据评估内容针对患者的职业特点、文化程度、心理素质及对健康和疾病的不同认识对症下药,有的放矢地进行心理疏导。介绍病房中的成功病例,树立患者的信心。详细解答患者提出的各种问题以提高术前访视的效果,可使患者准备充分积极主动应对手术。

随着医疗改革和医保的普及,患者对医院收费问题很敏感和很重视,所以术前应向患者及患者家属交代有关自费项目,让患者准备好这一部分费用,做到收费合理、实事求是、一视同仁,减少不必要的费用,避免经济纠纷的发生。

术前访视的工作是至关重要的,ICU 的术前访视已开展了很多年。并且,ICU 护士会不定时地对术前、术后患者进行问卷调查,以便随时了解患者及家属关心和感兴趣的内容。根据内容随时调整和扩充访视所用的卡片和宣传手册。通过对患者的术前访视并进行护理干预,我们发现该方法可有效地减轻患者的焦虑和恐惧情绪,让患者主动配合医护人员并平稳度过在 ICU 的监护阶段,增强了患者对医护人员的依从性和配合程度,同时也提高了患者及家属的满意度,有利于构建和谐的医患、护患关系。

三、术中配合

提前将手术室温度调至 24 ℃,等待患者进入手术室,防止术中低温引起心室颤动,备好各种抢救器材、药品。用亲切的语言缓解患者紧张情绪,取得其信任与支持,尽量避免患者由于过分紧张出现亢进症状,如心悸、出汗、烦躁不安、呼吸困难等,以免增加心肌耗氧量,诱发心绞痛甚至心肌梗死。患者入室后建立有效静脉通路,协助患者取仰卧位,胸骨正中对应的背部用小方软垫抬高 15°～20°,双腿微屈,膝关节外展,臀下贴好电极板。安全、合理、舒适的体位是手术成功的保障。术中严密观察手术进展,及时提供手术所需物品,调节无影灯及手术床角度,并保证吸引器及血液回收机管道通畅。随时调节压力大小,及时、准确地调整电凝输出功率,取乳内动脉时调至 30 W/s,开胸和取大隐静脉时调至 50 W/s。备好 30～35 ℃生理盐水冲洗吻合口,术中采取有效保暖措施,使患者体温维持在 36 ℃以上,避免由于患者体温过低引起心室颤动。

手术室护士应熟练掌握冠状动脉旁路移植术手术特殊器械的性能、用途及使用方法,熟悉冠状动脉解剖及手术程序,术中主动积极配合医师操作,使手术迅速、顺利完成。术中注意妥善保管血管桥,轻拿轻放,保持湿润,防止牵拉及锐器伤,静脉瓣方向应做好标记,剩余血管桥应保留至手术结束。术中搭桥器械精细、尖锐、昂贵,应注意防止损坏或误伤手术人员。积极的护理配合是手术顺利进行的保障,有利于促进患者康复。

四、术后护理

(一)术后常规处理

ICU 近年来有了重大的发展,已成为临床医学的一门新兴学科,专业技术队伍不断壮大,仪器设备不断更新,监测项目更加完善。冠状动脉搭桥术后患者均被安置在心外监护室内进行严密监护。术后监护的目的是让患者尽快恢复到正常的生理状态,可转至普通病房开展治疗护理,并尽可能避免术后并发症的发生。

1.术后早期处理

(1)术后患者入 ICU 前:应做好准备工作。包括:清洁防压疮床垫的床单位,准备妥当;运行正常的治疗和监测设备,如呼吸机(按照千克体质量已完成初调,并试用无误)、监护仪、负压吸引器、人工呼吸器、氧气装置、吸痰管等,使患者及时地处于监测条件下,一旦出现意外,能及时发现和得到处理;配备控制升压药或血管扩张剂的微量输液泵、急救复苏的电除颤等装置、急救或常规必用的药物、常用的输液及冲洗管道的肝素液、主动脉球囊反搏机,各种观察记录表格。

(2)术终回室:患者手术结束后会由手术室送至 ICU。回室后,由平车搬到病床之前,要注意血压是否平稳,各管道是否连接牢固。搬动患者时要分工明确,专人托住患者头部,轻抬轻放,避免管道脱落。抬到病床上后,马上连接呼吸机、心电导线、动脉血压、血氧饱和度,听诊双肺呼吸音以确定呼吸机送气正常。待血压处于平稳状态后,更换术中带回药物至 ICU 输液泵上,理清并保持每条输液管道的通畅。选择中心置管较粗的分支监测中心静脉压,三通连接口处应标示该路输注液体。标示引流刻度,记录各项指标。回室 30 min 后采集血气分析,根据化验汇报再次调节呼吸机。

(3)与术中工作人员的交接班:向麻醉师与外科医师了解手术过程是否平稳,术中所见冠状动脉病变程度、分布,冠状动脉血运重建的满意度及是否经过体外循环。同时需要交接术中血压、心功能情况、尿量、电解质和酸碱,用药的反应及其用量,手术过程的特殊情况,目前正在使用的药物剂量及配制方法。与手术室护士交接患者的衣物,带回的血制品和药品,交接患者的皮肤情况,各管路是否通畅等内容,并共同填写交接记录单。冠心病患者在 ICU 的监护项目见表 6-1。

表 6-1　冠心病患者在 ICU 的监护项目

生命体征	血流动力学	特殊检查	化验检查	出入量	其他
体温	动脉压	心电图	血尿常规	尿量	血氧饱和度
脉搏	中心静脉压	床旁胸片	电解质	胸腔引流量	呼气末二氧化碳
呼吸	肺动脉嵌压/左心房压	床旁心脏彩超	血气		
神志	心排血量/心排血指数		血尿素氮/肌酐		
	外周血管阻力		心肌酶/肌钙蛋白		

2.冠状动脉旁路移植术后处理

与一般心脏手术后的处理原则相同,即维持生命体征的平稳,其特殊性是必须保持心脏血氧供需平衡、水与电解质平衡及酸碱平衡。针对左心功能状态不同的患者,术后处理侧重点有所不同。左心功能良好的患者,术后生命体征大多平稳,处理的重点是保持心脏血氧供需平衡,减慢心率和放宽负性肌力药物的运用。左心功能不全的患者,如缺血性心肌病,合并大的室壁瘤及严重的瓣膜病变,术后着重维护和提高心功能,通过维持适当的血压水平及保证心脏供血来实现心脏血氧供需平衡,减慢心率。

(1)保持心脏血氧供需平衡,补充血容量:冠心病的病理基础是由于冠状动脉发生严重粥样硬化性狭窄或阻塞而引起的心脏氧供需不平衡,术后保证心脏氧供,减少氧的消耗非常重要。导致心脏供氧量减少的原因通常包括血容量不足、低心排综合征、心脏压塞、循环负荷过重、呼吸道阻塞、胸腔积液等。而血压高、心率快、躁动、高热等原因导致了搭桥术后患者的耗氧量增多。针对上述原因,冠状动脉搭桥术后早期应控制收缩压在 12.0~16.0 kPa(90~120 mmHg),观察患者引流量的多少,如无出血倾向,可控制收缩压至 20.0 kPa(150 mmHg)以下。由于冠心病患者术前多有高血压病史,术后可静脉应用硝酸甘油、盐酸乌拉地尔(亚宁定)、硝普钠等药物控制血压。维持中心静脉压(CVP)在 0.6~1.2 kPa,保持容量平衡,纠正低心排,保持呼吸道通畅,给予患者充分的镇静、镇痛,必要时可应用肌松剂。持续监测体温,如体温过高时,给予物理降温,若降温效果不佳时,可遵医嘱用药退热。

(2)保持电解质和酸碱平衡:冠状动脉搭桥术后,维持电解质平衡对于预防心律失常非常重要。通常每 4 小时查血钾 1 次,如果有异常,应 1~2 h 复查 1 次。血清钾的浓度应控制在 4.0~5.0 mmol/L。低血钾症应在短时间内纠正,可在中心静脉处持续泵入 6% 氯化钾溶液,在肾功能不良和尿量较少时,应适当减速。成人患者,每补给 2 mmol 氯化钾可提高血钾 0.1 mmol/L。当血钾高于 6.0 mmol/L 时,则有心脏骤停的危险,应给予利尿剂、高渗葡萄糖加胰岛素、钙剂、碱性药物,使血钾迅速降至正常水平。临床上,一般容易忽视对镁剂的补充,它对室性心律失常有抑制作用,并能扩张冠状动脉。血清镁应维持在 1.3~2.1 mmol/L 范围,在 2~4 小时内可补充硫酸镁 5 g。

(3)呼吸系统的管理:搭桥术后患者,通常给予呼吸模式的设置为容量控制。术后早期,如果患者病情稳定,清醒并配合治疗的患者,可应用间歇通气,潮气量设置为 8~12 mL/kg,频率 10 次/分钟,呼气末正压(PEEP)0.5~0.8 kPa,以防止肺不张。使用呼吸机期间必须加强气道湿化,湿化液须使用蒸馏水,有利于肺部气体交换,防止纤毛干燥而不利于痰液的排出。若湿化使用生理盐水,会导致氯化钠颗粒沉积在气管壁上,影响纤毛活动。湿化吸入温度要求控制在 28~32 ℃,相对湿度 <70%。调整呼吸机参数后,应定时复查血气分析。冠状动脉搭桥术后,患者清醒,循环稳定时,应使患者尽早拔除气管插管,脱离呼吸机,脱机过程太长是最常见的错误。搭桥术后早期拔管可改善静脉回流,降低右心负荷,并增加左心室充盈,从而增加心排血量。可促进患者更早咳痰,排出痰液,减少肺部并发症,缩短住 ICU 时间,最终节省医疗开支。拔除气管插管的指征,应根据患者的具体临床表现及各项监测指标决定,当患者神志清醒,可完全配合治疗,肌力正常后,即可考虑拔除气管插管。另外,需要血流动力学稳定、无出血并发症、无酸中毒及电解质紊乱,具体拔管指征见表 6-2。

据文献报道,冠状动脉搭桥术后患者常于术后 16~18 h 拔管。对于非体外循环下心脏不停跳搭桥患者,由于没有体温循环的打击,机体生理影响不大,平均拔管时间可缩短至术后 4~6 h。拔除气管插管后,可给予鼻导管吸氧或储氧面罩吸氧。每天给予雾化吸入 2~3 次,每次 15 h。在不影响患者休息的情况下,间断给予理疗。对于术前患有慢性阻塞性肺病患者,由于痰液多且黏稠,往往较难咳出,可遵医嘱静脉应用大剂量氨溴索化痰。拔除气管插管的患者,早期要严密观察生命体征。注意呼吸形态,观察是否存在鼻翼翕动、呼吸浅快、呼吸困难、三凹征、发绀、烦躁不安等缺氧现象。对于呼吸状态不佳的患者,可考虑使用序贯通气。序贯通气时,患者感觉舒适,可以经口进食,避免了气管插管带来的相关损伤,保护了气道的防御功能,降低了院内肺部感染的发生率。

表 6-2　拔管指征

项目	内容
神经系统	意识清醒
	服从命令
	没有脑卒中并发症
血流动力学	稳定
	无出血并发症或胸腔引流量<200 mL/h
	平均动脉压 9.3～13.3 kPa(70～100 mmHg)
	适量肌松药物或主动脉球囊反搏并非禁忌证
呼吸系统	pH≥7.32
	PaO_2>10.7 kPa(80 mmHg)(FiO_2=50%)
	自主呼吸时 $PaCO_2$<7.3 kPa(55 mmHg)
	潮气量>5 mL/kg
	吸气负压>-2.5 kPa
放射影像学	无大量积液、积气
	无大面积肺不张
生化指标	血清钾浓度 4.0～4.5 mmol/L

（4）血流动力学的监测：冠状动脉搭桥术后患者常需植入 Swan-Ganz 导管监测血流动力学和持续监测心排血量。对于血流动力学改变和处理见表 6-3。

表 6-3　血流动力学改变和处理

血流动力学改变				处理	
MAP	CO	PCWP	SVR	首先	其次
↓	↓	↓	↓↑	补充容量	
↓	↓	↓	↑	补充容量	扩张血管药
↓↑	↓	↑	↑	扩血管药	正性肌力药,IABP
↓	↓	↑	N↑	正性肌力药	
↓	N↑	N	↓	缩血管药	
N	N	↑	↑↓	利尿剂	

（二）术后并发症的观察与处理

1.低心排血量综合征（LCOS）

冠状动脉搭桥术后出现 LCOS 是非常危险的,它会引起血管收缩或移植血管的痉挛,加之血管移植物内血流量的减少,从而加重心肌缺血,进一步导致心排血量的减少,最后造成难以扭转的低血压状态。低心排血量可增加手术病死率和术后并发症发生率,如呼吸衰竭、肾衰竭、神经系统并发症等。冠状动脉搭桥术后,发生 LCOS 的最常见原因为低血容量,可由过度利尿、失血、外周血管过度扩张、心肌收缩功能不良、外周循环阻力增强等原因造成。其他常见原因还包括心脏压塞、心律失常和张力性气胸。

(1)临床表现：烦躁或精神不振、四肢湿冷发绀、甲床毛细血管充盈减慢、呼吸急促、血压下降、心率加快、尿量<0.5 mL/(kg·h)、血气分析提示代谢性酸中毒。

(2)预防和处理：术后早期应用正性肌力药物（如多巴胺、多巴酚丁胺）等扩血管药，补足血容量，纠正酸中毒，预防 LCOS 的发生。一旦临床表现提示出现低心排血量综合征，应立即报告医师，详细分析，找出原因，尽早作出相应处理。补充血容量，纠正酸中毒、减轻组织水肿、保持容量平衡。每隔 30～60 min 复查血气，观察分析其发展趋势，给予相应治疗。若药物治疗无效，要及时应用主动脉内球囊反搏(IABP)，改善冠状动脉灌注，保护左心功能。

2.心律失常

(1)心房颤动和扑动：心房颤动是冠状动脉搭桥术后最常见的心律失常。美国胸外科学会(AATS)报道，房颤发生率为 20%～30%。一般发生在术后 2～3 d，通常为阵发性，但可反复发作。多数心脏外科医师认为，冠状动脉搭桥术后房颤是一个较严重的问题，它对血流动力学有一定的影响。心房颤动通常由以下几个方面引起：①外科损伤；②手术引起的交感神经兴奋；③术后电解质和体液失平衡；④缺血性损伤；⑤体外循环时间过长等。

预防和处理：①心律的监测，术后心律、心率的变化，对高龄、术前有心功能不良或房颤病史等的高危患者进行重点监护。②术后尽早应用 β-肾上腺素能受体拮抗剂，预防性给予镁剂。若患者已出现房颤，治疗的首要任务是控制心室率，然后再进行复律治疗，尽量恢复并维持室性心律。

(2)室性心律失常：冠状动脉搭桥术后的偶发室性期前收缩，其通常不需要治疗。而出现室性心律失常如室性心动过速、心室颤动，术后并不常见，一般发生在术后 1～3 d。产生的主要原因：①围术期心肌缺血和心肌梗死；②电解质紊乱，如低血钾和低血镁症；③血肾上腺素浓度过高；④术前已有左心室室壁瘤和严重的收缩功能减退。对大多数患者来说，术后室性心律失常及其诱发因素是能被纠正的。

预防和处理：①维持水、电解质及酸碱平衡。术后早期常规每 4 小时检查血气离子 1 次，根据化验汇报补充离子、调整内环境。常规应用镁剂，即使血镁正常，应用镁剂不仅可有效控制室性心律失常，还可以扩张冠状动脉，增加冠状动脉血流。②给予患者充分镇静，由于强心药物，并应用利多卡因等抗心律失常药物。

3.急性心肌梗死

由于手术技术和心肌保护技术的改善，冠状动脉搭桥术后的心肌梗死已不常见。不稳定性心绞痛患者其术后心肌梗死发生率高于稳定性心绞痛患者。发生的原因可能与以下因素有关：①心肌血管重建不彻底；②术后血流动力学不稳定；③移植血管病变。

预防和处理：减少心肌氧耗，保证循环平稳。血流动力学支持、标准的药物治疗、纠正电解质紊乱和心律失常。术后早期，给予患者保暖有利于改善末梢循环并稳定循环，继而保护心肌供血，能有效防止心绞痛及降低心肌梗死再发生。对于心肌梗死继发低心排血量的患者，应尽早放置主动脉内球囊反搏或心室辅助装置，提供血流动力学支持，减轻心脏负荷。

4.出血

冠状动脉搭桥术后的出血发生率为 1%～5%，主要原因为外科手术因素和患者凝血机制障碍、长时间体外循环、高血压和低温等。患者引流量大于每小时 200 mL，持续 3～4 h，临床上即认为有出血并发症。

预防和处理：术前对于稳定性心绞痛患者，提前1周停用抗血小板药物。对于不稳定性心绞痛患者，可改为低分子肝素抗凝。术后严格控制收缩压在 12.0～13.3 kPa（90～100 mmHg）。定时挤压引流，观察引流的色、质、量，静脉采血检查活化凝血酶原时间（ACT），使其达到基础值范围，确认肝素已完全中和。若出现大量快速出血，血压下降，应立即床旁紧急开胸止血。

5.急性肾衰竭

患者行冠状动脉搭桥术之前，若存在肾功能不全、高龄、瓣膜手术、糖尿病、严重左心室功能不全等情况，术后极易出现急性肾衰竭的并发症。它在术前血清肌酐正常患者的发生率为 1.1%，而术前血清肌酐升高患者的发生率为 16%，其中 20% 的患者需行持续性肾替代治疗（CRRT）。急性肾衰竭增加手术病死率，可高达 40% 左右，并延长住院时间，增加患者负担。

预防和处理：对于有肾衰竭危险因素的患者，术前应避免使用肾毒性的药物。若术前出现血清肌酐升高者，在病情允许的情况下，可适当延迟手术时间，待血清肌酐值控制在较合适的范围内时，再行手术治疗。术前需合理限制液体入量以减少肾脏损害。术后应用小剂量的多巴胺2～3 μg/（kg·min），可扩张肾动脉，增加肾灌注。若患者出现严重的急性肾衰竭症状时，应及早给予 CRRT 支持，不能等到出现血流动力学紊乱、多脏器功能衰竭时才开始应用，宜早不宜迟。

6.脑卒中

脑卒中是造成冠状动脉搭桥术后并发症和死亡的主要原因之一。据 Puskas 多中心调查研究，脑卒中发生率为 6%～13%。临床上将脑损害分为 1 型和 2 型。1 型为严重的永久的神经系统损伤，发生率为 3%，病死率可达到 21%。2 型为轻度脑卒中，患者出院时可恢复神经系统和肢体功能，发生率为 3%，病死率为 10%。

预防和处理：早期的脑卒中治疗只是支持疗法，预防才是关键。造成术后脑卒中的原因：①升主动脉粥样硬化；②房颤；③术前近期心肌梗死和脑血管意外；④颈动脉狭窄；⑤体外循环等。术后需每小时观察并记录瞳孔及对光反射，麻醉清醒患者，观察其四肢活动情况。出现脑卒中的患者中，需给予头部冰帽降温，降低氧耗；防止或减轻脑水肿；使用甘露醇、激素、利尿剂、清蛋白；神经细胞营养剂和全身营养支持。若患者出现抽搐时，应立即给予镇静剂和肌松剂抑制抽搐。定时给予患者翻身、叩背，促进痰液排出防止肺部感染。

7.主动脉球囊反搏的应用

主动脉球囊反搏（intra-aortic balloon pump，IABP）是机械辅助循环方法之一，通过动脉系统植入一根带气囊的导管到降主动脉内左锁骨下动脉开口的远端，在舒张期气囊充气，主动脉舒张压升高，冠状动脉流量增加，心肌供氧增加；在心脏收缩前气囊排气，主动脉压力下降，心脏后负荷下降，心脏射血阻力减少，心肌耗氧量下降，以此起到辅助衰竭心脏的作用。对于冠状动脉搭桥术后出现心力衰竭、心肌缺血及室性心律失常等并发症而药物不能控制者，应及早使用 IABP，但是由于 IABP 是有创植入性操作，并且使用期间需维持 ACT 在较高的水平。因此，在使用 IABP 期间易出现并发症，延长患者的住院时间。据文献报道，应用 IABP 的并发症发生率为 13.5%～36%，可出现下肢缺血、球囊破裂、感染、出血、血肿、栓塞、动脉穿孔、主动脉夹层等并发症。

（1）下肢缺血：下肢缺血为多见的并发症，与 IABP 管堵塞动脉管腔或血管内血栓脱落栓塞影响下肢供血有关。IABP 术后表现为患侧疼痛、肌肉萎缩、颜色苍白、末梢变凉、足背动脉搏动消失。术前应选用搏动较好的一侧植入导管；选择合适的型号；适当抗凝；持续搏动，不能停，以防止停搏时在气囊表面形成血栓在搏动时脱落。术后每 15 min 对比观察双侧足背或胫后动脉搏动,注意患肢皮肤的温度、颜色变化。抬高下肢,每 4～6 h 行功能锻炼,以促进下肢血液循环。遵医嘱给予肝素化,每 2～4 h 监测 ACT,调整 ACT 在正常值的 1.5 倍左右。给予患者翻身时,避免患侧屈膝屈髋,防止球囊管打折引起停搏。若出现机器报警,应立即处理,避免机器停搏导致患者出现生命体征变化。

(2)球囊破裂:主要原因为在插入气囊导管时,尖锐物擦划气囊;动脉粥样硬化斑块刺破气囊;动脉内壁有突出的硬化斑块,气囊未全部退出鞘管或植入锁骨下动脉内形成打折、弯曲,该部位囊膜易打折破裂。术前应常规检查气囊有无破裂,避免接触尖锐、粗糙物品。了解患者血管造影是否有斑块,了解术中置 IABP 管是否困难。临床表现为反搏波形消失,导管内有血液流出。一旦发现,需立即停止反搏,拔出气囊导管,否则进入气囊内的血液凝固,气囊将无法拔出,只能通过动脉切开取出。

(3)感染:常见于动脉切开植入导管处。术后需加强无菌操作,及时更换被血、尿污染的敷料,并密切观察 IABP 置管处伤口有无红、肿、热、痛等感染征象。同时每天监测体温、血常规的动态变化情况,如有异常及时报告。遵医嘱全身及切口局部应用抗生素。

(三)术后康复护理

冠状动脉搭桥术后患者,尽早进行科学的康复锻炼对术后顺利恢复有很大的帮助。有效的康复锻炼可以扩张冠状动脉,在一定程度上预防冠脉搭桥的狭窄和闭塞,促进血液循环、伤口愈合、心功能恢复,预防肺部、消化道等各器官并发症发生,使患者尽快恢复正常生活。并且,随着患者活动量的逐步增加可有效预防深静脉血栓形成,还能改善血流动力学状态。患者在由 ICU 转回病房后,病情趋于平稳,除进行必要的抗生素和相关药物治疗外,需加强康复护理。

为了有效地进行肺部扩张,尽早恢复吹气球训练,方法同术前,可防止肺不张,减轻肺间质水肿。据报道,此项训练能明显改善缺氧和二氧化碳潴留。吹气球训练的同时,配合定时雾化吸入每天 4 次,每次 15 min。雾化吸入后痰液稀释,较易咳出,此时可鼓励患者咳嗽,惧怕切口疼痛是患者不愿意咳嗽的主要原因,可采取胸带固定伤口、护士协助按压伤口等方法缓解咳嗽时引起的疼痛。同时,可教会患者采取"抱胸式"咳嗽的方法,即鼓励患者深吸气后双手交叉抱于胸前,每当用力咳出时,双手用力向身体内抱胸,此方法可减轻咳嗽时震动引起的疼痛,并且患者可自行控制抱胸的时机和力度。

鼓励患者进食高蛋白、高热量饮食,既为康复训练储备能量也可促进手术刀口的愈合。由 ICU 转回病房 48 h 后,在患者体力允许情况下,护士协助患者在床上慢慢坐起,待适应后再缓慢移到床边,直到搀扶站起。切记,患者由于卧床时间较长,初次活动会感到乏力、头晕、四肢无力,同时还有谨防直立性低血压的发生。早期活动可搀扶离床短距离步行,72 h 后根据患者体力和心功能的恢复情况逐渐加大活动量,可沿病房走廊步行。若扩胸运动导致患者牵拉伤口引起疼痛,为防止关节僵硬,可鼓励患者多做一些柔软的伸展运动,如上肢缓慢抬起,举过头顶或者两手缓慢平举,以不引起疼痛为宜,逐步增加动作幅度。

鼓励患者生活自理,包括洗脸、刷牙、自己进餐和大小便等,可促进上肢功能锻炼,又在一定程度上增加了运动量。此时,嘱患者多进食蔬菜、水果等易消化饮食,排便时切勿用力,如厕时动作宜迟缓,防止血压骤升骤降发生意外。患者一旦生活自理能力恢复后,既满足了患者自我实现的需求,也增加了患者的自信心,利于患者心态的调整,病情的恢复。

在进行康复锻炼时,要求患者逐渐加大运动量,不可急于求成,应以患者能自我耐受、不感到过度疲劳、无心慌气短、不诱发心律失常和剧烈胸痛为度。

五、健康指导

患者术后状态平稳,复查心电图、胸部 X 线、心脏超声如无异常,即可出院。向患者宣讲和发放出院健康指导手册,包括指导患者饮食、功能锻炼、合理用药、定期复诊等内容。

(一)饮食指导

冠状动脉搭桥术后患者饮食宜清淡、高营养,应限制饮食中的高热量、高胆固醇食品如肥肉、动物脂肪、动物内脏、甜食等,可多食蔬菜、水果等富含维生素和膳食纤维的食物。一天三餐要规律,切勿暴饮暴食,合理控制体质量,戒烟酒。

(二)功能锻炼

散步是一种全身性运动,可加快血流速度,保持血流畅通,防止冠状动脉狭窄,降低心脏并发症与再次手术率。对于冠状动脉搭桥术的患者,这是很好的一项运动,鼓励患者出院后养成散步的好习惯,可根据自行情况和耐受程度逐渐延长散步时间、增加散步的距离。在完全恢复体力前,会感觉乏力是正常的,如果出现胸痛、气短、轻度头晕、脉搏不规则应立即停止锻炼,及时到医院复查。

(三)用药指导

患者即将出院,很多患者会认为手术过后,症状消失或改善了就万事大吉了,此时需强调出院后定时服用口服药的重要性:减轻动脉硬化程度,延缓和控制病变的进程和冠状动脉再狭窄的发生。

服用口服药应注意:清楚了解和熟悉常用药物的名称和剂量;遵照医嘱按时服药,禁忌自行调整服药剂量或擅自停药;按照药品的使用说明合理保存药物,防止药物在阳光下暴晒影响药效,延误治疗。

(四)定期复查

一般术后 3~6 个月回手术医院复查一次,以后 1、3、5、10 年复查一次,复查项目包括心电图、胸部 X 线、心脏超声、生化系列等。

(五)维持情绪稳定

实践表明,脾气暴躁、易怒、易紧张的人很容易出现血压增高,冠脉血管张力增加而患心脏病。经历了手术的治疗后,应指导患者时刻保持愉快的心情,避免争吵和过度兴奋。让患者多听音乐,参加社会活动达到精神放松,从而提高生活质量,延长寿命。

(任玉芝)

第三节 食管异物

食管异物是临床常见急诊之一,常发生于幼童及老人缺牙者。食管自上而下有 4 个生理狭窄,食管入口为第一狭窄,异物最常停留在食管入口。

一、食管异物的常见原因

(1)进食匆忙,食物未经仔细咀嚼而咽下,发生食管异物。

(2)进餐时注意力不集中,大口吞咽混有碎骨的汤饭。

(3)松动的牙齿或义齿脱落或使用义齿咀嚼功能差,口内感觉欠灵敏,易误吞。

(4)小儿磨牙发育不全,食物未充分咀嚼或将物件放在口中玩耍误咽等。

(5)食管本身的疾病如食管狭窄或食管癌时引起管腔变细。

二、食管异物的临床分级

Ⅰ级:食管壁非穿透性损伤(食管损伤达黏膜、黏膜下层或食管肌层,未穿破食管壁全层),伴少量出血或食管损伤局部感染。

Ⅱ级:食管壁穿透性损伤,伴局限性食管周围炎或纵隔炎,炎症局限且较轻。

Ⅲ级:食管壁穿透性损伤并发严重的胸内感染(如纵隔脓肿、脓胸),累及邻近器官(如气管)或伴脓毒症。

Ⅳ级:濒危出血型,食管穿孔损伤,感染累及主动脉,形成食管-主动脉瘘,发生致命性大出血。

三、食管异物的临床表现

(1)吞咽困难:小异物虽有吞咽困难,但仍能进流质饮食;大异物并发感染可完全不能进食,重者饮水也困难。小儿患者常有流涎症状。

(2)疼痛:异物较小或较圆钝时,常仅有梗阻感。尖锐、棱角异物刺入食管壁疼痛明显,吞咽时疼痛更甚,患者常能指出疼痛部位。

(3)呼吸道症状:异物较大,向前压迫气管后壁时,或异物位置较高,未完全进入食管内压迫喉部时,可有呼吸困难。

(4)食管异物致食管穿破而引起感染者发生食管周围脓肿或脓胸,则可有胸痛、吐脓。损伤血管表现为呕血、黑粪、休克甚至死亡。

四、治疗原则

食管镜下取出异物;有食管穿孔者应禁经口进食、进水,采用鼻饲及静脉给予营养;颈深部或纵隔脓肿形成者切开引流;给足量有效抗生素治疗;对症、支持治疗。

五、急救护理

(一)护理目标

(1)密切观察病情变化,使患者迅速接受治疗,提高救治成功率。

(2)协助患者迅速进入诊疗程序,完善围术期护理。

(3)预防各种并发症,提高救治成功率。

(4)保持呼吸道通畅,增加患者舒适感。

(5)帮助患者及家庭了解食管异物的有关知识。

(二)护理措施

1.密切观察病情变化

Ⅲ级、Ⅳ级食管异物患者病情危重、多变,胸腔、纵隔受累多见,而大血管损伤出血、死亡率最高。

(1)给予持续心电、血压监护,密切监视心率和心律的变化。必要时需监测中心静脉压和血氧饱和度,随时观察患者的意识、神志变化。

(2)观察患者疼痛的部位、性质和持续时间,胸段食管异物痛处常在胸骨后或背;异物位于食管上段时,疼痛部位常在颈根部或胸骨上窝处,为诊断提供依据。

(3)观察有无呕血,估计出血量。观察大便次数、性质和量。注意肢体温度和湿度、睑结膜、皮肤与甲床色泽,如有异常及时通知医师。

(4)记录 24 h 出入量,病情危重者应记录每小时尿量。

(5)监测体温变化。食管穿孔后伴有局部严重感染,体温是观察、判断治疗效果的重要指标之一,每 2 小时测量 1 次。如体温过高应给予物理降温,防止高热惊厥,如出现体温不升,伴血压下降、脉搏细速、面色苍白应警惕有大出血的发生,要及时报告医师。

(6)随时监测电解质,患者有不明原因的腹胀和肌无力要警惕低血钾,结合检查结果及时补钾。

(7)注意全身基础疾病的护理。既往有糖尿病、肝硬化等全身基础疾病者,预后极差。合并糖尿病患者,需监测血糖,维持在正常范围。合并高血压者,加强血压监测。

2.食管异物取出术的围术期护理

(1)患者入院后,详细询问病史,包括时间、吞入异物的种类、异物是否有尖、吞咽困难及疼痛部位、有无呛咳史等,以便与气管异物鉴别。及时进行胸片检查,确定异物存留部位,并通知患者禁食,备好手术器械,配合医师及早手术。

(2)注意患者有无疼痛加剧、发热及食管穿孔等并发症的症状。

(3)患者因异物卡入食管,急需手术治疗,常表现为精神紧张、恐惧,应耐心做好解释工作,说明手术的目的、过程,消除患者不良心理,并指导其术中如何配合,避免手术中患者挣扎,使异物不能取出或引起食管黏膜损伤等并发症。

(4)对异物嵌顿时间过长、合并感染、水与电解质紊乱者,首先应用有效的抗菌药物,静脉补液,给予鼻饲,补充足够的水分与营养,待炎症控制,纠正酸碱平衡紊乱后,及时进行食管镜检查加异物取出术。

(5)术前 30 min 注射阿托品,减少唾液分泌,以利手术。将患者送入手术室,应将术前拍摄的胸片送入手术室,为手术医师提供异物存留部位的相关资料,避免手术盲目性。

(6)术后及时向术者了解手术过程是否顺利,异物是否取出,有无残留异物,并注意体温、脉搏、呼吸的变化,严密观察有无颈部皮下气肿、疼痛加剧、进食后呛咳、胸闷等症状。术后若出现颈部皮下气肿,局部疼痛明显或放射至肩背部,X 线检查见纵隔气肿等,提示食管穿孔可能。

(7)术后禁食 6 h,如病情稳定,可恢复软质饮食,如有食管黏膜损伤或炎症者,勿进食过早,应禁食48 h 以上,以防引起食管穿孔,对发生穿孔者,应给予鼻饲,同时注意观察钾、钠、氯及非蛋白氮的变化,防止发生或加重水与电解质紊乱,从而加重病情。

3.并发症的护理

(1)食管周围炎:食管周围脓肿是较常见的并发症,常表现为局部疼痛加重,吞咽困难和发热。应严密观察病情,注意局部疼痛是否加剧,颈部是否肿胀,有无吞咽困难及呼吸困难等,定时测量体温、脉搏、呼吸,体温超过39 ℃者,在给予药物降温的同时,进行物理降温,按时、按量应用抗菌药物,积极控制炎症,给予鼻饲,加强口腔护理。

(2)食管气管瘘的护理:卧床休息,严密观察病情变化,应用大量有效的抗生素、静脉补液、鼻饲饮食,控制病情发展,避免发生气胸。对发生气胸者,进行胸腔闭式引流术,并严格按胸腔闭式引流术常规护理。

(3)食管主动脉瘘的护理:食管主动脉瘘是食管异物最严重的致死性并发症,重点应在预防,避免发生。一旦疑为此并发症,应严密观察出血先兆,从主动脉损伤到引起先兆性出血潜伏期一般5 d至3周,此期间应注意观察患者有无胸骨后疼痛、不规则低热等症状,同时做好抢救的各种准备工作,根据患者情况,配合医师进行手术治疗。

4.保持呼吸道通畅

食管异物严重并发症多有气道压迫和肺部感染,通气功能往往受到影响,应加强气道管理。

(1)给予半卧位,减轻压迫症状和肺淤血,以利于呼吸。

(2)吸氧:对呼吸困难、低氧血症患者应给予鼻导管或面罩吸氧,并监测血氧饱和度,定时行血气分析。

(3)及时清除气道分泌物:协助患者变换体位,轻拍其背部,鼓励咳嗽,促进呼吸道分泌物排除。对痰液黏稠者,应给予雾化吸入以稀释痰液,利于咳出;必要时可予以吸痰。

(4)有呼吸困难者,应做好气管插管和气管切开的准备。气管切开后做好气管切开护理,及时有效地吸痰。

5.维持营养和水、电解质平衡

(1)密切观察病情,严格记录出入量,准确分析、判断有无营养缺乏、失水等表现。

(2)做好胃管护理:食管穿孔患者安置胃管最好在食管镜下进行,避免盲法反复下插加重食管损伤。留置胃管者,要保持通畅、固定,防止脱出。管饲饮食要合理配搭,保证足够的热量和蛋白质,适当的微量元素和维生素,以促进伤口愈合。管饲的量应满足个体需要,一般每天1 500～3 000 mL,具体应结合输入液量、丢失液量和患者饮食量来确定。

(3)维持静脉通畅:外周静脉穿刺困难者,应给予中心静脉置管,保证液体按计划输入。低位食管穿孔要禁止胃管管饲,可给予静脉高营养或胃造瘘。

(4)若有其他严重的基础疾病,应注意相应的特殊饮食要求,如糖尿病要控制糖的摄入,心脏病和肾脏病需限制钠盐及水分,以免顾此失彼。

6.做好心理护理,适时开展健康教育

由于病情重,病程长,患者往往有不良情绪反应,应关心、爱护患者,多与其交谈,建立良好的护患关系;介绍有关疾病的知识、治疗方法及效果,将检查结果及时告知患者,提高遵医率,消除不良情绪。在与患者交流中应介绍该病的预防知识,以防止疾病的发生。

(三)健康教育

食管异物虽不及气管异物危险,但仍是事故性死亡的一个原因,在护理上应予重视,加强卫生宣教,可减少食管异物发生,食管异物发生后尽早取出异物,可减少或避免食管异物所致的并发症。

(1)教育人们进食不宜太快,提倡细嚼慢咽,进食时勿高声喧哗、大笑。

(2)教育儿童不要把小玩具放在口中玩耍,小儿口内有食物时不宜哭闹、嬉笑奔跑等。工作时不要将钉子之类的物品含在口中边做事边从口中取用,以免误吞。

(3)照顾好年岁已高的老人,松动义齿应及时修复,戴义齿者尤应注意睡前将义齿取出,吃团块食物宜切成小块等。昏迷患者或做食管、气管镜检查者,应取下义齿。

(4)强酸、强碱等腐蚀性物品要标记清楚,严格管理,放在小孩拿不到的地方。

(5)误吞异物后要及时到医院就诊,不要强行自吞。切忌自行吞入饭团、韭菜等食物,以免加重损伤或将异物推入深部,增加取出难度。

（任玉芝）

第四节　食　管　癌

一、疾病概述

（一）概念

食管癌是常见的一种消化道癌肿。全世界每年约有 30 万人死于食管癌,我国每年死亡达 15 万余人。食管癌的发病率有明显的地域差异,高发地区发病率可高达 150/10 万以上,低发地区则只在 3/10 万左右。国外以中亚、非洲、法国北部和中南美洲为高发区。我国以太行山地区、秦岭东部地区、大别山区、四川北部地区、闽南和广东潮汕地区、苏北地区为高发区。

（二）相关病理生理

临床上将食管分为颈、胸、腹三段。胸段食管又分为上、中、下三段。胸中段食管癌较多见,下段次之,上段较少。95％以上的食管癌为鳞状上皮细胞癌,贲门部腺癌可向上延伸累及食管下段。

食管癌起源于食管黏膜上皮。癌细胞逐渐增大侵及肌层,并沿食管向上下、全周及管腔内外方向发展,出现不同程度的食管阻塞。晚期癌肿穿透食管壁、侵入纵隔或心包。食管癌主要经淋巴转移,血行转移发生较晚。

（三）病因与诱因

病因至今尚未明确,可能与下列因素有关。

1.亚硝胺及真菌

亚硝胺是公认的化学致癌物,在高发区的粮食和饮水中,其含量显著增高,且与当地食管癌和食管上皮重度增生的患病率呈正相关。各种霉变食物能产生致癌物质,一些真菌能将硝酸盐还原为亚硝酸盐,促进二级胺的形成,使二级胺含量比发霉前增高 50～100 倍。少数真菌还能合成亚硝胺。

2.遗传因素和基因

食管癌的发病常表现家族聚集现象,河南林县食管癌有阳性家族史者占 60％。在食管癌高发家族中,染色体数量及结构异常者显著增多。

3.营养不良及微量元素缺乏

饮食缺乏动物蛋白、新鲜蔬菜和水果,摄入的维生素 A、B_1、B_2、C 缺乏,是食管癌的危险因素。食物、饮水和土壤内的微量元素,如钼、铜、锰、铁、锌含量较低,亦与食管癌的发生相关。

4.饮食习惯

嗜好吸烟、长期饮烈性酒者食管癌发生率明显升高。进食粗糙食物,进食过热、过快等因素易致食管上皮损伤,增加了对致癌物的敏感性。

5.其他因素

食管慢性炎症、黏膜损伤及慢性刺激亦与食管癌发病有关,如食管腐蚀伤、食管慢性炎症、贲门失弛缓症及胃食管长期反流引起的 Barrett 食管(食管末端黏膜上皮柱状细胞化)等均有癌变的危险。

(四)临床表现

1.早期

常无明显症状,但在吞咽粗硬食物时可能有不同程度的不适感觉,包括咽下食物哽噎感,胸骨后烧灼样、针刺样或牵拉摩擦样疼痛。食物通过缓慢,并有停滞感或异物感。可能是局部病灶刺激食管蠕动异常或痉挛,或局部炎症、糜烂、表浅溃疡等所致。哽噎停滞感常通过饮水后缓解消失。症状时轻时重,进展缓慢。

2.中晚期

食管癌典型的症状为进行性吞咽困难。先是难咽干的食物,继而只能进半流质、流质,最后水和唾液也不能咽下。常吐黏液样痰,为下咽的唾液和食管的分泌物。患者逐渐消瘦、脱水、无力。若出现持续胸痛或背部肩胛间区持续性疼痛表示为晚期症状,癌已侵犯食管外组织。当癌肿梗阻所引起的炎症水肿暂时消退,或部分癌肿脱落后,梗阻症状可暂时减轻,常误认为病情好转。若癌肿侵犯喉返神经,可出现声音嘶哑;若压迫颈交感神经节,可产生霍纳综合征。若侵入气管、支气管,可形成食管、气管或支气管瘘,出现吞咽水或食物时剧烈呛咳,并发生呼吸系统感染。后者有时亦可因食管梗阻致内容物反流入呼吸道而引起。最后出现恶病质状态。若有肝、脑等脏器转移,可出现黄疸、腹水、昏迷等状态。

(五)辅助检查

1.食管吞钡造影检查

食管吞钡造影检查是可疑食管癌患者影像学诊断的首选,采用食管吞钡 X 线双重对比造影检查方法。早期可见以下征象。

(1)食管黏膜皱襞紊乱、粗糙或有中断现象。

(2)局限性食管壁僵硬,蠕动中断。

(3)局限性小的充盈缺损。

(4)浅在龛影,晚期多为充盈缺损,管腔狭窄或梗阻。

2.内镜及超声内镜检查(EUS)

食管纤维内镜检查可直视肿块部位、形态,并可钳取活组织做病理学检查;超声内镜检查可用于判断肿瘤侵犯深度、食管周围组织及结构有无受累,有无纵隔淋巴结或腹内脏器转移等。

3.放射性核素检查

利用某些亲肿瘤的核素,^{32}P、^{131}I 等检查,对早期食管癌病变的发现有帮助。

4.纤维支气管镜检查

食管癌外侵常可累及气管、支气管,若肿瘤在隆嵴以上应行气管镜检查。

5.CT、PET/CT 检查

胸、腹 CT 检查能显示食管癌向管腔外扩展的范围及淋巴结转移情况,而 PET/CT 检查则更准确地显示食管癌病变的实际长度,对颈部、上纵隔、腹部淋巴结转移诊断具有较高准确性,在寻找远处转移灶比传统的影像学方法如 CT、EUS 等具有更高的灵敏性。

(六)治疗原则

以手术为主,辅以放疗、化疗等综合治疗。主要治疗方法有内镜治疗、手术、放疗、化疗、免疫及中医中药治疗等。

1.非手术治疗

(1)内镜治疗:食管原位癌可在内镜下行黏膜切除,术后 5 年生存率可达 86%～100%。

(2)放疗:放射和手术综合治疗,可增加手术切除率,也能提高远期生存率。术前放疗后间隔 2～3 周再作手术较为合适。对手术中切除不完全的残留癌组织处作金属标记,一般在手术后 3～6 周开始术后放疗。而单纯放射疗法适用于食管颈段、胸上段食管癌,也可用于有手术禁忌证而病变不长、尚可耐受放疗的患者。

(3)化学药物治疗:食管癌对化疗药物敏感性差,与其他方法联合应用,有时可提高疗效。

(4)其他:免疫治疗及中药治疗等亦有一定疗效。

2.手术治疗

手术治疗是治疗食管癌首选方法。对于全身情况和心肺功能良好、无明显远处转移征象者,可采用手术治疗;对估计切除可能性小的较大的鳞癌而全身情况良好的患者,可先做术前放疗,待瘤体缩小后再手术;对晚期食管癌、不能根治或放疗、进食有困难者,可做姑息性减轻症状手术,如食管腔内置管术、食管胃转流吻合术、食管结肠转流吻合术或胃造瘘术等,以达到改善、延长生命的目的。

二、护理评估

(一)一般评估

1.生命体征(T、P、R、BP)

患有食管癌的患者生命体征常无变化。如肿瘤较大压迫气管可引起呼吸急促、心率加快。

2.患者主诉

患者在吞咽食物时,有无哽噎感,胸骨后烧灼样、针刺样或牵拉摩擦样疼痛;有无进行性吞咽困难等症状。

3.相关记录

包括体质量、有无消瘦、饮食习惯改变、吸烟、嗜酒、排便异常情况。有无其他伴随疾病,如糖尿病、冠状动脉粥样硬化性心脏病(冠心病)、高血压、慢性支气管炎等记录。

(二)身体评估

1.局部

了解患者有无吞咽困难、呕吐等;有无疼痛,疼痛的部位和性质,是否因疼痛而影响睡眠。

2.全身

评估患者的营养状况,体质量有无减轻,有无消瘦、面部颜色(贫血)、脱水或衰弱;了解患者有无锁骨上淋巴结肿大和肝肿块;有无腹水、胸腔积液等。

(三)心理-社会评估

患者对该疾病的认知程度以及主要存在的心理问题,患者家属对患者的关心程度、支持力度、家庭经济承受能力如何等。引导患者正确配合疾病的治疗和护理。

(四)辅助检查阳性结果评估

(1)血液化验检查:食管癌患者若长期进食困难,可引起营养失调低蛋白血症、贫血、维生素、电解质缺乏,但该类患者多有脱水、血液浓缩等现象,血液化验检查常不能正确判断患者的实际营养状况,应注意综合判断、科学分析。

(2)了解食管吞钡造影、内镜及超声内镜检查、CT、PET/CT 等结果,以判断肿瘤的位置、有无扩散或转移。

(五)治疗效果评估

1.非手术治疗评估要点

胸痛、背痛等症状是否改善或加重,吞咽困难是否改善或加重,放、化疗引起的胃纳减退、骨髓造血功能抑制等毒副作用有无好转。

2.手术治疗评估要点

术后患者生命体征是否平稳,有无发热、胸闷、呼吸浅快、发绀及肺部痰鸣音等;伤口是否干燥,有无渗液、渗血;各引流管是否通畅,引流量、颜色与性状等;术后有无大出血、感染、肺不张、乳糜胸、吻合口瘘等并发症的发生;患者术后进食情况,有无食物反流现象。

三、主要护理诊断(问题)

(一)营养失调

与低于机体需要量与进食量减少或不能进食、消耗增加等有关。

(二)体液不足

与吞咽困难、水分摄入不足有关。

(三)焦虑

与对癌症的恐惧和担心疾病预后等有关。

(四)知识缺乏

与对疾病的认识不足有关。

(五)潜在并发症

(1)肺不张、肺炎:与手术损伤及术后切口疼痛、虚弱致咳痰无力等有关。

(2)出血:与术中止血不彻底、术后出现活动性出血及患者凝血功能障碍有关。

(3)吻合口瘘:与食管的解剖特点及感染、营养不良、贫血、低蛋白血症等有关。

(4)乳糜胸:与伤及胸导管有关。

四、主要护理措施

(一)术前护理

(1)心理护理:患者有进行性吞咽困难,日益消瘦,对手术的耐受能力差,对治疗缺乏信心,同时对手术存在着一定程度的恐惧心理。因此,应针对患者的心理状态进行解释、安慰和鼓励,建立充分信赖的护患关系,使患者认识到手术是彻底的治疗方法,使其乐于接受手术。

(2)加强营养:尚能进食者,应给予高热量、高蛋白、高维生素的流质或半流质饮食。不能进食者,应静脉补充水分、电解质及热量。低蛋白血症的患者,应输血或血浆蛋白给予纠正。

(3)呼吸道准备:术前严格戒烟,指导并教会患者深呼吸、有效咳嗽、排痰。

(4)胃肠道准备:①注意口腔卫生;②术前安置胃管和十二指肠滴液管;③术前禁食,有食物潴留者,术前晚用等渗盐水冲洗食管,有利于减轻组织水肿,降低术后感染和吻合口漏的发生率;④拟行结肠代食管者,术前需按结肠手术准备护理。

(5)术前练习:教会患者深呼吸、有效咳嗽、排痰、床上排便等活动。

(二)术后护理

(1)严密观察生命体征的变化。

(2)保持胃肠减压管通畅:术后24~48 h引流出少量血液,应视为正常,如引出大量血液应立即报告医师处理。胃肠减压管应保留3~5 d,以减少吻合口张力,以利愈合。注意胃管连接准确,固定牢靠,防止脱出。

(3)密切观察胸腔引流量及性质:胸腔引流液如发现有异常出血、混浊液、食物残渣或乳糜液排出,则提示胸腔内有活动性出血、食管吻合口漏或乳糜胸,应采取相应措施,明确诊断,予以处理。

(4)观察吻合口漏的症状:食管吻合口漏的临床表现为高热、脉快、呼吸困难、胸部剧痛、不能忍受;患侧呼吸音低,叩诊浊音,白细胞升高甚至发生休克。处理原则:①胸膜腔引流,促使肺膨胀。②选择有效的抗生素抗感染。③补充足够的营养和热量。目前多选用完全胃肠内营养(TEN)经胃造口灌食治疗,效果确切、满意。④严密观察病情变化,积极对症处理。⑤需再次手术者,积极完善术前准备。

(三)休息与活动

适当休息,保证充足的睡眠,进行呼吸功能锻炼,对手术后康复有重要的意义,可指导患者进行深呼吸、腹式呼吸、吹气球及呼吸功能训练仪(三球型)的训练,鼓励患者爬楼梯以及进行扩胸运动,以不感到疲劳为宜。

(四)饮食护理

1.术前

大多数食管癌患者因不同程度吞咽困难而出现摄入不足,营养不良,水、电解质失衡,使机体对手术的耐受力下降,故术前应保证患者营养素的摄入。

(1)能进食者,鼓励患者进食高热量、高蛋白、丰富维生素饮食;若患者进食时感食管黏膜有刺痛,可给予清淡无刺激的食物,告知患者不可进食较大、较硬的食物,宜进半流质或水分多的软食。

(2)若患者仅能进食流质而营养状况较差,可给予肠内营养或肠外营养支持。

2.术后饮食

(1)术后早期吻合口处于充血水肿期,需禁饮禁食3~4 d,禁食期间持续胃肠减压,注意经静脉补充营养。

(2)停止胃肠减压24 h后,若无呼吸困难、胸内剧痛、患侧呼吸音减弱及高热等吻合口瘘的症状时,可开始进食。先试饮少量水,术后5~6 d可进全清流质,每2小时100 mL,每天6次。术后3周患者若无特殊不适可进普食,但仍应注意少食多餐、细嚼慢咽,进食不宜过多、过快,避免进食生、冷、硬食物(包括质硬的药片和带骨刺的鱼肉类、花生、豆类等),以防后期吻合口瘘。

(3)食管癌、贲门癌切除术后,胃液可反流至食管,致反酸、呕吐等症状,平卧时加重,嘱患者进食后2 h内勿平卧,睡眠时将床头抬高。

(4)食管胃吻合术后患者,可由于胃拉入胸腔、肺受压而出现胸闷、进食后呼吸困难,建议患者少食多餐,2个月后,症状多可缓解。

(五)用药护理

严格按医嘱要求用药,注意控制输液速度和用量,必要时使用输液泵输注液体。注意观察有无药物不良反应,发现问题及时处理。

(六)心理护理

食管癌患者往往对进行性加重的吞咽困难、日渐减轻的体质量感到焦虑不安;对所患疾病有部分认识,求生的欲望十分强烈,迫切希望能早日手术,恢复进食,但对手术能否彻底切除病灶、今后的生活质量、麻醉和手术意外、术后伤口疼痛及可能出现的术后并发症等表现出日益紧张、恐惧,甚至明显的情绪低落、失眠和食欲下降。

(1)加强与患者及家属的沟通,仔细了解患者及家属对疾病和手术的认知程度,了解患者的心理状况,并根据患者的具体情况,实施耐心的心理疏导。讲解手术和各种治疗与护理的意义、方法、大致过程、配合与注意事项。

(2)营造安静舒适的环境,以促进睡眠。必要时使用安眠、镇静、镇痛类药物,以保证患者充分休息。

(3)争取亲属在心理上、经济上的积极支持和配合,解除患者的后顾之忧。

(七)呼吸道护理

食管癌术后患者易发生呼吸困难、缺氧,并发肺不张、肺炎,甚至呼吸衰竭,主要与下列因素有关:年老的食管癌患者常伴有慢性支气管炎、肺气肿、肺功能低下等;开胸手术破坏了胸廓的完整性;肋间肌和膈肌被切开,使肺的通气泵作用严重受损;术中对肺较长时间的挤压牵拉造成一定的损伤;术后迷走神经功能亢进,引起气管、支气管黏膜腺体分泌增多;食管胃吻合术后,胃拉入胸腔,使肺受压,肺扩张受限;术后切口疼痛、虚弱致咳痰无力,尤其是颈、右胸、上腹三切口患者。护理措施包括以下几点。

(1)加强观察:密切观察呼吸形态、频率和节律,听诊双肺呼吸音是否清晰,有无缺氧征兆。

(2)气管插管者,及时吸痰,保持气道通畅。

(3)术后第1天每1~2小时鼓励患者深呼吸、吹气球、使用深呼吸训练器,促使肺膨胀。

(4)痰多、咳痰无力的患者若出现呼吸浅快、发绀、呼吸音减弱等痰阻塞现象时,立即行鼻导管深部吸痰,必要时行纤维支气管镜吸痰或气管切开吸痰,气管切开后按气管切开常规护理。

(八)胃肠道护理

1.胃肠减压的护理

(1)术后3~4 d持续胃肠减压,妥善固定胃管,防止脱出。

(2)加强观察:严密观察引流液的量、性状及颜色并准确记录。术后6~12 h可从胃管内抽吸出少量血性液或咖啡色液,以后引流液颜色逐渐变浅。若引流出大量鲜血或血性液,患者出现烦躁、血压下降、脉搏增快、尿量减少等,应考虑吻合口出血,需立即通知医师并配合处理。

(3)保持通畅:经常挤压胃管,避免管腔堵塞。胃管不通畅者,可用少量生理盐水冲洗并及时回抽,避免胃扩张使吻合口张力增加而并发吻合口瘘。胃管脱出后应严密观察病情,不应盲目再插入,以免戳穿吻合口,造成吻合口瘘。待肛门排气、胃肠减压引流量减少后,拔除胃管。

2.结肠代食管(食管重建)术后的护理

(1)保持置于结肠袢内的减压管通畅。

(2)注意观察腹部体征,了解有无发生吻合口瘘、腹腔内出血或感染等,发现异常及时通知医师。

(3)若从减压管内吸出大量血性液或呕吐大量咖啡样液伴全身中毒症状,应考虑代食管的结肠袢坏死,需立即通知医师并配合抢救。

（4）结肠代食管后，因结肠逆蠕动，患者常嗅到粪便气味，需向患者解释原因，并指导其注意口腔卫生，一般此情况于半年后可逐步缓解。

3.胃造瘘术后的护理

（1）观察造瘘管周围有无渗液或胃液漏出。由于胃液对皮肤刺激性较大，应及时更换渗湿的敷料，并在瘘口周围涂氧化锌软膏或置凡士林纱布保护皮肤，防止发生皮炎。

（2）妥善固定用于管饲的暂时性的或永久性造瘘，防止脱出或阻塞。

（九）并发症的预防和护理

1.出血

观察并记录引流液的性状、量。若引流量持续 2 h 都超过 4 mL/(kg·h)，伴血压下降、脉搏增快、躁动、出冷汗等低血容量表现，应考虑有活动性出血，及时报告医师，并做好再次开胸的准备。

2.吻合口瘘

吻合口瘘是食管癌手术后极为严重的并发症，多发生在术后 5～10 d，病死率高达 50%。发生吻合口瘘的原因：食管的解剖特点，无浆膜覆盖、肌纤维呈纵形走向，易发生撕裂；食管血液供应呈节段性，易造成吻合口缺血；吻合口张力太大；感染、营养不良、贫血、低蛋白血症等影响吻合口愈合。应积极预防。术后应密切观察患者有无呼吸困难、胸腔积液和全身中毒症状，如高热、寒战、甚至休克等吻合口瘘的临床表现。一旦出现上述症状，立即通知医师并配合处理。包括：嘱患者立即禁食；协助行胸腔闭式引流并常规护理；遵医嘱予以抗感染治疗及营养支持；严密观察生命体征，若出现休克症状，积极抗休克治疗；再次手术者，积极配合医师完善术前准备。

3.乳糜胸

食管、贲门癌术后并发乳糜胸是比较严重的并发症，多因伤及胸导管所致，多发生在术后 2～10 d，少数患者可在 3 周后出现。术后早期由于禁食，乳糜液含脂肪甚少，胸腔闭式引流可为淡血性或淡黄色液，但量较多；恢复进食后，乳糜液漏出量增多，大量积聚在胸腔内，可压迫肺及纵隔并使之向健侧移位。由于乳糜液中 95% 以上是水，并含有大量脂肪、蛋白质、胆固醇、酶、抗体和电解质，若未及时治疗，可在短时期内造成全身消耗、衰竭而死亡，必须积极预防和及时处理。其主要护理措施包括以下几点。

（1）加强观察：注意患者有无胸闷、气急、心悸，甚至血压下降。

（2）协助处理：若诊断成立，迅速处理，即置胸腔闭式引流，及时引流胸腔内乳糜液，使肺膨胀。可用负压持续吸引，以利于胸膜形成粘连。

（3）给予肠外营养支持。

（十）健康教育

1.疾病预防

避免接触引起癌变的因素，如减少饮用水中亚硝胺及其他有害物质、防霉去毒；应用维 A 酸类化合物及维生素等预防药物；积极治疗食管上皮增生；避免过烫、过硬饮食等。

2.饮食指导

根据不同术式，向患者讲解术后进食时间，指导选择合理的饮食及注意事项，预防并发症的发生。

（1）宜少量多餐，由稀到干，逐渐增加食量，并注意进食后的反应。

（2）避免进食刺激性食物与碳酸饮料，避免进食过快、过量及硬质食物；质硬的药片可碾碎后服用,避免进食花生、豆类等,以免导致吻合口瘘。

(3)患者餐后取半卧位,以防止进食后反流、呕吐,利于肺膨胀和引流。

3.活动与休息

保证充足睡眠,劳逸结合,逐渐增加活动量。术后早期不宜下蹲大小便,以免引起直立性低血压或发生意外。

4.加强自我观察

(1)若术后3～4周再次出现吞咽困难,可能为吻合口狭窄,应及时就诊。

(2)定期复查,坚持后续治疗。

五、护理效果评估

通过治疗与护理,患者是否:①营养状况改善,体质量增加;贫血状况改善。②水、电解质维持平衡,尿量正常,无脱水或电解质紊乱的表现。③焦虑减轻或缓解,睡眠充足。④患者对疾病有正确的认识,能配合治疗和护理。⑤无并发症发生或发生后得到及时处理。

(任玉芝)

第五节　气道异物阻塞

一、概述

气道异物阻塞(FBAO)是导致窒息的紧急情况,如不及时解除,数分钟内即可死亡。FBAO造成心脏停搏并不常见,但有意识障碍或吞咽困难的老人和儿童发生人数相对较多。FBAO是可以预防而避免发生的。

二、原因及预防

任何人突然呼吸骤停都应考虑到FBAO。成人通常在进食时易发生,肉类食物是造成FBAO最常见的原因。易导致FBAO的诱因:吞食大块难咽食物、饮酒后、老年人戴义齿或吞咽困难、儿童口含小颗粒状食物及物品。注意以下事项有助于预防FBAO,如:①进食切碎的食物,细嚼慢咽,尤其是戴义齿者;②咀嚼和吞咽食物时,避免大笑或交谈;③避免酗酒;④阻止儿童口含食物行走、跑或玩耍;⑤将易误吸入的异物放在婴幼儿拿不到处;⑥不宜给小儿需要仔细咀嚼或质韧而滑的食物(如花生、坚果、玉米花、果冻等)。

三、临床表现

异物可造成呼吸道部分或完全阻塞,识别气道异物阻塞是及时抢救的关键。

(一)气道部分阻塞

患者有通气,能用力咳嗽,但咳嗽停止时,出现喘息声。这时救助者不宜妨碍患者自行排出异物,应鼓励患者用力咳嗽,并自主呼吸。但救助者应守护在患者身旁,并监视患者的情况,如不能解除,即求救紧急医疗服务(EMS)系统。

FBAO 患者可能一开始表现为通气不良,或开始通气好,但逐渐恶化,表现乏力、无效咳嗽、吸气时高调噪声、呼吸困难加重、发绀。对待这类患者要同气道完全阻塞患者一样,须争分夺秒的救助。

(二)气道完全阻塞

患者已不能讲话,呼吸或咳嗽时,双手抓住颈部,无法通气。对此征象必须能够立即明确识别。救助者应马上询问患者是否被异物噎住,如果患者点头确认,必须立即救助,帮助解除异物。由于气体无法进入肺脏,如不能迅速解除气道阻塞,患者很快出现意识丧失,甚至死亡。如果患者已意识丧失、猝然倒地,则应立即实施心肺复苏。

四、治疗

(一)解除气道异物阻塞

对气道完全阻塞的患者必须争分夺秒地解除气道异物。通过压迫使气道内压力骤然升高的方法,产生人为咳嗽,把异物从体内排除。具体可采用以下方法。

1.腹部冲击法(Heimlich 法)

此法可用于有意识的站立或坐位患者。急救者站在患者身后,双臂环抱患者腰部,一手握拳,握拳手的拇指侧抵住患者腹部,位于剑突下与脐上的腹中线部位,再用另一手握紧拳头,快速向内向上使拳头冲击腹部,反复冲击腹部直到把异物排出。如患者意识丧失,即开始 CPR。

采用此法后,应注意检查有无危及生命的并发症,如胃内容物反流造成误吸、腹部或胸腔脏器破裂。除必要时,不宜随便使用。

2.自行腹部冲击法

气道阻塞患者本人可一手握拳,用拇指抵住腹部,部位同上,再用另一只手握紧拳头,用力快速向内、向上使拳头冲击腹部。如果不成功,患者应快速将上腹部抵压在一硬质物体上,如椅背、桌缘、护栏,用力冲击腹部,直到把异物排出。

3.胸部冲击法

患者是妊娠末期或过度肥胖者时,救助者双臂无法环抱患者腰部,可用胸部冲击法代替 HeimLish 法。救助者站在患者身后,把上肢放在患者腋下,将胸部环抱住。一只手拳的拇指侧放在胸骨中线,避开剑突和肋骨下缘,另一只手握住拳头,向后冲压,直至把异物排出。

(二)对意识丧失者的解除方法

1.解除 FBAO 中意识丧失

救助者立即开始 CPR。在 CPR 期间,经反复通气后,患者仍无反应,急救人员应继续 CPR,严格按30：2按压/通气比例。

2.发现患者时已无反应

急救人员初始可能不知道患者发生了 FBAO,在反复通气数次后,患者仍无反应,应考虑到 FBAO。可采用以下方法。

(1)在 CPR 过程中,如果有第二名急救人员在场,一名实施救助,另一名启动 EMS,患者保持平卧。

(2)用舌-上颌上提法开放气道,并试用手指清除口咽部异物。

(3)如果通气时患者胸廓无起伏,重新摆正头部位置,注意开放气道状态,再尝试通气。

(4)异物清除前,如果通气仍未见胸廓起伏,应考虑进一步抢救措施(如 Kelly 钳,Magilla

镊,环甲膜穿刺/切开术)开通气道。

(5)如异物取出,气道开通后仍无呼吸,需继续缓慢人工通气。再检查脉搏、呼吸、反应。如无脉搏,即行胸外按压。

五、急救护理

急性呼吸道异物短时间内可危及生命,护士必须有强烈的风险意识,争分夺秒地协助抢救治疗工作。

(一)做好抢救准备

备氧气、吸引器、电动负压吸引器、纤维支气管镜、直接喉镜、气管插管及气管切开包等急救物品。使用静脉留置针建立静脉通道。完善术前准备,与手术室联系,做好气管、支气管镜检查的准备。询问过敏史。一旦出现极度呼吸困难,立即协助医师抢救,给予氧气吸入。

(二)病情观察

密切观察患者的呼吸情况,判断异物所在部位及运动情况。异物进入喉部及声门下时,患者有剧烈呛咳、喉喘鸣、声嘶、面色发绀、吸气性呼吸困难,可在数分钟内引起窒息。发现上述情况立即报告医师抢救。观察双肺呼吸动度是否相同、两侧呼吸音是否一致,吸气时胸骨上窝、锁骨上窝、肋间隙有无凹陷,有无喘鸣、口唇发绀,咳嗽及咳嗽的性质,有无颈静脉怒张及颈胸部皮下气肿。持续监护生命体征和血氧饱和度,记录各项目的基础数据。观察有无颅内压增高或颅内出血的征象,注意瞳孔大小、神经反射,有无惊厥、四肢震颤及肌张力增高或松弛等。

(三)尽量保持患者安静

安排在单人间,保持环境安静。使患者卧床,安定情绪,避免紧张,集中进行检查和治疗,尽量避免刺激。减少患儿哭闹,避免因大哭导致异物突然移位阻塞对侧支气管或卡在声门后引起窒息或增加耗氧量。禁饮食。

(四)向患者及家属介绍手术过程及注意事项

确定实施经气管镜取异物者,遵医嘱给予阿托品等术前用药。向患者及家属介绍手术的过程,术中、术后可能发生的并发症,配合治疗及护理的注意事项等。检查手术知情同意书是否签字。

(五)术后护理

(1)全麻术后麻醉尚未清醒前,设专人护理,取平卧位,头偏向一侧,防止误吸分泌物,及时吸净患者口腔及呼吸道分泌物,保持呼吸道通畅,持续吸氧。

(2)严密观察呼吸的节率、频率及形态,保持呼吸道通畅,血氧饱和度应保持在 $95\%\sim100\%$。观察有无口唇发绀、烦躁不安、鼻翼翕动,注意呼吸有无喉鸣或喘鸣音,监测心电和血氧饱和度。检查口腔中有无分泌物和血液,观察双侧胸部呼吸动度是否对称一致。触诊患者颈部、胸部有无皮下气肿,如有应及时通知医师处理,并标记气肿的范围,以便动态观察。检查患者牙齿有无松动或脱落,并详细记录。

(3)了解术中情况和处理结果,包括异物是否取出、异物的种类、有无异物残留,术中是否发生呼吸暂停、出血、心力衰竭、气胸等并发症,便于有预见性和针对性的护理。

(4)并发症的观察与护理。①喉头水肿:婴幼儿患者,施行支气管镜取出异物术后,可发生喉头水肿。如患儿出现声音嘶哑、烦躁不安、吸气性呼吸困难等症状,应考虑有喉头水肿。此时密切观察呼吸,有无口唇、面色发绀等窒息的前驱症状。遵医嘱给予吸氧,应用足量抗生素及激素,定时雾化吸入。经上述处理仍无缓解，并呈进行性加重，及时告知医师，必要时行气管切开术解除梗阻。②气胸和纵隔气肿：术后患者出现咳嗽、胸闷、不同程度的呼吸困难应考虑可能并发气胸。立即听诊双肺呼吸音，密切观察呼吸情况、血氧饱和度等，及时通知医师。做好紧急胸腔穿刺放气和胸腔闭式引流的准备，并做好相应护理。③支气管炎、肺炎：注意呼吸道感染的早期征象。反复出现体温升高、咳嗽、气促、多痰等，在确定无异物残留的情况下应考虑并发支气管炎、肺炎等感染。应鼓励患者咳嗽，帮助其每小时翻身 1 次，定时拍背，促进呼吸道分泌物排出，必要时超声雾化吸入，湿化气道、稀释痰液，便于咳出。根据医嘱给予抗生素治疗。

(六)健康指导

呼吸道异物是最常见的儿童意外危害之一，但可以预防。应加强宣传教育，使人们认识呼吸道异物的危险性，掌握预防知识。

(1)避免给幼儿吃花生、瓜子、豆类等带硬壳的食物，避免给孩子玩能够进入口、鼻孔的细小玩具。

(2)教育儿童进食应保持安静，避免其间逗笑、哭闹、嬉戏或受惊吓，以免深吸气时将食物误吸入气道。

(3)教育儿童不要口中含物玩耍。成人要纠正口中含物作业的不良习惯。

(4)加强对昏迷及全麻患者的护理，防止呕吐物吸入下呼吸道，活动义齿应取下。

(任玉芝)

第六节　支气管肺癌

一、疾病概述

(一)概念

肺癌多数起源于支气管黏膜上皮，因此也称支气管肺癌。全世界肺癌的发病率和死亡率正在迅速上升。发病年龄大多在 40 岁以上，以男性多见，居发达国家和我国大城市男性恶性肿瘤发病率和死亡率的第一位。但近年来，女性肺癌的发病率和死亡率上升较男性更为明显。

(二)相关病理生理

肺癌起源于支气管黏膜上皮，局限于基底膜内者称为原位癌。癌肿可以向支气管腔内和(或)邻近的肺组织生长，并可以通过淋巴、血行转移或直接向支气管转移扩散。

肺癌的分布以右肺多于左肺，上叶多于下叶。起源于主支气管、肺叶支气管的癌肿，位置靠近肺门，称为中心型肺癌；起源于肺段支气管以下的癌肿，位置在肺的周围部分，称为周围型肺癌。

(三)病因与诱因

肺癌的病因至今尚不完全明确，认为与下列因素有关。

1.吸烟

吸烟是肺癌的重要致病因素。烟草内含有苯并芘等多种致癌物质。吸烟量越多、时间越长、开始吸烟年龄越早，则肺癌发病率越高。资料表明，多年每天吸烟40支以上者，肺鳞癌和小细胞癌的发病率比不吸烟者高 4～10 倍。

2.化学物质

已被确认可导致肺癌的化学物质包括石棉、铬、镍、铜、锡、砷、二氯甲醚、氡、芥子体、氯乙烯、煤烟焦油和石油中的多环芳烃等。

3.空气污染

包括室内污染和室外污染。室内空气污染主要指煤、天然气等燃烧过程中产生的致癌物。室外空气污染包括汽车尾气、工业废气、公路沥青在高温下释放的有毒气体等。

4.人体内在因素

如免疫状态、代谢活动、遗传因素、肺部慢性感染、支气管慢性刺激、结核病史等,也可能与肺癌的发病有关。

5.其他

长期、大剂量电离辐射可引起肺癌。癌基因(如 ras 、$erb\text{-}b2$ 等)的活化或肿瘤抑制基因($p53$、RB 等)的丢失与肺癌的发病也有密切联系。

(四)临床表现

肺癌的临床表现与癌肿的部位、大小、是否压迫和侵犯邻近器官及有无转移等密切相关。

1.早期

多无明显表现,癌肿增大后常出现以下表现。

(1)咳嗽:最常见,为刺激性干咳或少量黏液痰,抗炎治疗无效。当癌肿继续长大引起支气管狭窄时,咳嗽加重,呈高调金属音。若继发肺部感染,可有脓性痰,痰量增多。

(2)血痰:以中心型肺癌多见,多为痰中带血点、血丝或断续地少量咯血;癌肿侵犯大血管可引起大咯血,但较少见。

(3)胸痛:为肿瘤侵犯胸膜、胸壁、肋骨及其他组织所致。早期表现为胸部不规则隐痛或钝痛。

(4)胸闷、发热:当癌肿引起较大支气管不同程度的阻塞,发生阻塞性肺炎和肺不张,临床上可出现胸闷、局限性哮鸣、气促和发热等症状。

2.晚期

除发热、体质量减轻、食欲减退、倦怠及乏力等全身症状外,还可出现癌肿压迫、侵犯邻近器官、组织或发生远处转移的征象。

(1)压迫或侵犯膈神经:引起同侧膈肌麻痹。

(2)压迫或侵犯喉返神经:引起声带麻痹、声音嘶哑。

(3)压迫上腔静脉:引起上腔静脉压迫综合征,表现为上腔静脉回流受阻,面部、颈部、上肢和上胸部静脉怒张,皮下组织水肿,上肢静脉压升高。可出现头痛、头昏或晕厥。

(4)侵犯胸膜及胸壁:可引起剧烈持续的胸痛和胸腔积液。若侵犯胸膜则为尖锐刺痛,呼吸及咳嗽时加重;若压迫肋间神经,疼痛可累及其神经分布区;若侵犯肋骨或胸椎,则相应部位出现压痛。胸膜腔积液常为血性,大量积液可引起气促。

(5)侵入纵隔、压迫食管:可引起吞咽困难,支气管-食管瘘。

(6)上叶顶部肺癌:亦称 Pancoast 肿瘤。可侵入纵隔和压迫位于胸廓上口的器官或组织,如第一肋间、锁骨下动静脉、臂丛神经等而产生剧烈胸肩痛、上肢静脉怒张、上肢水肿、臂痛和运动障碍等;若压迫颈交感神经则会引起同侧上眼睑下垂、瞳孔缩小、眼球内陷、面部无汗等颈交感神经综合征(霍纳综合征)表现。

(7)肿瘤远处转移征象:①脑,头痛最为常见,出现呕吐、视觉障碍、性格改变、眩晕、颅内压增高、脑疝等;②骨,局部疼痛及压痛较常见,转移至椎骨等承重部位则可引起骨折、瘫痪;③肝,肝区疼痛最为常见,出现黄疸、腹水、食欲减退等;④淋巴结,引起淋巴结肿大。

3.非转移性全身症状

少数患者可出现非转移性全身症状,如杵状指(趾)、骨关节痛、骨膜增生等骨关节病综合征、Cushing综合征、重症肌无力、男性乳房发育、多发性肌肉神经痛等,称为副癌综合征。副癌综合征可能与肺癌组织产生的内分泌物质有关,手术切除癌肿后这些症状可消失。

(五)辅助检查

1.X线及CT检查

X线及CT检查是诊断肺癌的重要手段。胸部X线和CT检查可了解癌肿大小及其与肺叶、肺段、支气管的关系。5%～10%无症状肺癌可在X线检查时被发现,CT可发现X线检查隐藏区的早期肺癌病变。肺部可见块状阴影,边缘不清或分叶状,周围有毛刺;若有支气管梗阻,可见肺不张;若肿瘤坏死液化可见空洞;若有转移可见相应转移灶。

2.痰细胞学检查

痰细胞学检查是肺癌普查和诊断的一种简便有效的方法。肺癌表面脱落的癌细胞可随痰咳出,故痰中找到癌细胞即可确诊。

3.纤维支气管镜检查

诊断中心型肺癌的阳性率较高,可直接观察到肿瘤大小、部位及范围,并可钳取或穿刺病变组织作病理学检查,亦可经支气管取肿瘤表面组织检查或取支气管内分泌物行细胞学检查。

4.正电子发射断层扫描(PET)

利用^{18}F-脱氧葡萄糖(FDG)作为示踪剂进行扫描显像。由于恶性肿瘤的糖酵解代谢高于正常细胞,FDG在肿瘤内聚积程度大大高于正常组织,肺癌PET显像时表现为局部异常浓聚。可用于肺内结节和肿块的定性诊断,并能显示纵隔淋巴结有无转移。目前,PET是肺癌定性诊断和分期的最好、最准确的无创检查。

5.其他

如胸腔镜、纵隔镜、经胸壁穿刺活检、转移病灶活检、胸腔积液检查、肿瘤标记物检查、剖胸探查等。

(六)治疗原则

尽管80%的肺癌患者在明确诊断时已失去手术机会,但手术治疗仍然是肺癌最重要和最有效的治疗手段。然而,目前所有的各种治疗肺癌的方法效果均不能令人满意,必须适当联合应用,现在临床上常采用个体化的综合治疗,以提高肺癌治疗的效果。一般非小细胞癌以手术治疗为主,辅以化疗和放疗;小细胞癌则以化疗和放疗为主。

1.非手术治疗

(1)放疗:是从局部消除肺癌病灶的一种手段,主要用于处理手术后残留病灶和配合化疗。在各种类型的肺癌中,小细胞癌对放疗敏感性较高,鳞癌次之,腺癌最差。晚期或肿瘤再发患者姑息性放疗可减轻症状。

(2)化疗:分化程度低的肺癌,尤其是小细胞癌对化疗特别敏感,鳞癌次之,腺癌最差。化疗亦单一用于晚期肺癌患者以缓解症状,或与手术、放疗综合应用,以防止癌肿转移复发,提高治愈率。

（3）中医中药治疗：按患者临床症状、脉象、舌苔等辨证论治，部分患者的症状可得到改善；亦可用于减轻患者的放疗及化疗的不良反应，提高机体的抵抗力，增强疗效并延长生存期。

（4）免疫治疗：①特异性免疫疗法，用经过处理的自体肺癌细胞或加用佐剂后，做皮下接种治疗。②非特异性免疫疗法，用卡介苗、短小棒状杆菌、转移因子、干扰素、胸腺素等生物制品或左旋咪唑等药物激发和增强人体免疫功能，以抵制肿瘤生长，增强机体对化疗药物的耐受性而提高治疗效果。

2.手术治疗

目的是彻底切除肺部原发癌肿病灶和局部及纵隔淋巴结，尽可能保留健康的肺组织。目前基本手术方式为肺切除术加淋巴结清扫。肺切除术的范围取决于病变的部位和大小。周围型肺癌，实施肺叶切除加淋巴结切除术；中心型肺癌，实施肺叶或一侧全肺切除加淋巴结切除术。

二、护理评估

（一）一般评估

1.生命体征（T、P、R、BP）

早期肺癌，患者多无任何症状，生命体征一般表现正常，当癌肿继续长大引起较大支气管不同程度的阻塞，发生阻塞性肺炎和肺不张时，患者可出现体温偏高（发热）、心率和呼吸加快、胸闷、气促症状。

2.患者主诉

有无咳嗽、血痰、胸痛、胸闷、气促、倦怠、乏力、骨关节疼痛等症状。

3.相关记录

体质量、体位、饮食、有无吸烟史、吸烟的时间和数量，有无其他伴随疾病，如糖尿病、冠状动脉粥样硬化性心脏病（冠心病）、高血压、慢性支气管炎等记录。

（二）身体评估

1.全身

患者有无咳嗽，是否为刺激性；有无咳痰，痰量及性状；有无痰中带血或咯血，咯血的量、次数；有无疼痛，疼痛的部位和性质；有无呼吸困难，全身营养状况。

2.局部

患者面部颜色有无贫血、口唇有无发绀、有无杵状指（趾）；有无声音嘶哑，有无面部、颈部、上肢肿胀，有无持续胸背部疼痛、吞咽困难、甚至患侧上眼睑下垂等晚期肺癌侵犯邻近器官、组织的表现。

3.听诊肺部

早期肺癌患者，大部分听诊双肺呼吸音清，当合并肺炎时可有啰音，若晚期肺癌引起肺实变，则呼吸音增强；若出现胸积水，则呼吸音减弱。

4.叩诊

有胸腔积水时叩诊呈浊音。

（三）心理-社会评估

患者在疾病治疗过程中的心理反应与需求，了解患者对疾病的认知程度，对手术有何顾虑，有何思想负担。了解朋友及家属对患者的关心、支持程度，家庭对手术的经济承受能力。引导患者正确配合疾病的治疗和护理。

(四)辅助检查阳性结果评估

(1)血液检验:有无低蛋白血症。

(2)胸部 X 线检查:有无肺部肿块阴影,而 CT 检查因密度分辨率高,可发现一般 X 线检查隐藏区(如肺尖、膈上、脊柱旁、心后、纵隔处)的早期肺癌病变,对中心型肺癌的诊断有重要价值。

(3)PET/CT 检查:肺部肿块经[18]氟-脱氧葡萄糖(FDG)吸收、代谢显影是否明显增高(因为恶性肿瘤的糖酵解代谢高于正常细胞),并能观察纵隔淋巴结有无转移。

(4)各种内镜及其他有关手术耐受性检查等有无异常发现。

(五)治疗效果评估

1.非手术治疗评估要点

咳嗽、血痰、胸痛、胸闷、气促等症状是否改善或消失,肺部肿块阴影有无缩小或消散。放、化疗引起的胃纳减少、骨髓造血功能抑制等毒副作用有无好转。

2.手术治疗评估要点

术后患者生命体征是否平稳,呼吸状态如何,有无胸闷、呼吸浅快、发绀及肺部痰鸣音等;伤口是否干燥,有无渗液、渗血,伤口周围有无皮下气肿;各引流管是否通畅,引流液量、颜色与性状等;术后肺膨胀情况;术后有无大出血、感染、肺不张、支气管胸膜瘘等并发症的发生。患者对术后康复训练和早期活动是否配合;对出院后的继续治疗是否清楚。

三、主要护理问题

(一)气体交换障碍

与肺组织病变、手术、麻醉、肿瘤阻塞支气管、肺膨胀不全、呼吸道分泌物潴留、肺换气功能降低等因素有关。

(二)营养失调,低于机体需要量

与肿瘤引起机体代谢增加、手术创伤等有关。

(三)焦虑与恐惧

与担心手术、疼痛、疾病的预后等因素有关。

(四)潜在并发症

1.出血

与手术时胸膜粘连紧密、止血不彻底或血管结扎线脱落,胸腔内大量毛细血管充血及胸腔内负压等因素有关。

2.感染、肺不张

与麻醉药的不良反应使患者的膈肌受抑制,患者术后软弱无力及疼痛等,限制了患者的呼吸运动,不能有效咳嗽排痰,导致分泌物滞留堵塞支气管有关。

3.心律失常

与缺氧、出血、水电解质酸碱失衡有关。

4.支气管胸膜瘘

与支气管缝合不严密、支气管残端血运不良或支气管缝合处感染、破裂等引发有关。

5.肺水肿

与患者原有心脏疾病或病肺切除、余肺膨胀不全或输液量过多、速度过快,使肺泡毛细血管床容积明显减少有关,尤以全肺切除患者更为明显。

四、主要护理措施

(一)术前护理

(1)做好心理护理:护士应关心、同情患者,向患者讲解手术方式及注意事项,告知患者术后呼吸锻炼排痰,帮助患者消除焦虑、恐惧心理。

(2)指导患者戒烟:吸烟使气管分泌物增加,必须戒烟2周方可手术。

(3)教会患者正确呼吸方法:指导患者行缩唇式呼吸,平卧时练习腹式呼吸,坐位或站位时练习胸式呼吸,每天2~4次,每次15~20 min。以增加肺通气量。

(4)指导患者行有效咳嗽、咳痰方法。频繁咳嗽、痰多者遵医嘱应用抗生素,雾化吸入治疗。

(5)加强营养:指导患者进食高热量、高蛋白质、富含维生素的饮食,以增强机体手术耐受力。

(6)术前准备:术前1 d备皮,做好交叉配血,洗澡以保持皮肤清洁。指导患者练习床上排便,术前晚10时后禁食,术前4~6 h禁饮。

(7)遵医嘱执行术前用药。

(二)术后护理

(1)严密观察生命体征的变化。

(2)呼吸道的管理:①保持呼吸道通畅,给予氧气吸入(氧流量为2~4 L/min)。术后第2天给予间断给氧或根据血氧饱和度监测结果,按需给氧。②协助患者有效排痰。患者取坐位或半卧位,进行5~6次深呼吸后,于深吸气末屏气,用力咳出痰液,同时指导家属双手保护伤口。③鼓励患者术后2~3 d做吹水泡、吹气球运动,以促使患侧肺早期膨胀,利于呼吸功能的恢复。

(3)体位指导:①肺叶切除术后,麻醉未苏醒时采取去枕仰卧位,头偏向一侧;麻醉苏醒后应尽早改半卧位,患者头部和上身抬高30°~45°,以利膈肌下降,胸腔容量扩大,利于肺通气,便于咳嗽和胸腔液体引流;也可与侧卧位交替。但病情较重、呼吸功能差者应避免完全健侧卧位,以免压迫健侧肺,限制肺通气,从而影响有效气体交换。②一侧全肺切除术后患者取半卧位或1/4侧卧位,避免使患者完全卧于患侧或搬运患者时剧烈震动,以免使纵隔过度移位,大血管扭曲而引起休克;同时避免完全健侧卧位,以免压迫健侧肺,造成患者严重缺氧。

(4)做好皮肤护理,每1~2 h更换卧位1次,防止压疮发生。

(5)指导及早有效清理呼吸道痰液,术后第一天方可行拍背排痰,排痰机辅助排痰,防止肺不张及肺部感染发生。

(6)胸腔闭式引流的护理:①保持胸腔闭式引流瓶连接正确,将胸腔引流管与引流瓶管连接紧密,固定,防止松动。保持其通畅,防止扭曲,确保引流瓶内长管被水淹没3~4 cm。②保持引流通畅:如液面随呼吸运动而波动,表示引流良好;如液面波动消失,表示胸腔引流管不通或提示患侧肺已膨胀良好。如不通,可挤压引流管使之复通,仍然不通则立即通知医师处理。③保持引流处于无菌状态并防止气体进入胸腔,每天更换胸腔引流瓶1次。更换时注意无菌操作。先夹闭引流管再更换,以防气体进入胸腔。④术后密切观察胸腔闭式引流瓶内情况,监测生命体征,记录24 h胸腔引流量。可疑有活动性出血时,应立即夹闭胸腔引流管,通知医师给予止血、快速补液输血,必要时行二次开胸止血。⑤做好患者下床活动时的指导,指导患者下床活动时避免引流连接处脱落,防止气体进入胸腔;活动时胸腔引流瓶不要高于患者腰部,防止引流液倒吸进胸腔。外出检查或活动度大的时候应给予预防性夹管。

(7)疼痛的护理:开胸手术创面大,胸部肌肉肋骨的牵拉,会导致术后伤口疼痛感明显,而患者可能会为了避免疼痛不敢做深呼吸运动和咳嗽排痰。因此,术后 48 h 内给予 PCA 止痛泵,协助患者采取舒适体位,妥善固定引流管,避免牵拉引起疼痛,给患者创造安静、舒适的环境是非常必要的。

(8)输液的护理:严格控制输液的速度和量,防止心脏负荷过重,导致肺水肿和心力衰竭;一侧全肺切除者应控制钠盐摄入,24 h 补液量控制在 2 000 mL 以内,速度控制在 30～40 滴/分钟。

(9)并发症的护理:当患者术后出现大面积肺不张时,会出现胸闷、发热,气管向患侧移位等表现;出现张力性气胸时表现为严重的呼吸困难,气管向健侧移位;在术后第 7～9 d 易发生支气管胸膜瘘,护士应观察患者有无发热、刺激性咳嗽、咳脓痰等感染症状。如有发生,应立即报告医师进行处理。

(三)活动与休息

适当的活动,进行呼吸功能训练是提高患者手术的耐受性,减少手术后感染的重要方法之一,术前可采用缩唇呼气训练、爬楼梯、吹气球和有效咳嗽排痰训练等改善患者的肺功能。而术后则鼓励及协助患者尽早活动,术后第一天,生命体征平稳后,可在床上坐起,坐在床边、双腿下垂或在床旁站立移步。术后第二天起,可扶持患者围绕病床在室内行走 3～5 min,以后根据患者情况逐渐增加活动量。活动期间,应妥善保护患者的引流管,严密观察患者病情变化,一旦出现头晕、气促、心动过速、心悸和出汗等症状时,应立即停止活动并休息。术后第一天开始做肩、臂关节运动,预防术侧胸壁肌肉粘连、肩关节强直及失用性萎缩。

(四)合理饮食

饮食对肺癌手术患者的康复非常重要,对术前伴营养不良者,除了经肠内增加高蛋白饮食外,也可经肠外途径补充营养,如脂肪乳剂和复方氨基酸等,以改善其营养状况。若术后患者进食后无任何不适,改为普食时,饮食宜高蛋白、高热量、丰富维生素、易消化,以保证营养,提高机体抵抗力,促进伤口愈合。

(五)用药护理

应严格按医嘱用药,严格掌握输液量和速度,防止前负荷过重而导致急性肺水肿。全肺切除术后应控制钠盐摄入量,24 h 补液量控制在 2 000 mL 内,速度宜慢,以 20～30 滴/分钟为宜。记录出入液量。对于非手术综合治疗的患者,应注意观察药物的毒副反应,发现问题及时处理。

(六)心理护理

多关心、体贴患者,对患者的担心表示理解并予以安慰,给予患者发问的机会,并认真耐心地回答,以减轻其焦虑或恐惧程度。指导患者正确认识癌症,向患者及家属详细说明手术方案,各种治疗护理的意义、方法、大致过程、配合要点与注意事项,让患者有充分的心理准备。说明手术的安全性、必要性,并介绍手术成功的实例,以增强患者的信心。动员家属给患者以心理和经济方面的全力支持。

(七)改善肺泡的通气与换气功能

1.戒烟

指导并劝告患者停止吸烟。让患者了解吸烟会刺激肺、气管及支气管,使气管、支气管分泌物增加,支气管上皮纤毛活动减少或丧失活力,妨碍纤毛的清洁功能,影响痰液咳出,引起肺部感染。因此术前应戒烟 2 周以上。

2.保持呼吸道通畅

对于支气管分泌物较多、痰液黏稠者,可给予超声雾化、应用支气管扩张剂、祛痰剂等药物,合并肺部感染者,遵医嘱给予抗生素,术后则及早鼓励患者深呼吸、咳嗽、排痰,对于咳痰无力者,必要时行纤维支气管镜吸痰,术后常规吸氧 2～4 L/min,可根据血气分析结果调整给氧浓度。

(八)维持胸腔引流通畅

(1)按胸腔闭式引流常规护理。

(2)病情观察:定时观察胸腔引流管是否通畅,注意负压波动,定期挤压,防止堵塞。观察引流液量、色和性状,一般术后 24 h 内引流量约 500 mL,为手术创伤引起的渗血、渗液及术中冲洗胸腔残余的液体。

(3)全肺切除术后胸腔引流管的护理:一侧全肺切除术后的患者,由于两侧胸膜腔内压力不平衡,纵隔易向手术侧移位。因此,全肺切除术后患者的胸腔引流管一般呈钳闭状态,以保证术后患侧胸壁有一定的渗液,减轻或纠正纵隔移位。随时观察患者的气管是否居中,有无呼吸或循环功能障碍。若气管明显向健侧移位,应立即听诊肺呼吸音,在排除肺不张后,可酌情放出适量的气体或引流液,气管、纵隔即可恢复中立位。但每次放液量不宜超过 100 mL,速度宜慢,避免快速多量放液引起纵隔突然移位,导致心搏骤停。

(九)健康教育

1.早期诊断

40 岁以上人群应定期进行胸部 X 线普查,尤其是反复呼吸道感染、久咳不愈或咳血痰者,应提高警惕,做进一步的检查。

2.戒烟

使患者了解吸烟的危害,戒烟。

3.疾病康复

(1)指导患者出院回家后数周内,坚持进行腹式深呼吸和有效咳嗽,以促进肺膨胀。出院后半年不得从事重体力活动。

(2)保持良好的口腔卫生,如有口腔疾病应及时治疗。注意环境空气新鲜,避免出入公共场所或与上呼吸道感染者接近。避免居住或工作于布满灰尘、烟雾及化学刺激物品的环境。

(3)对需进行放疗和化疗的患者,指导其坚持完成放疗和化疗的疗程,并告知注意事项以提高疗效,定期返院复查。

(4)若有伤口疼痛、剧烈咳嗽及咯血等症状或有进行性倦怠情形,应返院复诊。

(5)保持良好的营养状况,注意每天保持充分休息与活动。

五、护理效果评估

(1)患者呼吸功能改善,无气促、发绀等缺氧征象;咳嗽咳痰减少或消失。

(2)营养状况改善,体质量有所增加。

(3)焦虑减轻。

(4)未发生并发症,或并发症得到及时发现和处理。

(任玉芝)

第七节 脓 胸

一、病因病理

脓胸常见致病菌为金黄色葡萄球菌。感染途径从肺或邻近脏器的病灶直接蔓延,或经血行到达胸膜腔,也可因血胸继发感染引起。病理改变主要有胸膜充血、水肿、浆液性渗出,继而形成脓胸,同时可出现感染中毒症状,迁延不愈可成为慢性脓胸。

二、临床表现

(一)急性脓胸

高热、脉速、食欲缺乏、胸痛、呼吸急促、全身乏力。积脓较多者尚有胸闷、咳嗽、咳痰症状,严重者可出现发绀和休克。患侧呼吸运动减弱,肋间隙饱满;患侧语颤音减弱;叩诊呈浊音,听诊呼吸音减弱或消失。

(二)慢性脓胸

低热、消瘦、营养不良、贫血、低蛋白血症、胸痛、咳痰;查体可见患侧胸部塌陷,呼吸音减弱或消失,严重者有脊椎侧凸,支气管及纵隔偏向患侧,可有杵状指。

三、治疗原则

(1)加强营养。
(2)积极治疗原发病灶。
(3)用抗生素控制感染。
(4)行闭式胸膜腔引流或开放引流术排净脓液。
(5)久治不愈的慢性脓胸可采用手术治疗。

四、护理

(一)全身治疗护理
增加营养、高热量、高蛋白、高维生素饮食,必要时少量多次输血,合理使用抗生素。
(二)局部治疗护理
(1)胸膜腔穿刺:穿刺中要观察有无不良反应。
(2)闭式胸膜腔引流护理。
(3)行开放引流术后,每天更换敷料1~2次,保持创口周围皮肤清洁。

(任玉芝)

第八节 乳 糜 胸

一、概述

(一)定义

由于创伤、手术使胸导管或其分支破裂,乳糜液积存于胸膜腔中引起乳糜胸,是胸科手术中较少见但较严重的一种并发症。

(二)临床表现

1.压迫症状

患者通常有胸闷、气短、心慌等心肺受压症状及胸腔积液体征。

2.胸腔引流液

出现典型表现的乳糜液,乳白色、不易凝固,放置后分为 3 层,上层为黄色奶油状的脂肪层。

3.胸部 X 线检查

提示胸腔大量积液,胸腔引流液术后反常增多。

(三)治疗方法

1.保守治疗

术后乳糜胸每天引流量在 500 mL 以下者,经过保守治疗多能治愈。

(1)营养支持:充分补充营养,给予高蛋白、高糖、低脂或无脂饮食;或根据病情禁食,完全采取肠外高营养治疗。

(2)胸腔闭式引流:持续胸腔闭式引流,促进肺复张。患者采取半卧位,保持胸腔引流管口与床旁水封瓶 60～100 cm 高度差,每 1～2 h 挤压引流管 1 次,鼓励患者做深呼吸及有效咳嗽,保持胸腔引流管通畅,观察水封瓶长管中水柱是否随呼吸波动;由于胸导管压力较低,而且胸导管壁较薄,当外界压力大时容易闭合,可达到治愈乳糜胸的目的,应鼓励患者咳嗽、咳痰,膨胀良好的肺叶可压迫胸导管,以促进其闭合,对膨胀不全患者可更换三腔水封瓶接负压吸引,根据病情需要,利用压力调节瓶内水位差,使肺部充分膨胀,脏层与壁层胸膜粘连,促使胸导管闭合。

(3)配合胸膜粘连剂灌注:使用胸膜粘连剂胸腔灌注,促进胸膜壁层和脏层粘连,以堵塞胸导管瘘口。可采用 50%葡萄糖或沙培林,注射前向患者详细询问有无青霉素过敏史,如有青霉素过敏史者,禁用沙培林作为胸膜粘连剂,临床多用 50%的葡萄糖作为胸膜粘连剂。

(4)准确监测每天乳糜量:鼓励患者下床活动,充分咳嗽、膨肺,待胸片示肺膨胀良好、每天引流量小于 50 mL、患者无胸闷憋气时拔管。

2.手术治疗

如果每天引流量超过 1 000 mL,连续 5 d 以上者,需要考虑再次手术结扎胸导管。

二、护理措施

(一)病情观察

密切观察患者的生命体征和胸腔引流液。

（二）胸腔引流管的护理

除常规胸腔闭式引流的护理外，还应密切观察胸腔引流液的颜色、性质、量，保持引流通畅。

（三）患者呼吸道管理

指导患者有效的咳嗽咳痰，必要时给予患者叩背咳痰或者吸痰。

（四）饮食和营养支持

1.静脉营养

乳糜液为胸导管内的淋巴液，含有小肠吸收来的脂肪微滴，颜色呈乳白色。随着患者进食，尤其是高脂食物的摄入，乳糜液的漏出量会迅速增加。一旦发现乳糜胸，患者应立即禁食，减少乳糜液的漏出，避免体内蛋白大量丢失，此时还应注意给予静脉营养，避免代谢紊乱及机体衰竭等不良后果。静脉高营养液配制需严格无菌，放置时间切勿过长，应在配制后 $16 \sim 20$ h 输完。静脉营养期间应注意保护好患者静脉。

2.胃肠营养

（1）若病情允许可以进食，进食期间则应及时给予患者无脂或低脂、高糖、高蛋白饮食，维持其身体的营养需要。

（2）若患者需要手术结扎胸导管，可于术前 2 h 嘱患者高脂饮食，如牛奶及动物油等，便于术中查找乳糜液瘘口。

（五）胸腔灌注的护理

1.更换体位

胸腔灌注完毕给予夹闭胸管，指导患者每 $15 \sim 30$ min 更换体位 1 次，如仰卧位和左右侧卧位等，确保药物充分分布于胸膜腔，保留 $4 \sim 6$ h 后开放引流。

2.不良反应护理

灌注后患者可能会有疼痛的表现或者体温的变化，根据具体情况给予护理措施。

（六）心理护理

乳糜胸一旦发生，常常对患者情绪造成不良影响，患者会感觉到焦虑、无助、恐惧等。此时护理人员应细致、耐心地向患者解释治疗饮食或禁食的必要性及意义，并耐心聆听患者诉说，开导患者解除其不良情绪，帮助患者树立战胜疾病的信心。

（七）基础护理

因患者长期应用抗生素，禁食期间为预防真菌感染，病情危重者用 $2\% \sim 4\%$ 碳酸氢钠行口腔护理，病情稳定者协助刷牙后予 $2\% \sim 4\%$ 碳酸氢钠漱口；由于患者大多存在低蛋白血症、水肿，抵抗力低下，因此，应保持卧位舒适、床单整洁，协助翻身，防止压疮的发生。

（任玉芝）

第九节　胸主动脉瘤

胸主动脉瘤指的是从主动脉窦、升主动脉、主动脉弓、降主动脉至膈水平的主动脉瘤，是由于各种原因造成的主动脉局部或多处向外扩张或膨出而形成的包块，如不及时诊断、治疗，死亡率极高。

由于先天性发育异常或后天性疾病,引起动脉壁正常结构的损害,主动脉在血流压力的作用下逐渐膨大扩张形成动脉瘤。胸主动脉瘤可发生在升主动脉、主动脉弓、降主动脉各部位。

胸主动脉瘤常见发病原因:①动脉粥样硬化;②主动脉壁中层囊性坏死,可为先天性病变;③创伤性动脉瘤;④细菌感染;⑤梅毒。

胸主动脉瘤在形态学上可分为囊性、梭形和夹层动脉瘤三种病理类型(胸主动脉瘤分类)。

一、临床表现

胸主动脉瘤仅在压迫或侵犯邻近器官和组织后才出现临床症状。常见症状为胸痛,肋骨、胸骨、脊椎等受侵蚀以及脊神经受压迫的患者症状尤为明显。气管、支气管受压时可引起刺激性咳嗽和上呼吸道部分梗阻,致呼吸困难;喉返神经受压可出现声音嘶哑;交感神经受压可出现霍纳综合征;左无名静脉受压可出现左上肢静脉压高于右上肢静脉压。升主动脉瘤体长大后可导致主动脉瓣关闭不全。

急性主动脉夹层动脉瘤多发生在高血压动脉硬化和主动脉壁中层囊性坏死的患者。症状为突发剧烈的胸背部撕裂样疼痛;随着壁间血肿的扩大,继之出现相应的压迫症状,如昏迷、偏瘫、急性腹痛、无尿、肢体疼痛等。若动脉瘤破裂,则患者很快死亡。

二、评估要点

(一)一般情况
观察生命体征有无异常,询问患者有无过敏史、家族史、高血压病史。

(二)专科情况
(1)评估并严密观察疼痛性质和部位。

(2)评估、监测血压变化。

(3)评估外周动脉搏动情况。

(4)评估呼吸系统受损的情况。

(5)评估有无排便异常。

三、护理诊断

(一)心排血量减少
与瘤体扩大、瘤体破裂有关。

(二)疼痛
与疾病有关。

(三)活动无耐力
与手术创伤、体质虚弱、伤口疼痛有关。

(四)知识缺乏
缺乏术前准备及术后康复知识。

(五)焦虑
与疾病突然发作、即将手术、恐惧死亡有关。

四、诊断

通过胸部 CT、MRI、超速螺旋 CT 及三维成像、胸主动脉造影、数字减影造影等影像学检查可明确胸主动脉瘤的诊断,可清楚了解主动脉瘤的部位、范围、大小、与周围器官的关系,不仅为胸主动脉瘤的治疗提供可靠的信息,并且可以与其他纵隔肿瘤或其他疾病进行鉴别诊断。对于主动脉夹层动脉瘤的诊断,关键在于医师对其有清晰的概念和高度的警惕性,对青壮年高血压患者突然出现胸背部撕裂样疼痛,以及出现上述症状者应考虑该病,并选择相应的检查以确定诊断。

五、治疗

(一)手术治疗

手术切除动脉瘤是最有效的外科治疗方法。

(1)切线切除或补片修补:较小的囊性动脉瘤,主动脉壁病变比较局限者,可游离主动脉瘤后,于其颈部放置钳夹,切除动脉瘤,根据情况直接缝合或用补片修补缝合切口。

(2)胸主动脉瘤切除与人工血管移植术:梭形胸主动脉瘤或夹层动脉瘤,若病变较局限者,可在体外循环下切除病变胸主动脉,用人工血管重建血流通道。

(3)升主动脉瘤切除与血管重建术:对于升主动脉瘤或升主动脉瘤合并主动脉瓣关闭不全的患者,应在体外循环下进行升主动脉瘤切除人工血管重建术,或应用带人工瓣膜的复合人工血管替换升主动脉,并进行冠状动脉口移植(Bentall 手术)。

(4)对主动脉弓部动脉瘤或多段胸主动脉瘤的手术方法,主要在体外循环合并深低温停循环状态下经颈动脉或锁骨下动脉进行脑灌注,做主动脉弓部切除和人工血管置换术(图6-4、图6-5)。

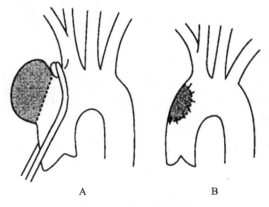

A   B

图 6-4　囊型主动脉瘤切除术

A.放置钳夹,切除动脉瘤;B.主动脉壁补片修补

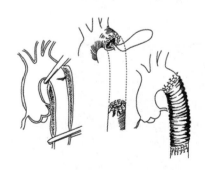

图 6-5　降主动脉瘤切除及人工血管置换术

（二）介入治疗

近年来由于覆膜人工支架的问世，为胸主动脉瘤的治疗提供了新的治疗方法和手段。大部分胸主动脉瘤均可通过置入覆膜人工支架而得到治疗，且手术成功率高，并发症相对手术明显减少。

六、护理措施

（一）术前准备

（1）给予心电监护，密切观察生命体征改变，做好急诊手术准备。

（2）卧床制动，保持环境安静，情绪稳定。

（3）充分镇静、止痛，用降压药控制血压在适当的水平。

（4）吸烟者易并发阻塞性呼吸道疾病，术前宜戒烟，给予呼吸道准备。

（二）术后护理

（1）持续监测心电图变化，密切观察心率改变、心律失常、心肌缺血等，备好急救器材。

（2）控制血压稳定，防止术后吻合口瘘，血压的监测以有创动脉压监测为主，术后需分别监测上下肢双路血压，目的是及时发现可能出现的分支血管阻塞及组织灌注不良。

（3）术后保持中心静脉导管通畅，便于快速输液、肠外营养和测定中心静脉压。

（4）监测尿量：以了解循环状况、液体的补充、血管活性药物的反应、肾功能状况、肾灌注情况等。

（5）一般情况和中枢神经系统功能的观察：皮肤色泽与温度、外周动脉搏动情况是反映全身循环灌注的可靠指标。术后对瞳孔、四肢与躯干活动、精神状态、定向力等的观察是了解中枢神经系统功能的最基本指标。术中用深低温停循环的患者常苏醒延迟，这时应注意区分是麻醉状态还是昏迷状态。

（6）体温的监测：体温的监测能反映组织灌注状况，特别是比较肛温与末梢温度差别更有意义。当温差大于 5 ℃时，为末梢循环不良，间接地反映血容量、心功能状况。同时应注意低温体外循环后体温反跳升高，要进行必要的降温处理。

（7）观察单位时间内引流液的颜色、性质、量，准确记录。

（8）及时纠正酸中毒和电解质紊乱：术后早期，每 4 小时做 1 次动脉血气分析和血电解质测定。根据血电解质测定和尿量，及时补钾。

七、应急措施

胸主动脉瘤破裂可出现急性胸痛、休克、血胸、心脏压塞症状，患者可能很快死亡。所以重点应在于及时的诊断和治疗，预防胸主动脉瘤破裂的发生。

八、健康教育

（1）注意休息，适量活动，循序渐进地增加活动量。若运动中出现心率明显加快，心前区不适，应立即停止活动，需药物处理，及时与医院联系。

（2）注意冷暖，预防感冒，及时发现和控制感染。

（3）出院后按医嘱服用药物，在服用地高辛时要防止中毒。

（4）合理膳食，多食高蛋白、高维生素、营养价值高的食物，如瘦肉、鸡蛋、鱼类等食物，以增加机体营养、提高机体抵抗力，但不要暴饮暴食。

（5）遵医嘱定时复查。

（任玉芝）

第七章

骨 科 护 理

第一节 锁骨骨折

一、基础知识

(一)解剖生理

锁骨又名"锁子骨""缺盆骨",位于胸廓前上部两侧,全骨浅居皮下,桥架于胸骨与肩峰之间,是联系肩胛带与躯干的唯一支架。其骨干较细,内侧 2/3 呈三棱棒形,凸向前,有胸锁乳突肌和胸大肌附着,中外 1/3 交界处是骨折的好发部位。锁骨的功能是支持肩胛骨,使上肢骨与胸廓之间保持一定的距离,从而保证上肢的灵活运动。骨折后,近折端受胸锁乳突肌的牵拉而向上向后移位,远折端因上肢本身重量牵拉而向下移位,又因胸大肌、斜方肌、背阔肌的牵拉而向前向内移位,造成断端重叠(图 7-1)。锁骨骨折可发生于各种年龄,但多见于儿童及青壮年,约有 2/3 为儿童患者,又以幼儿多见。

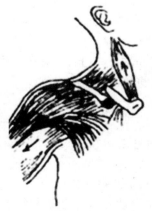

图 7-1 锁骨骨折

(二)病因

直接暴力和间接暴力均可造成锁骨骨折,但多为间接暴力所致。

(三)分类

1.横断骨折

跌倒时肩部外侧或手掌先着地,向上传导的外力经肩锁关节传至锁骨而发生骨折,以斜形或横断骨折为多。除有重叠移位,内侧段因胸锁乳突肌的牵拉向后上方移位,外侧段则由于上肢的重力和胸大肌、斜方肌、三角肌的牵拉而向前下方移位。

2.青枝骨折

幼儿骨质柔嫩而富有韧性,多发生青枝骨折。

3.粉碎骨折

直接暴力所致者,多因棒打、撞击等外力直接作用于锁骨而造成横断或粉碎骨折。粉碎骨折若严重移位,骨折片向下、向内移位时刺破胸膜或肺尖,可造成气胸、血胸。

(四)临床表现

骨折后局部疼痛、肿胀明显,锁骨上、下窝变浅或消失,骨折处异常隆起,出现功能障碍,患肩下垂并向前、内倾斜。患者常以健手托着患侧肘部,以减轻上肢重力牵拉而引起的疼痛。幼儿如不愿活动上肢,穿衣伸袖时哭闹,提示有锁骨骨折。X线检查可了解骨折和移位情况。

二、治疗原则

(1)幼儿青枝骨折用三角巾悬吊即可,有移位骨折用"8"字绷带固定1～2周。

(2)少年或成年人有移位骨折,手法复位"8"字石膏固定。手法复位可在局麻下进行。患者坐在木凳上,双手叉腰,肩部外旋后伸挺胸,医师站在背后,一脚踏在凳上,顶在患者肩胛间区,双手握住两肩向后、向外、向上牵拉纠正移位。复位后用纱布棉垫保护腋窝,用绷带缠绕两肩在背后交叉呈"8"字形,然后用石膏绷带同样固定,使两肩固定在高度后伸、外旋和轻度外展位置。固定后即可练习握拳、伸屈肘关节及双手叉腰后伸,卧木板床休息,肩胛区可稍垫高,保持肩部后伸。3～4周后拆除。锁骨骨折复位并不难,但不易保持位置,愈合后上肢功能无影响,所以临床不强求解剖复位。

(3)锁骨骨折合并神经、血管压迫症状,畸形愈合影响功能,不愈合或少数要求解剖复位者,可切开复位内固定。

三、护理

(一)护理要点

(1)手法复位固定患者,要经常检查固定情况,既保持有效固定,又不能压迫腋窝。若发现患肢有麻木、发凉、运动障碍时,说明固定过紧,压迫血管神经,应及时调整固定。

(2)对粉碎性骨折,不必强行按压碎片使之复位,以防其刺伤肺尖及臂丛神经。对此种类型患者要严密观察呼吸及患肢运动情况,以便及时发现有无气、血胸及神经症状。

(3)术后患者要严密观察伤口渗血及末梢血液循环、感觉、运动情况,发现问题及时记录并处理。

(4)保持正常固定姿势。复位后,站立时保持挺胸提肩,卧位时应去枕仰卧于硬板床上。两肩胛间垫一窄枕,以使两肩后伸、外展,维持良好的复位位置。局部未加固定的患者,不可随便更换卧位。

(二)护理问题

有肩关节强直的可能。

(三)护理措施

(1)向患者解释功能锻炼的目的是促进气血运行,防止患肢肿胀,避免肩关节僵直,以取得患者配合。

(2)正确适时指导患者功能锻炼。

(四)出院指导

(1)锁骨骨折复位固定后,极少发生骨折不愈合,即使复位稍差,骨折畸形愈合,也不影响上肢功能,应先向患者及家属说明情况。

(2)复位固定后即出院的患者,应告诉其保持正确姿势,早期禁止做肩前屈动作,防止骨折移位;解除外固定出院的患者,应告诉其全面练习肩关节活动的要求:首先分别练习肩关节每个方向的动作,重点练习薄弱方面如肩前屈,活动范围由小到大,次数由少到多,然后进行各方面动作的综合练习,如肩关节环转活动,两臂做"箭步云手"等。不可过于急躁,活动幅度不可过大,力量不可过猛,以免造成软组织损伤。

(3)按时用药,患者出院时将药的名称、剂量、时间、用法、注意事项,向患者介绍清楚。

(4)饮食调养,骨折早期宜进清淡可口、易消化的半流食或软食;骨折中后期,饮食宜富有营养,增加钙质、胶质和滋补肝肾食品。

(5)注意休息,保持心情愉快,勿急躁。

(任玉芝)

第二节 肱骨干骨折

一、基础知识

(一)解剖生理

肱骨干是指肱骨外科颈下 1 cm 至肱骨髁上 2 cm 之间的部分,肱骨干中下 1/3 交界处后外侧有桡神经沟,此处骨折易损伤桡神经;肱骨中段有营养动脉穿入下行,中段以下骨折易损伤营养血管而影响骨折愈合。此外,肱骨干骨折有时也伤及由上臂经过的肱动脉、肱静脉、正中神经和尺神经。

(二)病因

直接暴力和间接暴力均可造成肱骨干骨折,肱骨干的上 1/3、中 1/3 骨质较为坚硬。该段骨折多由直接暴力引起,如棍棒打击、重物挤压和机器缠绞等,折线多为横断或粉碎。肱骨干周围有许多肌肉附着,由于肩部和上臂周围肌肉牵拉,在不同平面的骨折可造成不同方向的移位。

(三)分类

1.肱骨干上 1/3 骨折

骨折线若在胸大肌附着点以下,三角肌止点以上,则近折端受三角肌、喙肱肌、肱二头肌和肱三头肌的牵拉而向上向外移位。

2.肱骨干中 1/3 骨折

骨折线若在三角肌止点以下,近折端受三角肌牵拉向前、向外移位,远折端受肱二头肌、肱三头肌牵拉而向上移位。如患者将患肢屈肘悬于胸前,远折端将向内旋转移位。

3.肱骨干下 1/3 骨折

多为间接暴力引起,折线多为斜形或螺旋形,暴力方向、前臂和肘关节的位置不同可引起不同移位,大多都有成角移位(图 7-2)。

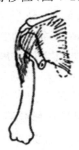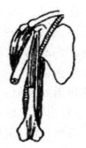

图 7-2　肱骨干骨折

(四)临床表现

伤后患臂疼痛、肿胀明显、活动障碍,患肢不能抬举,局部有明显环形压痛和纵向叩击痛。检查时必须注意腕及手指的功能,以便确定是否合并有神经损伤。肱骨中下 1/3 骨折常易合并桡神经损伤,桡神经损伤后,可出现腕下垂、掌指关节不能伸直,拇指不能伸展,手背第 1、2 掌骨间(虎口区)皮肤感觉障碍。

二、治疗原则

(一)手法复位小夹板固定

肱骨干各型骨折均可在局麻下或臂丛麻醉下行手法整复,根据 X 片移位情况,分析受伤机制,采取复位手法。麻醉后,纵向牵引纠正重叠,推按骨折两断端复位,小夹板固定。长管型石膏也可固定,但限制肩、肘关节活动。若石膏过重造成骨端分离,影响骨折愈合。

(二)骨折合并桡神经损伤

骨折无移位,神经多为挫伤,用小夹板或石膏固定,观察 1～3 个月,神经无恢复可手术探查。骨折移位明显,桡神经有嵌入骨折断端可能。手法复位可造成神经断裂,应特别小心。手术探查神经时,同时做骨折复位内固定。晚期神经损伤多为压迫或粘连,应考虑手术治疗。

(三)开放骨折

伤势轻、无神经受损,可彻底清创,关闭伤口,闭合复位外固定,变开放伤为闭合伤。伤情重、错位多可彻底清创,探查神经、血管,同时复位固定骨折。

(四)陈旧性肱骨干骨折不愈合

肱骨干骨折无论用石膏或小夹板固定,都因肢体质量量悬吊作用很少发生重叠、旋转及成角畸形,而因牵拉过度造成延迟愈合或不愈合者则多见,用石膏固定尤为常见。治疗肱骨干骨折时,要注意骨折断端分离,早期发现及时处理。已经不愈合者,应手术内固定并植骨促进愈合。

三、护理要点

(一)非手术治疗及术前护理

(1)减轻或预防不良情绪。

(2)给予高蛋白、高热量、高维生素、含钙丰富的饮食。

(3)U形石膏托固定时可平卧。患肢以枕垫起,悬垂固定,2周内只能取坐位或半坐位。

(4)合并桡神经损伤者应注意预防皮肤溃疡。

(5)外固定期间注意观察伤肢血液循环;合并桡神经损伤者观察感觉和运动功能恢复情况;注意肱动脉、肱静脉损伤情况。如发生可出现肢端皮肤苍白、皮温低、肿胀、发绀、湿冷等。

(6)功能锻炼。①早、中期:骨折固定后立即进行伤臂肌肉的舒缩活动。握拳、腕伸屈及主动耸肩等动作,每天3次。②晚期:去除固定后逐渐行摆肩、肩屈伸、内收、外展、内外旋等练习。

(二)术后护理

(1)内固定术后或使用外展架固定者,宜半卧位,平卧位时患肢下垫软枕。

(2)疼痛的护理:①找出引起疼痛的原因。②手术切口疼痛可用镇痛药;缺血性疼痛及时解除压迫;感染时及时处理伤口,应用抗生素。③移动时保护患处。

(3)预防血管痉挛:进行神经修复和血管重建术后,可能出现血管痉挛,应做到以下几点:①避免一切不良刺激。②一周内应用扩血管、抗凝药物。③密切观察患肢血液循环变化。④功能锻炼。

四、健康指导

(1)注意保持功能体位。

(2)合并桡神经损伤者遵医嘱服用神经营养药物。

(3)继续进行功能锻炼:复位固定后即可进行手指主动伸屈运动。外固定或手术内固定者,2~3周后进行腕、肘关节的主动运动和肩关节的内收、外展运动;4~6周后进行肩关节的旋转活动。

(4)复诊:U形石膏固定者,肿胀消退后复诊;悬吊石膏固定2周后更换长臂石膏托,维持6周左右;伴桡神经损伤者,定期复查肌电图。

(任玉芝)

第三节　肱骨髁上骨折

肱骨髁上骨折指在肱骨干与肱骨髁交界处发生的骨折。多发生于10岁以下儿童。易损伤神经和血管,导致前臂缺血性肌挛缩,引起爪形手畸形。

一、病因与发病机制

(一)伸直型骨折

肘关节处于过伸位跌倒时,手掌着地,暴力经前臂向上,加上身体前倾,向下产生剪式应力,尺骨鹰嘴向前的杠杆力,使肱骨干与肱骨髁交界处发生骨折。骨折远端向后上移位,近折端向前下移位,尺神经、桡神经可因肱骨髁上骨折的侧方移位受伤。

(二)屈曲型骨折

此型较少见,由间接暴力引起。跌倒时,肘关节屈曲,肘后方着地,暴力向上传导至肱骨下端,导致髁上屈曲型骨折。较少合并血管和神经损伤。

二、临床表现

肘部明显疼痛、肿胀、皮下瘀斑和功能障碍,伸直型骨折肘部向后突出,近折端向前移,并处于半屈位。局部明显压痛,有骨摩擦音及假关节活动,与肘关节脱位相比较肘后三角关系正常。如果合并有正中神经、尺神经、桡神经、肱动脉损伤,则出现前臂和手相应的神经支配区的感觉减弱或消失,及相应的功能障碍。如复位不当可致肘内翻畸形。

三、实验室及其他检查

肘部正、侧位 X 线片可以明确骨折部位、类型、移位方向,为选择治疗方法提供依据。

四、诊断要点

根据 X 线片和受伤病史可以明确诊断。

五、治疗要点

(一)手法复位外固定

若受伤时间短,血循环良好,局部肿胀不明显者,可行手法复位后外固定。给予局部麻醉或臂丛神经阻滞麻醉。在持续牵引下,行手法复位,使患肢肘关节屈曲 60°～90° 给予后侧石膏托固定 4～5 周,X 线片证实骨折愈合良好,即可拆除石膏。

(二)持续牵引

对于手法复位不成功,受伤时间较长,肢体肿胀明显者,可行尺骨鹰嘴牵引,牵引重量 1～2 kg,牵引时间控制在 4～6 周。

(三)手术复位

对于骨折移位严重,手法复位失败,有神经、血管损伤者,采取手术复位。复位方法有经皮穿针内固定、切开复位内固定。

六、护理要点

(一)保持有效的固定

观察固定的屈曲角度,离床活动时要用三角巾悬吊患肢于胸前。发现固定体位改变时,要及时给予纠正。

(二)严密观察

重点观察患肢的血液循环、感觉、活动情况,以利于及时发现外伤后肱动脉、正中神经、尺桡神经的损伤。

(三)康复锻炼

复位固定后当天可做握拳、屈伸手指练习,1 周后可做肩部主动活动,并逐渐加大运动幅度。3 周后去除外固定,可做腕、肘、肩部的屈伸练习。伸直型骨折注意恢复屈曲活动,屈曲型骨折注意恢复增加伸展活动。

(任玉芝)

第四节 尺桡骨干双骨折

尺桡骨干双骨折可由直接暴力、间接暴力、扭转暴力引起，青少年多见，占各类骨折的 6%。

一、病因与发病机制

(一)直接暴力
由重物打击、机器或车轮的直接碾压，导致同一平面的横形或粉碎性骨折。

(二)间接暴力
跌倒时手掌着地，暴力通过腕关节向上传导，暴力作用首先使桡骨骨折。若暴力较强，则通过骨间膜向内下方传导，可引起低位尺骨斜形骨折。

(三)扭转暴力
跌倒时前臂旋转、手掌着地，或手遭受机器扭转暴力，导致不同平面的尺桡骨螺旋形骨折或斜形骨折。可并发软组织撕裂、神经血管损伤，或合并他处骨折。

二、临床表现

伤侧前臂出现疼痛、肿胀、成角畸形及功能障碍，主要不能进行旋转活动。局部明显压痛，严重者出现剧痛、患肢肿胀、手指屈曲。可扪及骨折端、骨摩擦感及假关节活动。听诊骨传导音减弱或消失。严重者可发生骨筋膜室综合征。

三、实验室及其他检查

正位及侧位 X 线片可见骨折的部位、类型和移位方向，及是否合并有桡骨头脱位或尺骨小头脱位。

四、诊断要点

可依据临床检查、X 线正侧位片确诊。

五、治疗要点

(一)手法复位外固定
可在局部麻醉或臂丛神经阻滞麻醉下进行，重点是矫正旋转移位，恢复骨膜紧张度，紧张的骨间膜牵动骨折端复位。复位成功后，用小夹板或石膏托固定。

(二)切开复位内固定
不稳定骨折或手法复位失败者倾向于切开复位，螺钉钢板或髓内针内固定术治疗。

六、护理要点

(一)保持有效的固定
注意观察石膏或夹板是否有松动和移位。

（二）维持患肢良好血液循环

术后抬高患肢，观察患肢皮肤的颜色、温度、有无肿胀及桡动脉搏动情况。如出现剧痛，手部皮肤苍白、发凉、麻木，被动伸指疼痛，桡动脉搏动减弱或消失等表现时，提示骨筋膜室综合征的发生。如有缺血表现，立即通知医师处理。

（三）康复锻炼

术后 2 周开始练习手指屈伸活动和腕关节活动。4 周后开始练习肘、肩关节活动。8～10 周后 X 线片证实骨折愈合后，可进行前臂旋转活动。

（任玉芝）

第五节　桡骨远端骨折

桡骨远端骨折（Colles 骨折）指距桡骨远端关节面 3 cm 内的骨折，占全身骨折的6.7%～11%，多见于有骨质疏松的中老年人。

一、病因与发病机制

多由间接暴力引起，通常跌倒时腕关节处于背伸位、手掌着地、前臂旋前，应力由手掌传导到桡骨下端发生骨折。骨折远端向背侧及桡侧移位。

二、临床表现

骨折部疼痛、肿胀，可出现典型畸形，由于骨折远端向背侧移位，侧面看呈"银叉"畸形，骨折近端向桡侧移位，并有缩短桡骨茎突上移畸形，正面看呈"枪刺刀样"畸形（见图 7-3）。检查局部压痛明显，腕关节活动障碍，皮下出现瘀斑。

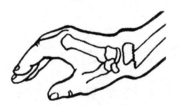

图 7-3　骨折后典型移位

三、实验室及其他检查

X 线片可见骨折端移位表现：桡骨远骨折端向背侧移位，近端向桡侧移位，骨折端向掌侧成角。可同时有下尺桡关节脱位及尺骨茎突撕脱骨折。

四、诊断要点

根据 X 线检查结果和受伤史可明确诊断。

五、治疗要点

(一)手法复位外固定

局部麻醉下手法复位后,用超过腕关节的小夹板固定或石膏夹板在屈腕、尺偏位固定 2 周,消肿后,腕关节中立位继续用小夹板或改用前臂管型石膏固定。

(二)切开复位内固定

严重粉碎性骨折有明显移位者,桡骨下端关节面破坏;手法复位失败,或复位后不能维持固定者,应切开复位,用松质骨螺钉或钢针固定。

六、护理要点

(一)保持有效的固定

骨折复位固定后不可随意移动位置,注意维持骨折远端旋前、掌曲、尺偏位。避免腕关节旋后或旋前。肿胀消除后要及时调整石膏或夹板的松紧度。

(二)密切观察患肢血液循环情况

如有无腕部肿胀、疼痛、颜色异常、皮温降低等。

(三)康复锻炼

复位当天或手术后次日可做肩部的前后摆动练习,2～3 d 后可做肩肘部的主动活动。2～3 周后可进行手和腕部的抗阻力练习。后期做腕部的主动屈伸练习和前臂的旋前、旋后牵引练习。

(任玉芝)

第六节　股骨颈骨折

一、基础知识

(一)解剖生理

1.内倾角

股骨颈指股骨头下至粗隆间的一段较细部,股骨颈与股骨干相交处形成夹角称颈干角,又名内倾角。正常成人颈干角为 125°～135°,平均为 127°,幼儿可达 150°,若小于 125°为髋内翻,大于 135°为髋外翻。内翻时股骨颈变短,大粗隆位置升高,沿大粗隆顶端向内的水平线高于股骨头凹,内、外翻均可引起功能障碍,影响正常步态。但临床多发生髋内翻畸形,股骨颈骨折治疗时应注意恢复正常的颈干角。

2.前倾角

下肢中立位时,股骨头与股骨干还在同一冠状面上,股骨头居前,因而股骨颈向前倾斜与股骨干之冠状面形成一个夹角,称前倾角。新生儿为 20°～40°,随年龄增长而逐渐减小,成人为 12°～15°。股骨上端大部分为松质骨,股骨颈近乎中空。股骨头表层有 0.5～1.0 cm 的致密区,股骨颈内侧骨皮质最为坚厚,称股骨距。因此当股骨颈骨折进行内固定时,理想的位置是靠近内侧皮质深达股骨头表层的致密区,固定最为牢固。

3.血液供应

股骨头、颈供血较差,其主要供血来源有三。

(1)关节囊支为股骨头、颈的主要供血来源,来自由股动脉发出的旋股内动脉,分成上、下干骺端动脉,分别由上、下方距股骨头软骨缘下 0.5 cm 处,经关节囊进入股骨头,彼此交通形成血管网。

(2)圆韧带支来自闭孔动脉的髋臼支,沿圆韧带进入股骨头,供血范围较小,仅供股骨头内下方不到 1/3 的范围,但为儿童生长期的重要血供来源。

(3)骨干营养支在儿童期不穿过骺板,在成年一般也只达股骨颈,仅小部分与关节囊支有吻合,故当股骨颈骨折或股骨头脱位时,均可损伤关节囊支和圆韧带支而影响血液供应,导致骨折愈合迟缓或不愈合,甚或发生股骨头缺血性坏死。

(二)病因

股骨颈骨折多发于老人,平均年龄在 60 岁以上。由于老人肾气衰弱,股骨颈骨质疏松、脆弱,不需太大外力即可造成骨折。骨折多为间接外力引起,如平地滑倒,大粗隆部着地;或下肢于固定情况下,躯体猛烈扭转;或自高处坠下足跟着地时沿股骨纵轴的冲击应力,均可引起股骨颈骨折。而青壮年的股骨颈骨折,多由严重损伤引起,如工、农业和交通事故,或由高处跌坠等引起,偶有因过量负重、行走过久而引起的疲劳性骨折。

(三)分型

股骨颈骨折,从不同方面有多种分型方法,而正确的分型对指导治疗和预后都有很重要的意义。

(1)按外力作用方向和损伤机制,可分为内收型和外展型:①内收型骨折,骨折移位大时将严重损伤关节囊血管,使骨折愈合迟缓,股骨头缺血坏死率增高;②外展型骨折,骨折比较稳定,血循环破坏少,愈合率高,预后较好。

(2)按骨折移位程度,分为有移位型骨折和无移位型骨折。

(3)按骨折部位,可分为头下型、颈型和基底型三种,以颈型最多,头下型次之,基底型多见于儿童。前两型骨折部位均在关节囊内,故又称囊内骨折;后一型的骨折部位在关节囊外,故又称囊外骨折。

(4)按骨折线倾斜度可分为稳定型和不稳定型。

(5)按骨折时间可分为新鲜型和陈旧型,一般以骨折在三周以内者为新鲜骨折,若骨折后由于某种原因失治或误治,超过三周者为陈旧性骨折。

除以上各型外,还有因负重过度、长久行走而引起的股骨颈疲劳性骨折。

(四)临床表现

1.肢体功能障碍

虽因不同类型而有很大差异,但都有程度不等的功能受限。无移位的线形或嵌插型骨折,伤后尚可站立或勉强行走,特别是疲劳性骨折,能坚持较长时间的劳动。

2.肿胀

在不同类型的股骨颈骨折中,差异很大。关节囊内骨折多无明显肿胀和瘀斑,有些可在腹股沟中点出现小片瘀斑。外展嵌插型骨折也无明显肿胀,股骨颈基底部骨折多有明显肿胀,甚或可沿内收肌向下出现大片瘀血斑。

3.畸形

在不同类型的股骨颈骨折中,差异很大。无移位骨折,外展嵌插型骨折和疲劳性骨折的早期,均无明显畸形。而有移位的内收型骨折和股骨颈基底部骨折,多有明显畸形。

4.疼痛

腹股沟中点部的压痛,大粗隆部的叩击痛,沿肢体纵轴的推、顶、叩击、扭旋等的疼痛和大腿滚动试验阳性,为股骨颈骨折所共有。

二、治疗原则

(一)新鲜股骨颈骨折的治疗

1.无移位或外展嵌插型骨折

无须整复,卧床休息和限制活动即可。患肢外展30°,膝下垫枕使髋、膝关节屈曲30°～40°位,大粗隆部外贴止痛膏,挤砖法固定维持体位。也可于上述体位下采用皮肤牵引,以对抗肌肉收缩,预防骨折移位。一般牵引6～8周,骨折愈合后,可扶拐下床进行不负重活动。

2.内收型股骨颈骨折

临床上最多见的一种,治疗比较困难,不愈合率和股骨头坏死率也较高。为提高治愈率,减少并发症,在全身情况允许的情况下,应尽早整复固定,常用的固定方法为经皮进行三根鳞纹钉内固定。术后置患肢于外展30°中立位,膝关节微屈,膝下垫软枕或其他软物,固定3～4周,可下床扶拐不负重行走。

(二)陈旧性股骨颈骨折的治疗

可根据不同情况,采取下述方法处理。

(1)骨折时间在1个月左右,可先用胫骨结节或皮肤牵引,1周后行X线检查。若仍未完成复位者,可实行"牵拉推挤内旋外展"手法复位。复位后进行鳞纹针经皮内固定,4周后可扶拐下床不负重活动。

(2)骨折时间在2～3个月者,可进行股骨髁上牵引,1～2周行X线检查。若复位仍不满意者,可辅以手法矫正残余错位,然后进行鳞纹针固定术,3～4周后扶拐下床不负重活动。

(3)若骨折日久,折端上移,吸收均较严重,骨折不易愈合并有股骨头坏死的可能者,或陈旧性股骨颈骨折不愈合者,可以采用鳞纹针固定加股骨颈植骨手术。植骨方法多采用带肌蒂骨瓣或带血管蒂骨瓣,如股方肌骨瓣移植或带旋髂深血管的髂骨瓣移植较为常用,以改善局部血供,有利于骨折愈合和股骨头复活。

三、护理

(一)护理要点

(1)股骨颈骨折多见于老年人,感觉及反应都比较迟钝,生活能力低下,并且有不少老年人合并有其他疾病,如心脏病、高血压、糖尿病、脑血栓、偏瘫、失语、大小便失禁、气管炎、哮喘病等。因此,护理人员首先应细致地观察、了解病情,给予及时适当的治疗和护理,同时要加强基础护理,预防肺炎、泌尿系统感染、压疮等并发症的发生。

(2)鳞纹钉内固定术后,应严密观察患者体位摆放是否正确,正确的体位应保持患肢外展中立位,严禁侧卧、患肢内收、外旋、盘腿坐,以防鳞纹钉移位。

(3)陈旧性股骨颈骨折进行"带血管骨瓣移植术"后,4周内禁止患者坐起,以防骨瓣、血管蒂脱落。伤口置负压引流管的患者,应注意观察引流液的量、颜色、性质,以及时发现出血的速度及量,为治疗提供依据。

(二)护理问题

(1)疼痛。

(2)肿胀。

(3)应激的心理反应。

(4)有发生意外的可能。

(5)营养不良。

(6)生活自理能力下降。

(7)失眠。

(8)伤口感染。

(9)有发生并发症的可能。

(10)食欲缺乏。

(11)不能保持正确体位。

(12)功能锻炼主动性差。

(13)移植的骨瓣和血管有脱落的可能。

(14)股骨头置换有脱位的可能。

(三)护理措施

(1)一般护理措施。①创伤骨折、外固定过紧、压迫、伤口感染等均可引起疼痛,针对引起疼痛的不同原因对症处理,对疼痛严重而诊断已明确者,在局部对症处理前可应用吗啡、哌替啶、强痛定、曲马多等镇痛药物,减轻患者的痛苦。②适当抬高患肢,如无禁忌应尽早恢复肌肉、关节的功能锻炼,促进损伤局部血液循环,以利于静脉血液及淋巴液回流,防止、减轻或及早消除肢体肿胀。③突然的创伤刺激的较重的伤势,可能会遗留较严重的肢体功能障碍或丧失,患者会有焦虑、恐惧、忧郁、消沉、悲观失望等应激的心理反应,要有针对性地进行医疗卫生知识宣教,及时了解患者的思想情绪波动,通过谈心、聊天,有的放矢地进行心理护理。④有些骨折及老年患者合并有潜在的心脏病、高血压、糖尿病等疾病,受到疼痛刺激后,可能诱发脑血管意外、心肌梗死、心脏骤停等意外的发生,应予以密切观察,以防发生意外。⑤加强营养,提高机体的抗病能力,对严重营养缺乏的患者可从静脉补充脂肪乳剂、氨基酸、人血清蛋白等。⑥股骨颈骨折因牵引、手术或保持有效固定的被迫体位,长期不能下床,导致生活自理能力下降。应从生活上关心体贴患者,以理解宽容的态度主动与患者交往,了解生活所需,尽量满足患者的要求,并引导患者做一些力所能及的事,以助于锻炼和增强信心。同时告诫患者力所不及的事不要勉强去做,以免影响体位引起骨折错位。⑦因疼痛、恐惧、焦虑、对环境不熟悉、生活节奏被打乱等常导致患者失眠,应同情、关心、体贴患者,消除影响患者情绪的不良因素,使患者尽快适应医院环境。避免一切影响患者睡眠的不良刺激,如噪声、强光等,为患者创造一个安静舒适的优良环境,鼓励患者适当娱乐,分散患者对疾病的注意力。⑧注意观察伤口情况,伤口疼痛的性质是否改变,有无红肿、波动感。对于伤口污染或感染严重的,应根据情况拆除缝线、敞开伤口、中药外洗、抗生素湿敷等。同时定期细菌培养,合理有效使用抗生素,积极控制感染。⑨保持病室空气新鲜,温湿度适宜,定期紫外线消毒,预防感染。鼓励患者做扩胸运动、深呼吸、拍背咳痰、吹气球等,以改善肺功能,预防发生坠积性肺炎。保持床铺平整、松软、清洁、干燥、无皱褶、无渣屑。经常为患者温水擦浴,保持皮肤清洁。每天定时按摩骶尾部、膝关节、足跟等受压部位,预防压疮发生。督促患者多饮水,便后清洗会阴部,预防泌尿系统感染。多食新鲜蔬菜和水果,以防发生胃肠道感染和大便秘结。鼓励患者及早进行正确的活动锻炼,如肌肉的等长收缩、关节活动,辅以肌肉按摩,指导髌骨以及关节的被动活动,以促进血液循环、维持肌力和关节的正常活动度,以防止发生肌肉萎缩、关节僵硬、骨质疏松等并发症。

(2)老年患者胃肠功能差,常发生紊乱:损伤早期,因情绪不佳,肝失条达,呃逆反胃,往往导致消化功能减弱。指导患者饮食清淡可口、易消化吸收的软食物,如米粥、面条、藕粉、青菜、水果等,忌食油腻或不易消化的食物,同时要注意色、香、味俱全,以提高患者食欲。深入病房与之亲切交谈,进行思想、情感上的沟通,使患者心情舒畅、精神愉快。做好口腔护理、保持口腔清洁。加强功能锻炼,在床上进行一些力所能及的活动,促进消化功能恢复。必要时,少食多餐,口服助消化的药物,以利消化。

(3)骨折整复后,要求患者被动体位,且时间较长,老年患者因耐受力差等因素,往往不能保持正确体位。可向患者讲解股骨颈的生理解剖位置,说明保持正确体位的重要性和非正确体位会出现的不良后果,以取得患者积极合作。患者应保持患肢外展中立位(内收型骨折外展20°～30°,外展型骨折外展15°左右即可),忌侧卧、盘腿、内收、外旋,以防鳞纹钉移位,造成不良后果。老年患者因皮下脂肪较薄,长时间以同一姿势卧床难免不适,因此应保持床铺清洁平整、干燥,硬板床上褥子应厚些,并经常按摩受压部位,同时可协助患者适当半坐位,避免时间过长,以减轻不适。抬高患肢,以利消肿止痛。必要时穿丁字鞋,两腿之间放一枕头,以防患肢外旋、内收。

(4)由于对功能锻炼的目的不甚了解,甚至误认为功能锻炼会影响骨折愈合和对位,老年患者体质差,懒于活动等因素可导致功能锻炼主动性差。向患者说明功能锻炼的目的及意义,打消思想顾虑,使其主动进行功能锻炼,配合治疗和护理。督促和指导患者功能锻炼,使其掌握正确的功能锻炼方法,如股四头肌的等长收缩,踝、趾关节的自主运动。同时应给患者经常推拿、按摩髌骨,以防肌肉萎缩,髌骨粘连、膝、踝关节强直等。功能锻炼应循序渐进,量力而行,以不感到疲劳为度。患者下床活动时,应指导患者正确使用双拐,患肢保持外展、不负重行走,2～3个月摄X线复查后,再酌情负重行走。

(5)移植的骨瓣和血管束在未愈合的情况下,如果髋关节活动度过大或患肢体位摆放不正确,均有造成脱落的可能。术后4周内患者保持平卧位,禁止坐起和下床活动。患肢需维持在外展20°～30°中立位,禁止外旋、内收。术后4～6周后,移植的骨瓣和血管束已部分愈合,方可鼓励和帮助患者坐起并扶拐下床做不负重活动。待3个月后行X线检查,再酌情由轻到重进行负重行走。

(6)护理搬动方法不当、早期功能锻炼方法不正确、患者个体差异等因素均可造成所置换股骨头脱位的可能。了解患者的手术途径、关节类型,以便做好术后护理,避免关节脱位。术后应保持患肢外展中立位,必要时穿防外旋鞋,以防外旋引起脱位。搬动患者时需将髋关节及患肢整个托起,指导患者将患肢保持水平位,防止内收及屈髋,避免造成髋脱位。鼓励患者尽早进行床上功能锻炼,并使其掌握正确的功能锻炼方法,即在术后疼痛消失后,在床上锻炼股四头肌、臀肌,足跖屈、背伸等,以增强髋周围的肌肉力量,固定股骨头,避免过早进行直腿抬高活动。如发生髋关节脱位,应绝对卧床休息,制动,以防发生血管、神经损伤,然后酌情处理。

(任玉芝)

第七节　股骨干骨折

股骨干骨折是指由小转子下至股骨髁上部位骨干的骨折。

一、病因与发病机制

由强大的直接暴力或间接暴力所致,多见于 30 岁以下的男性。直接暴力可引起横形或粉碎形骨折,间接暴力多为坠落伤,可引起斜形骨折或螺旋形骨折。

二、临床表现

股骨干骨折后出血多,当高能损伤时,软组织破坏,出血和液体外渗,肢体明显肿胀。常导致低血容量性休克。患侧肢体短缩、成角、旋转和功能障碍,可有骨擦感。如果损伤腘窝血管和神经,可出现远端肢体的血液循环、感觉、运动功能障碍。常见的并发症有低血容量性休克、脂肪栓塞综合征、深静脉血栓、创伤性关节炎等。

三、实验室及其他检查

X 线正侧位片应包括其近端的髋关节和远端的膝关节。骨折早期进行血气监测,可监测脂肪栓塞的发生。

四、诊断要点

根据受伤史及受伤后患肢缩短、外旋畸形,X 线正侧位片可明确骨折的部位和类型。

五、治疗要点

(一)儿童股骨干骨折的治疗

3 岁以下儿童股骨干骨折常用 Bryant 架行双下肢垂直悬吊牵引。牵引重量以臀部稍悬空为宜。牵引时间为 3~4 周。由于儿童骨骼愈合塑形能力强,骨折断端即使重叠1~2 cm,轻度向前、外成角是可以自行纠正的。但不能有旋转畸形。

(二)成人股骨干骨折的治疗

一般采用骨牵引,持续股骨髁上或胫骨结节骨牵引,直到骨折临床愈合,一般需6~8 周。牵引过程中要复查 X 线,了解复位情况。非手术治疗失败或合并有神经、血管损伤或伴有多发性损伤不宜卧床过久的老年人可采用切开复位内固定,钢板、螺钉、带锁髓内针固定。

六、护理要点

(一)牵引的护理

小儿垂直悬吊牵引时,经常触摸患儿足部温度、颜色及足背动脉的搏动情况,以防血液循环障碍及皮肤破损。为有效产生反牵引力,注意牵引时臀部要离开床面,两腿牵引重量要相等。成人牵引时要抬高床尾,保持牵引力方向与股骨干纵轴成直线。定期测量下肢长度和力线以保持有效牵引。骨牵引针处每天消毒,严禁去除血痂。注意检查足背伸肌功能。腓骨头处加垫软垫,以防腓总神经受损伤。防止发生压疮。

(二)功能锻炼

1.小儿骨折

炎性期卧床进行股四头肌的静力收缩。骨痂形成期,患儿从不负重行走过渡到负重行走。骨痂成熟期,由部分负重行走过渡到完全负重行走。

2.成人骨折

除疼痛减轻后进行股四头肌等长收缩外,还要练习踝关节、足关节等小关节的活动。去除外固定后,可进行行走训练,适应下床行走后,逐渐进行负重行走。

(任玉芝)

第八节 股骨粗隆间骨折

一、基础知识

(一)解剖生理

股骨粗隆间骨折也称为转子间骨折,是指发生在大小粗隆之间的骨折。股骨大粗隆呈长方形,罩于股骨颈后上部,它的后上面无任何结构附着,由直接暴力引起骨折机会较大。小粗隆在股骨干之后上内侧,在大粗隆平面之下,髂腰肌附着其上。股骨粗隆部的结构主要是骨松质,老年时变得脆而疏松,易发生骨折,其平均年龄较股骨颈骨折还要高。骨折多沿粗隆间线由外上斜向小粗隆,移位多不大。由于该部周围有丰富的肌肉层,血运丰富,且骨折的接触面大,所以容易愈合,极少发生不愈合或股骨头缺血性坏死。但复位不良或负重过早常会造成畸形愈合,较常见的为髋内翻,并由于承重线的改变,可能在后期引起患侧创伤性关节炎。

(二)病因

股骨粗隆间骨折多为间接外力损伤,好发于 65 岁以上老人,由于年老肝肾衰弱,骨质疏松变脆,关节活动不灵,应变能力较差,突遭外力身体失去平衡,仰面或侧身跌倒,患肢因过度外旋或内旋,或内翻而引起;或下肢于固定情况下,上身突然扭旋,以及跌倒时大粗隆与地面碰撞等扭旋、内翻和过伸综合伤所致。

(三)分型

股骨粗隆间骨折,根据损伤机制、骨折线的走行方向和骨折的局部情况,可分为顺粗隆间型、反粗隆间型和粉碎型骨折三种,其中以顺粗隆间型骨折最为多见。根据骨折后的移位情况,可分为无移位型和移位型两种,而无移位型骨折较为少见。根据受伤时间长短,可分为新鲜性和陈旧性骨折两种。

(四)临床表现

肿胀、疼痛、功能受限,有些可沿内收大肌和阔筋膜张肌向下、后出现大片瘀血斑,患肢可有程度不等的短缩,多有明显外旋畸形。X 线检查可明确骨折的类型和移位程度。

二、治疗原则

(一)无移位骨折

无须整复,只需在大粗隆部外贴接骨止痛之消定膏,患肢固定于 30°～40°外展位,或配合皮牵引。6 周左右骨折愈合后,可扶拐下床活动。

(二)顺粗隆间型骨折

手法整复,保持对位,以 5 kg 重量皮肤或胫骨结节牵引,维持患肢于 45°外展位,8 周后酌情去除牵引,扶拐下床活动。此型骨折也可用外固定器固定,固定后根据患者全身情况,2 周后下床扶拐活动,3 个月后 X 线检查骨折愈合后,去除固定。

(三)粉碎性粗隆间骨折

手法复位后以胫骨结节或皮肤牵引,维持肢体于外展 45°位 8～10 周,骨折愈合后去除牵引,扶拐下床活动。

(四)反粗隆间型骨折

手法复位后采用股骨髁上或胫骨结节牵引,以 5～8 kg 重量为宜,维持肢体于外展 45°位,固定 10 周左右,骨折愈合后去除牵引,扶拐下床活动。

(五)陈旧性粗隆间骨折

骨折时间为 1 个月左右,全身情况允许,可在麻醉下进行手法复位,用胫骨结节或股骨髁上牵引,重量为6～8 kg,维持患肢外展 45°位,6～8 周骨折愈合后,去除牵引,扶拐下床活动。

三、护理

(一)护理要点

1.股骨粗隆间骨折

多见于老年人,感觉及反应都比较迟钝,生活能力低下,并且有不少老年人合并有其他疾病,如心脏病、高血压、糖尿病、脑血栓、偏瘫、失语、大小便失禁、气管炎、哮喘病等。因此,护理人员首先应细致地观察、了解病情,给予及时适当的治疗和护理,同时要加强基础护理,预防肺炎、泌尿系统感染、压疮等并发症的发生。

2.牵引固定

应严密观察患者体位摆放是否正确,应保持患肢外展中立位,切忌内收,保持有效牵引。

(二)护理问题

有发生髋内翻的可能。

(三)护理措施

1.一般护理措施

(1)创伤骨折、外固定过紧、压迫、伤口感染等均可引起疼痛,针对引起疼痛的不同原因对症处理,对疼痛严重而诊断已明确者,在局部对症处理前可应用吗啡、哌替啶、布桂嗪、曲马多等镇痛药物,减轻患者的痛苦。

(2)适当抬高患肢,如无禁忌应及早恢复肌肉、关节的功能锻炼,促进损伤局部血液循环,以利于静脉血液及淋巴液回流,防止、减轻或及早消除肢体肿胀。

(3)突然的创伤刺激及较重的伤势,可能会遗留较严重的肢体功能障碍或丧失,患者会有焦虑、恐惧、忧郁、消沉、悲观失望等应激的心理反应,要有针对性地进行医疗卫生知识宣教,及时了解患者的思想情绪波动,通过谈心、聊天,有的放矢地进行心理护理。

（4）有些骨折的老年患者合并有潜在的心脏病、高血压、糖尿病等疾病，受到疼痛刺激后，可能诱发脑血管意外、心肌梗死、心脏骤停等意外的发生，应予以密切观察，以防发生意外。

（5）加强营养，提高机体的抗病能力，对严重营养缺乏的患者可从静脉补充脂肪乳剂、氨基酸、人血清蛋白等。

（6）股骨粗隆间骨折因牵引、手术或保持有效固定的被迫体位，长期不能下床，导致生活自理能力下降。应从生活上关心体贴患者，以理解宽容的态度主动与患者交往，了解生活所需，尽量满足患者的要求，并引导患者做一些力所能及的事，以助于锻炼和增强信心，并告诫患者力所不及的事不要勉强去做，以免影响体位，引起骨折错位。

（7）因疼痛、恐惧、焦虑、对环境不熟悉、生活节奏被打乱等常导致患者失眠，应同情、关心、体贴患者，消除影响患者情绪的不良因素，使患者尽快适应医院环境。避免一切影响患者睡眠的不良刺激，如噪声、强光等，为患者创造一个安静舒适的优良环境，鼓励患者适当娱乐，分散患者对疾病的注意力。

（8）注意观察伤口情况，伤口疼痛的性质是否改变，有无红肿、波动感。对于伤口污染或感染严重的，应根据情况拆除缝线敞开伤口、中药外洗、抗生素湿敷等。定期细菌培养，合理有效使用抗生素，积极控制感染。

（9）保持病室空气新鲜，温湿度适宜，定期紫外线消毒，预防感染。鼓励患者做扩胸运动、深呼吸、拍背咳痰、吹气球等，以改善肺功能，预防发生坠积性肺炎。保持床铺平整、松软、清洁、干燥、无皱褶、无渣屑。经常为患者温水擦浴，保持皮肤清洁。每天定时按摩骶尾部、膝关节、足跟等受压部位，预防压疮发生。督促患者多饮水，便后清洗会阴部，预防泌尿系统感染。多食新鲜蔬菜和水果，以防发生胃肠道感染和大便秘结。鼓励患者及早进行正确的活动锻炼，如肌肉的等长收缩、关节活动，辅以肌肉按摩，指导髌骨以及关节的被动活动，以促进血液循环、维持肌力和关节的正常活动度，以防止发生肌肉萎缩、关节僵硬、骨质疏松等并发症。

2.股骨粗隆间骨折的特殊护理

（1）早期满意的整复和有效固定是防止发生髋内翻畸形的关键。因此，在整复对位后应向患者说明保持正确体位的重要性和必要性，以取得他们的配合。

（2）保持患肢外展、中立位，切忌内收，保持有效牵引，预防内收肌牵拉引起髋内翻畸形。

（3）为了防止患肢内收，应将骨盆放正，必要时进行两下肢同时外展中立位牵引，预防髋内翻畸形。

（4）牵引或外固定解除后，仍应保持患肢外展位，避免过早离拐。应在 X 线检查骨折已坚固愈合后，方可弃拐负重行走。

（任玉芝）

第九节　胫腓骨干骨折

一、疾病概述

（一）概念

胫腓骨干骨折指胫骨平台以下至踝以上部分发生的骨折，占全身骨折的 13%～17%。

(二)相关病理生理

胫腓骨是长管状骨中最常发生骨折的部位,10 岁以下儿童尤为多见,其中以胫腓骨双骨折最多,胫骨骨折次之,单纯腓骨骨折最少。胫腓骨由于部位的关系,遭受直接暴力打击、压轧的机会较多,又因胫骨前内侧紧贴皮肤,所以开放性骨折较多见。严重外伤、创口面积大、骨折粉碎、污染严重、组织遭受挫裂伤为本病的特点。

(三)病因与分类

1.病因

(1)直接暴力:多为重物撞击伤、车轮碾轧等直接暴力损伤,可引起胫腓骨同一平面的横形、短斜形或粉碎性骨折。

(2)间接暴力:多为高处坠落后足着地,身体发生扭转所致。可引起胫骨、腓骨螺旋形或斜形骨折,软组织损伤较小,腓骨的骨折线高于胫骨骨折线。儿童胫腓骨干骨折常为青枝骨折。

2.分类

胫腓骨干骨折可分为:①胫腓骨干双骨折;②单纯胫骨干骨折;③单纯腓骨骨折。

(四)临床表现

1.症状

患肢局部疼痛、肿胀,不敢站立和行走。

2.体征

患肢可有反常活动和明显畸形。由于胫腓骨表浅,骨折常合并软组织损伤,形成开放性骨折,可见骨折端外露。胫骨上 1/3 骨折可致胫后动脉损伤,引起下肢严重缺血甚至坏死。胫骨中 1/3 骨折可引起骨筋膜室压力升高,胫前区和腓肠肌区可有张力增加。胫骨下 1/3 骨折由于血运差,软组织覆盖少,容易发生延迟愈合或不愈合。腓骨颈有移位的骨折可损伤腓总神经,可出现相应感觉和运动功能障碍。骨折后期,若骨折对位对线不良,使关节面失去平行,改变了关节的受力面,易发生创伤性关节。小儿青枝骨折表现为不敢负重和局部压痛。

(五)辅助检查

X 线检查应包括膝关节和踝关节,可确定骨折的部位、类型和移位情况。

(六)治疗原则

1.非手术治疗

(1)手法复位外固定:稳定的胫腓骨骨干横形骨折或短斜形骨折可在手法复位后用小夹板或长腿石膏固定,6～8 周可扶拐负重行走。单纯胫骨干骨折由于有完整腓骨的支撑,石膏固定 6～8 周后可下地活动。单纯胫骨干骨折若不伴有胫腓上、下关节分离,也无须特殊治疗。为减少下地活动时疼痛,用石膏固定 3～4 周。

(2)牵引复位:不稳定的胫腓骨干双骨折可采用腿骨结节牵引,纠正缩短畸形后手法复位,小夹板固定。6 周后去除牵引,改用小腿功能支架固定,或行长腿石膏固定,可下地负重行走。

2.手术治疗

手法复位失败、损伤严重或开放性骨折者应切开复位,选择钢板螺钉或髓内针固定。若固定牢固,手术 4～6 周后可负重行走。

二、护理评估

(一)一般评估

1.健康史

(1)一般情况:了解患者的年龄、职业特点、运动爱好、日常饮食结构、有无酗酒等。

(2)受伤情况:了解患者受伤的原因、部位和时间,受伤时的体位和环境,外力作用的方式、方向与性质,骨折轻重程度,急救处理的过程等。

(3)既往史:重点了解与骨折愈合有关的因素,如患者有无骨折史,有无药物滥用、服用特殊药物及药物过敏史,有无手术史等。

2.生命体征(T、P、R、BP)

(1)发热:骨折患者体温一般在正常范围。损伤严重或因血肿吸收,可出现低热但一般不超过38 ℃。开放性骨折出现高热,多由感染引起。

(2)休克:因骨折部位大量出血、剧烈疼痛或合并内脏损伤引起失血性或创伤性休克,多见于严重的开放性骨折。

3.患者主诉

受伤的原因、时间、外力方式与性质,骨折轻重程度及有无合并血管神经损伤、受伤时的体位和环境、急救处理的过程等。

4.相关记录

外伤情况及既往史;X线及实验室检查等结果记录。

(二)身体评估

1.术前评估

(1)视诊:肢体肿胀,有明显畸形。

(2)触诊:局部皮温可偏高,明显压痛;有骨擦音。

(3)动诊:可见反常活动,不能站立和行走。

(4)量诊:患肢有无短缩、双侧下肢周径大小、关节活动度。

2.术后评估

(1)视诊:牵引患者患肢保持外展中立位;外固定清洁、干燥,保持有效固定。

(2)触诊:患肢局部压痛减轻或消退。

(3)动诊:患肢根据愈合情况进行如活动足部、踝关节及小腿。

(4)量诊:患肢无短缩,双侧上肢周径大小相等、关节活动度无差异。

(三)心理-社会评估

评估心理状态,了解患者社会背景,致伤经过及家庭支持系统,对疾病的接受程度,是否承受心理负担,能否有效调节角色转换。

(四)辅助检查阳性结果评估

X线结果明确骨折具体部位、类型、稳定性及损伤程度。

(五)治疗效果的评估

(1)局部无压痛及叩击痛。

(2)局部无反常活动。

(3)内固定治疗者,X线显示骨折处有连续骨痂通过,骨折线已模糊。

(4)X线片证实骨折愈合后可正常行走或负重行走。

(5)连续观察2周骨折处不变形。

三、主要护理诊断/问题

(一)疼痛

疼痛与骨折、软组织损伤、肌痉挛和水肿有关。

(二)外周神经血管功能障碍的危险

外周神经血管功能障碍的危险与骨和软组织损伤、外固定不当有关。

(三)潜在并发症

肌萎缩、关节僵硬。

四、主要护理措施

(一)病情观察与并发症预防

1.病情观察

因骨折可损伤下肢重要神经或血管,观察患肢血液供应,如足背动脉搏动和毛细血管充盈情况,并与健肢比较,同时观察患肢是否出现感觉和运动障碍等。一旦发生异常,及时报告医师并协助处理。

2.疼痛护理

及时评估患者疼痛程度,遵医嘱给予止痛药物。

3.牵引护理

(1)保持有效牵引,定期测量下肢的长度和力线,以免造成过度牵引和骨端旋转。

(2)注意牵引针是否有移位,若有移位应消毒后调整。

(3)预防腓总神经损伤,经常检查足部背伸运动,询问是否有感觉异常等情况。

(4)长期卧床者,骶尾处皮肤受压易发生压疮,给予睡气垫床,定时按摩受压处皮肤,足跟悬空。

(二)饮食

给予患者高热量、高蛋白、高纤维素、高钙、富含维生素及果胶成分饮食。如牛奶、鸡蛋、海米、虾皮、鱼汤、骨头汤、新鲜蔬菜和水果等。

(三)用药护理

了解药物不良反应,对症处理用药时观察其用药后效果。根据疼痛程度使用止痛药,并评估不良反应。

(四)心理护理

向患者和家属解释骨折的愈合是一个循序渐进的过程,充分固定能为骨折断端连接提供良好的条件。正确的功能锻炼可以促进断端生长愈合和患肢功能恢复。鼓励患者表达自己的思想,减轻患者及其家属的心理负担。

(五)健康教育

1.指导功能锻炼

复位固定后尽早开始趾间和足部关节的屈伸活动,做股四头肌等长舒缩运动以及髌骨的被动运动。有夹板外固定者可进行踝关节和膝关节活动,但禁止在膝关节伸直情况下旋转大腿,以防发生骨不连。去除牵引或外固定后遵医嘱进行膝关节和踝关节的屈伸练习和髋关节各种运动,逐渐下地行走。

2.复查

告知患者及家属若骨折远端肢体肿胀或疼痛明显加重,肢体感觉麻木、肢端发凉,应立即到医院复查并评估功能恢复情况。

3.安全指导

指导患者及家属评估家庭环境的安全性,妥善放置可能影响患者活动的障碍物。

五、护理效果评估

(1)患者是否主诉骨折部位疼痛减轻或消失,感觉舒适。

(2)患侧肢端能否维持正常的组织灌注,皮肤温度和颜色正常,末梢动脉搏动有力。

(3)能否避免低血容量休克等并发症的发生。一旦发生,能否及时发现和处理。

(4)患者在指导下能否按计划进行有效的功能锻炼,患肢功能恢复情况及有无活动障碍。

(任玉芝)

第十节　髌骨骨折

髌骨古称连骸骨,俗称膝盖骨、镜面骨。《素问·骨空经》云:"膝解为骸关,侠膝之骨为连骸。"髌骨为人体最大的籽骨,位于膝关节之前。髌骨骨折占全部骨折损伤的10%,多见成年人。

髌骨略呈三角形,尖端向下,被包埋在股四头肌腱部,其后方是软骨面,与股骨两髁之间软骨面相关节,即髌股关节。髌骨后方之软骨面有条纵嵴,与股骨髁滑车的凹陷相适应,并将髌骨后软骨面分为内外两部分,内侧者较厚,外侧者扁宽。髌骨下端通过髌韧带连于胫骨结节。

髌骨是膝关节的一个组成部分,切除髌骨后,在伸膝活动中可使股四头肌肌力减少30%左右。因此,髌骨有保护膝关节、增强股四头肌肌力、伸直膝关节最后10°～15°的作用,除不能复位的粉碎性骨折外,应尽量保留髌骨。髌骨后面是完整的关节面,其内外侧分别与股骨内外髁前面形成髌股关节,在治疗中应尽量使关节面恢复平整,减少髌骨关节炎的发生。横断骨折有移位者,均有股四头肌腱扩张部断裂,致使股四头肌失去正常伸膝功能,故治疗髌骨骨折时,应修复肌腱扩张部的连续性。

一、病因

骨折病因为直接暴力和肌肉强力收缩所致。直接暴力多因外力直接打击在髌骨上,如撞伤、踢伤等,骨折多为粉碎性,其髌前腱膜及髌骨两侧腱膜和关节囊多保持完好,骨折移位较小,亦可为横断骨折、边缘骨折或纵形劈裂骨折。肌肉强力收缩者,多由于股四头肌猛力收缩所形成的牵拉性损伤,如突然滑倒时,膝关节半屈曲位,股四头肌骤然收缩,牵拉髌骨向上,髌韧带则固定髌骨下部,而股骨髁部向前顶压髌骨形成支点,三种力量同时作用造成髌骨骨折。肌肉强力收缩多造成髌骨横断骨折,上下骨块有不同程度的分离移位,髌前筋膜及两侧扩张部撕裂严重。

二、诊断要点

有明显外伤史,伤后膝前方疼痛、肿胀,膝关节活动障碍。检查时在髌骨处有明显压痛,粉碎性骨折可触及骨擦感,横断骨折有移位时可触及一凹沟。膝关节正侧位X线片可明确诊断。

X线检查时需注意:侧位片虽然对判明横断骨折以及骨折块分离最为有用,但不能了解有无纵形骨折以及粉碎性骨折的情况。而斜位片可以避免髌骨与股骨髁重叠,既可显示其全貌,更有利于诊断纵形骨折、粉碎性骨折及边缘骨折。斜位摄片时,若为髌骨外侧损伤可采用外旋45°位。如怀疑内侧有损伤时,则可取内旋45°。如临床高度怀疑有髌骨骨折而斜位及侧位X线片均未显示时,可再照髌骨切线位X线片(图7-4)。

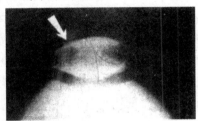

图7-4 髌骨切线位X线片

三、治疗方法

髌骨骨折属关节内骨折,在治疗时必须达到解剖复位标准并修复周围软组织损伤,才能恢复伸膝装置的完整,防止创伤性关节炎的发生。

(一)整复固定方法

1.手法整复外固定

(1)整复方法:复位时先将膝关节内积血抽吸干净,注入1%普鲁卡因5~10 mL,起局部麻醉作用,而后患膝伸直,术者立于患侧,用两手拇示指分别捏住上下方骨块,向中心对挤即可合拢复位。

(2)固定方法。①石膏固定法:用长腿石膏固定患膝于伸直位。若以管型石膏固定,则应在石膏塑形前摸出髌骨轮廓,并适当向髌骨中央挤压使骨折块断面充分接触,这样固定作用可靠,可在早期进行股四头肌收缩锻炼,预防肌肉萎缩和粘连。外固定时间不宜过长,一般不要超过6周。髌骨纵形骨折一般移位较小,用长腿石膏夹固定4周即可。②抱膝圈固定法:可根据髌骨大小,用胶皮电线、纱布、棉花做成套圈,置于髌骨处,并将四条布带绕于托板后方收紧打结,托板的两端用绷带固定于大小腿上。固定2周后,开始进行股四头肌收缩锻炼,3周后下床练习步行,6周后去除外固定,做膝关节不负重活动。此方法简单易行,操作方便,但固定效果不够稳定,有再移位的可能,注意固定期间应定时检查纠正。同时注意布带是否压迫腓总神经,以免造成腓总神经损伤。③闭合穿针加压内固定:适用于髌骨横形骨折者。方法是皮肤常规消毒、铺巾后,在无菌操作下,用骨钻在上下骨折块分别穿入一根钢针,注意进针方向须与髌骨骨折线平行,两根针亦应平行,穿针后整复。骨折对位后,将两针端靠拢拉紧,使两骨折块接触,稳定后再拧紧固定器螺钉,如无固定器亦可代之以不锈钢丝。然后用乙醇纱布保护针孔,防止感染,术后用长木板或石膏托将膝关节固定于伸直位(图7-5)。④抓髌器固定法:方法是患者取仰卧位,股神经麻醉,在无菌操作下抽净关节内积血,用双手拇、示指挤压髌骨使其对位。待复位准确后,先用抓髌器较窄的一侧钩刺入皮肤,钩住髌骨下极前缘和部分髌腱。如为粉碎性骨折,则钩住其主要的骨块和最大的骨块,然后再用抓髌器较宽的一侧,钩住近端髌骨上极前缘即张力带处。如为上极粉碎性骨折,则先钩住上极粉碎性骨块,再钩住远端骨块。注意抓髌器的双钩必须抓牢髌骨上下极的前侧缘,最后将加压螺旋稍加拧紧使髌骨相互紧密接触。固定后要反复伸屈膝关节以磨合关节面,达到最佳复位。骨折复位后应注意抓髌器螺旋盖压力的调整,因为其为加压固定的关键部位,松则不能有效地维持对位,紧则不能产生骨折自身磨合的效应(图7-6)。⑤髌骨抱聚器固定法:电视X线透视下无菌操作,先抽尽膝关节腔内积血,利用胫骨结节髌骨外缘的关系,在胫骨结节偏内上部位,将抱聚器的下钩刺穿皮肤,进入髌骨下极非关节面的下方,并向上提拉,确定是否抓持牢固。并用拇指后推骨折块,让助手两手拇指在膝关节两旁推挤皮肤及皮下组织向后以矫正翻转移位。然后将上针板刺入皮肤,扎在近骨折块的前侧缘上,术者一手稳住上下针板,令助手拧动上下手柄,直至针板与内环靠近;术者另一手的拇指按压即将接触的折端,并扪压内外侧缘,以防侧方错位,并加压固定。再利用髌骨沿股间窝下滑及膝关节伸屈角度不同和髌股关节接触面的变化,伸屈膝关节,纠正残留成角和侧方移位。应用髌骨抱聚器治疗髌骨骨折具有骨折复位稳定、加速愈合、关节功能恢复理想的优点(图7-7)。

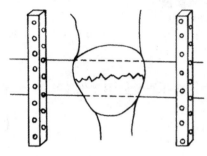

图7-5　闭合穿针加压内固定

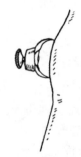

图7-6　抓髌器固定法

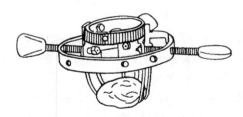

图7-7　髌骨抱聚器固定法

2.切开复位内固定

适用于髌骨上下骨折块分离在1.5 cm以上、不易手法复位或其他固定方法失败者。方法是在硬膜外麻醉或股神经加坐骨神经阻滞麻醉下,取膝前横弧形切口,切开皮肤皮下组织后,即进入髌前及腱膜前区,此时可见到髌骨的折面及撕裂的支持带,同时有紫红色血液由裂隙涌出,吸净积血,止血,进行内固定。目前以双10号丝线、不锈钢丝、张力带钢丝固定为常用(图7-8)。

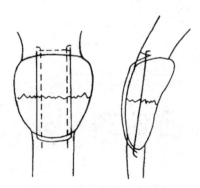

图 7-8　张力带钢丝内固定

（二）药物治疗

髌骨骨折多瘀肿严重,初期可用利水逐瘀法以祛瘀消肿,具体药方参照股骨髁间骨折。若采用穿针或外固定器治疗者,可用解毒饮加泽泻、车前子;肿胀消减后,可服接骨丹。后期关节疼痛活动受限者,可服养血止痛丸。外用药初期肿胀严重者,可外敷消肿散。无移位骨折,可外贴接骨止痛膏。去固定后,关节僵硬疼痛者,可按摩展筋丹或展筋酊,并可用活血通经舒筋利节的苏木煎外洗。

（三）功能康复

复位固定肿胀消退后,即可下床活动,让膝关节有小量的伸屈活动,使髌骨关节面得以在股骨滑车的磨合中愈合,有利于关节面的平复。第2～3周,有托板固定者应解除,有限度地增大膝关节的活动范围。6周后骨折愈合去固定后,可用指推活髌法解除髌骨粘连,以后逐步加强膝关节屈伸活动锻炼,使膝关节功能早日恢复。

四、术后康复和护理

骨折固定稳定,可实施早期被动关节活动练习,用关节恢复器（CPM）或铰链型关节固定支具。24～48 h后拔除关节腔内引流管,疼痛消失后指导患者进行股四头肌等长收缩练习及踝、髋关节主动活动,直腿抬高练习可于术后1～2 d开始。股四头肌等长运动练习和早期关节活动练习可防止粘连并维持股四头肌的紧张度。X线证实骨折愈合后4～6周,就应开始抗阻力运动。体育运动或充分的活动应该待持续康复完成后进行,这需要3～6个月的时间。在髌骨部分切除术后,功能的恢复主要依赖腱-骨交界面的愈合和修复情况。术后应对膝关节进行保护并制动3～4周,对于伸肌结构大范围的修复或者软组织缺陷的补救的病例来说,至少需要制动4～6周。在这期间患者可在铰链型膝关节固定支具保护下进行有限的活动。这些患者需要几个月的功能锻炼、系统康复,才能获得最大的活动度和力量。

（任玉芝）

第八章

血液科护理

第一节 急性白血病

急性白血病是造血干细胞分化成熟障碍导致的恶性克隆性疾病。发病时骨髓中异常的原始细胞及幼稚细胞(白血病细胞)大量增殖并抑制正常造血,可广泛浸润肝、脾、淋巴结等各种脏器。

一、病因

(一)生物因素

成人 T 细胞白血病由人类 T 淋巴细胞病毒 I 型引起。

(二)物理因素

X 射线、γ 射线等电离辐射。

(三)化学因素

多年接触苯及含有苯的有机溶剂。

(四)遗传因素

遗传和先天性易患因素。

(五)其他

血液病骨髓增生异常综合征、淋巴瘤等最终可能发展成白血病。

二、临床表现

(一)正常骨髓造血功能受抑制

1.贫血

患者就诊时多有中度到重度贫血,尤其是继发于骨髓增生异常综合征者。部分患者就诊时可无贫血,但随病情进展贫血进行性加重。

2.出血

患者整个病程都有出血或出血倾向,颅内出血是主要死因。

3.发热和感染

高热往往提示有继发感染。

(二)白血病细胞增殖浸润

(1)淋巴结和肝、脾大。

(2)骨骼和关节:胸骨下压痛较常见。

(3)眼部:可引起眼球突出、复视或失明。

(4)皮肤及黏膜:皮肤出现蓝灰色斑丘疹,局部皮肤隆起变硬,牙龈增生、肿胀。

(5)中枢神经系统:白血病轻者表现为头晕、头痛,重者有呕吐、颈项强直,甚至抽搐、昏迷。

(6)睾丸:多为一侧睾丸无痛性肿大。

(三)其他表现

(1)白细胞淤滞综合征:外周血白细胞$>200\times10^9$/L,血流缓慢淤滞,血管堵塞,组织器官出现缺血、出血。

(2)肿瘤溶解综合征:由于化疗后大量白血病细胞被杀伤,细胞内物质大量快速释放入血引起,主要表现为高尿酸血症、高血钾、高血磷、低血钙、少尿、急性肾衰竭等。

三、辅助检查

(1)血常规:患者有不同程度的正常细胞性贫血,约1/2患者血小板低于60×10^9/L,晚期血小板常极度减少。

(2)骨髓象:骨髓检查是确诊急性白血病及其类型的必做检查和主要依据。

(3)细胞化学检查。

(4)免疫学检查。

(5)染色体和基因检测。

四、处理原则及治疗要点

(一)对症及支持治疗

1.紧急处理高白细胞血症

当白细胞数$>100\times10^9$/L时,应紧急使用血细胞分离机,单采清除过高的白细胞,同时给予水化和碱化尿液。

2.防治感染

白血病患者常出现粒细胞减少或缺乏,此时患者宜住层流病房或消毒隔离病房。

3.纠正贫血

严重贫血可输浓缩红细胞悬液或浓缩红细胞,但白细胞淤滞时输血暂缓。

4.防治高尿酸血症肾病

鼓励患者适当增加饮水量,最好24 h持续静脉补液,使每小时尿量>150 mL/m^2,并保持碱性尿。

5.纠正水、电解质平衡失调

化疗前及化疗期间均应定期监测水、电解质和酸碱平衡,发现异常时立即给予纠正。

(二)抗白血病治疗

第一阶段是诱导缓解治疗,主要方法是联合化疗,目标是使患者迅速获得完全缓解。

（三）中枢神经系统白血病的防治

常用鞘内注射甲氨蝶呤或阿糖胞苷＋地塞米松。

（四）其他

造血干细胞移植，细胞因子治疗。

五、护理评估

（一）病史

包括：①评估患者的起病急缓、首发表现、特点及目前的主要症状和体征；②评估患者有关既往的相关辅助检查、用药和其他治疗情况，特别是血常规及骨髓象的检查结果、治疗用药和化疗方案等；③评估患者的职业、生活工作环境、家族史等。

（二）身体状况

包括：①观察体温变化，注意有无发热；有无头痛、呕吐及营养状况。②皮肤、黏膜。口唇、甲床是否苍白；有无出血点、瘀点、紫癜或瘀斑，有无粒细胞肉瘤、蓝灰色斑丘疹、皮下结节、多形红斑、结节性红斑等；口腔有无溃疡，牙龈有无增生肿胀，有无扁桃体肿大、咽部充血、肛周脓肿等。③其他。肝、脾有无压痛，淋巴结有无肿大、压痛等；骨及四肢关节有无压痛；睾丸有无疼痛性肿大等。

（三）心理-社会状况

包括：①评估患者目前的心理状态，注意有无紧张、恐惧心理，以及心理承受能力；②家属对本病的认识，对患者的态度；③家庭经济状况，有无医疗保障等。

六、护理措施

（一）病情观察

(1)定期监测体温及血压变化并记录，发热时注意有无畏寒、咽痛、咳嗽等伴随症状；高热时（≥38.5 ℃）应给予物理降温，降温后及时更换汗湿的衣物及床单，防止受凉；血压降低时应注意患者神志变化，保证输液畅通，并注意尿量，防治休克。

(2)严密观察有无出血倾向。若血小板低于 $50 \times 10^9/L$ 时采取预防出血措施；血小板低于 $20 \times 10^9/L$ 者，应卧床休息；如出现呕血、视物不清、颈项强直、意识障碍等，应及时通知医师做好抢救准备。

(3)观察患者的营养状况、活动情况及排便情况。

(4)定期检测血常规，以便了解病情的发展及治疗效果。

(5)观察化疗药物的不良反应。

（二）贫血的护理

1.注意休息

减少活动，保证睡眠质量。在改变体位时，如坐起或站起时动作要缓慢，应有人搀扶，以防因发生晕厥而跌倒或摔伤。血红蛋白＜60 g/L 时应卧床休息，必要时吸氧，并做好生活护理，遵医嘱输注红细胞悬液。

2.增加营养

多食用高蛋白、高维生素、含铁丰富的食物。避免挑食，三餐应定时、定量，并注意食物的烹饪方式，以增进食欲。

3.输血的护理

(1)输血前应详细询问有无过敏史,并由两名医护人员做好核对工作。包括患者床号、姓名、住院号、血型、血袋编号、血制品种类、剂量、有效期及交叉配血试验结果等。并观察血袋标签是否完整、血袋有无破损漏血、血液颜色是否正常,无误后方可输血;输血时,两名医护人员到患者床旁再次"三查八对"。

(2)输血过程中密切观察患者主诉及生命体征变化,如发现异常,严重者应立即停止输血,及时通知医师处理,并将输血器及余血原袋封存,做好记录并报告输血科和医务科。

(3)输血结束后认真填写输血记录单,粘贴血袋编号条码后放于病历中保存,并做好护理记录。

(4)输血后应观察患者穿刺部位有无血肿或渗血,如出现输血不良反应,应网上填报不良事件报告单。

(5)输血后血袋按要求进行处理。

(6)严格按照血液成分输注的时间限制进行输血。①应用标准的输血器进行输血,输血前、后均需要用生理盐水冲管。连续输注不同供者的血液时,应冲洗输血器后再继续输注下一袋。连续输血时,应每 12 h 更换输血器。②血袋内不得加入任何药物。③输血前 15 min 输血速度宜慢,调节为 20 滴/分钟,若无不适,再根据病情和年龄、失血量、贫血程度等调节滴速。④输血前体温若高于 38 ℃,应先给予降温再输血。

(三)出血的预防与护理

(1)注意有无皮肤出血点、瘀斑,鼻出血,牙龈出血及眼底出血等;指导患者用软毛牙刷刷牙,勿用牙签或牙线剔牙;禁止用力擤鼻、挖鼻孔;避免人为损伤及磕碰;进餐时应细嚼慢咽,以免损伤口腔黏膜;拔针后延长按压穿刺点时间,直至血止;保持大便通畅,防止用力排便,便秘时可遵医嘱给予轻泻剂。

(2)出血明显者,遵医嘱输注浓缩血小板悬液、新鲜血浆和冷沉淀等;月经量过多者,可遵医嘱给予三合激素治疗;关节腔出血或血肿时,可用弹性绷带压迫止血,必要时行关节固定以限制活动。

(3)各项操作动作要轻,尽量避免不必要的穿刺。

(4)可食用高蛋白、高维生素、易消化的少渣软食或半流质软食,禁止食用带刺、带骨及坚硬、粗糙食物,有消化道出血时应禁食。

(四)感染的预防与护理

(1)保持病室整洁,定时通风,维持室温在 18~22 ℃,湿度在 55%~60%,定时空气和地面消毒,限制探视人员,防止交叉感染。并保持床单位整洁,勤更换床单、被罩等,对于粒细胞缺乏(成熟粒细胞绝对值低于 $0.5×10^9$/L)的患者,应采取保护性隔离。住无菌层流病房或消毒隔离病房。

(2)保持口腔、皮肤、肛周及外阴的清洁卫生,预防感染。教会患者正确佩戴口罩,预防呼吸道感染;并根据天气变化,随时增减衣物,防止受凉感冒。

(3)提高医护人员及探视者的手卫生意识,在接触患者前要认真洗手,并严格执行无菌操作。

(4)注意饮食卫生,忌食生冷及刺激性食物;化疗期间鼓励患者每天饮水 2 000~3 000 mL,必要时给予静脉营养支持。

(五)化疗药物的不良反应及防护

1.静脉炎的分级、预防及护理

(1)静脉炎分级及表现。①0级:无症状。②1级:脓肿部位红斑,不一定疼痛。③2级:脓肿部位疼痛,有红斑和(或)水肿。④3级:脓肿部位疼痛,有红斑;条状物形成;可触及静脉条索。⑤4级:脓肿部位疼痛,有红斑;条状物形成;可触及静脉条索长度>2.54 cm(1英寸);脓性渗出物。

(2)静脉炎的预防。①注意无菌技术操作和手卫生;②避免下肢静脉输液和置管;③避免在同一部位反复穿刺,应有计划地更换输液部位;④选择适当的途径输注药物,刺激性强的药物应使用中心静脉导管输入;⑤用75%乙醇消毒时应避开穿刺点,以免引起化学性静脉炎。

(3)静脉炎的护理。①外周静脉置管处出现静脉炎时应将管路及时拔除;②若出现血栓时应先遵医嘱进行溶栓;③将患肢抬高、制动,避免挤压;④局部可进行消毒,严重时应用新型敷料治疗。

2.化疗药物外渗的预防

(1)化疗前,护士应认真、详细告知化疗的方法、目的及治疗、护理中的配合要点。患者在知情前提下签署化疗同意书;化疗时,合理使用静脉,首选中心静脉置管。

(2)静脉注射时先用生理盐水冲管,确保药物在血管内再给药。之后用生理盐水10~20 mL冲管后拔针,以防止刺激局部血管。

(3)联合化疗时,先输注对血管刺激性小的药物,再输注刺激性发疱性药物。

3.发疱性化疗药物外渗的紧急处理

立即停止注药;迅速回抽渗液;做好评估及记录;遵医嘱给予局部环形封闭;用50%硫酸镁、多磺酸粘多糖乳膏,中药"新癀片""冰硼散"外敷;局部24 h冰袋间断冷敷,但应根据药液性质选择冷、热敷;外渗48 h内,应抬高患肢15°~30°,并避免局部受压。

4.骨髓抑制的防护

多种化疗药物有抑制骨髓作用。一般化疗后7~14 d血常规可降至最低点,恢复时间为之后的5~10 d,但存在个体差异。需观察有无贫血、出血、感染的迹象及表现,定期检查血常规,一旦出现骨髓抑制,应根据症状及时配合医师用药并采取护理措施。目前化疗后采用世界卫生组织抗癌药物急性及亚急性毒性反应分度标准对骨髓抑制进行划分(表8-1)。

表 8-1 骨髓抑制的分度

	0度	Ⅰ度	Ⅱ度	Ⅲ度	Ⅳ度
血红蛋白(g/L)	≥110	95~109	80~94	65~79	<65
白细胞(×10/L)	≥4.0	3~3.9	2.0~2.9	1.0~1.9	<1.0
粒细胞(×10/L)	≥2.0	1.5~1.9	1.0~1.4	0.5~0.9	<0.5
血小板(×10/L)	≥100	75~99	50~74	25~49	<25
出血	无	瘀点	轻度出血	明显失血	严重失血

5.消化道反应的防护

包括:①进食清淡、易消化并富含营养的食物,禁食刺激、生冷食物;②为防止恶心、呕吐,进餐可选择少量多次进行;③保持口腔清洁,口气清新,忌烟酒,以增加食欲;④遵医嘱给予止吐药物及抑酸剂等药物以减轻不适,必要时给予补液支持治疗。

6.心脏毒性的预防与护理

包括：①用药前后应监测患者生命体征；②缓慢滴注药液,注意观察患者面色和心率,一旦出现不适,立即报告医师并配合处理。

7.脱发的护理

包括：①用药前向患者做好解释,告知化疗可能引起脱发,但不必恐慌,随着用药的结束会逐渐长出新发；②鼓励患者佩戴假发或戴帽子等；③注意头皮的清洁,使用温和的洗发用品；④长发患者可在用药前适当将头发剪短,以减轻长发脱落而引起的自卑和失落感。

（六）外周穿刺中心静脉导管

（1）每天观察穿刺点及周围皮肤有无红肿、破损、疼痛、渗出及瘙痒、皮疹；贴膜是否固定完好,有无卷边、湿染、脱落；导管有无脱出或进入体内,有无打折、断裂、回血；输液接头是否连接紧密；注意输液速度,观察有无导管阻塞；正确测量臂围,观察置管手臂有无肿胀等血栓前兆；输液结束、输注血制品或脂肪乳等黏滞性药物后正确使用正压脉冲式冲、封管。

（2）指导患者每天进行屈肘和握拳等功能锻炼,防止置管肢体失用综合征及预防静脉血栓。

（3）穿刺点及贴膜无异常时至少每周进行一次维护。如有异常应随时处理。更换贴膜时应严格无菌操作,正确使用消毒液。去除贴膜时应动作轻柔、缓慢,切忌将导管一并带出。维护后记录导管外留刻度。

（4）一旦出现静脉炎、静脉血栓等应及时通知医师并积极处理。

（七）心理护理

（1）掌握患者的性格特点及对疾病的了解程度,注意情绪变化,对出现的消极情绪,及时给予有针对性的心理疏导,增强信心。

（2）为其创造良好的休养环境,在治疗结束后,可逐步恢复社会工作,体现自身价值。

七、健康指导

（一）疾病认知指导

包括：①禁止使用对骨髓造血系统有损害的药物；②作息有规律,避免熬夜；③适当参加健身活动,如慢跑、打太极拳、练剑等,以提高机体的抵抗力；④避免损伤皮肤,沐浴时水温 37～40 ℃为宜,以防水温过高促进血管扩张,加重皮肤出血；⑤定期检查血常规及骨髓象,按时遵医嘱用药。

（二）预防口腔黏膜炎及肛周感染的指导

包括：①注意口腔卫生,三餐后用生理盐水漱口；②刷牙时动作轻柔,宜使用软毛牙刷；③粒细胞缺乏时给予口泰（复方氯己定含漱液）、制霉菌素含漱液漱口；④进餐时应选择高热量、高维生素流质或半流质饮食,并细嚼慢咽,防止口腔黏膜损伤；⑤忌食辛辣、刺激及坚硬食物；⑥睡前、便后用 1/5 000 高锰酸钾溶液坐浴,每次 15～20 min；⑦保持个人卫生,勤更换内衣裤；⑧对已出现口腔及肛周感染的患者,遵医嘱用药及使用紫外线治疗仪进行治疗。

（三）外周穿刺中心静脉置管指导

（1）置管侧手臂不可提重物,活动时应动作轻柔,勿用力过大。

（2）衣着应宽松舒适,穿衣时先穿置管侧,再穿未置管侧；脱衣时相反。

（3）每天饮水 2 000～3 000 mL,以免血液黏稠,血流速度缓慢。

（4）每天测量臂围,若臂围增粗或穿刺侧手臂发红、肿胀,应立即就医。

（5）不得自行撕下贴膜。若贴膜脱落、卷边、浸湿、破损等应立即更换。

（6）携带导管期间应至少每周维护一次。一次性物品禁止重复使用。遇污染时应更换。禁止将胶布直接贴在导管上。

（7）使用 10 mL 及以上的注射器冲封管给药。勿暴力冲管。

（8）不可盆浴。淋浴时应用保鲜膜及毛巾缠绕置管处皮肤，防止浸湿敷料。

（9）禁止游泳、打球、引体向上、使用搓衣板、骑马等剧烈活动。

（10）不可在置管侧手臂测量血压、使用拐杖。

（11）非耐高压外周穿刺中心静脉导管不得注入造影剂，防止导管破裂。

（四）饮食指导

包括：①保证合理饮食，注意食物卫生，宜选择蛋白质丰富、清淡、易消化、少渣的高维生素食物，并禁食生、冷、辛辣刺激性食物；②每天饮水 2 000～3 000 mL，若为高白细胞血症，每天饮水量应在 3 000 mL 以上；③恶心、呕吐时应暂缓进餐，必要时采用肠外营养的方式补充营养。

八、化疗药物配制要求及输注注意事项

（一）化疗药物配制要求

（1）配药前洗手，穿防护服，佩戴一次性口罩、帽子，戴双层乳胶手套。在操作中一旦手套破损应立即更换。

（2）操作台面应覆盖一次性防渗透防护垫，减少药液污染。一旦污染或操作完毕，应及时更换。

（3）割锯安瓿前应轻弹其颈部，使附着之药粉至瓶底。打开安瓿时应垫以纱布，避免药液、药粉、玻璃碎片四处飞溅，并防止划破手套。

（4）溶解粉剂药物时，溶媒应沿瓶壁缓慢注入瓶底，待药粉浸透后再行混匀，以防粉末逸出。

（5）瓶装药物稀释及抽取药液时，应立即抽出瓶内气体，以防瓶内压力过高药液从穿刺点溢出。

（6）应注意核对药物的配伍禁忌，根据药物性质及医嘱选择溶媒。

（7）抽取药液选用一次性注射器，抽出药液不超过注射器容量的 3/4 为宜，防止针栓脱出。

（8）配药后所用一切污染物应放于污物专用袋集中封闭处理。

（9）操作完毕脱去手套及防护用具后，用肥皂及流动水彻底洗手并行淋浴，以减少皮肤上的药物残留量。

（二）化疗药物输注注意事项

（1）用药前，患者在知情前提下签署化疗同意书，护士向患者详细讲解输注化疗药物的配合要点，以及药物外渗的临床表现等。

（2）正确选择输液部位：①首选中心静脉置管；②如用外周浅表静脉，应避开手腕、肘窝、手术的肢体末端，并使用静脉留置针；③乳腺癌根治术后避免患肢注射；④应有计划地调换静脉，避免下肢输液，并从小到大，由下到上，由远端到近端地选择血管；⑤避免在同一部位多次穿刺。

（3）用药前先用生理盐水或 5% 葡萄糖注射液冲管，确定针头在静脉内再注入化疗药。注射化疗药物前，应检查是否有回血。联合用药时每种药物之间用生理盐水冲洗、滴注。输液过程中严密观察静脉情况，用发疱药物时，实施床旁监护，如果出现局部隆起、疼痛或输液不通畅，及时处理。

(4)输入化疗药物后,用0.9%的生理盐水或5%葡萄糖注射液充分冲洗管道后再拔针,使化疗药物完全进入体内,并减少药液对血管壁的刺激。

(5)使用后的注射器及针头应完整地放入专用袋中,以免拔下针头药液撒漏造成污染。脱掉手套后用肥皂水、流动水彻底洗手。

（田儒丽）

第二节 慢性白血病

一、慢性髓系白血病

慢性髓系白血病简称慢粒,是一种起源于骨髓多能造血干细胞的体细胞突变而导致的,以髓系显著增生为主要表现的恶性骨髓增生性疾病。慢性髓系白血病在我国年发病率为(0.39～0.99)/10万。

（一）病因

病因目前不明,但某些诱因可能与白血病的发生有关:病毒、化学物质、放射线、遗传和先天性的易患因素。

（二）临床表现

1.慢性期

脾大为最显著的体征。部分患者有胸骨中下段压痛。

2.加速期

原因不明的高热、虚弱、体质量下降,脾迅速肿大。逐渐出现贫血和出血。

3.急变期

表现与急性白血病类似。

（三）辅助检查

1.血常规

白细胞数异常增高,当白细胞计数$>100×10^9$/L时,有白细胞淤滞综合征发生的可能。晚期血小板逐渐减少,并出现贫血。

2.骨髓象

骨髓增生极度活跃,红细胞相对减少。

3.染色体和基因

90%以上Ph染色体和(或)*BCR-ABL*融合基因阳性。

4.血液生化

血清及尿中尿酸浓度增高,血清乳酸脱氢酶增高。

（四）处理原则及治疗要点

1.传统治疗

(1)化疗:白消安和羟基脲口服为慢性髓系白血病初始治疗的基础药物;阿糖胞苷＋高三尖杉碱在加速期和急变期可选用。

（2）干扰素治疗：可使部分患者达到细胞遗传学反应，适用于无条件使用伊马替尼者。

2.分子靶向治疗

首选药物伊马替尼（格列卫）。

3.异基因造血干细胞移植

应在慢性髓系白血病慢性期待血常规及体征控制后尽早进行。

4.联合用药

可采用干扰素、小剂量阿糖胞苷、高三尖杉碱、伊马替尼等联合治疗。

5.其他

放疗和脾切除。

（五）护理评估

1.病史

包括：①评估患者的起病急缓、首发表现、特点及目前的主要症状和体征；②评估患者有关既往的相关辅助检查、用药和其他治疗情况，特别是血常规及骨髓象的检查结果、治疗用药和化疗方案等；③评估患者的职业、生活工作环境、家族史等。

2.身体状况

包括：①观察生命体征、意识状态及营养状况；②皮肤、黏膜：口唇、甲床是否苍白，有无出血点、瘀点、紫癜或瘀斑；③肝、脾、淋巴结及其他：应注意肝脾大小、质地、表面是否光滑、有无压痛，浅表淋巴结大小、部位、数量、有无压痛等，胸骨、肋骨、躯干骨及四肢关节有无压痛，胸骨中下段有无压痛。

3.心理-社会状况

包括：①评估患者目前的心理状态，注意有无悲观、绝望心理，以及心理承受能力；②家属对本病的认识，对患者的态度；③家庭经济状况，有无医疗保障等。

（六）护理措施

1.病情观察

包括：①监测生命体征及血压变化并记录，听取患者主诉，发热时注意有无畏寒、咽痛、咳嗽等伴随症状；高热时行物理降温，降温后及时更换汗湿的衣物及床单，防止受凉；血压降低时应注意患者神志变化，保证输液畅通，并注意尿量，防治休克。②定期检测血常规，以便了解病情的发展及治疗效果，及时处理危急值。

2.脾大的护理

包括：①腹胀、腹痛时遵医嘱使用镇痛药物，指导患者调整至舒适体位，可坐位或左侧卧位，改变体位时应动作缓慢，避免剧烈回头、弯腰等以免脾破裂；②避免食用干硬、辛辣食物，可少量多餐，防止饮食、饮水过多加重饱胀感。

3.白细胞淤滞症的护理

包括：①注意观察神志变化，发现语言、行为异常，视物模糊、排尿困难等立即通知医师并处理；②指导患者化疗期间每天饮水量＞3 000 mL，并注意休息，遵医嘱输注阿糖胞苷、高三尖杉碱或口服羟基脲等药物降低白细胞，并配合血液成分治疗，分离多余白细胞；③大量输液及利尿可能导致电解质紊乱，应关注生化指标，防止低钾或高钾血症的发生。

4.心理护理

向患者及家属介绍本病的相关知识、疾病治疗的最新进展及成功病例，以增强信心；并注意观察患者的情绪变化,及时给予有针对性的心理疏导,使其安心配合治疗。

（七）健康指导

1.疾病认知指导

对慢性白血病患者,让其和家属都了解疾病的过程,使患者主动做好自我护理。

2.用药指导

对长期应用干扰素和伊马替尼治疗的患者,应注意观察不良反应。指导患者定期复查血常规。

3.休息与活动指导

指导患者保持积极的心态,可适当参加社交活动及身体锻炼,但应注意劳逸结合,避免熬夜。

二、慢性淋巴细胞白血病

慢性淋巴细胞白血病简称慢淋,是一种慢性单克隆性 B 淋巴细胞增殖性疾病。

（一）病因

慢性淋巴细胞白血病的确切病因和发病机制尚未明确。

（二）临床表现

约 25％的患者无症状,早期仅表现为周围血淋巴细胞增高,80％的患者就诊时有无痛性淋巴结肿大,50％患者有轻到中度脾大,可伴有贫血、乏力、多汗、食欲缺乏、体质量减轻等非特异性症状。后期出现淋巴结肿大、肝脾大、血小板减少是慢性淋巴细胞白血病患者就诊的主要原因。病程中易有反复发热及感染。半数患者可有瘙痒、荨麻疹、丘疹、皮肤结节、红皮病等改变。

（三）辅助检查

包括血常规淋巴细胞持续性增多、骨髓象骨髓增生活跃、免疫学检查、细胞遗传学。

（四）处理原则及治疗要点

1.传统治疗

包括:①烷化剂,口服苯丁酸氮芥最常见,也常与环磷酰胺、长春新碱等联合使用,增强效果;②嘌呤类似物,临床常用 FC 方案(氟达拉滨＋环磷酰胺)联合化疗;③利妥昔单抗与氟达拉滨和环磷酰胺联合使用,能延长慢性淋巴细胞白血病患者中位生存期。

2.并发症治疗

积极抗感染治疗,疗效不佳且脾大明显时,可行脾切除。

3.造血干细胞移植

主要用于年轻患者。

（五）护理评估

1.病史

包括:①评估患者的起病急缓、首发表现、特点及目前的主要症状和体征;②评估患者有关既往的相关辅助检查、用药和其他治疗情况,特别是血常规及骨髓象的检查结果、治疗用药和化疗方案等;③评估患者的职业、生活工作环境、家族史等。

2.身体状况

包括:①观察生命体征,注意有无发热;意识状态及有无头痛、呕吐;营养状况。②皮肤、黏膜:皮肤有无出血点、瘀点、紫癜或瘀斑;有无瘙痒、荨麻疹、丘疹、皮肤结节;颜面、甲床是否苍白;有无口腔溃疡、牙龈增生肿胀、咽部充血、扁桃体肿大、肛周脓肿等。③肝、脾、淋巴结及其他:肝、脾触诊应注意肝脾大小、质地、表面是否光滑、有无压痛;有无无痛性淋巴结肿大。

3.心理-社会状况

包括:①评估患者目前的心理状态,注意有无悲观、绝望心理,以及心理承受能力;②家属对本病的认识,对患者的态度;③家庭经济状况,有无医疗保障等。

(六)护理措施

1.病情观察

包括:①监测生命体征及血压变化并记录,发热时注意有无畏寒、咽痛、咳嗽等伴随症状;高热时应给予物理降温,有出血倾向者禁用酒精或温水擦浴,降温后及时更换汗湿的衣物及床单,防止受凉;血压降低时应注意患者神志变化,保证输液畅通,并注意尿量,防治休克。②定期检测血常规,以便了解病情的发展及治疗效果,及时处理危急值。

2.预防出血及感染

注意观察出血部位、量、颜色和范围,严重出血时需绝对卧床休息,遵医嘱输注浓缩血小板悬液、新鲜血浆和冷沉淀等;指导患者注意饮食卫生,预防呼吸道感染、口腔感染、肛周及皮肤黏膜感染。医护人员应注意无菌操作。

3.用药护理

注意观察不良反应。如干扰素的不良反应有发热、恶心、食欲缺乏及肝功能异常,注射前半小时监测体温和口服药物预防发热;环磷酰胺可引起出血性膀胱炎和脱发,应指导患者多饮水,密切观察尿液颜色,监测尿常规;氟达拉滨要求 30 min 内输完,严防药物渗漏;输注利妥昔单抗可能出现过敏,输注前半小时应使用抗过敏药物,输注速度要慢。

4.饮食护理

指导患者多食高蛋白、高热量、富含维生素的清淡食物,并根据贫血程度合理休息与活动,必要时遵医嘱输血或浓缩红细胞以缓解机体的缺氧症状。注意饮食卫生,忌食生冷、刺激性食物,防止肠道感染。血小板减少时,应进少渣软食。

5.心理护理

因慢性白血病病程长短不一,不易根治。患者容易产生焦虑、恐惧、悲观、失望的情绪,故应及时给予有针对性的心理疏导,使患者安心配合治疗和护理,达到最佳治疗效果。

(七)健康指导

1.疾病认知指导

对慢性白血病患者,让其和家属都了解疾病的过程,使患者主动做好自我护理。

2.休息与活动指导

可适当参加社交活动及身体锻炼,但应注意劳逸结合,避免劳累及熬夜。

3.就诊指导

遵医嘱按时按量用药,定期复查血常规。如出现发热、出血、肿块、脾大等不适应及时就诊。

（田儒丽）

第三节 再生障碍性贫血

再生障碍性贫血简称再障,是一种可能由不同病因和机制引起的骨髓造血功能衰竭。其分为重型再障和非重型再障。

一、病因

(一)原因不明
体质性异常所引起的再障。

(二)药物及化学因素
氯霉素、磺胺、抗肿瘤药及重金属为药物诱发再障最常见原因。长期接触苯、染发剂等也可导致再障。

(三)物理因素
X 射线、镭、放射性核素等。

(四)生物因素
病毒性肝炎、各种严重感染等。

(五)免疫因素
造血调控因子及 T 淋巴细胞异常。

二、临床表现

(一)贫血
面色苍白、头晕、乏力、耳鸣,活动后心悸、气短。

(二)感染
多数患者有发热,以呼吸道感染为主,其次是消化道、泌尿生殖系统及皮肤黏膜感染。

(三)出血
以皮肤黏膜出血常见,内脏出血少见。

三、辅助检查

(一)血常规
全血细胞减少。

(二)骨髓象
骨髓象为确诊再障的主要依据。

四、处理原则及治疗要点

(一)支持治疗
纠正贫血和出血;控制感染。

(二)非重症再障的治疗

雄激素,环孢素,造血细胞因子,如促红细胞生成素、粒细胞集落刺激因子、血小板生成素等。

(三)重症再障的治疗

异基因造血干细胞移植、免疫抑制治疗。

五、护理评估

(一)病史

包括:①询问有无诱发再障的药物接触史以及有无病毒感染、电离辐射等;②了解患者的既往史、家族史。

(二)身体状况

包括:①评估有无面色苍白、头晕、乏力、耳鸣,活动后心悸、气短等症状;②评估患者有无感染灶及出血的发生。

(三)心理-社会状况

了解患者及家属对疾病的认知程度,以及患者目前的心理状态;患者的家庭经济状况,有无医疗保障。

六、护理措施

(一)病情观察

注意监测患者体温、脉搏、呼吸、血压的变化,感染症状及出血部位、程度,尤其注意有无重要脏器出血如颅内出血等症状。

(二)对症护理

1.发热的护理

定时测量体温。高热时给予物理降温,有出血倾向者禁用酒精或温水擦浴,降温后及时更换汗湿的衣物及床单,防止受凉。

2.感染的预防与护理

包括:①指导患者注意饮食及个人卫生;保持病室清洁,空气流通,每天对病室进行消毒及擦拭。②预防呼吸道感染、口腔感染、肠道感染、肛周及皮肤黏膜感染。③医护人员应严格执行无菌操作原则,加强手卫生。④对于粒细胞缺乏的患者,应采取保护性隔离。

3.出血的预防与护理

包括:①指导患者避免磕碰及外伤,防止皮肤黏膜损伤;②使用软毛牙刷刷牙,勿用牙签或牙线剔牙;③禁止挖鼻孔;④进餐时应细嚼慢咽,食用软食,以免损伤口腔黏膜;⑤保持大便通畅,禁止用力排便,便秘时可遵医嘱给予轻泻剂;⑥护理操作应轻柔,避免反复多次穿刺,拔针后延长针眼按压时间直至血止;⑦血小板计数$<20\times10^9/L$者,必须绝对卧床休息;⑧颅内出血的患者应采取平卧位,头偏向一侧,有呕吐时及时清理呕吐物,密切观察患者意识状态及瞳孔的变化,准确记录24 h出入量,遵医嘱应用止血药、脱水剂,必要时给予患者输注血小板。

(三)用药护理

1.雄激素、环孢素

不良反应有向心性肥胖、水肿、毛发增多、女性男性化等。长期肌内注射丙酸睾酮可引起局部硬结,注射部位要交替进行,可局部热敷,避免产生硬结。

2.抗胸腺细胞球蛋白/抗淋巴细胞球蛋白

首次要做皮试,输注时避免渗漏,输注速度不宜过快,输注过程中严密观察有无寒战、畏寒、高热。

(四)饮食护理

(1)宜选择高蛋白、高维生素、高热量的清淡、易消化、少渣软食,并禁食生、冷、辛辣刺激性食物。

(2)每天饮水 2 000～3 000 mL,并多食新鲜蔬菜、水果,以防止便秘。

(五)心理护理

再障患者常可出现焦虑、抑郁甚至绝望等负面情绪,护士应详细了解患者及家属对疾病的态度,耐心倾听患者诉说,安慰患者,建立良好的护患关系。

七、健康指导

(一)疾病认知指导

向患者及家属讲解疾病的病因、临床表现及预后,避免接触有毒、有害的化学物质及放射性物质,针对危险品的职业性接触者,做好个人防护,定期检查血常规。

(二)休息与活动指导

保证充足的睡眠与休息,可适当活动,但应防止过度疲劳,同时避免情绪激动诱发脑出血。

(田儒丽)

第四节 原发免疫性血小板减少症

原发免疫性血小板减少症既往称特发性血小板减少性紫癜,是一种常见的获得性血小板减少性疾病。

一、病因

原发免疫性血小板减少症的病因迄今未明。

二、临床表现

(一)出血

全身皮肤黏膜散在瘀斑、瘀点,严重者表现为血尿、消化道出血、颅内出血等。

(二)贫血

一般无贫血,但反复出血量较多者可发生缺铁性贫血。

三、辅助检查

(一)血常规

急性型发作期血小板$<20\times10^9/L$,慢性型多为$(30\sim80)\times10^9/L$。

(二)骨髓象

巨核细胞增加或正常。

四、处理原则及治疗要点

(1)血小板$<20\times10^9$/L 者,应严格卧床休息,避免外伤。

(2)血小板计数$>30\times10^9$/L,无出血表现,可观察或随访。

(3)无论血小板减少程度如何,对有出血症状者均应积极治疗。

(4)药物治疗:①抗 CD20 单克隆抗体;②血小板生成药物;③长春新碱;④环孢素 A;⑤其他。

(5)急重症的处理原则:①输注血小板;②输注丙种球蛋白;③输注大剂量甲泼尼龙 1 g/d;④血浆置换。

(6)脾切除适用于对糖皮质激素禁忌或依赖,有颅内出血倾向经药物治疗无效者。

五、护理评估

(一)病史

包括:①评估出血部位与范围,伴随症状与体征;②有无内脏出血及颅内出血;③女性患者评估有无月经量过多或淋漓不尽等;④有无病毒感染史。

(二)身体状况

包括:①评估患者有无发热,有无血压升高,有无头痛、呕吐,伴意识改变等颅内出血的表现;②有无皮肤黏膜瘀点、瘀斑,齿龈及鼻腔出血;③有无呕血、咯血、便血、血尿、阴道出血。

(三)心理-社会状况

包括:①评估患者的心理状态,以及对本病的认知程度;②患者的家庭经济状况,有无医疗保障。

六、护理措施

(一)病情观察

密切观察患者有无皮肤、黏膜、消化道等部位的出血倾向,定时测量并记录生命体征、瞳孔及神志变化,观察患者大、小便的颜色及次数。随时监测血常规变化,当血小板计数低于 20×10^9/L时注意有无颅内出血症状,如出现剧烈头痛、呕吐、视物模糊、颈项强直、意识障碍等,应立即对症处理,并通知医师做好抢救。

(二)出血的预防与护理

包括:①皮肤黏膜出血时,应密切观察出血点有无增减,避免搔抓及拍打;鼻出血时指导患者用指压鼻翼两侧止血,或用肾上腺素棉球填塞止血,若出血量较大时,应用油纱做后鼻腔填塞术。②穿刺时应动作迅速,避免反复多次穿刺,拔针后应加压止血。③出血明显者,遵医嘱输注浓缩血小板悬液、新鲜血浆和冷沉淀等。

(三)用药护理

(1)糖皮质激素是治疗首选药,告知患者勿擅自停药或减量,以免影响治疗效果;糖皮质激素还可诱发或加重感染,指导患者加强个人卫生,适当增减衣物,避免着凉。并减少探视,防止交叉感染。

（2）输注丙种球蛋白时较常见的不良反应有发热、寒战、皮疹、荨麻疹、呼吸困难等，护士应加强巡视，发现问题及时通知医师处理。

（四）饮食及生活护理

（1）给予高维生素、高蛋白、易消化、高热量软食，禁食有刺激、粗糙、坚硬及油炸食物。有消化道出血时应遵医嘱禁饮水，待出血情况控制后，可逐步改为少渣半流质、软食、普食。同时食物及饮水的温度不宜过高。

（2）地面避免湿滑，防止跌倒。血小板低于 $20 \times 10^9/L$ 时应严格卧床休息，避免碰撞及外伤，并注意保护头部，避免引发颅内出血。

（3）注意床单清洁，平整、无皱褶及碎屑，保持皮肤清洁干燥，穿棉质宽松衣裤。

（4）排便时不可过度用力，以免腹内压增高引起出血，便秘时可遵医嘱使用开塞露或肥皂水灌肠。

（五）心理护理

医护人员及家属应关心、理解患者，建立相互信任的关系，倾听患者心声，帮助其认识不良的心理状态，鼓励、支持患者增强自我护理的能力，多与亲人、病友沟通，减少孤独感，增强康复信心。

七、健康指导

（一）疾病认知指导

本病在春、夏季易发病，应避免受凉或感冒而诱发；应防止跌倒、碰撞及外伤；避免服用可能引起血小板减少或抑制其功能的药物，如阿司匹林、吲哚美辛等；保持大便通畅，对高血压患者应有效控制高血压，防止发生颅内出血。定期复查血常规，监测血小板计数。

（二）休息与活动指导

血小板低于 $50 \times 10^9/L$ 时勿做较强的体力活动，可适当短时间散步，并保证睡眠充足，避免劳累及精神持续紧张。

（田儒丽）

第五节 淋 巴 瘤

淋巴瘤起源于淋巴结和淋巴组织，其发生大多与免疫应答过程中淋巴细胞增殖分化产生的某种免疫细胞恶变有关，是免疫系统的恶性肿瘤。一般分为霍奇金淋巴瘤和非霍奇金淋巴瘤。

一、病因

一般认为感染及免疫因素起重要作用，理化因素及遗传因素等也有不可忽视的作用。

二、临床表现

（一）霍奇金淋巴瘤

（1）淋巴结肿大。

(2)淋巴结外器官受累。

(3)全身症状常出现发热、盗汗、瘙痒及消瘦等。

(4)其他:带状疱疹及饮酒后引起的淋巴结疼痛。

(二)非霍奇金淋巴瘤

(1)全身性淋巴结、扁桃体、脾及骨髓最易受到累及。

(2)多样性:组织器官不同,受压迫、浸润的程度、范围及症状也不相同。

(3)男较女常见,除惰性淋巴瘤外。

(4)非霍奇金淋巴瘤对各器官的压迫和浸润较霍奇金淋巴瘤多见,常以高热或各器官、系统症状为主。

三、辅助检查

(一)血常规

霍奇金淋巴瘤常有轻或中度贫血。骨髓浸润广泛或有脾功能亢进时,全血细胞减少。

(二)骨髓象

骨髓象多为非特异性。

(三)其他检查

淋巴结活检是淋巴瘤确诊和分型的主要依据。

四、处理原则及治疗要点

(一)化疗

多采用联合化疗。

(二)放疗

常用于Ⅰ~ⅡA期淋巴瘤患者的治疗。

(三)手术治疗

常用于淋巴瘤的诊断及淋巴瘤局部病变的治疗。

(四)生物治疗

常用抗B淋巴细胞单克隆抗体与干扰素α。

(五)造血干细胞移植

自体造血干细胞移植作为强化治疗,能进一步提高患者的长期存活率。

五、护理评估

(一)病史

包括:①评估患者的起病急缓、首发表现、特点及目前的主要症状和体征;②评估患者既往的相关辅助检查、用药和其他治疗情况,特别是血常规及骨髓象的检查结果、治疗用药和化疗方案等;③评估患者的职业、生活工作环境、家族史等。

(二)一般状况

包括:①观察患者的生命体征,有无发热;②有无皮肤瘙痒;③有无乏力、盗汗与消瘦等;④评估淋巴结大小、部位、数量,有无肿大、压痛等。

（三）其他

包括：①有无吞咽困难、鼻塞、鼻出血；②有无咳嗽、胸闷、气促、肺不张及上腔静脉压迫综合征等；③有无腹痛、腹泻和腹部包块及骨痛等。

六、护理措施

（一）病情观察

包括：①监测体温变化，发热时注意有无畏寒、咽痛、咳嗽等伴随症状，必要时给予药物降温，降温后及时更换汗湿的衣物、床单，防止受凉；②注意营养状况、排便情况；③观察放、化疗的不良反应；④观察淋巴结肿大的部位、程度，一旦出现气促、腹痛、肢体活动受限等相应器官的压迫症状时，应及时通知医师处理。

（二）用药护理

利妥昔单抗（美罗华）首次使用时应严密观察有无发热、寒战、荨麻疹、皮疹、呼吸困难、心律失常等不良反应，用药前遵医嘱给予抗过敏药物，根据情况给予心电监护、吸氧，如出现不适应暂停输注，立即通知医师处理。

（三）放疗的护理

包括：①治疗前清洁皮肤，去除多余的油脂及附着物，穿着棉质、宽松衣裤。②治疗后避免接触乙醇等，外出时避免阳光直射。若出现皮肤水疱、溃疡，应定期换药，外贴新型敷料，以防感染。③放疗期间的饮食应清淡、易消化，在照射前 1 h 禁食，照射后半小时静卧，可减轻乏力、头昏、恶心、呕吐等不良反应。

（四）化疗的护理

包括：①用药期间护士加强巡视，注意输液畅通情况，一旦化疗药外漏，特别是发疱性化疗药物，应立即处理。②保证营养的摄入，食物烹饪注意色、香、味，禁食生冷、刺激性食物。每天饮水 2 000～3 000 mL，必要时给予静脉营养支持。③注意病室整洁，空气清新，每天通风及空气消毒，减少探视人员，以防交叉感染。④注意个人卫生，保持皮肤、口腔、肛周及会阴清洁，一旦出现感染迹象，及时通知医师处理。

（五）外周穿刺中心静脉置管护理

（1）每天观察穿刺点及周围皮肤有无红肿、破损、疼痛、渗出及瘙痒、皮疹；贴膜是否固定完好，有无卷边、湿染、脱落；导管有无脱出或进入体内，有无打折、断裂、回血；输液接头是否连接紧密；注意输液速度，观察有无导管阻塞；正确测量臂围，观察置管手臂有无肿胀等血栓前兆；输液结束、输注血制品或脂肪乳等黏滞性药物后，正确使用正压脉冲式冲、封管。

（2）指导患者每天进行屈肘和握拳等功能锻炼，防止置管肢体失用综合征及预防静脉血栓。

（3）穿刺点及贴膜无异常时至少每周进行维护一次。如有异常应随时处理。更换贴膜时应严格执行无菌操作，正确使用消毒液。去除贴膜时应动作轻柔、缓慢，切忌将导管一并带出。维护后记录导管外留刻度。

（4）一旦出现静脉炎、静脉血栓等应及时通知医师并积极处理。

（六）心理护理

治疗前对放、化疗可能出现的不良反应、注意事项作详细介绍，消除其顾虑，使患者安心配合治疗及护理。鼓励亲友对患者给予支持和陪伴，对消极情绪及时疏导。

七、健康指导

(一)疾病认知指导

注意保持口腔、肛周及皮肤的清洁,皮肤瘙痒的患者可涂氢化可的松软膏,以避免抓挠皮肤引起破损;加强营养,避免进食油腻、生冷和容易产气的食物。

(二)休息与活动指导

缓解期或全部疗程结束后,患者仍应保证充分休息、充足睡眠,适当参与室外锻炼,但不可过劳及熬夜。

(三)外周穿刺中心静脉置管指导

(1)置管侧手臂不可提重物,活动时应动作轻柔,勿用力过大。

(2)衣着应宽松舒适,穿衣时先穿置管侧,后穿未置管侧;脱衣时相反。

(3)每天饮水 2 000～3 000 mL,以免血液黏稠,血流速度缓慢。

(4)每天测量臂围,若臂围增粗或穿刺侧手臂发红、肿胀,应立即就医。

(5)不得自行撕下贴膜。若贴膜脱落、卷边、浸湿、破损等应立即更换。

(6)携带导管期间应至少每周维护一次。一次性物品禁止重复使用。遇污染时应更换。禁止将胶布直接贴在导管上。

(7)使用 10 mL 及以上的注射器冲、封管给药。勿暴力冲管。

(8)不可盆浴。淋浴时应用保鲜膜及毛巾缠绕置管处皮肤,防止浸湿敷料。

(9)禁止游泳、打球、引体向上、使用搓衣板、骑马等剧烈活动。

(10)不可在置管侧手臂测量血压、使用拐杖。

(11)非耐高压外周穿刺中心静脉导管不得注入造影剂,防止导管破裂。

(田儒丽)

第六节　血　友　病

血友病是一种 X 染色体连锁的隐性遗传性出血性疾病。可分为血友病 A 和血友病 B。

一、病因

有血友病家族史的属于遗传,无血友病家族史的属于基因突变。

二、临床表现

(1)出血:其特点是反复发生的异常出血,以肌肉和关节腔出血为特征。

(2)出血所致压迫症状及并发症:可出现局部肿痛、麻木及肌肉萎缩;压迫或阻塞气道时,可出现呼吸困难甚至窒息。

三、辅助检查

(一)筛查

重型患者部分激活的凝血活酶时间延长,轻型患者凝血活酶时间仅轻度延长或正常。

(二)凝血因子活性检测

FⅧ:C 或 FⅨ:C 活性检测用于确诊血液病。

四、处理原则及治疗要点

(一)一般治疗

尽快处理患者的出血症状,预防出血加重;避免应用阿司匹林、非甾体抗炎药及其他抗血小板药物;应用止血药物;应用促血小板生成的药物;局部加压包扎,必要时结扎局部血管等。

(二)替代疗法

补充凝血因子。

(三)其他药物治疗

去氨加压素和抗纤溶药物。

(四)外科治疗

关节出血者应在替代治疗的同时,进行固定及理疗等处理。

(五)家庭治疗

在国外已广泛应用。

(六)基因疗法

应用于临床有待进一步研究。

(七)预防

血友病目前尚无根治方法,因此预防更为重要。

五、护理评估

(一)病史

评估家族遗传史,外伤、手术史。

(二)身体状况

有无肌肉、关节腔及颅内出血;有无局部肿痛、麻木及肌肉萎缩、坏死;有无呼吸困难甚至窒息;有无排尿障碍等。

(三)心理-社会状况

评估患者对疾病的了解程度及以往的住院经验;家庭成员对患者的态度及支持程度;家庭应对能力,以及经济状况等。

六、护理措施

(一)病情观察

注意观察和警惕大出血,如咽颈部出血导致呼吸困难、中枢神经系统出血、腹膜后出血、深部撕裂伤口出血等。

（二）预防出血

指导患者不要过度负重和发生各种外伤；勿剧烈运动；必要时佩戴防护性手套；禁止使用静脉留置针，尽量避免手术治疗。

（三）急性出血期的护理

急性期应卧床休息，在保持肢体功能位的情况下局部制动。及时补充凝血因子；出血早期冷敷，对腹腔内出血的患者，应密切观察有无休克的表现；泌尿系统出血者，应观察尿色、尿量及有无血块堵塞症状。

（四）关节康复训练

急性出血期应局部制动并保持肢体于功能位；慢性炎症期切勿使患肢负重，避免过早行走，预防反复的关节出血；疼痛缓解后，进行功能锻炼；恢复期可进行按摩。

（五）心理护理

血友病因反复出血，患者及家属易产生悲观、绝望情绪，应鼓励、安抚患者，对不良情绪及时发现并给予疏导。鼓励患者参加非创伤性活动，提高生活质量。

七、健康指导

（一）疾病认知指导

向患者、家属、学校、单位介绍疾病的原因、遗传特点、防治知识等，使他们对本病有正确的认识，在学习及工作中给予最大的支持，增强患者的安全感。发放疾病跟踪卡，教会患者正确的填写方法，指导其随身携带。

（二）出血的应急处理指导

指导患者学会常见出血部位的止血方法；有条件者可教会患者注射凝血因子的方法，以在紧急情况下处理紧急出血；若需外出或远行时，应随身携带病历卡片，方便在发生意外时得到及时处理。

（三）用药指导

因阿司匹林会抑制血小板的黏附和聚集功能而抑制血栓形成，同时会损害胃黏膜造成出血，故应避免使用阿司匹林等药物。

（田儒丽）

第七节　弥散性血管内凝血

弥散性血管内凝血（DIC）是在许多疾病基础上，凝血及纤溶系统被激活，导致全身微血栓形成，凝血因子大量消耗并继发纤溶亢进，引起全身出血及微循环衰竭的临床综合征。

一、病因与发病机制

（一）病因

与感染性疾病、淋巴瘤等恶性肿瘤、羊水栓塞等病理产科、手术及创伤、严重中毒或免疫反应、急性胰腺炎、重型肝炎等全身各系统疾病有关。

(二)发病机制

DIC是一种病理过程,本身并不是一个独立的疾病,只是众多疾病复杂的病理过程中的中间环节。凝血酶与纤溶酶的形成,是导致血管内微血栓形成、凝血因子减少及纤溶亢进等病理生理改变的关键机制。

二、临床表现

(一)出血

特点为自发性、多发性出血,部位可遍及全身,多见于皮肤、黏膜、伤口及穿刺部位;其次为某些内脏出血,严重者可发生颅内出血。

(二)休克或微循环障碍

一过性或持续性血压下降,早期即出现肾、肺、脑等器官功能不全,表现为肢体湿冷、少尿或无尿、呼吸困难、发绀及不同程度的意识障碍等。

(三)微血管栓塞

与弥漫性微血栓的形成有关。皮肤黏膜栓塞可使浅表组织缺血、坏死及局部溃疡形成;内脏栓塞常见于肾、肺、脑等,可引起急性肾衰竭、呼吸衰竭、颅内高压等,从而出现相应的症状和体征。

(四)微血管病性溶血

可表现为进行性贫血,贫血程度与出血量不成比例,偶见皮肤、巩膜黄染,大量溶血时还可以出现黄疸、血红蛋白尿。

三、辅助检查

(一)消耗性凝血障碍方面的检测

指血小板及凝血因子消耗性减少的相关检查,DIC时,血小板计数减少,凝血酶原时间(PT)延长,部分凝血活酶时间(APTT)延长等。

(二)继发性纤溶亢进方面的检测

指纤溶亢进及纤维蛋白降解产物生成增多的检测,DIC时,纤维蛋白的降解产物(FDP)明显增多,纤溶酶及纤溶酶原激活物的活性升高等,D-二聚体定量升高或定性阳性等。

(三)其他

DIC时,外周血涂片红细胞形态常呈盔形、多角形等改变;血栓弹力图(TEG)可反映止血功能,但对于DIC特异性与敏感性均不清楚。

四、治疗要点

治疗原则是以治疗原发病,去除诱因为根本,抗凝治疗与凝血因子补充同步进行。

(一)去除诱因、治疗原发病

如控制感染,治疗肿瘤、病理产科及外伤;纠正缺氧、缺血及酸中毒等。

(二)抗凝治疗

抗凝治疗是终止DIC病理过程、减轻器官损伤,重建凝血-抗凝平衡的重要措施。

1.肝素治疗

(1)肝素:常用于急性或暴发型DIC。

（2）低分子量肝素：预防、治疗慢性或代偿性 DIC 时优于肝素。

2.其他抗凝及抗血小板聚集药物

复方丹参注射液、右旋糖酐-40、噻氯匹定、双嘧达莫、重组人活化蛋白 C（APC）。

（三）替代治疗

适用于有明显血小板或凝血因子减少证据和已进行病因及抗凝治疗,DIC 未能得到良好控制者。对于 APTT 时间显著延长者可输新鲜全血、新鲜血浆或冷沉淀物,以补充凝血因子。对于纤维蛋白原显著降低或血小板数显著减少者可分别输纤维蛋白原浓缩剂或血小板悬液。

（四）抗纤溶治疗

适用于继发性纤溶亢进为主的 DIC 晚期。常用药物有氨甲苯酸、氨基己酸等。

（五）溶栓疗法

由于 DIC 主要形成微血管血栓,并多伴有纤溶亢进,因此原则上不使用溶栓剂。

（六）其他

糖皮质激素治疗,但不作为常规应用。

五、护理措施

（一）一般护理

1.饮食

进高热量、高蛋白、高维生素饮食,有消化道出血者应进食冷流质或半流质饮食,必要时可禁食。昏迷者给予鼻饲,并做好护理。

2.运动与休息

卧床休息,根据病情采取合适体位,如休克患者采取中凹卧位,呼吸困难者可采取半坐卧位,意识障碍者采取保护性措施。注意保暖,防压疮,协助排便,必要时保留尿管。

（二）病情观察

严密监测患者的生命体征、神志和尿量变化,记录 24 h 液体出入量;观察表情,皮肤的颜色与温湿度;有无皮肤黏膜和重要器官栓塞的症状和体征,如皮肤栓塞出现四肢末端发绀,肾栓塞出现腰痛、血尿等;注意出血部位、范围及其严重度的观察。

（三）用药护理

肝素的主要不良反应是出血,还会引起发热、变态反应、脱发、血小板减少等,在治疗过程中注意观察患者出血情况,监测各项实验室指标,APTT 为最常用的监护指标,正常值为（40±5）秒,使其延长 60%～100% 为最佳剂量,若过量可采用鱼精蛋白中和,鱼精蛋白 1 mg 可中和肝素 1 mg。右旋糖酐-40 可引起变态反应,重者可致过敏性休克,使用时应谨慎。

（四）心理护理

由于病情危重,症状较多,患者常有濒死感,可表现多种心理活动,如悲观绝望,烦躁不安、恐惧紧张等心理异常。因此,应针对患者心理进行耐心讲解,列举成功案例,增强患者信心,使其积极配合治疗。

（五）健康指导

向患者及其家属讲解疾病相关知识,强调反复进行实验室检查的必要性和重要性,特殊药物治疗的不良反应,保证充足的睡眠;提供易消化吸收富含营养的食物,适当运动,循序渐进。

（田儒丽）

第九章

老年科护理

第一节 老年人日常生活护理

老年人在衣、食、住、行或劳动、休息、娱乐等方面都有自己的特点。特别是离退休后生活规律被打破,清闲的生活、单调的环境、寂寞和孤独,容易形成不良的生活节律和生活方式,从而影响身心健康。有规律的生活有助于老年人健康长寿。因此,护理的目的是帮助老年人制订规律的日常生活计划,保持老年人良好的生活节律与提供良好的生活环境,从老年人生存的时间和空间上给予合理的安排,在满足老年人安全、舒适需要的前提下,最大限度地保持和促进老年人的日常生活功能。

一、维持正常的生活节律

(一)生活节律安排有序

老年人的生活节律受各自社会活动、生活经历和生活习惯、生理和心理老化的程度、健康状况、家庭情况和居住环境及交友情况的影响。协助老年人培养良好的生活节律应从离退休开始,每天的安排既要有内容,又要使老年人有舒适感。由于老年人的实际睡眠比中青年人相对减少,而坐、卧休息,听音乐,放松精神,抬高肢体,闭目养神相对多一些,所以,老年人要劳逸结合,休息是为了更好地活动,活动又可以促进睡眠。老年人的活动有户外活动与户内活动,宜交替进行。老年人的户外活动有慢跑、散步、做体操、打太极拳、跳舞、旅游等;户内活动有看书、练书法、绘画、下棋、家务劳动等。老年人的饮食安排应少量多餐,在每天三次正餐的基础上,添加进餐次数补充所需营养。对有生活自理缺陷的老年人要有家人或他人的照顾,以增强老年人的安全感。同时,护理人员在护理过程中应注意以下事项。

(1)尊重老年人的生活习惯。

(2)帮助老年人建立和维持适合健康状况的生活节律。

(3)在尊重老年人行动自立的基础上提供协助。

(4)帮助老年人建立丰富多彩的生活。

(5)力求使老年人在精神上感到安心和安全。

(二)合理用脑,延缓大脑老化

大脑如果不锻炼也会像人体其他器官一样发生"废用性萎缩",如反应迟钝、记忆力减退、精神不振等,加速老化。但是,大脑的可塑性大,只要合理用脑,多思考,自然就会延缓细胞萎缩,减慢老化的进程。研究表明,勤于用脑的人到 60 岁的思维能力仍像年轻人那样敏捷;而不愿动脑筋的人 40 岁就可能加速脑的衰退。从古至今因勤于用脑而长寿的老年人不胜枚举,如 96 岁的英国学者弗莱明,98 岁的英国医学科学家谢灵顿;我国 95 岁的哲学家冯友兰,101 岁的著名经济学家马寅初等等。俗话说:"活到老,学到老",尽管到了老年,脑细胞有老化趋势,但科学家认为每个人使用的脑细胞很少,有很大一部分潜力未被开发,勤于用脑可促进神经细胞的发育,这种补偿可以增强脑功能,延缓大脑衰老速度。因此,人要从青年时就勤学习,多用脑,到了老年仍要坚持不懈积极地科学用脑,同时注意脑的保健,如供给大脑充足的营养、保证足够的睡眠、学习与运动相结合等,可使老年人的智力得到充分发挥,为社会多作贡献。

(三)培养良好的生活习惯

护理者应帮助和指导具有日常生活活动功能的老年人,养成良好的卫生习惯,克服不良行为方式,主动采取健康的生活方式。

1.根据季节调节起居活动

春季是万物生发、推陈出新的季节,要注意防寒保暖,早睡早起,吐故纳新。夏季天气炎热,要防暑取凉,晚睡早起;为了弥补夏季夜晚睡眠的不足,可以午睡 1 h。秋季早晚温差大,要适当增加衣服,要早睡早起。冬季,气候寒冷干燥,要防寒保暖,早睡晚起。起床后应在花草树木多的地方活动,以舒筋散骨。

2.养成定时大便的习惯

老年人往往会出现功能性的便秘,因此,预防便秘比服药通便更为有效。

3.进行适量的运动

早上运动半小时,如打太极拳、步行等。

4.饮食应有规律

提倡在每天三次正餐的基础上适当增加进餐次数,定时定量,少食多餐,不暴饮暴食,注意补充营养。

5.注意清洁卫生

保持个人的清洁卫生,衣食住行都能自理。

二、提供良好的居室环境

老年人的居室最好朝南,冬暖夏凉。室内空间宽敞,陈设简洁明净,去除障碍物,切忌堆放杂物,便于活动。

(一)居室声音

门窗、墙壁隔音要好,以免外面噪声的影响。WHO 提出,白天较理想的声音为 35～40 分贝,噪声强度过大将使人感觉喧闹、烦躁,引起不同程度的头晕、头痛、耳鸣、失眠等症状的发生。

(二)居室颜色

不要以脏了不显眼为理由而选择深暗的颜色,而应采用明快的暖色调为主,如淡黄、浅橘色、浅果绿或白色等,同时家具、窗帘、墙面、地面的颜色也起很大作用,避免采用带有刺激性的对比色调。

(三)居室的照明

照明设置要合理,老年人的视力减弱,暗适应时间延长,所以要选择采光好的房间,窗玻璃避免颜色过深,白天尽量采用自然光,保证足够的阳光射进室内,可让老年人感觉温暖、舒适,但阳光不要直射老年人的眼睛,以免引起眩晕。午睡要用窗帘遮挡光线。使用人工光源时,电灯开关高低合适,亮度的调节应适应老年人的不同需要。老年人活动时光线不能太暗,以免对老年人的视力、精神有影响,会使老年人感到疲惫不堪。走廊、卫生间、楼梯、居室的拐角处应保持一定的亮度,避免因老年人的视力障碍而跌到。夜晚睡眠时,可根据老年人的生活习惯开亮地灯或关灯,以利于睡眠。

(四)居室的温度和湿度

适宜的室内温度一般为(22±4)℃;也可根据个人习惯和具体情况,适当调节,但不宜过高或过低。

(1)夏天室温较高,老年人因散热不良可引起体温升高、血管扩张、脉搏增加,容易出现头晕等,严重者可导致中暑。因此,要经常通风散热,必要时可用风扇和空调以降低室温。

(2)冬天室温较低,有条件时可采用取暖器加热。在使用取暖器的过程中,往往会造成室内湿度过低,引起老年人口干舌燥,咽喉不适等,可在室内放一盆水,以保持室内湿度。

室内湿度以50%~60%为宜,湿度过低时,空气干燥,易引起呼吸道黏膜干燥、咽喉痛、口渴等;而湿度过高,空气潮湿,会感到闷热难受。因此,必须根据气候适当地调节湿度。当湿度过高时,可打开门窗,使空气流通,以降低室内湿度(如室外湿度大于室内湿度,则不宜打开门窗)。湿度过低时,可在地面上洒水,冬天可在火炉上加放水壶,使水蒸发,以提高室内湿度。

(五)保持室内空气新鲜

经常开窗通风,一般每天开窗换气2~3次,每次半小时左右。通风不良的应安装排风扇。窗户避免安装成推拉式,应该全扇可以推开,以利于通风。夏天可多开几扇窗,时间也可长一些,但中午最好关闭门窗,以免室外热空气进入。冬天开窗换气时间可短些,选择中午进行为佳。通风不仅可调节室内的温湿度,还可清除室内异味,降低室内空气中微生物的含量,以减少呼吸道疾病的传播机会。

(六)居室的安全设置

老年人存在的一个最大的安全问题是易跌倒,故居室不应安装门槛,以免绊倒老年人。墙壁上安装扶手,老年人经常使用的辅助器放在易取到的地方。地面和楼梯要防滑,可以在台阶、转角等处贴上防滑胶带;妥善处置电线和擦脚垫,防止绊倒和滑倒老年人。

(七)厕所和浴室

厕所和浴室是老年人使用频率高而又容易发生危险、意外的地方,所以设计要保证老年人不会发生跌倒的意外伤害。如地面应铺上防滑垫,便器为坐便式,旁边装有扶手、呼叫器。浴室温度要适宜老年人更衣等。

(八)舒适的床

老年人一般喜欢床靠窗边,但床不要安置在阳光直射的地方,防止光线刺激老年人的眼睛;不宜安置在有穿堂风的通道上,防止受风。床的高度合适,以老年人坐在床边,脚正好落地,站起时脚能用上力为宜。为防止老年人坠床,床边应有床档。对长期卧床生活尚能自理的老年人可选用带轮子的床旁桌。床铺应每天整理,每周定期更换清洁的被套和床单。

三、保持身体清洁卫生

清洁是维持和获得健康的重要保证,身体不洁净可以引起皮肤细菌繁殖,容易产生皮肤瘙痒、湿疹,使压疮恶化。清洁可清除身体表面污垢,防止病原微生物繁殖,促进血液循环,有利于身体健康。在日常生活中,由于老年人自理能力降低以及疾病的原因,无法满足自身清洁的需要,这对老年人生理和心理都会产生不良影响。因此,护理人员必须掌握清洁护理技术,协助和指导老年人注意口腔卫生和皮肤清洁,满足老年人清洁舒适的需要,以预防感染及并发症的发生。

(一)衣着卫生

老年人因各种功能下降,肌肉收缩能力下降,动作迟缓,机体热量减少,因此,服装应选择轻、软、松紧适宜、保暖性好的衣料。由于各种织物的通气性、透温性、吸水性、保暖性等性能不一样,因此,在选择衣服时,不仅要注意卫生问题,还要外观庄重大方。如内衣以棉织品为好,外套可选用毛料或保暖性好的羽绒衣裤等。衣着的尺码要宽大些,穿着起来行动方便舒适。血压偏高或偏低的老年人,尤其不宜穿紧口衣服。老年人血液循环不好,应该注意下肢保暖。春秋季节气温一天数变,衣着要随之增减。

综合上述,老年人衣着的选择要注意以下几点。

(1)在尊重老年人习惯的基础上,注意衣服的款式要适合老年人参与社会活动。

(2)注意选择质地优良的布料做老年人衣服,一般选择柔软、有吸水性、不刺激皮肤、耐洗的布料,以棉制品为首选。

(3)老年人宜选用柔软、吸汗、合适的布鞋。不宜穿塑料底鞋,以免发生意外。袜子宜选用既透气又吸汗的棉线袜子。

(4)衣着色彩要注意选择柔和、不变色、容易观察到是否弄脏的色调。

(5)注意衣着的安全性与舒适性,如衣着大小要适中,过小影响血液循环,过大过长有容易绊倒以及做饭时有着火的危险。

(6)老年人由于肌腱松弛,动作幅度小,行动迟缓,衣服不适就会感到穿脱不便。因此,款式宜设计成老年人自己能穿脱、不妨碍活动、宽松、便于变换体位的样式。

(二)头发清洁

洗发可去除头皮屑、头垢等,可保持头发清洁,也可促进血液循环。每天清晨除梳头以外,要定期洗头,一般每周应洗发 1～2 次。洗发剂、护发素应根据个人发质的特点(干性、油性)选购和使用。皮脂分泌较多者可用温水、中性洗头液洗头;头皮和头发干燥者则清洁次数不宜过多,可用多脂皂清洗,用吹风机吹干头发后可涂以少许松发油。

(三)口腔卫生

建立良好的口腔卫生习惯,每天早、中、晚刷牙,在饭后的 3 min 之内刷牙,每次刷 3 min。饭后漱口,清除就餐时积存的食物,减少口臭。有假牙者,用软毛刷加牙膏刷假牙的各个部位,用海绵加肥皂水洗更好,不会磨损假牙。睡眠时脱去假牙,用清水浸泡,同时要保持牙刷清洁,经常更换(每月换一把新牙刷为好),因牙刷使用时间长了可有多种细菌繁殖,对人体健康存在威胁。指导老年人使用牙线,不宜用牙签,因牙签易损伤牙龈。为了加强咀嚼活动,可经常嚼口香糖,这种简单的动作能加强面部活动,加速局部血液循环,促进新陈代谢,同时又能促进唾液的分泌,减少疾病。

（四）皮肤清洁

老年人的皮肤特点是皮肤逐渐老化，尤其是暴露部位的头面部以及四肢，皮肤出现皱纹、松弛和变薄，下眼皮出现"眼袋"，皮肤干燥、多屑和粗糙。因此，要勤梳洗、勤更衣，保持皮肤的清洁卫生。

（五）沐浴

老年人皮肤较干燥，沐浴不宜过于频繁。夏天出汗多时，可每天淋浴或擦浴1次，冬天应减少沐浴次数（每7～10天1次即可）。洗涤淋浴应用温水（不宜在饱餐后和饥饿时沐浴）；要避免碱性肥皂的刺激，可选择沐浴露或香皂；特别注意皱褶部位，如腋下、肛门、外阴和乳房下的洗涤。在浴后可用一些润肤油保护皮肤，特别在冬春气候干燥时更要使用护肤品，以防水分蒸发、皮肤干裂。凡能自行洗澡者可用盆浴或淋浴，但应协助老年人做好准备，嘱咐老年人注意安全，勿反锁浴室门，以便家属可随时进入浴室观察情况。注意勿空腹沐浴。体质较弱的老年人，沐浴时必须有人协助。对长期卧床的老年人，家属要帮助进行床上擦浴。

（王月婴）

第二节　老年人肺炎

一、疾病概述

老年人感染性疾病中，肺部感染最为常见，是老年人的重要死亡原因之一。老年人由于机体抵抗力降低及患慢性支气管炎、肺气肿、糖尿病等基础疾病者较多，肺炎的发生率和病死率较一般人群高，今后65岁以上的老年人逐年增多，老年人肺炎的诊治必将会受到重视。

老年人肺炎的病因绝大多数由微生物引起，其中以细菌性肺炎最为多见，如肺炎球菌、金黄色葡萄球菌、革兰阴性菌、真菌等。病毒、支原体也是老年肺炎的常见病原体。这些病原体常常是复合致病。近年来，革兰阴性菌在老年人肺炎中的发病率有所增加，其中以铜绿假单胞菌、克雷伯杆菌为多见。此外，放射、物理、化学等因素也可引起肺炎。老年人解剖结构有生理功能变化，引起上呼吸道保护性反射减弱，病原体易进入下呼吸道；免疫功能下降；口咽部细菌寄生增加，也更易进入下呼吸道发生肺炎。临床中常遇到的无明显诱因而发生吸入性肺炎，多见于年老体弱，各系统及器官功能下降，行动障碍或长期卧床及吞咽动作不协调者，易误吸而致的肺部感染。

二、主要表现

大多数特别是老年人症状不典型，起病多缓慢而隐袭。发热不显著或有中度不规则发热，很少畏寒或寒战。全身症状较重，乏力倦怠、食欲锐减。轻度咳嗽，痰多黏稠，咳出困难，量不大，有些患者的起始症状是嗜睡或意识模糊、腹泻。脉速、呼吸急促，肺突变体征不典型，常发现呼吸音减低，肺底部啰音。

本病可并发心力衰竭和休克，严重者可出现弥散性血管内凝血、急性肾衰竭等并发症。

三、治疗要点

（一）控制感染

细菌性肺炎合理的治疗应该做痰培养及药敏试验,痰培养是哪种细菌,对哪种抗菌药敏感,就选用哪种抗生素,这样在治疗上才有针对性。但在痰培养结果未出现以前或因某些因素的影响,培养不出阳性结果,经验性治疗也很重要。临床上一般的细菌性肺炎分为革兰阳性球菌肺炎和革兰阴性杆菌肺炎。起病急剧,血白细胞计数明显增高、中性粒细胞计数增高,再结合临床表现,一般可考虑为革兰阳性球菌肺炎,可选用哌拉西林钠、头孢唑林钠、阿米卡星、环丙沙星等药物治疗。年老体弱、久病卧床,白细胞计数不增高或略增高,一般以革兰阴性杆菌肺炎的可能性大,选用氨基糖苷类加第二代头孢菌素或第三代头孢菌素等药物治疗。

（二）支持疗法

患者应卧床休息。鼓励其翻身、咳嗽、咯痰,对痰黏稠不易咳出者加用止咳化痰药。有缺氧及呼吸困难症状者给予吸氧。给予高热量、高蛋白、高维生素饮食,酌情静脉给予清蛋白、血浆、氨基酸等。

（三）并发症治疗

老年肺炎并发症有时可引起严重后果,积极治疗并发症极为重要。呼吸衰竭发病率较高,应加强氧疗,如仍不改善可行气管插管,机械通气。心力衰竭是肺炎死亡的重要原因,一旦发生心力衰竭应立即给予强心、利尿治疗。休克多见于低血容量休克和感染性休克,应补充血容量,并合理选用血管活性药物。

四、护理措施

在老年肺炎整个过程中精心护理极为重要。

（1）急性期应多卧床休息,活动困难者应定时翻身,急性期后应加强活动。

（2）严密观察病情变化注意神志的改变,警惕感染性休克的发生。定时测生命体征,记出入量,注意出入量平衡。

（3）给予高蛋白、高维生素、高热量流质饮食,适当食用纤维蔬菜水果以保持大便通畅,鼓励多饮水。

（4）对急性期,应加强氧疗,给予低流量持续吸氧。

（5）高热者应给予物理降温,如酒精擦浴、冰袋冷敷,使体温控制在38 ℃以下,必要时可给予药物降温。

（6）鼓励咳嗽,咯出痰液。房间空气湿化,给予祛痰药或雾化吸入,定时进行叩背、咳嗽练习,以利排痰。

（7）留取痰标本的方法:尽量在抗生素使用前或停止使用抗生素2 d以上留取痰标本,患者晨起用白开水漱口3～4次,用力从肺深部咳出痰液,留置在消毒痰盒中,及时送检。

五、保健

避免受寒、过度疲劳、酗酒等诱发因素,老年人应重视合理饮食,保证充足营养,坚持户外活动,并学会心理调节,对增强体质,预防呼吸道感染都非常重要。对于易感人群如慢性肺疾病,糖尿病,慢性肝病,以及年老体弱者,应使用多价肺炎球菌疫苗、流感病毒疫苗,对提高免疫力预防或减轻疾病的发生,都会产生积极的效果。

（杨文英）

第三节 老年人肺癌

一、疾病概述

肺癌的发病率随着年龄的增长而提高,近年来,恶性肿瘤中死亡率上升最快的是肺癌,肺癌也是威胁老年人生命的一个重要疾病,应引起足够的重视。其主要致病因素与长期大量吸烟有关,且随吸烟年限、吸烟量的增长而患病率增加。同时与空气污染、职业因素、病毒感染,以及家庭遗传因素有关。

二、主要表现

(一)呼吸系统症状

1.咳嗽

常以阵发性、刺激性干咳为首发症状,当支气管阻塞、继发感染时痰量增多,变为脓性痰。

2.咯血或血痰

多为间断或持续性痰中带血,偶有大咯血。

3.胸痛

轻度胸痛常见,当胸膜或胸壁受侵犯时常出现严重持续、剧烈的疼痛。

(二)全身症状

发热及恶病质,当合并有阻塞性肺炎或肺不张时常有发热,肺部炎症可以反复发生,可因肿瘤组织坏死出现癌性发热。晚期肺癌可以出现疲乏、无力、消瘦、贫血和食欲缺乏。

(三)肺外表现

肺外表现是指与肺癌有关所引起的内分泌、神经肌肉、结缔组织及血液、血管异常改变。又称副癌综合征。

(四)转移的表现

当肺癌出现转移,可出现相应的表现如声音嘶哑、咽下困难、胸腔积液、胸闷和气憋等。

三、治疗要点

(一)手术治疗

手术仍为非小细胞肺癌的首选治疗,因为手术治疗可提供最大的治愈的可能性。凡是无远处转移,不侵犯胸内主要脏器或胸膜腔、心肺功能可以耐受手术者,都应采取手术治疗。

(二)化疗

化疗仍是当今小细胞肺癌的首选治疗。

(三)放疗

放疗是一种局部治疗手段。主要起辅助治疗作用。

（四）免疫治疗

免疫治疗是继手术、化疗和放疗三大治疗措施之后的一种新的治疗方法。主要有干扰素、白细胞介素-2、植物多糖等。可与任何治疗措施配合应用。

（五）中药治疗

中药可改善临床症状和生存质量，提高生存率，减轻对化、放疗的不良反应，预防肿瘤复发转移。

（六）介入治疗

介入治疗是指在 X 线设备的监视下，将抗肿瘤药物和（或）栓塞剂经动脉导管注入，对肿瘤病变进行直接治疗。

四、护理措施

老年由于衰老，患病后身心变化与青壮年不同，尤需重视下列措施。

（一）饮食

进食高蛋白、高维生素、高热量易消化饮食，少量多餐，向患者说明保证营养的重要性，鼓励主动进餐。

（二）卧床休息与适量活动交替

保证身心休息，以降低基础代谢率，间断起床活动，到室内或室外空气新鲜、人群稀少的地方，活动量以自觉无疲劳为度，少量多次活动为好。

（三）症状护理

肿瘤压迫出现呼吸困难、肺炎、疼痛均应及时吸氧，姑息放疗、给予止痛。

（四）化疗、放疗护理

化疗药物静脉注射速度要慢，以减轻对血管的刺激。若有血管外渗应即刻停止静脉注射，并予以局部普鲁卡因封闭。化疗前注射止吐药以减轻恶心呕吐反应，化疗期间患者出现心悸胸闷应及时听心率，做心电图；化疗、放疗均应定时查白细胞、血小板；患者均可能脱发，使患者有思想准备，并解除思想顾虑。放疗中患者出现咳嗽、呼吸困难加重，应考虑放射性肺炎的可能，应及时吸氧，保持呼吸道通畅。进食吞咽不适有可能发生放射性食管炎，应给予流质饮食。

五、保健

既然吸烟与肺癌的发生有一定关系，首先提倡不吸烟。我国已重视"三废"的处理，严格控制工业和机动车所产生的废气，对预防有重要的意义。肺癌的关键在于早期发现，早期治疗，因此要定期查体，特别是 40 岁以上长期吸烟者要每半年或一年做胸部 X 线检查，以便早期发现及时手术，取得好的效果。

（王　珍）

第四节　老年人低血压

一、疾病概述

低血压是由于生理或病理原因造成血压收缩压＜12 kPa（90 mmHg），平时我们讨论的低血压大多为慢性低血压。慢性低血压据统计发病率为4％左右,老年人群中可高达10％。慢性低血压一般可分为三类:①体质性低血压,一般认为与遗传和体质瘦弱有关,多见于20～50岁的妇女和老年人,轻者可无如何症状,重者出现精神疲惫、头晕、头痛,甚至昏厥。夏季气温较高时更明显;②直立性低血压:直立性低血压是从卧位到坐位或直立位时,或长时间站立出现血压突然下降超2.7 kPa(20 mmHg),并伴有明显症状。这些症状包括头昏、头晕、视力模糊、乏力、恶心、认识功能障碍、心悸和颈背部疼痛。直立性低血压与多种疾病有关,如多系统萎缩、糖尿病、帕金森病、多发性硬化病、围绝经期障碍、血液透析、手术后遗症、麻醉、降压药、利尿药、催眠药和抗精神抑郁药等,或其他如久病卧床、体质虚弱的老年人。③继发性低血压:由某些疾病或药物引起的低血压,如脊髓空洞症、风湿性心脏病、降压药、抗抑郁药和慢性营养不良症、血液透析患者。

二、主要表现

病情轻微症状可有头晕、头痛、食欲缺乏、疲劳、脸色苍白、消化不良及晕车船等;严重症状包括直立性眩晕、四肢冷、心悸、呼吸困难、共济失调及发音含糊,甚至昏厥、需长期卧床。这些症状主要因血压下降,导致血液循环缓慢,远端毛细血管缺血,以致影响组织细胞氧气和营养的供应,二氧化碳及代谢废物的排泄。尤其影响了大脑和心脏的血液供应。长期如此使机体功能大大下降,主要危害包括视力、听力下降,诱发或加重老年性痴呆,头晕、昏厥、跌倒、骨折发生率大大增加。乏力、精神疲惫、心情压抑、忧郁等情况经常发生,影响了患者生活质量。据国外专家研究显示,低血压可能导致脑梗死和心肌梗死。直立性低血压病情严重后,可出现每当变换体位时血压迅速下降,发生晕厥,以致被迫卧床不起,另外可诱发脑梗死、心肌缺血,给患者、家庭和社会带来严重问题。

三、治疗要点

低血压轻者如无任何症状,无需药物治疗。主要治疗为积极参加体育锻炼,改善体质,增加营养,多喝水,多吃汤,每天食盐略多于常人。重者伴有明显症状,必须给予积极治疗,改善症状,提高生活质量,防止严重危害发生。近年来推出α受体激动剂管通(盐酸米多君片),具有血管张力调节功能,可增加外周动、静脉阻力,防止下肢大量血液淤滞,并能收缩动脉血管,达到提高血压,加大脑、心脏等重要脏器的血液供应,改善低血压的症状,如头晕、乏力、易疲劳等症状。其他药物还有麻黄碱、二氢麦角胺、氟氢可的松等,中药治疗等效果和不良反应有待进一步考察。

四、护理措施

(1)适当增加食盐用量,同时多饮水,较多的水分进入血液后可增加血容量,从而可提高血压。

(2)增加营养,吃些有利于调节血压的滋补品,如人参、黄芪、生脉饮等。此外,适当喝些低度酒也可提高血压。

(3)加强体育锻炼,提高机体调节功能。体育锻炼无论对高血压或低血压都有好处。

(4)为防止晕倒,老年低血压平时应注意动作不可过快过猛,从卧位或坐位起立时,动作应缓慢一点。排尿性低血压还应注意,在排尿时最好用手扶住一较牢固的物体,以防摔倒。

(5)药物治疗,可选用米多君、哌甲酯、麻黄碱等升压药及三磷腺苷、辅酶A、B族维生素及维生素C,以改善脑组织代谢功能。

五、保健

(1)平时养成运动的习惯,均衡的饮食,培养开朗的个性,及足够的睡眠。所以低血压者,应过规律的生活。

(2)低血压者沐浴时,要小心防范突然起立而晕倒,泡温泉也应尽量缩短时间。

(3)对血管扩张剂、镇静降压药等慎用。

(4)有直立性低血压的人可以穿弹性袜。夜间起床小便或早晨起床之前宜先活动四肢,或伸一下懒腰,这样活动片刻之后再慢慢起床,千万不要一醒来就猛然起床,以预防短暂性大脑缺血。也可以在站立之前,先闭合双眼,颈前屈到最大限度,而后慢慢站立起来,持续 10 s 后再走动,即可达到预防直立性低血压的目的。

（杨晓妹）

第五节　老年人贫血

一、疾病概述

贫血是老年人临床常见的症状。随着年龄的增加,贫血发病率也会上升,因为老年人的某些生理特点与贫血的发生也有一定的关系。老年人贫血主要是缺铁性贫血和慢性疾病性贫血,其次为营养性巨幼细胞贫血。在经济条件较差的人群中易发生营养性贫血。老年人贫血的发生较为缓慢、隐蔽,常会被其他系统疾病症状所掩盖。如心悸、气短、下肢水肿及心绞痛等症状在贫血及心血管疾病时均可出现,临床上多考虑为心血管疾病而忽视了贫血的存在。实际上,也可能是贫血加重了心血管的负担,使原有的心脏病症状加重。此外,贫血时神经精神症状常较为突出,如淡漠、无欲、反应迟钝,甚至精神错乱,常被误诊为老年精神病。

贫血是一种症状,造成贫血的原因比较复杂,对老年人贫血应该寻找出造成贫血的真正原因。老年人贫血常见原因是营养不良或继发于其他全身性疾病。再生障碍性贫血及溶血性贫血不多见。营养不良性贫血中以缺铁性贫血最常见。食物缺铁,吸收不良或慢性失血均可造成铁的缺乏。老年人咀嚼困难,限制饮食,胃酸缺乏,吸烟喝酒,饭后饮茶等都可造成铁吸收障碍。慢性失血以胃溃疡出血、十二指肠溃疡出血、消化道肿瘤出血、痔疮、鼻出血及钩虫感染为常见。继发性贫血的常见原因是老年人肿瘤、肾炎和感染。有些药物如某些降糖、氯霉素、抗风湿药、利尿药等,除可直接对骨髓造血功能影响外,还可通过自身免疫机制造成溶血性贫血。

二、主要表现

老年人贫血进展缓慢,其症状、体征与贫血本身及由引起贫血的原发病共同所致,其表现与贫血的程度、发生的进度、循环血量有无改变有关。

（一）皮肤黏膜

皮肤黏膜苍白最为常见,苍白程度受贫血程度、皮内毛细血管的分布、皮肤色泽、表皮厚度以及皮下组织水分多少的影响。苍白比较明显的部位有睑结膜、口唇、甲床、手掌及耳轮。

（二）肌肉

肌肉主要表现为疲乏无力，是由于骨骼肌缺氧所致。

（三）循环系统

循环系统表现为活动后心悸、气短，严重贫血可出现心绞痛、贫血性心脏病、心脏扩大乃至心力衰竭。

（四）呼吸系统

呼吸系统表现为气短和呼吸困难。

（五）中枢神经系统

缺氧可致头昏、头痛、耳鸣、眼花、注意力不集中及记忆力减退、困倦、嗜睡乃至意识障碍。

（六）消化系统

消化系统常见食欲减退、腹胀、恶心、腹泻、便秘和消化不良等。

三、治疗要点

老年人贫血的治疗原则与年轻人相同，首先针对病因。一般用药原则是针对性强，尽量单一用药，剂量要充足，切忌盲目混合使用多种抗贫血药。老年人贫血一般多为继发性贫血，当然是要以治疗原发病为主，只有治好了原发病，贫血症状才有可能得到纠正。

四、护理措施

（一）休息

可视贫血的严重程度及发生速度而定，对严重贫血并伴有临床症状的，要采取适当休息，限制下床活动，卧床或绝对卧床休息。对有一定代偿能力的，要给予一定的关照。休息的环境应清洁、安静、舒适、阳光充足，空气流通。温湿度适宜，并与感染隔离。

（二）病情观察

观察体温、脉搏、呼吸、血压情况的变化，及可能合并出现的出血与感染的早期临床表现，及时处理。

（三）营养

应给予高热量、高蛋白、高维生素及含无机盐丰富的饮食。通过适当调整饮食以协助改善胃肠道症状。

（四）症状护理

心悸、气短应尽量减少活动，降低氧的消耗，必要时吸氧。头晕系脑组织缺氧所致，应避免突然变换体位，以免造成晕厥后摔倒受伤。有慢性口腔炎及舌炎时应注意刷牙，用硼酸溶液定时漱口，口腔溃疡时可贴溃疡药膜。

（五）皮肤毛发护理

定期洗澡、擦澡、保持皮肤和毛发清洁。

（六）心理护理

耐心、细致地做好思想工作，关心体贴，解除各种不良情绪反应及精神负担，增强战胜疾病的信心。注意观察是否有心力衰竭或烦躁、易怒、淡漠、失眠，面色、手掌和黏膜苍白等表现。

五、保健

（1）平时应注意膳食的均衡，食物中应有充足的新鲜蔬菜、肉类、奶类及蛋类制品，菠菜、芥蓝菜、黑木耳、桂圆、红枣、海带和猪肝富含铁质食物,经常调配食用,对预防营养不良性贫血有较好的作用。对已查明正在治疗原发病的贫血老人,有辅助配合治疗的效果。

(2)对老年人来讲,许多急性、慢性疾病,特别是常见的感染性疾病都可引起继发性贫血,如肿瘤、慢性支气管炎、结核、胆囊炎、肾盂肾炎、前列腺肥大、尿路感染、糖尿病及慢性肝炎或肝硬化等。因此,积极有效地预防这些疾病,一旦患有疾病应及时进行治疗,不让疾病长期不愈,就可减少继发性贫血的发生率。

(张雅昕)

第六节 老年人高脂血症

高脂血症是指脂质代谢或运转异常而使血浆中一种或几种脂质高于正常的一类疾病。由于血脂在血液中是以脂蛋白的形式进行运转的,因此,高脂血症实际上也可认为是高脂蛋白血症。老年人高脂血症的发病率明显高于年轻人。LDL、TC、HDL 与临床心血管病事件发生密切相关。

一、健康史

(1)询问患者病史,主要是引起高脂血症的相关疾病,如有无糖尿病、甲状腺功能减退症、肾病综合征、透析、肾移植及胆管阻塞等。

(2)询问患者有无高脂饮食、嗜好油炸食物、酗酒、运动少等不良生活和饮食习惯。

二、临床表现

患者血脂中一项或多项脂质检测指标超过正常值范围。此外,部分患者的临床特征是眼睑黄斑瘤、肌腱黄色瘤及皮下结节状黄色瘤(好发于肘、膝、臀部)。易伴发动脉粥样硬化、肥胖或糖尿病。少数患者有肝、脾大。此外,患者常有眩晕、心悸、胸闷、健忘、肢体麻木等自觉症状。但部分患者虽血脂高而无任何自觉症状。

三、实验室及其他检查

(一)血脂
常规检查血浆 TC 和 TG 的水平。我国血清 TC 的理想范围是<5.20 mmol/L,5.23~5.69 mmol/L 为边缘升高,>5.72 mmol/L 为升高。TG 的合适范围是<1.70 mmol/L,≥1.70 mmol/L 为升高。

(二)脂蛋白
正常值 LDL<3.12 mmol/L,3.15~3.61 mmol/L 为边缘升高,>3.64 mmol/L 为升高;正常 HDL≥1.04 mmol/L,<0.91 mmol/L 为减低。

四、心理-社会状况

了解老年患者对高脂血症的认识和患病的态度,有无治疗的意愿。

五、主要护理诊断

(一)活动无耐力
活动无耐力与肥胖导致体力下降有关。

(二)知识缺乏
缺乏高脂血症的有关知识。

(三)个人应对无效
个人应对无效与不良饮食习惯有关。

六、护理目标

(1)患者体质量接近或恢复正常。

(2)患者血脂指标恢复正常或趋于正常。

(3)患者自觉饮食习惯得到纠正。

七、主要护理措施

(一)建立良好的生活习惯,纠正不良的生活方式
1.饮食

由于降血脂药物的不良反应及考虑治疗费用,并且大部分人经过饮食控制可以使血脂水平有所下降,故提倡首先采用饮食治疗。饮食控制应长期自觉地进行。膳食宜清淡、低脂肪,烹调用植物油,每天低于 25 g。少吃动物脂肪、内脏、甜食、油炸食品及含热量较高的食品,宜多吃新鲜蔬菜和水果,少饮酒、不吸烟。设计饮食治疗方案时应仔细斟酌膳食,尽可能与患者的生活习惯相吻合。以便使患者可接受而又不影响营养需要的最低程度。主食每天不要超过 300 g,可适当饮绿茶,以利降低血脂。

2.休息

生活要有规律,注意劳逸结合,保证充足睡眠。

3.运动

鼓励老年人进行适当的体育锻炼,如散步、慢跑、太极拳、门球等,不仅能增加脂肪的消耗、减轻体质量,而且可减轻高脂血症。活动量应根据患者的心脑功能、生活习惯和身体状况而定,提倡循序渐进,不宜剧烈运动。若经过饮食和调节生活方式达半年以上,血脂仍未降至正常水平,则可考虑使用药物治疗。

(二)用药护理
对饮食治疗无效,或有冠心病、动脉粥样硬化等危险因素的患者应考虑药物治疗。治疗前应向患者进行药物治疗目的、药物的作用与不良反应等方面的详细指导,以利长期合作。向患者详述服药的剂量和时间,并定期随诊,监测血脂水平。常用的调节血脂药有以下几种。

1.羟甲基戊二酰辅酶 A(hydroxy-methyl-glutaryl coenzyme A,HMG-CoA)

HMG-CoA 主要能抑制胆固醇的生物合成。

2.贝特类

此类药不良反应较轻微,主要有恶心、呕吐、腹泻等胃肠道症状。肝、肾功能不全者忌用。

3.胆汁酸螯合剂

此类药阻止胆酸或胆固醇从肠道吸收,使其随粪便排出。不良反应有胀气、恶心、呕吐、便秘,并干扰叶酸、地高辛、甲状腺素及脂溶性维生素的吸收。

4.烟酸

烟酸有明显的调脂作用。主要不良反应有面部潮红、瘙痒、胃肠道症状。

(三)心理护理

主动关心患者,耐心解答其各种问题,使患者明了本病经过合理的药物和非药物治疗病情可控制,解除患者思想顾虑,使其保持乐观情绪,树立战胜疾病的信心,并长期坚持治疗,以利控制病情。

(四)健康教育

(1)向患者及其家属讲解老年高脂血症的有关知识,使其明了糖尿病、肾病综合征和甲状腺功能减退症等可引起高脂血症,积极治疗原发病。

(2)引导患者及其家属建立健康的生活方式,坚持低脂肪、低胆固醇、低糖、清淡的饮食原则,控制体质量;生活规律,坚持运动,劳逸结合;戒烟、戒酒。

(3)交代患者严格遵医嘱服药,定期监测血脂、肾功能等。

(华国红)

第十章

急诊科护理

第一节　高血压急症

高血压急症是指短时间内(数小时或数天)血压明显升高,舒张压>16.0 kPa(120 mmHg)和(或)收缩压>24.0 kPa(180 mmHg),伴有重要器官组织,如心脏、脑、肾、眼底、大动脉的严重功能障碍或不可逆性损害。高血压急症可以发生在高血压患者,表现为高血压危象或高血压脑病;也可发生在其他许多疾病过程中,主要在心、脑血管病急性阶段,如脑出血、蛛网膜下腔出血、缺血性脑卒中、急性左侧心力衰竭伴肺水肿、不稳定型心绞痛、急性主动脉夹层和急、慢性肾衰竭等情况时。

单纯的血压升高并不构成高血压急症,血压的高低也不代表患者的危重程度;是否出现靶器官损害以及哪个靶器官受累不仅是高血压急症诊断的关键,也直接决定治疗方案的选择。及时正确处理高血压急症,可在短时间内使病情缓解,预防进行性或不可逆性靶器官损害,降低死亡率。根据降压治疗的紧迫程度,高血压急症可分为紧急和次急两类。前者需要采用静脉途径给药,在几分钟到1小时内迅速降低血压;后者需要在几小时到24小时内降低血压,可使用快速起效的口服降压药。

一、发病机制

长期高血压及伴随的危险因素引起小动脉中层平滑肌细胞增生和纤维化,中动脉、大动脉粥样硬化,管壁增厚和管腔狭窄,导致重要靶器官,如心、脑、肾缺血。在此基础上或在其他许多疾病过程中,因紧张、疲劳、情绪激动、突然停服降压药、嗜铬细胞瘤阵发性高血压发作等诱因,小动脉发生强烈痉挛,血压急剧上升,使重要靶器官缺血加重而产生严重功能障碍或不可逆性损害;或由于过高的血压突破了脑血流自动调节范围,脑组织血流灌注过多引起脑水肿、脑功能障碍。

妊娠时子宫胎盘血流灌注减少,使前列腺素在子宫合成减少,从而促使肾素分泌增加,通过血管紧张素系统使血压升高。

二、临床表现

(一)高血压脑病

高血压脑病常见于急性肾小球肾炎,亦可见其他原因高血压,但在醛固酮增多症和嗜铬细胞瘤者少见。常表现为剧烈头痛、烦躁、恶心、呕吐、抽搐、昏迷、暂时局部神经体征。舒张压常≥18.7 kPa(130 mmHg),眼底几乎均能见到视网膜动脉强烈痉挛,脑脊液压力可高达 3.9 kPa(400 mmH_2O),蛋白增加。经有效的降压治疗,症状可迅速缓解,否则将导致不可逆脑损害。

(二)急进型或恶性高血压

此类多见于中青年,血压显著升高,舒张压持续≥18.7 kPa(130 mmHg),并有头痛、视力减退、眼底出血、渗出和视盘水肿;肾损害突出,持续蛋白尿、血尿与管型尿;若不积极降压治疗,预后很差,常死于肾衰竭、脑卒中、心力衰竭。病理上以肾小球纤维样坏死为特征。

(三)急性脑血管病

急性脑血管病包括脑出血、脑血栓形成和蛛网膜下腔出血。

(四)慢性肾疾病合并严重高血压

原发性高血压可以导致肾小球硬化,肾功能损害,在各种原发或继发性肾实质疾病中,包括各种肾小球肾炎、糖尿病肾病、红斑狼疮肾炎、梗阻性肾病等,出现肾性高血压者可达 80%～90%,是继发性高血压的主要原因。随着肾功能损害加重,高血压的出现率、严重程度和难治程度也加重。

(五)急性左侧心力衰竭

高血压是急性心力衰竭最常见的原因之一。

(六)急性冠脉综合征(ACS)

血压升高引起内膜受损而诱发血栓形成致 ACS。

(七)主动脉夹层

主动脉内的血液经内膜撕裂口流入囊样变性的中层,形成血肿,随血流压力的驱动,逐渐在主动脉中层内扩展。临床特点为急性起病,突发剧烈胸、背部疼痛、休克和血肿压迫相应的主动脉分支血管时出现的脏器缺血症状。多见于中老年患者,约 3/4 的患者有高血压。超高速 CT 和 MRI 能明确诊断,必要时主动脉造影。一旦诊断明确,立即进行解除疼痛、降低血压、减慢心率的治疗。

(八)子痫

先兆子痫是指以下三项中有两项者:血压＞21.3/14.7 kPa(160/110 mmHg);尿蛋白≥3 g/24 h;伴水肿、头痛、头晕、视物不清、恶心、呕吐等自觉症状。子痫指妊娠高血压综合征的孕产妇发生抽搐。辅助检查:血液浓缩、血黏度升高、重者肌酐升高、凝血机制异常,眼底可见视网膜痉挛、水肿、出血。

(九)嗜铬细胞瘤

嗜铬细胞瘤可产生和释放大量去甲肾上腺素和肾上腺素,常见的肿瘤部位在肾上腺髓质,也可在其他具有嗜铬组织的部位,如主动脉分叉、胸腹部交感神经节等。临床表现为血压急剧升高,伴心动过速、头痛、苍白、大汗、麻木、手足发冷。发作持续数分钟至数小时。通过发作时尿儿茶酚胺代谢产物香草基杏仁酸(VMA)和血儿茶酚胺的测定可以确诊。

高血压次急症,也称为高血压紧迫状态,指血压急剧升高而尚无靶器官损害。允许在数小时内将血压降低,不一定需要静脉用药。包括急进型或恶性高血压无心、肾和眼底损害,先兆子痫,围手术期高血压等。

三、诊断与评估

(一)诊断依据

(1)原发性高血压病史。

(2)血压突然急剧升高。

(3)伴有心功能不全、高血压脑病、肾功能不全、视盘水肿、渗出、出血等靶器官严重损害。

(二)评估

发生高血压急症的患者基础条件不同,临床表现形式各异,要决定合适的治疗方案,有必要早期对患者进行评估,做出危险分层,针对患者的具体情况制订个体化的血压控制目标和用药方案。

在病情诊断及评估中,简洁但完整的病史收集有助于了解高血压的持续时间和严重性、并发症情况以及药物使用情况;需要明确患者是否有心血管、肾、神经系统疾病病史,检查是否有靶器官损害的相关征象;进行必要的辅助检查:血电解质、尿常规、ECG、检眼镜等。根据早期评估选择适当的急诊检查,如X线胸部平片、脑CT等。一旦发现患者有靶器官急性受损的迹象,就应该进行紧急治疗,绝不能一味等待检查结果。

四、治疗原则

(一)迅速降低血压

选择适宜有效的降压药物静脉滴注,在监测下将血压迅速降至安全水平,以预防进行性或不可逆性靶器官损害,避免使血压下降过快或过低,导致局部或全身灌注不足。

(二)降压目标

高血压急症降压治疗的第一个目标是在 30～60 分钟将血压降到一个安全水平。由于患者基础血压水平各异,合并的靶器官损害不一,这一安全水平必须根据患者的具体情况决定。指南建议:①1 小时内使平均动脉血压迅速下降但不超过 25%。一般掌握在近期血压升高值的 2/3 左右。但注意对于临床的一些特殊情况,如主动脉夹层和急性脑血管病患者等,血压控制另有要求。②在达到第一个目标后,应放慢降压速度,加用口服降压药,逐步减慢静脉给药的速度,逐渐将血压降低到第二个目标。在以后的2～6 小时将血压降至 21.3/13.3～14.7 kPa(160/100～110 mmHg),根据患者的具体病情适当调整。③如果这样的血压水平可耐受和临床情况稳定,在以后24～48 小时逐步降低血压达到正常水平,即高血压急症血压控制的第三步。

五、常见高血压急症的急诊处理

(一)高血压脑病

高血压脑病临床处理的关键一方面要考虑将血压降低到目标范围内,另一方面要保证脑血流灌注,尽量减少颅内压的波动。脑动脉阻力在一定范围内直接随血压变化而变化,慢性高血压时,该设定点也相应升高,迅速、过度降低血压可能降低脑血流量,造成不利影响。因而降压治疗以静脉给药为主,1 小时内将收缩压降低 20%～25%,血压下降幅度不可超过 50%,舒张压一般不低于 14.7 kPa(110 mmHg)。在治疗时要同时兼顾减轻脑水肿、降颅压,避免使用降低脑血流量的药物。迅速降压过去首选硝普钠,起始量20 μg/min,视血压和病情可逐渐增至 200～300 μg/min。但硝普钠可能引起颅内压增高,并影响脑血流灌注,以及可能产生蓄积中毒,在用药时需对患者进行密切监护。现多用尼卡地平、拉贝洛尔等。其中尼卡地平不仅能够安全平稳地控制血压,同时还能较好的保证脑部、心脏、肾等重要脏器的血供。尼卡地平急诊应用于高血压急症时,以静脉泵入为主,剂量为每分钟 0.5～6 μg/kg,起始量每分钟 0.5 μg/kg,达到目标血压后,根据血压调节点滴速度。拉贝洛尔 50 mg 缓慢静脉注射,以后每隔 15 分钟重复注射,总剂量不超过 300 mg,或给初始量后以 0.5～2 mg/min 的速度静脉点滴。对合并有冠心病、心功能不全者可选用硝酸甘油。颅压明显升高者应加用甘露醇、利尿药。一般禁用单纯受体阻断药、可乐定和甲基多巴等。二氮嗪可反射性地使心率增快，并可增加心搏量和升高血糖，故有冠心病、心绞痛、糖尿病者慎用。

(二)急性脑血管病

高血压患者在出现急性脑血管病时，脑部血流的调节机制进一步紊乱，特别是急性缺血性脑卒中患者，几乎完全依靠平均动脉血压的增高来维持脑组织的血液灌注。因而在严重高血压合并急性脑血管病的治疗中，需首先把握的一个原则就是"无害原则"，避免血流灌注不足。急性卒中期间迅速降低血压的风险和好处并不清楚，因此，一般不主张对急性脑卒中患者采用积极的降压治疗，在病情尚未稳定或改善的情况下，宜将血压控制在中等水平[约 21.3/13.3 kPa(160/100 mmHg)]，血压下降不要超过 20%。治疗时避免使用减少脑血流灌注的药物，可选用尼卡地平、拉贝洛尔、卡托普利等。联合使用血管紧张素转换酶抑制药(ACEI)和噻嗪类利尿药有利于减少卒中发生率。

1.脑梗死

许多脑梗死患者在发病早期，其血压均有不同程度的升高，且其升高的程度与脑梗死病灶大小及是否患有高血压有关。脑梗死早期的高血压处理取决于血压升高的程度及患者的整体情况和基础血压来定。如收缩压在 24.0～29.3 kPa(180～220 mmHg)或舒张压在 14.7～16.0 kPa(110～120 mmHg)，一般不急于降压治疗，但应严密观察血压变化；如血压＞29.3/16.0 kPa(220/120 mmHg)，或伴有心肌缺血、心衰、肾功能不全及主动脉夹层等，或考虑溶栓治疗的患者，则应给予降压治疗。根据患者的具体情况选择合适的药物及合适剂量。如尼卡地平 5 mg/h 作为起始量静脉点滴，每 5 分钟增加 2.5 mg/h 至满意效果，最大 15 mg/h。拉贝洛尔 50 mg 缓慢静脉注射，以后每隔 15 分钟重复注射，总剂量不超过 300 mg，或给初始量后以 0.5～2 mg/min 的速度静脉点滴。效果不满意者可谨慎使用硝普钠。β 受体阻断药可使脑血流量降低，急性期不宜用。

2.脑出血

脑出血时血压升高是颅内压增高情况下保持正常脑血流的脑血管自动调节机制，脑出血患者合并严重高血压的治疗方案目前仍有争论，降压可能影响脑血流量，导致低灌注或脑梗死，但持续高血压可使脑水肿恶化。一般认为，在保持呼吸道通畅，纠正缺氧，降低颅内压后，如血压≥26.7/14.7 kPa(200/110 mmHg)时，才考虑在严密血压监测下使用经静脉降压药物进行治疗，使血压维持在略高于发病前水平或 24.0/14.0 kPa(180/105 mmHg)左右；收缩压在 22.7～26.7 kPa(170～200 mmHg)或舒张压在 13.3～14.7 kPa(100～110 mmHg)，暂不必使用降压药，先脱水降颅压，并严密观察血压情况，必要时再用降压药。可选择 ACEI、利尿药、拉贝洛尔等。钙通道阻滞药能扩张脑血管、增加脑血流，但可能增高颅内压，应慎重使用。α 受体阻断药往往出现明显的降压作用及明显的直立性低血压，应避免使用。在调整血压的同时，防止继续出血、保护脑组织、防治并发症，需要时采取手术治疗。

(三)急性冠脉综合征

急性冠脉综合征包括不稳定性心绞痛和心肌梗死，其治疗目标在于降低血压、减少心肌耗氧量，但不可影响到冠脉灌注压，从而减少冠脉血流量。血压控制的目标是使其收缩压下降10%～15%。治疗时首选硝酸酯类药物，如硝酸甘油，开始时以 5～10 μg/min 速率静脉滴注，逐渐增加剂量，每 5～10 分钟增加5～10 μg/min。早期联合使用其他降血压药物治疗，如 β 受体阻断药、ACEI、α_1 受体阻断药，必要时还可配合使用利尿药和钙通道阻滞药。另外，配合使用镇痛、镇静药等。特别是尼卡地平能增加冠状动脉血流、保护缺血心肌，静脉点滴能发挥降压和保护心脏的双重效果。拉贝洛尔能同时阻断 α_1 和 β 受体，在降压的同时能减少心肌耗氧量，也可选用。心肌梗死后的患者可选用 ACEI、β 受体阻断药和醛固酮拮抗药。此外，原发病的治疗如溶栓、抗凝、血管再通等也非常重要，对 ST 段抬高的患者溶栓前应将血压控制在 20.0/12.0 kPa（150/90 mmHg）以下。

（四）急性左侧心力衰竭

急性左侧心力衰竭主要是由收缩期高血压和缺血性心脏病导致的。严重高血压伴急性左侧心力衰竭治疗的主要手段是通过静脉用药，迅速降低心脏的前后负荷。在应用血管扩张药迅速降低血压的同时，配合使用强效利尿药，尽快缓解患者的缺氧和高度呼吸困难。就心脏功能而言，应力求将血压降到正常水平。血压被控制的同时，心力衰竭亦常得到控制。血管扩张药可选用硝普钠、硝酸甘油、酚妥拉明等，广泛心肌缺血引起的急性左侧心力衰竭，首选硝酸甘油。在降压的同时以吗啡 3～5 mg 静脉缓注，必要时每隔 15 分钟重复 1 次，共 2～3 次，老年患者酌减剂量或改为肌内注射；呋塞米 20～40 mg 静脉注射，2 分钟内推完，4 小时后可重复 1 次；并予吸氧、氨茶碱等。洋地黄仅在心脏扩大或心房颤动伴快速心室率时应用。

（五）急性主动脉夹层

3/4 的主动脉夹层患者有高血压，血压增高是病情进展的重要诱因。治疗目标为通过扩张血管、减缓心动过速、抑制心脏收缩、降低血压及左心室射血速度、降低血流对动脉的剪切力，从而阻止夹层血肿的扩展。主动脉夹层在升主动脉及有并发症者尽快手术治疗；主动脉夹层病变局限在降主动脉者应积极内科治疗。患者应绝对卧床休息，严密监测生命体征和血管受累征象，给予有效止痛、迅速降压、镇静和吸氧，忌用抗凝或溶栓治疗。疼痛剧烈患者立即静脉使用较大剂量的吗啡或哌替啶。不论患者有无收缩期高血压，都应首先静脉应用 β 受体阻断药来减弱心肌收缩力，减慢心率，降低左心室射血速度。如普萘洛尔0.5 mg静脉注射，随后每 3～5 分钟注射 1～2 mg，直至心率降至60～70次/分。心率控制后，如血压仍然很高，应加用血管扩张药。降压的原则是在保证脏器足够灌注的前提下，迅速将血压降低并维持在尽可能低的水平。一般要求在 30 分钟内将收缩降至13.3 kPa（100 mmHg）左右。如果患者不能耐受或有心、脑、肾缺血情况，也应尽量将血压维持在 16.0/10.7 kPa（120/80 mmHg）以下。治疗首选硝普钠或尼卡地平静脉点滴。其他常用药物有乌拉地尔、艾司洛尔、拉贝洛尔等。必要时加用血管紧张素 Ⅱ 受体拮抗药、ACEI 或小剂量利尿药，但要注意 ACEI 类药物可引起刺激性咳嗽，可能加重病情。肼苯达嗪和二氮嗪因有反射性增快心率，增加心排血量作用，不宜应用。主动脉大分支阻塞患者，因降压后使缺血加重，不宜采用降压治疗。

（六）子痫和先兆子痫

妊娠急诊患者的处理需非常小心，因为要同时顾及母亲和胎儿的安全。在加强母儿监测的同时，治疗时需把握三项原则：镇静防抽搐、止抽搐；积极降压；终止妊娠。

（1）镇静防抽搐、止抽搐：常用药物为硫酸镁，肌内注射或静脉给药，用药时监测患者血压、尿量、腱反射、呼吸，避免发生中毒反应。镇静药可选用冬眠 1 号或地西泮。

（2）积极降压：当血压升高＞22.7/14.7 kPa（170/110 mmHg）时，宜静脉给予降压药物，控制血压，以防脑卒中及子痫发生。究竟血压应降至多少合适，目前尚无一致意见。注意避免血压下降过快、幅度过大，影响胎儿血供。保证分娩前舒张压在 12.0 kPa（90 mmHg）以上，否则会增加胎儿死亡风险。紧急降压时可静脉滴注尼卡地平、拉贝洛尔或肼苯达嗪。尼卡地平是欧洲妊娠血压综合征治疗的首选药,它的胎盘转移率低,长时间使用对胎儿也无不良影响,能在有效降压的同时,延长妊娠,有利于改善胎儿结局,尤其适用于先兆子痫患者使用。另外,尼卡地平有针剂和口服两种剂型,适合孕产妇灵活应用。但应注意其可能抑制子宫收缩而影响分娩,在与硫酸镁合用时应小心产生协同作用。肼苯达嗪常用剂量为 40 mg 加于 5% 葡萄糖溶液 500 mL 静脉滴注,0.5~10 mg/h。血压稳定后改为口服药物维持。ACEI、血管紧张素 II 受体拮抗药可能对胎儿产生不利影响,禁用;利尿药可进一步减少血容量,加重胎儿缺氧,除非存在少尿情况,否则不宜使用利尿药;硝普钠可致胎儿氰化物中毒亦为禁忌。

(3)结合患者病情和产科情况,适时终止妊娠。

(七)特殊人群高血压急症的处理

1.老年性高血压急症

老年人患高血压比例较高,容易出现靶器官损害,甚至是多个靶器官损害,高血压急症的发展速度较快,危险度更高。降压治疗可减少老年患者的心脑血管病及死亡率。但是老年高血压患者血压波动大,控制效果差。另外,老年患者多有危险因素和复杂的基础疾病,因而在遵循一般处理原则的同时,需格外注意以下几点:①降压不要太快,尤其是对于体质较弱者。②脏器的低灌注对老年患者的危害更大,建议血压控制目标为收缩压降至 20.0 kPa(150 mmHg),如能耐受可进一步降低。舒张压若<9.3 kPa(70 mmHg)可能产生不利影响。③大多数患者的药物初始剂量宜降低,注意药物不良反应。④常需要两种或更多药物控制血压。由于尼卡地平具有脏器保护功能的优势,对于老年人高血压急症,建议优先使用。⑤注意原有的和药物治疗后出现的直立性低血压。

2.肾功能不全患者

治疗原则为在强效控制血压的同时,避免对肾功能的进一步损害,通常需要联合用药,根据患者的具体情况选择合适的降压药物。血压一般以降至 20.0~21.3/12.0~13.3 kPa(150~160/90~100 mmHg)为宜,第 1 小时使平均动脉压下降 10%,第 2 小时下降 10%~15%,在 12 小时内使平均动脉压下降约 25%。选用增加或不减少肾血流量的降压药,首选 ACEI 和血管紧张素 II 受体拮抗药,常与钙通道阻滞药、小剂量利尿药、β 受体阻断药联合应用;避免使用有肾毒性的药物;经肾排泄或代谢的降压药,剂量应控制在常规用量的 1/3~1/2。病情稳定后建议长期联合使用降压药,将血压控制在<17.3/10.7 kPa(130/80 mmHg)。

六、常用于高血压急症的药物评价

高血压急症的降压治疗除了选择起效迅速、作用持续时间短、停药后作用消失较快、不良反应小的静脉用药外,为增强降压作用、减少不良反应、保护重要脏器血流,以及出于特殊人群的需要,常需联合使用口服降压药,并且在血压控制后逐步减少静脉用药,转而用口服降压药物长期维持治疗。选择药物时应充分权衡血压与组织灌注、心脏负荷、血管损害、出凝血等的关系,合理控制降压的幅度与速度,考虑各种降压药物的作用和不良反应。

临床上用于降低血压的药物主要分为钙通道阻滞药、ACEI、血管紧张素 II 受体拮抗、α 受体阻断药、β 受体阻断药、利尿药及其他降压药 7 类,其中,常用于高血压急症的静脉注射药物为:硝普钠、尼卡地平、乌拉地尔、二氮嗪、肼苯达嗪、拉贝洛尔、艾司洛尔、酚妥拉明等。其他药物则根据患者的具体情况酌情配合使用,如紧急处理时可选用硝酸甘油、卡托普利等舌下含服;ACEI、血管紧张素 II 受体拮抗药对肾功能不全的患者有很好的肾保护作用;α 受体阻断药可用于前列腺增生的患者;在预防卒中和改善左心室肥厚方面,血管紧张素Ⅱ受体拮抗药均优于β受体阻断药;心力衰竭时需采用利尿药联合使用 ACEI、β受体阻断药、血管紧张素Ⅱ受体拮抗药等药物。

部分常用药物比较如下。

(一)硝普钠

硝普钠能直接扩张动脉和静脉,降压作用迅速,停药后效果持续时间短,可用于各种高血压急症。但是由于快速降低血压的同时也带来一系列不良反应,从而使硝普钠在临床的应用具有一定的局限性。如其控制血压呈剂量依赖性,同时还可以降低脑血流量,增加颅内压;对心肌供血的影响可引起冠脉缺血,增加急性心肌梗死早期的死亡率。静脉滴注时需密切观察血压,以免过度降压,造成器官组织血流灌注不足。长期或大剂量应用时可导致血中氰化物蓄积中毒,引起急性精神病和甲状腺功能低下等。小儿、冠状动脉或脑血管供血不足、肝肾或甲状腺功能不全者禁用;代偿性高血压、动静脉并联、主动脉狭窄和孕妇禁用。高血压急症伴急性冠状动脉综合征、高血压脑病、急性脑血管病或严重肾功能不全者使用时应谨慎。

(二)尼卡地平

尼卡地平为二氢吡啶类钙通道阻滞药,是世界上第一个取得抗高血压适应证的钙通道阻滞药。尼卡地平主要扩张动脉,降低心脏后负荷,对椎动脉、冠状动脉、肾动脉和末梢小动脉的选择性远高于心肌,在降低血压的同时,能改善脑、心脏、肾的血流量,并对缺血心肌具有保护作用。另外,它还具有利尿作用,也不影响肺部的气体交换。基于以上机制,尼卡地平在治疗高血压急症时具有以下特点:降压作用起效迅速、效果显著、血压控制过程平稳、血压波动性小;能有效保护靶器官;不易引起血压的过度降低,用量调节简单、方便;不良反应少且症状轻微,停药后不易出现反跳,长期用药也不会产生耐药性,安全性很好。与硝普钠相比降压效果上近似,而其安全性及对靶器官的保护作用明显优于硝普钠,因而尼卡地平不仅是治疗高血压的一线药物,也是急诊科在处理大多数高血压急症的理想选择。

(三)乌拉地尔

乌拉地尔为选择性 α_1 受体阻断药,具有外周和中枢双重降压作用,起效快,效果显著,不影响心率,无反跳现象,对嗜铬细胞瘤引起的高血压危象有特效。暂不提倡与 ACEI 类药物合用;主动脉峡部狭窄、哺乳期妇女禁用;妊娠妇女仅在绝对必要的情况下方可使用;老年患者需慎用,初始剂量宜小,在脏器供血维持方面欠佳。

(四)拉贝洛尔

拉贝洛尔对 α_1 和 β受体均有阻断作用,能减慢心率,减少心排血量,减小外周血管阻力。其降压作用温和,效果持续时间较长。特别适用于妊娠高血压。充血性心力衰竭、房室传导阻滞、心率过缓或心源性休克、肺气肿、支气管哮喘、脑出血禁用;肝、肾功能不全、甲状腺功能低下等慎用。

(五)艾司洛尔

艾司洛尔选择性 β_1 受体阻断药,起效快,作用时间短。能减慢心率,减少心排血量,降低血压,特别是收缩压。支气管哮喘、严重慢性阻塞性肺病、窦性心动过缓、二至三度房室传导阻滞、难治性心功能不全、心源性休克及对本品过敏者禁用。

七、急救护理

(一)保持安静

绝对卧床休息,半卧位。减少患者搬动,教会患者缓慢改变体位。避免一切不良刺激和不必要的活动。消除紧张恐惧心理、稳定情绪,必要时按医嘱使用镇静药。

(二)保持呼吸道通畅

吸氧 4～5 L/min,如呼吸道分泌物较多,患者呼吸功能较差,应用吸引器吸出。呕吐时头偏向一侧,防止误吸导致窒息。

(三)建立有效静脉通路

立即建立静脉通路,迅速按医嘱使用降压药及时降低血压。降低血管阻力,解除血管的痉挛状态。一般首选硝普钠,应避光静脉注射,以微量泵控制注入速度,缓慢降压。4～6 小时更换1 次,持续静脉注射一般不超过 72 小时,以免发生硫氰酸盐中毒,严重肝、肾疾病患者应慎用。

(四)密切监测病情变化

严密观察血压变化,尤其在更换药物或改变给药速度时,降压不宜过快或过低,应在短时间内把血压降至安全范围,并不要将血压降至完全正常水平,以免造成脑供血不足和肾血流量下降,如出现出汗、不安、头痛、心悸、胸骨后疼痛等血管过度扩张现象,应立即停止用药。也可选用硝酸甘油、硝苯地平舌下含服;制止抽搐用地西泮肌内注射或静脉注射;降低颅内压、减轻脑水肿用呋塞米或甘露醇快速静脉滴注。

严密观察脉搏、呼吸、心率、血压、神志、瞳孔、尿量变化,如发现异常,随时与医师联系。准确记录24 小时出入量。

(五)提供保护性护理

患者意识不清时应加床栏以防止坠床;发生抽搐时用牙垫置于上、下磨牙间防止唇舌咬伤;避免屏气用力呼气或用力排便;保持周围安静,减少噪声的刺激。

(六)饮食护理

合理饮食,给予低盐、低脂、低胆固醇、清淡饮食,少量多餐,避免过饱及刺激性食物。适当控制能量,多食含维生素和蛋白质食物,增加蔬菜、水果、高膳食纤维食物的摄入,限烟酒,达到减轻心脏负荷、防止水钠潴留、预防便秘、降低血压的效果。

(七)心理护理

长期的抑郁或情绪激动、急剧而强烈的精神创伤可使交感-肾上腺素活性增强,血压升高,因此,保持良好的心理状态非常重要。可通过了解患者性格特征及有关社会心理因素进行心理疏导,说明本病需长期甚至终身治疗,取得患者的充分理解和配合,教会患者训练自我控制能力,消除紧张恐惧心理、安定情绪,保持最佳的心理状态。

(八)康复护理

指导并鼓励患者坚持非药物治疗,如给予低盐、低脂、低胆固醇和富含维生素食物,少量多餐,适当控制总热量;减肥、控制体质量;合理安排休息和活动,保证充足的睡眠,参加适当的体育锻炼和劳动,避免重体力劳动,精神过度紧张和情绪激动等诱发因素。帮助患者建立长期治疗的思想准备,按时遵医嘱服药。定期门诊随访,教会患者及家属测量血压,病情变化时随时就医。

(杨桂霞)

第二节　急性阑尾炎

急性阑尾炎是外科最常见的急腹症之一,多发生于青年人,男性发病率高于女性。

一、病因、病理

（一）病因

1.阑尾管腔梗阻

阑尾管腔梗阻是引起急性阑尾炎最常见的病因。阑尾管腔细长，开口较小，容易被食物残渣、粪石、蛔虫等阻塞而引起管腔梗阻。

2.细菌入侵

阑尾内存有大量大肠埃希菌和厌氧菌，当阑尾管腔阻塞后，细菌繁殖并产生毒素，损伤黏膜上皮，细菌经溃疡面侵入阑尾引起感染。

3.胃肠道疾病的影响

急性肠炎、血吸虫病等可直接蔓延至阑尾或引起阑尾管壁肌肉痉挛，使管壁血运障碍而致炎症。

（二）病理

根据急性阑尾炎发病过程的病理解剖学变化，可分为急性单纯性阑尾炎、急性化脓性阑尾炎、坏疽性及穿孔性阑尾炎、阑尾周围脓肿四种病理类型。

急性阑尾炎的转归取决于机体的抵抗力和治疗是否及时，可有炎症消退、炎症局限化、炎症扩散三种转归。

二、临床表现

（一）症状

1.腹痛

典型症状是转移性右下腹痛。因初期炎症仅限于阑尾黏膜或黏膜下层，由内脏神经反射引起上腹或脐部周围疼痛，范围较弥散。当炎症波及浆膜层和壁腹膜时，刺激了躯体神经，疼痛固定于右下腹。单纯性阑尾炎的腹痛程度较轻，化脓性及坏疽性阑尾炎的腹痛程度较重。当阑尾穿孔时，腹痛可减轻，因阑尾管腔内的压力骤减，但随着腹膜炎的出现，腹痛可继续加重。

2.胃肠道症状

早期可有轻度恶心、呕吐，部分患者可发生腹泻或便秘。盆腔阑尾炎时，炎症刺激直肠和膀胱，引起里急后重和排尿痛。

3.全身症状

早期有乏力、头痛，炎症发展时，可出现脉快、发热等，体温多在 38 ℃内。坏疽性阑尾炎时，出现寒战、体温明显升高。若发生门静脉炎，可出现寒战、高热和轻度黄疸。

（二）体征

1.右下腹固定压痛

右下腹固定压痛是急性阑尾炎最重要的体征。腹部压痛点常位于麦氏点。

2.反跳痛和腹肌紧张

提示阑尾已化脓、坏死或即将穿孔。

三、辅助检查

（一）腰大肌试验

若为阳性，提示阑尾位于盲肠后位贴近腰大肌。

（二）结肠充气试验

若为阳性,表示阑尾已有急性炎症。

（三）闭孔内肌试验

若为阳性,提示阑尾位置靠近闭孔内肌。

（四）直肠指诊

直肠右前方有触痛者,提示盆腔位置阑尾炎。若触及痛性肿块,提示盆腔脓肿。

四、治疗原则

急性阑尾炎诊断明确后应尽早行阑尾切除术。部分急性单纯性阑尾炎,可经非手术治疗而获得痊愈;阑尾周围脓肿,先行非手术治疗,待肿块缩小局限、体温正常、3个月后再行阑尾切除术。

五、护理诊断/问题

（一）疼痛

与阑尾炎症、手术创伤有关。

（二）体温过高

与化脓性感染有关。

（三）潜在并发症

急性腹膜炎、感染性休克、腹腔脓肿、门静脉炎。

（四）潜在术后并发症

腹腔出血、切口感染、腹腔脓肿、粘连性肠梗阻。

六、护理措施

（一）非手术治疗的护理

（1）取半卧位。

（2）饮食和输液:流质饮食或禁食,禁食期间做好静脉输液的护理。

（3）控制感染:应用抗生素。

（4）严密观察病情:观察患者的生命体征、精神状态、腹部症状和体征、白细胞计数及中性粒细胞比例的变化。

（二）术后护理

1.体位

血压平稳后取半卧位。

2.饮食

术后1～2天胃肠蠕动恢复、肛门排气后可进流食,如无不适可改半流食,术后3～4天可进软质普食。

3.早期活动

轻症患者术后当天麻醉反应消失后,即可下床活动,以促进肠蠕动的恢复,防止肠粘连的发生。重症患者应在床上多翻身、活动四肢,待病情稳定后,及早下床活动。

4.并发症的观察和护理。

（1）腹腔内出血:常发生在术后24小时内,表现为腹痛、腹胀、面色苍白、脉搏细速、血压下降等内出血表现或腹腔引流管有血性液引出。应嘱患者立即平卧,快速静脉输液、输血,并做好紧急手术止血的准备。

(2)切口感染:是术后最常见的并发症,表现为术后 2～3 天体温升高,切口胀痛、红肿、压痛等。可给予抗生素、理疗等,如已化脓应拆线引流脓液。

(3)腹腔脓肿:多见于化脓性或坏疽性阑尾炎术后。表现为术后5～7天体温升高或下降后又升高,有腹痛、腹胀、腹部压痛、腹肌紧张或腹部包块,常发生于盆腔、膈下、肠间隙等处,可出现直肠膀胱刺激症状及全身中毒症状。

(4)粘连性肠梗阻:常为不完全性肠梗阻,以非手术治疗为主,完全性肠梗阻者应手术治疗。

(5)粪瘘:少见;一般经非手术治疗后粪瘘可自行闭合。

七、特殊类型阑尾炎

(一)小儿急性阑尾炎

小儿大网膜发育不全,难以包裹发炎的阑尾。其临床特点:①病情发展快且重,早期出现高热、呕吐等胃肠道症状。②右下腹体征不明显。③小儿阑尾管壁薄,极易发生穿孔,并发症和死亡率较高。处理原则:及早手术。

(二)妊娠期急性阑尾炎

较常见,发病多在妊娠前 6 个月。临床特点:①妊娠期盲肠和阑尾被增大的子宫推压上移,压痛点也随之上移。②腹膜刺激征不明显。③大网膜不易包裹炎症的阑尾,炎症易扩散。④炎症刺激子宫收缩,易引起流产或早产,威胁母子安全。处理原则:及早手术。

(三)老年人急性阑尾炎

老年人对疼痛反应迟钝,防御功能减退,其临床特点为:①主诉不强烈,体征不典型,易延误诊断和治疗。②阑尾动脉多硬化,易致阑尾缺血坏死或穿孔。③常伴有心血管病、糖尿病等,使病情复杂严重。处理原则:及早手术。

(王月婴)

第三节　急性肠梗阻

肠腔内容物不能正常运行或通过肠道发生障碍时,称为肠梗阻,是外科常见的急腹症之一。

一、疾病概要

(一)病因和分类

1.按梗阻发生的原因分类

(1)机械性肠梗阻:最常见,是由各种原因引起的肠腔变窄、肠内容物通过障碍。主要原因:①肠腔堵塞,如寄生虫、粪块、异物等。②肠管受压,如粘连带压迫、肠扭转、嵌顿性疝等。③肠壁病变,如先天性肠道闭锁、狭窄、肿瘤等。

(2)动力性肠梗阻:较机械性肠梗阻少见。肠管本身无病变,梗阻原因是神经反射和毒素刺激引起肠壁功能紊乱,致肠内容物不能正常运行。可分为:①麻痹性肠梗阻,常见于急性弥散性腹膜炎、腹部大手术、腹膜后血肿或感染等。②痉挛性肠梗阻,由于肠壁肌肉异常收缩所致,常见于急性肠炎或慢性铅中毒。

(3)血运性肠梗阻:较少见。由于肠系膜血管栓塞或血栓形成,使肠管血运障碍,继而发生肠麻痹,肠内容物不能通过。

2.按肠管血运有无障碍分类

(1)单纯性肠梗阻:无肠管血运障碍。

(2)绞窄性肠梗阻:有肠管血运障碍。

3.按梗阻发生的部位分类

高位性肠梗阻(空肠上段)和低位性肠梗阻(回肠末段和结肠)。

4.按梗阻的程度分类

完全性肠梗阻(肠内容物完全不能通过)和不完全性肠梗阻(肠内容物部分可通过)。

5.按梗阻病情的缓急分类

急性肠梗阻和慢性肠梗阻。

(二)病理生理

1.肠管局部的病理生理变化

(1)肠蠕动增强:单纯性机械性肠梗阻,梗阻以上的肠蠕动增强,以克服肠内容物通过的障碍。

(2)肠管膨胀:肠腔内积气、积液所致。

(3)肠壁充血水肿、血运障碍,严重时可导致坏死和穿孔。

2.全身性病理生理变化

(1)体液丢失和电解质、酸碱平衡失调。

(2)全身性感染和毒血症,甚至发生感染中毒性休克。

(3)呼吸和循环功能障碍。

(三)临床表现

1.症状

(1)腹痛:单纯性机械性肠梗阻的特点是阵发性腹部绞痛;绞窄性肠梗阻表现为持续性剧烈腹痛伴阵发性加剧;麻痹性肠梗阻呈持续性胀痛。

(2)呕吐:早期常为反射性,呕吐胃内容物,随后因梗阻部位不同,呕吐的性质各异。高位肠梗阻呕吐出现早且频繁,呕吐物主要为胃液、十二指肠液、胆汁;低位肠梗阻呕吐出现晚,呕吐物常为粪样物;若呕吐物为血性或棕褐色,常提示肠管有血运障碍;麻痹性肠梗阻呕吐多为溢出性。

(3)腹胀:高位肠梗阻,腹胀不明显;低位肠梗阻及麻痹性肠梗阻则腹胀明显。

(4)停止肛门排气排便:完全性肠梗阻时,患者多停止排气、排便,但在梗阻早期,梗阻以下肠管内尚存的气体或粪便仍可排出。

2.体征

(1)腹部:视诊,单纯性机械性肠梗阻可见腹胀、肠型和异常蠕动波,肠扭转时腹胀多不对称;触诊,单纯性肠梗阻可有轻度压痛但无腹膜刺激征,绞窄性肠梗阻可有固定压痛和腹膜刺激征;叩诊,绞窄性肠梗阻时腹腔有渗液,可有移动性浊音;听诊,机械性肠梗阻肠鸣音亢进,可闻及气过水声或金属音,麻痹性肠梗阻肠鸣音减弱或消失。

（2）全身：单纯性肠梗阻早期多无明显全身性改变,梗阻晚期可有口唇干燥、眼窝凹陷、皮肤弹性差、尿少等脱水征。严重脱水或绞窄性肠梗阻时,可出现脉搏细速、血压下降、面色苍白、四肢发冷等中毒和休克征象。

3.辅助检查

（1）实验室检查：肠梗阻晚期,血红蛋白和血细胞比容升高,并有水、电解质及酸碱平衡失调。绞窄性肠梗阻时,白细胞计数和中性粒细胞比例明显升高。

（2）X线检查：一般在肠梗阻发生4～6小时后,立位或侧卧位X线平片可见肠胀气及多个液气平面。

（四）治疗原则

1.一般治疗

（1）禁食。

（2）胃肠减压：是治疗肠梗阻的重要措施之一。通过胃肠减压,吸出胃肠道内的气体和液体,从而减轻腹胀、降低肠腔内压力,改善肠壁血运,减少肠腔内的细菌和毒素。

（3）纠正水、电解质及酸碱平衡失调。

（4）防治感染和中毒。

（5）其他：对症治疗。

2.解除梗阻

解除梗阻分为非手术治疗和手术治疗两大类。

（五）常见几种肠梗阻

1.粘连性肠梗阻

粘连性肠梗阻是肠粘连或肠管被粘连带压迫所致的肠梗阻,较为常见。主要由于腹部手术、炎症、创伤、出血、异物等所致。以小肠梗阻为多见,多为单纯性不完全性梗阻。粘连性肠梗阻多采取非手术治疗,如无效或发生绞窄性肠梗阻时应及时手术治疗。

2.肠扭转

肠扭转指一段肠管沿其系膜长轴旋转而形成的闭襻性肠梗阻,常发生于小肠,其次是乙状结肠。

（1）小肠扭转：多见于青壮年,常在饱餐后立即进行剧烈活动时发病。表现为突发腹部绞痛,呈持续性伴阵发性加剧,呕吐频繁,腹胀不明显。

（2）乙状结肠扭转：多见于老年人,常有便秘习惯,表现为腹部绞痛,明显腹胀,呕吐不明显。肠扭转是较严重的机械性肠梗阻,可在短时间内发生肠绞窄、坏死,一经诊断,应急症手术治疗。

3.肠套叠

指一段肠管套入与其相连的肠管内,以回结肠型（回肠末端套入结肠）最多见。肠套叠多见于2岁以下婴幼儿。典型表现为阵发性腹痛、果酱样血便和腊肠样肿块（多位于右上腹）,右下腹触诊有空虚感。X线空气或钡剂灌肠显示空气或钡剂在结肠内受阻,梗阻端的钡剂影像呈"杯口状"或"弹簧状"阴影。早期肠套叠可试行空气灌肠复位,无效者或病期超过48小时,怀疑有肠坏死或肠穿孔者,应行手术治疗。

4.蛔虫性肠梗阻

由于蛔虫聚集成团并刺激肠管痉挛致肠腔堵塞,多见于2～10岁儿童,驱虫不当常为诱因。主要表现为阵发性脐部周围腹痛,伴呕吐,腹胀不明显。部分患者腹部可触及变形、变位的条索状团块。少数患者可并发肠扭转或肠壁坏死穿孔,蛔虫进入腹腔引起腹膜炎。单纯性蛔虫堵塞多采用非手术治疗,包括解痉止痛、禁食、酌情胃肠减压、输液、口服植物油驱虫等,若无效或并发肠扭转、腹膜炎时,应行手术取虫。

二、护理诊断/问题

(一)疼痛
疼痛与肠内容物不能正常运行或通过障碍有关。

(二)体液不足
体液不足与呕吐、禁食、胃肠减压、肠腔积液有关。

(三)潜在并发症
肠坏死、腹腔感染、休克。

三、护理措施

(一)非手术治疗的护理
(1)饮食:禁食,梗阻缓解 12 小时后可进少量流质饮食,忌甜食和牛奶;48 小时后可进半流食。

(2)胃肠减压,做好相关护理。

(3)体位:生命体征稳定者可取半卧位。

(4)解痉挛、止痛:若无肠绞窄或肠麻痹,可用阿托品解除痉挛、缓解疼痛,禁用吗啡类止痛药,以免掩盖病情。

(5)输液:纠正水、电解质和酸碱失衡,记录 24 小时出入液量。

(6)防治感染和中毒:遵照医嘱应用抗生素。

(7)严密观察病情变化:出现下列情况时应考虑有绞窄性肠梗阻的可能,应及早采取手术治疗。①腹痛发作急骤,为持续性剧烈疼痛,或在阵发性加重之间仍有持续性腹痛,肠鸣音可不亢进。②早期出现休克。③呕吐早、剧烈而频繁。④腹胀不对称,腹部有局部隆起或触及有压痛的包块。⑤明显的腹膜刺激征,体温升高、脉快、白细胞计数和中性粒细胞比例增高。⑥呕吐物、胃肠减压抽出液、肛门排出物为血性或腹腔穿刺抽出血性液。⑦腹部 X 线检查可见孤立、固定的肠襻。⑧经积极非手术治疗后症状、体征无明显改善者。

(二)手术前后的护理
1.术前准备

除上述非手术护理措施外,按腹部外科常规行术前准备。

2.术后护理

(1)病情观察,观察患者生命体征、腹部症状和体征的变化,伤口敷料及引流情况,及早发现术后并发症。

(2)卧位,麻醉清醒、血压平稳后取半卧位。

(3)禁食、胃肠减压,待排气后,逐步恢复饮食。

(4)防止感染,遵照医嘱应用抗生素。

(5)鼓励患者早期活动。

(王月婴)

第十一章

感染科护理

第一节 流行性感冒

一、疾病概述

(一)概念和特点

流行性感冒简称流感,是由流感病毒引起的急性呼吸道传染病。临床主要表现为急起高热,全身酸痛、乏力,多伴相对较轻的呼吸道症状。该病潜伏期短,传染性强,传播迅速,最大特点是极易发生变异,尤其是甲型流感病毒。

流感病毒不耐热,对紫外线及常用消毒剂均敏感。对干燥及寒冷有相当耐受力,可在真空干燥或−20 ℃以下长期保存。

传染源主要是流感患者和隐性感染者,主要经飞沫传播,也可通过病毒污染的茶具、食具、毛巾等间接传播。人群普遍易感,感染后可产生一定免疫力。由于流感病毒不断发生变异,故易重新感染而反复发病。极易引起流行和大流行,流行情况与人口密集程度有关。

(二)发病机制与相关病理生理

病毒复制导致细胞病变是发病的主要机制,但很少发生病毒血症。当病毒侵袭全部呼吸道,导致流感病毒性肺炎。其病理特征为纤毛上皮细胞脱落,黏膜下有灶性出血、水肿和白细胞浸润。肺泡内有纤维蛋白与水肿液。肺泡出血,肺泡间质增厚,肺泡与肺泡管中可有透明膜形成。

(三)临床特点

1.单纯型流感

此型最常见。急起高热,头痛、肌痛、全身不适等。上呼吸道症状较轻或不明显,少数可有腹泻水样便,发热3～5 d后消退。

2.肺炎型流感(流感病毒性肺炎)

年老体弱者、原有基础疾病或免疫受抑制患者感染流感,病情可迅速加重,出现高热、全身衰竭、烦躁不安、剧烈咳嗽、血性痰液、呼吸急促、发绀等一系列肺炎表现。

(四)辅助检查

1.血常规检查

白细胞计数正常或减少,分类正常或淋巴细胞相对增多,嗜酸性粒细胞消失。如继发细菌性感染,可有白细胞显著增多。

2.病原学检查

(1)鼻黏膜印片检查抗原或免疫荧光抗体技术检测病毒抗原。

(2)病毒分离。

(3)核酸检测。

3.血清学检查

取病后 3 d 内和 2~4 周后双份血清做补体结合试验或血凝抑制试验,抗体滴度有 4 倍或以上升高者,可以确诊。

(五)治疗原则

(1)卧床休息和支持治疗。

(2)高热者可用解热镇痛药物,酌情选用对乙酰氨基酚、苯巴比妥等。

(3)抗病毒治疗应用金刚烷胺和甲基金刚烷胺,奥司他韦(达菲),可抑制病毒复制。

(4)积极防治继发性细菌感染。

二、护理评估

(一)流行病学史评估

评估是否为流感高发季节,发病前有无流感患者接触史;有无流感疫苗注射史。

(二)一般评估

1.生命体征

流感患者高热,体温可达 39~40 ℃,伴畏寒;心率加快;呼吸加快;肺炎型流感可出现血压下降。

2.患者主诉

评估患者有无寒战、头痛、咽痛、全身酸痛、鼻塞、流涕、干咳、食欲减退等症状。

3.相关记录

记录生命体征、出入量、咳嗽、咳痰的情况、皮肤情况等。

(三)身体评估

1.头颈部

观察有无急性面容,典型流感可见结膜充血,咽喉红肿,肺炎型流感可见口唇发绀。

2.胸部

单纯型流感肺部可闻及干性啰音。肺炎型流感肺部可闻及湿啰音,叩诊呈浊音。

3.腹部

患者可出现瑞氏综合征时可触及肝大,一般见于儿童。

(四)心理-社会评估

患者在疾病治疗过程中的心理反应与需求,对预防疾病相关知识的需求。

(五)辅助检查结果评估

1.血常规检查

白细胞计数有无减少,淋巴细胞有无相对增多,嗜酸性粒细胞有无消失。

2.病原学检查

咽拭子或痰液病毒分离是否阳性。

3.X线检查

X线检查有无肺部散在絮状阴影。

(六)常用药物治疗效果的评估

评估服用金刚烷胺有无中枢神经系统不良反应,如头晕、嗜睡、失眠和共济失调等神经精神症状。

三、护理诊断/问题

(一)体温过高

体温过高与病毒感染有关。

(二)气体交换受损

气体交换受损与病毒性肺炎或合并细菌性肺炎有关。

(三)头痛

头痛与病毒感染有关。

四、护理措施

(一)隔离要求

流感流行时,按标准预防和呼吸道飞沫传播隔离患者。

(二)休息和活动

急性期应卧床休息,协助患者做好生活护理。

(三)营养与饮食

发热期应多饮水,给予易消化、营养丰富的富含维生素的流质或半流质饮食。伴呕吐或腹泻严重者,应适当增加静脉营养的供给。

(四)病情观察

观察患者的生命体征,有无高热不退、呼吸急促、发绀、血氧饱和度下降;观察有无咳嗽、咳痰,咳嗽的性质、时间、诱因、节律、音色;痰液的性状、量等。协助采集血液、痰液或呼吸道分泌物标本,以明确诊断或发现继发性细菌感染。

(五)对症护理

患者体温过高时,采取有效的降温措施;患者有咳嗽、咳痰、胸闷、气急、发绀等肺炎症状时,应协助其取半卧位,予以吸氧,必要时吸痰,并报告医师及时处理。必要时,予以呼吸机辅助呼吸。

(六)健康教育

(1)室内每天进行空气消毒或开窗通风换气,患者使用过的食具应煮沸,衣物、手帕等可用含氯消毒液消毒或阳光下曝晒2h。房间用过氧乙酸熏蒸或其他方法终末消毒。

(2)预防流行性感冒:平时应注意锻炼身体,增强机体的抵抗力。流感流行季节要根据天气变化增减衣服。在流感流行时,应尽可能减少公众集会和集体娱乐活动,尤其是室内活动,以防止疫情扩散。房间要经常通风换气,保持清洁。接种疫苗是预防流感的基本措施,应在每年流感流行前的秋季进行,可获得 60%～90% 的保护效果。

(3)告诉患者如果出现下列任何一种情况,请速到医院就诊:①高热;②频繁的咳嗽、咳痰;③胸闷、呼吸急促。

五、护理效果评估

(1)患者咳嗽、咳痰症状好转。

(2)患者体温恢复正常。

(许巨华)

第二节 流行性腮腺炎

一、疾病概述

(一)概念和特点

流行性腮腺炎是儿童和青少年中常见的急性呼吸道传染病,由腮腺炎病毒所引起,其临床特征为发热和腮腺非化脓性肿胀、疼痛。病毒可累及各种腺组织、神经系统及心、肝、肾、关节等器官,因而易并发脑膜脑炎、睾丸炎、胰腺炎、乳腺炎、卵巢炎等。

腮腺炎病毒属副黏液病毒,是核糖核酸(RNA)型病毒,直径为 85～300 nm。病毒存在于早期患者的唾液、血液、脑脊液、尿及甲状腺中。病毒对理化因素的作用均甚敏感,来苏、乙醇、甲醛等可于 2～5 min 将其灭活,暴露于紫外线下迅速死亡。在 4 ℃时其活力可保持 2 个月,37 ℃时可保持 24 h,加热至 55～60 ℃,10～20 min 即失去活力。

传染源为早期患者和隐性感染病例。实验证明隐性感染病例在流行时所占比例较大,为 30%～50%,由于本身无症状,易被忽略而不予以隔离而造成疾病广为传播。自腮腺肿大前 6 d 至肿大后 9 d 具有高度传染性。本病通过飞沫经呼吸道感染。人群普遍易感,但由于 1 岁以内婴儿体内尚有获自母体的特异性抗体,成人中约 80% 通过显性或隐性感染而产生一定的特异性抗体,因此约 90% 的病例发生于 1～15 岁的儿童。流行性腮腺炎为世界各地常见的传染病,全年均可发病,在温带地区以春、冬季最多,在热带无明显季节性差异。在儿童集体机构、部队以及卫生条件不良的拥挤人群中易造成暴发流行。病后可获持久免疫力。

(二)发病机制与相关病理生理

腮腺炎病毒侵入口腔黏膜和鼻黏膜,在上皮组织中大量增殖后进入血循环(第一次病毒血症),经血流累及腮腺及一些组织,并在其中增殖,再次进入血循环(第二次病毒血症),侵犯未受累及的一些脏器,引起相应器官的炎症。各种腺组织如睾丸、卵巢、胰腺、胸腺、甲状腺等均有受侵的可能,脑、脑膜、肝及心肌也常被累及,脑膜脑炎就是病毒直接侵犯中枢神经系统的后果,故腮腺炎的临床表现变化多端。

腮腺的非化脓性炎症为本病的主要病变。由于腮腺导管的部分阻塞,使唾液的排出受到阻碍,唾液中的淀粉酶排泄受阻而循淋巴进入血流,再从尿中排出,故患者血清及尿淀粉酶升高。本病病毒易侵犯成熟的睾丸,幼年患者很少发生睾丸炎。胰腺可充血、水肿,胰岛有轻度退化及脂肪性坏死。

(三)临床特点

流行性腮腺炎潜伏期为 8～30 d,平均为 18 d。患者大多无前驱期症状,而以耳下部肿大为首发征象。少数病例可出现肌肉酸痛、食欲缺乏、倦怠、头痛、低热、结膜炎、咽炎等症状。本病大多起病较急,有发热、畏寒、头痛、咽痛、食欲不佳、恶心、呕吐、全身疼痛等,1～2 d 后腮腺即显肿大。腮腺肿大最具特征性,一侧先肿胀,也有两侧同时肿胀者,一般以耳垂为中心,向前、后、下发展,状如梨形而具坚韧感,边缘不清。当腺体肿大明显时出现胀痛及感觉过敏,张口咀嚼及进酸性饮食时更甚。局部皮肤紧张发亮,表面灼热,有轻触痛。颌下腺或舌下腺也可肿大,腮腺四周的蜂窝组织亦可呈水肿。舌下腺肿大时可见舌及颈部肿胀,可出现吞咽困难。

腮腺管口(位于上颌第二磨牙旁的颊黏膜上)在早期常有红肿。唾液开始分泌增加,继之因潴留而减少。腮腺肿胀大多于 1～3 d 达高峰,持续 4～5 d 逐渐回复正常,整个病程 10～14 d。不典型病例可以单纯睾丸炎或脑膜脑炎的症状出现,也有仅见颌下腺或舌下腺肿胀者。

(四)辅助检查

1.常规检查

白细胞计数大多正常和稍增加,有睾丸炎者白细胞可以增高。有并发症时白细胞计数可增高,偶有类白血病反应。尿常规一般正常,有肾损害时可出现尿蛋白和管型。

2.血清和尿淀粉酶测定

90%患者的血清淀粉酶有轻至中度增高,尿中淀粉酶也增高,有助诊断。淀粉酶增高程度往往与腮腺肿胀程度成正比。血脂肪酶增高,有助于胰腺炎的诊断。

3.血清学检查

(1)中和抗体试验:低滴度如 1∶2 即提示现症感染。近年来应用凝胶内溶血法,与中和试验基本一致,而比中和抗体的检测简便迅速,但方法上还需进一步改进。

(2)补体结合试验:病程早期及第 2～3 周双份血清效价有 4 倍以上增高或一次血清效价达 1∶64 即有诊断意义。

(3)血凝抑制试验:用鸡胚受病毒感染,其羊水及尿囊液可使鸡的红细胞凝集。流行性腮腺炎患者恢复期血清有很强的抑制凝集作用,而早期血清的抑制凝集作用较弱,如 2 次测定效价相差 4 倍以上,即为阳性。

4.病原学检测

(1)特异性抗体检测:常用 ELISA 法检。血清流行性腮腺炎特异性 IgM 抗体效价增高是近期感染的诊断依据。对流行性腮腺炎病毒感染后不表现腮腺炎,但呈脑膜脑炎或脑炎的病例,可检测脑脊液中特异性 IgM 抗体来明确诊断。

(2)抗原检测:近年来有用特异性抗体或单克隆抗体来检测流行性腮腺炎病毒抗原,可作早期诊断。

(3)RNA 检测:应用逆转录聚合酶链式反应(RT-PCR)和巢式 PCR 技术检测流行性腮腺炎病毒 RNA 敏感度高,可明显提高患者的诊断率。此外,TaqMan 探针的一步法实时定量 PCR 可测定从 10～108 copy/mL 的病毒载量,该法敏感度和特异度均高。

(4)病毒分离:腮腺肿大前 6 d 至肿大后 9 d 可从唾液中分离到病毒。并发脑膜脑炎或脑炎时脑脊液也常可分离到病毒。起病 2 d 内血中可查到病毒。起病 2 周内尿液可查到病毒。

(五)治疗原则

1.一般治疗

按呼吸道传染病隔离。卧床休息,注意口腔卫生,饮食以流质、软食为主,适当增加维生素。

2.对症治疗

高热头痛和腮腺胀痛,可用解热镇痛药。并发睾丸炎者可予以睾丸冷敷,己烯雌酚 1 mg,每天 3 次,5～7 d。颅内高压患者可用 20%甘露醇 1～2 g/kg,静脉推注,每 4～6 h1 次。

3.抗病毒治疗

发病早期可用利巴韦林,1 g/d,儿童 15 mg/kg,静脉滴注,疗程 5～7 d。亦可应用小剂量干扰素,(10～30)×10^5 U 皮下注射,每天 1 次,疗程 5～7 d,能使腮腺炎和睾丸炎症状较快消失。

4.肾上腺皮质激素

尚无肯定疗效,对重症或并发脑膜炎、心肌炎、睾丸炎时可考虑短期使用。地塞米松 5～10 mg,静脉滴注,3～5 d。

5.预防睾丸炎

青春期及男性成人患者,为预防睾丸炎的发生,早期可应用己烯雌酚 1 mg,每天 3 次,3～5 d。

二、护理评估

(一)流行病学史评估

注意询问当地有无腮腺炎流行史,在 2～3 周内有无与腮腺炎患儿的密切接触史。有无麻疹、腮腺炎、风疹疫苗接种史,既往有无腮腺炎病史。

(二)症状、体征评估

评估患儿有无上呼吸道感染的前驱症状,重点评估有无腮腺炎症状、体征,如有无耳痛、咀嚼困难、以耳垂为中心的局部肿胀、压痛,有无腮腺管口的红肿。其他腺体如颌下腺、舌下腺、睾丸有无肿胀,有无发热、头痛、呕吐、颈项强直、神志改变等中枢神经系统受累的表现。

(三)心理-社会评估

流行性腮腺炎是一种常见的急性传染病,可累及包括腮腺在内的多个器官,临床症状多变,且易产生生殖系统、神经系统并发症,患者易产生惊慌失措等不良心理反应。要评估患者对疾病的心理状态、产生相应的情绪反应及对疾病知识的了解情况。要评估流行区儿童群体机构对疾病的应对方式及参与防治的态度。

(四)辅助检查结果评估

白细胞计数大多正常或稍增加,淋巴细胞相对增多。90%的患者血清淀粉酶有轻至中度增高,尿中淀粉酶也增高,有助于诊断。淀粉酶增高程度往往与腮腺肿胀程度成正比。脑脊液压力稍高,细胞数及蛋白量稍增多,符合病毒性感染的表现,对非典型病例,有条件时可作病毒分离和血清中特异性抗体测定。

三、护理诊断/问题

(一)疼痛

疼痛与腮腺肿胀有关。

(二)体温过高

体温过高与病毒感染有关。

(三)知识缺乏

患者及家属缺乏家庭护理及预防知识。

(四)有传播感染的危险

传播感染与病原体播散有关。

(五)潜在并发症

睾丸炎、卵巢炎与病毒侵入生殖腺体有关;脑膜脑炎与病毒侵入脑组织有关。

四、护理措施

(一)隔离要求

按呼吸道传染病隔离,一般患者可家庭隔离,病情较重或有并发症者需住院隔离。隔离期限自发病开始至腮腺消肿和症状消失为止,一般不少于 10 d。因被传染源唾液所污染的物品,在短时间接触易感者的口腔亦能引起感染,故患者用过的食具、毛巾等应予煮沸消毒,患者使用过的被褥及玩具等,可置于日光下暴晒或以紫外线照射消毒。

(二)休息和活动

保持病房安静,发热期及有并发症者均应卧床休息,热退及轻症患者可允许在室内活动,但要适当限制活动,不可劳累。

(三)营养与饮食

患者可因张口及咀嚼食物使局部疼痛加重,宜给予富有营养且易消化的半流质或软食,如稀饭、面汤、面条等。不宜给予酸、辣、甜味及硬而干燥的食物,否则会刺激唾液腺分泌增多,可因排出通路受阻而致腺体肿痛加剧。

(四)病情观察

密切观察患者有无高热、寒战、头痛,睾丸肿痛、坠胀感等,如有异常应立即与医师联系处理。

(五)对症护理

1.发热的护理

密切监测患者体温,如体温超过 39 ℃以上者,可用物理降温或给予适当的退热剂口服。鼓励患者多饮水,成人每天保持饮水 1 500～2 000 mL。遵医嘱给予板蓝根冲剂、补液等治疗。保持皮肤清洁干燥,出汗后及时擦干并更换衣服,保持口腔清洁,预防继发细菌感染。指导和协助患者经常用生理盐水或复方硼酸溶液漱口,以清除口腔内食物残渣。

2.疼痛的护理

患者急性期应卧床休息。保持口腔清洁,协助患者饭后、睡前用生理盐水或朵贝氏溶液漱口。常规给予如意金黄散或青黛散调醋敷局部,每天 1～2 次。疼痛较剧者,可进行腮腺局部间歇冷敷。忌酸、辣等饮食,以防加剧疼痛。

(六)心理护理

本病多发生于儿童及青少年,易产生恐惧心理,需耐心与患者交谈,介绍疾病的特点和发展趋势,使其消除不良心理反应,主动配合治疗和护理。

(七)并发症的观察与护理

1.脑膜脑炎

脑膜脑炎多见于腮腺肿胀后 1 周,可有高热、嗜睡、头痛、呕吐、脑膜刺激征阳性等表现,应密切观察生命体征及瞳孔变化,若有变化。立即告知医师,保持患儿安静,限制探视。嘱患者卧床休息,颅内压较高者注意取去枕平卧位。呕吐频繁者可暂禁饮食,给予静脉补液。有高热、头痛及烦躁不安者,可给予头部冷敷或服用退热止痛剂,重症患者可静脉滴注肾上腺皮质激素。颅内压增高者应静脉给予甘露醇或山梨醇等脱水剂。

2.睾丸炎

睾丸炎多见于 10 岁以上的男孩,发生于腮腺肿大后 1 周,表现为寒战、高热,睾丸肿痛、质硬、压痛明显,可伴阴囊水肿。护理人员应主动关心患者,密切观察病情,若出现上述症状,应立即与医师联系处理。嘱患者卧床休息,用丁字带将睾丸托起。每 4 小时监测体温 1 次,遵医嘱给予解热止痛剂,静脉滴注氢化可的松或口服泼尼松。疼痛难忍者给予局部冷敷,严重者可用 2% 普鲁卡因局部封闭。

3.胰腺炎

注意观察患者有无发热、腹痛、恶心、呕吐、血及尿淀粉酶增高等急性胰腺炎表现,有异常者按急腹症处理。暂禁食,静脉输液,腹胀严重者可行胃肠减压,腹痛缓解后从少量清淡流质开始,逐渐恢复饮食。上腹部置冰袋或肌内注射阿托品、东莨菪碱等用于解痉止痛,病情较重者可遵医嘱静脉滴注氢化可的松或地塞米松。便秘者可用开塞露通便。必要时给予抗生素。

(八)健康教育

(1)单纯性腮腺炎患者,一般不需住院治疗。护士应向家属介绍腮腺炎的症状、流行特点及可能产生的并发症,并指导家属做好隔离、用药、饮食等护理工作。一旦发现并发症,应立即到医院就诊。

(2)告知家属学龄前期或学龄期的患儿在患病期间应在家隔离,疾病愈后要增加体格锻炼。做好各种计划免疫,提高机体抗病能力。

五、护理效果评估

(1)患者体温逐渐下降至正常。

(2)腮腺肿痛消失。

(3)患者能按要求进行休息和饮食。

(4)患者及家属能积极配合医务人员进行隔离、消毒工作,掌握对疾病的正确应对方式。

(5)住院期间没有发生新的潜在并发症和新的感染病例。

(许巨华)

第三节　流行性出血热

一、疾病概述

(一)概念和特点

流行性出血热亦称肾综合征出血热,是由流行性出血热病毒(EHFV)引起的急性、地方性、经鼠传播的自然疫源性传染病。临床上以发热、休克、充血、出血和急性肾功能损害为主要表现。

EHFV 不耐热和不耐酸,37 ℃和 pH 5.0 以下易灭活,56 ℃高温 30 min 和 100 ℃高温1 min 可灭活。对紫外线、乙醇和碘酒等消毒剂敏感。传染源在我国是鼠类,主要通过不同途径接触鼠类带有病毒的排泄物而感染。人群普遍易感。有明显高峰季节,主要与传染源的密度和带毒率改变有关。

(二)发病机制与相关病理生理

本病发病机制未完全清楚,多数研究认为是病毒直接作用与病毒感染诱发免疫损伤及细胞因子和介质共同作用的结果。以小血管和肾脏病变最明显。基本病变是全身小血管广泛受损,可见其内皮肿胀、变性和坏死,引起各脏器病变。

(三)临床特点

特征性临床表现为发热、出血和肾损害。典型病例病程中有发热期、低血压休克期、少尿期、多尿期和恢复期的五期经过。

1.发热期

除发热外主要表现有全身中毒症状,毛细血管损伤和肾损害征。毛细血管损伤,主要表现为充血、出血和渗出水肿征。患者面部、颈部及上胸部明显充血潮红(三红)。腋下、胸背部皮肤呈条索点状或搔抓样瘀点。肾损害主要表现为蛋白尿和尿镜检发现管型等。

2.低血压休克期

多数患者发热末期或热退同时出现血压下降,甚至休克,可出现烦躁、谵妄。休克持续过久,可出现 DIC、休克肺、脑水肿、急性肾衰竭等。

3.少尿期

少尿期主要临床表现为尿毒症、酸中毒和水电解质紊乱。严重患者发生高血容量综合征和肺水肿。

4.多尿期

尿量逐渐增加,若水和电解质补充不足或继发感染,可发生继发性休克,也可发生低钠、低钾症状。

5.恢复期

尿量逐渐恢复至正常,精神及食欲恢复。

(四)辅助检查

1.血常规

白细胞计数逐渐升高,出现异常淋巴细胞,血小板下降。

2.尿常规

患者可出现蛋白尿,尿中还可有红细胞、管型或膜状物。

3.血液生化检查

血尿素氮及肌酐在低血压休克期开始升高,多尿后期开始下降。血钾在发热期和休克期处于低水平,少尿期升高,多尿期又降低。

4.凝血功能检查

高凝期凝血时间缩短,消耗性低凝血期则纤维蛋白原降低,凝血酶原时间延长和凝血酶时间延长,进入纤溶亢进期则出现纤维蛋白降解物(FDP)升高。

5.免疫学检查

早期患者的血清及尿沉渣细胞均可检出 EHF 病毒抗原,有助于病原诊断。特异性抗体检查:包括血清 IgM 和 IgG 抗体。IgM(1∶20)为阳性。IgG(1∶40)为阳性,双份血清滴度 4 倍以上有确诊价值。

(五)治疗原则

(1)抓好"三早一就近"(早诊断,早休息,早治疗,就近到有医疗条件的医疗机构救治)是本病治疗的关键。

(2)治疗中要注意防治休克、肾衰竭和出血。

(3)发热期应控制感染,减轻外渗,中毒症状重者可给予地塞米松 5～10 mg 静脉滴注。预防 DIC。

(4)低血压休克期应补充血容量,纠正酸中毒,应用血管活性药物与肾上腺皮质激素。

(5)少尿期应稳定内环境,促进利尿,可用甘露醇或呋塞米,也可使用导泻疗法或透析疗法。

(6)多尿期主要是维持水与电解质平衡,防治继发感染。

(7)恢复期应补充营养,逐步恢复工作。

二、护理评估

(一)流行病学史评估

评估患者居住地是否多老鼠,有无接触死鼠或鼠类排泄物,有无被鼠类咬伤史等。

(二)一般评估

1.生命体征

患者体温以稽留热和弛张热多见,心率加快或有心律失常;呼吸急促。高血容量综合征血压升高、脉搏洪大、脉压增大和心率增快等。肺水肿时患者呼吸急促、呼吸困难、发绀等。

2.患者主诉

评估患者有无全身中毒症状,例如疲乏、全身酸痛等和消化道症状。

3.相关记录

记录患者神志、皮肤、出入量等结果。

(三)身体评估

1.头颈部

观察充血、渗出及出血的表现:有无"三红"的表现,皮肤瘀斑的分布范围及有无破溃出血,颜面部有无水肿等。

2.肺部

听诊有无呼吸音粗,有无干湿啰音。

3.腹部

触诊患者腹部有无压痛、反跳痛。肾脏有无叩击痛。

(四)心理-社会评估

评估患者对疾病知识的了解情况,患者在疾病治疗过程中的心理反应与需求,家庭及社会支持情况。

(五)辅助检查结果评估

实验室检查有无血液浓缩、异型淋巴细胞、血小板减少和蛋白尿。血液和尿沉渣细胞中是否检出特异性抗原和血清中检出特异性抗体。有无水电解质酸碱平衡失调。

(六)常用药物治疗效果的评估

(1)右旋糖酐-40偶可见变态反应,例如发热、胸闷、呼吸困难、荨麻疹等。

(2)碳酸氢钠溶液剂量偏大或存在肾功能不全时,可出现水肿、精神症状、肌肉疼痛或抽搐、呼吸减慢、口内异味、异常疲倦虚弱等。

三、护理诊断/问题

(一)体温过高

体温过高与病原体感染有关。

(二)组织灌注量改变

组织灌注量改变与出血、感染、少尿和多尿等有关。

(三)疼痛

疼痛与全身中毒血症有关。

(四)潜在并发症

1.出血

出血与毛细血管损伤、凝血功能异常有关。

2.电解质紊乱

电解质紊乱与利尿、脱水、补液等有关。

3.肺水肿

肺水肿与少尿血容量增多有关。

4.感染

感染与抵抗力下降有关。

5.急性肾衰竭

急性肾衰竭与肾血流不足有关。

四、护理措施

(一)病情观察

观察生命体征,神志变化。注意有无出血、尿量及尿的颜色变化,记录24 h出入量。

(二)休息和饮食

急性期需绝对卧床休息,避免随意搬动患者,至恢复期逐渐增加活动量。发热期给予高热量、高维生素、富有营养的流质或半流质饮食,少量多餐。少尿期,严格控制入量,限制钠盐及钾盐的食物。

(三)疼痛的护理

患者有头痛、腰痛、眼眶痛等症状时,给予相应的解除疼痛的护理,创造舒适、安静的环境,减少噪声对患者的刺激,给予按摩止痛或按医嘱给予止痛药。

(四)发热的护理

观察发热的程度及热型、伴随症状并记录。每4小时测体温1次,体温>38.5 ℃时,可在体表大血管处进行冷敷,不宜用乙醇擦浴、禁忌使用发汗退热药,以防大汗引起休克。遵医嘱补充液体。

（五）并发症的观察及护理

1.出血

观察出血的表现,有无咯血、呕血、便血、血尿、鼻衄以及注射部位有无渗血等。嘱患者勿用手挖鼻孔,以免损伤黏膜,引起出血。注意口腔清洁,刷牙尽量使用软毛牙刷,勿用牙签剔牙。勿用力搔抓皮肤。注射后针眼按压时间需延长,以防止出血及皮下血肿。遵医嘱应用药物。

2.心力衰竭、肺水肿

注意观察有无呼吸困难、烦躁、心率增快、咳粉红色泡沫痰、肺底啰音等。发现左心功能不全表现后应立即停止输液或控制输液速度,并报告医师按医嘱用药,给予 20％～30％乙醇湿化给氧。

（六）健康教育

（1）预防出血热的根本措施是灭鼠。搞好环境卫生和室内卫生,清除垃圾,消灭老鼠的栖息场所。严防鼠类污染食物;做好个人防护。

（2）患者出院后仍应休息 1～3 个月。生活要有规律,保证足够睡眠,安排力所能及的体力活动,以不感疲劳为度。

（3）预防接种:重点人群可行沙鼠肾细胞疫苗（Ⅰ型汉坦病毒）和地鼠肾细胞疫苗（Ⅱ型汉坦病毒）注射。

五、护理效果评估

（1）患者体温恢复正常。

（2）患者血压平稳。

（3）患者自觉疼痛减轻、疲乏好转、食欲好转。

（4）患者尿量恢复正常,渗出征减轻,皮肤黏膜出血好转。

（5）患者维持水电解质平衡。

（许巨华）

第四节　病毒性肝炎

一、甲型病毒性肝炎

甲型病毒性肝炎旧称流行性黄疸或传染性肝炎,早在 8 世纪就有记载。目前全世界有 40 亿人口受到该病的威胁。近年对其病原学和诊断技术等方面的研究进展较大,并已成功研制出甲型肝炎病毒减毒活疫苗和灭活疫苗,可有效控制甲型肝炎的流行。

（一）病因

甲型肝炎传染源是患者和亚临床感染者。潜伏期后期及黄疸出现前数天传染性最强,黄疸出现后 2 周粪便仍可能排出病毒,但传染性已明显减弱。本病无慢性甲肝病毒（HAV）携带者。

（二）诊断要点

甲型病毒性肝炎主要依据流行病学资料、临床特点、常规实验室检查和特异性血清学诊断。

流行病学资料应参考当地甲型肝炎流行疫情,病前有无肝炎患者密切接触史及个人、集体饮食卫生状况。急性黄疸型病例黄疸期诊断不难。在黄疸前期获得诊断称为早期诊断,此期表现似"感冒"或"急性胃肠炎",如尿色变为深黄色应疑及本病。急性无黄疸型及亚临床型病例不易早期发现,诊断主要依赖肝功能检查。根据特异性血清学检查可做出病因学诊断。凡慢性肝炎和重型肝炎,一般不考虑甲型肝炎的诊断。

1.分型

甲型肝炎潜伏期为2～6周,平均4周,临床分为急性黄疸型(AIH)、急性无黄疸型、亚临床型和急性淤胆型。

(1)急性黄疸型。①黄疸前期:急性起病,多有畏寒发热,体温38 ℃左右,全身乏力,食欲缺乏,厌油、恶心、呕吐,上腹部饱胀不适或腹泻。少数病例以上呼吸道感染症状为主要表现,偶见荨麻疹,继之尿色加深。本期一般持续5～7 d。②黄疸期:热退后出现黄疸,可见皮肤、巩膜不同程度黄染。肝区隐痛,肝大,触之有充实感,伴有叩痛和压痛,尿色进一步加深。黄疸出现后全身及消化道症状减轻,否则可能发生重症化,但重症化者罕见。本期持续2～6周。③恢复期:黄疸逐渐消退,症状逐渐消失,肝脏逐渐回缩至正常,肝功能逐渐恢复。本期持续2～4周。

(2)急性无黄疸型:起病较缓慢,除无黄疸外,其他临床表现与黄疸型相似,症状一般较轻。多在3个月内恢复。

(3)亚临床型:部分患者无明显临床症状,但肝功能有轻度异常。

(4)急性淤胆型:本型实为黄疸型肝炎的一种特殊形式,特点是肝内胆汁淤积性黄疸持续较久,消化道症状轻,肝实质损害不明显。而黄疸很深,多有皮肤瘙痒及粪色变浅,预后良好。

2.实验室检查

(1)常规检查:外周血白细胞总数正常或偏低,淋巴细胞相对增多,偶见异型淋巴细胞,一般不超过10%,这可能是淋巴细胞受病毒抗原刺激后发生的母细胞转化现象。黄疸前期末尿胆原及尿胆红素开始呈阳性反应,是早期诊断的重要依据。血清丙氨酸氨基转移酶(ALT)于黄疸前期早期开始升高,血清胆红素在黄疸前期末开始升高。血清 ALT 高峰在血清胆红素高峰之前,一般在黄疸消退后数周恢复正常。急性黄疸型血浆球蛋白常见轻度升高,但随病情恢复而逐渐恢复。急性无黄疸型和亚临床型病例肝功能改变以单项 ALT 轻中度升高为特点。急性淤胆型病例血清胆红素显著升高而 ALT 仅轻度升高,两者形成明显反差,同时伴有血清 ALP 及 GGT 明显升高。

(2)特异性血清学检查:特异性血清学检查是确诊甲型肝炎的主要指标。血清 IgM 型甲型肝炎病毒抗体(抗-HAV-IgM)于发病数天即可检出,黄疸期达到高峰,一般持续2～4个月,以后逐渐下降乃至消失。目前临床上主要用酶联免疫吸附法(ELISA)检查血清抗-HAV-IgM,以作为早期诊断甲型肝炎的特异性指标。血清抗-HAV-IgG 出现于病程恢复期,较持久,甚至终生阳性,是获得免疫力的标志,一般用于流行病学调查。新近报道应用线性多抗原肽包被进行 ELISA 检测 HAV 感染,其敏感性和特异性分别高于90%和95%。

(三)鉴别要点

本病需与药物性肝炎、传染性单核细胞增多症、钩端螺旋体病、急性结石性胆管炎、原发性胆汁性肝硬化、妊娠期肝内胆汁淤积症、胆总管梗阻、妊娠急性脂肪肝等鉴别。其他如血吸虫病、肝吸虫病、肝结核、脂肪肝、肝淤血及原发性肝癌等均可有肝大或 ALT 升高,鉴别诊断时应加以考虑。与乙型、丙型、丁型及戊型病毒性肝炎急性期鉴别除参考流行病学特点及输血史等资料外,主要依据血清抗-HAV-IgM 的检测。

（四）规范化治疗

急性期应强调卧床休息,给予清淡而营养丰富的饮食,外加充足的 B 族维生素及维生素 C。进食过少及呕吐者,应每天静脉滴注 10％的葡萄糖液 1 000～1 500 mL,酌情加入能量合剂及 10％氯化钾。热重者可服用茵陈蒿汤、栀子柏皮汤加减;湿重者可服用茵陈胃苓汤加减;湿热并重者宜用茵陈蒿汤和胃苓汤合方加减;肝气郁结者可用逍遥散;脾虚湿困者可用平胃散。

二、慢性乙型病毒性肝炎

慢性乙型病毒性肝炎是由乙型肝炎病毒感染致肝脏发生炎症及肝细胞坏死,持续 6 个月以上而病毒仍未被清除的疾病。我国是慢性乙型病毒性肝炎的高发区,人群中约有 9.09％为乙型肝炎病毒携带者。该疾病呈慢性进行性发展,间有反复急性发作,可演变为肝硬化、肝癌或肝功能衰竭等,严重危害人民健康,故对该疾病的早发现、早诊断、早治疗很重要。

（一）病因

1.传染源

传染源主要是有 HBV-DNA 复制的急、慢性患者和无症状慢性 HBV 携带者。

2.传播途径

主要通过血清及日常密切接触而传播。血液传播途径除输血及血制品外,可通过注射、刺伤,共用牙刷、剃刀及外科器械等方式传播,经微量血液也可传播。由于患者唾液、精液、初乳、汗液、血性分泌物均可检出 HBsAg,故密切的生活接触可能是重要传播途径。所谓“密切生活接触”可能是由于微小创伤所致的一种特殊经血传播形式,而非消化道或呼吸道传播。另一种重要的传播方式是母-婴传播(垂直传播)。生于 HBsAg/HBeAg 阳性母亲的婴儿,HBV 感染率高达 95％,大部分在分娩过程中感染,低于10％～20％可能为宫内感染。因此,医源性或非医源性经血液传播,是本病的主要传播途径。

3.易感人群

感染后患者对同一 HBsAg 亚型 HBV 可获得持久免疫力。但对其他亚型免疫力不完全,偶可再感染其他亚型,故极少数患者血清抗-HBs(某一亚型感染后)和 HBsAg(另一亚型再感染)可同时阳性。

（二）诊断要点

急性肝炎病程超过半年,或原有乙型病毒性肝炎或 HBsAg 携带史,本次又因同一病原再次出现肝炎症状、体征及肝功能异常者可以诊断为慢性乙型病毒性肝炎。发病日期不明或虽无肝炎病史,但肝组织病理学检查符合慢性乙型病毒性肝炎,或根据症状、体征、化验及 B 超检查综合分析,亦可做出相应诊断。

1.分型

据 HBeAg 可分为 2 型。

(1)HBeAg 阳性慢性乙型病毒性肝炎:血清 HBsAg、HBV-DNA 和 HBeAg 阳性,抗-HBe 阴性,血清 ALT 持续或反复升高,或肝组织学检查有肝炎病变。

(2)HBeAg 阴性慢性乙型病毒性肝炎:血清 HBsAg 和 HBV-DNA 阳性,HBeAg 持续阴性,抗-HBe 阳性或阴性,血清 ALT 持续或反复异常,或肝组织学检查有肝炎病变。

2.分度

根据生化学试验及其他临床和辅助检查结果,可进一步分 3 度。

(1)轻度:临床症状、体征轻微或缺如,肝功能指标仅 1 或 2 项轻度异常。

(2)中度:症状、体征、实验室检查居于轻度和重度之间。

(3)重度:有明显或持续的肝炎症状,如乏力、纳差、尿黄、便溏等,伴有肝病面容、肝掌、蜘蛛痣、脾大,并排除其他原因,且无门静脉高压症者。实验室检查血清 ALT 和(或)AST 反复或持续升高,清蛋白降低或A/G比值异常,球蛋白明显升高。除前述条件外,凡清蛋白不超过32 g/L,胆红素大于 5 倍正常值上限,凝血酶原活动度为 40%～60%,胆碱酯酶低于 2 500 U/L,4 项检测中有 1 项达上述程度者即可诊断为重度慢性肝炎。

3.B超检查

(1)轻度:B 超检查肝脾无明显异常改变。

(2)中度:B 超检查可见肝内回声增粗,肝脏和(或)脾脏轻度肿大,肝内管道(主要指肝静脉)走行多清晰,门静脉和脾静脉内径无增宽。

(3)重度:B 超检查可见肝内回声明显增粗,分布不均匀;肝表面欠光滑,边缘变钝;肝内管道走行欠清晰或轻度狭窄、扭曲;门静脉和脾静脉内径增宽;脾大;胆囊壁有时可见"双层征"。

4.组织病理学诊断

包括病因(根据血清或肝组织的肝炎病毒学检测结果确定病因)、病变程度及分级分期结果。

(三)鉴别要点

本病应与慢性丙型病毒性肝炎、嗜肝病毒感染所致肝损害、酒精性及非酒精性肝炎、药物性肝炎、自身免疫性肝炎、肝硬化、肝癌等鉴别。

(四)规范化治疗

1.治疗的总体目标

最大限度地长期抑制或消除乙肝病毒,减轻肝细胞炎症坏死及肝纤维化,延缓和阻止疾病进展,减少和防止肝脏失代偿、肝硬化、肝癌及其并发症的发生,从而改善生活质量和延长存活时间。主要包括抗病毒、免疫调节、抗炎保肝、抗纤维化和对症治疗,其中抗病毒治疗是关键,只要有适应证,且条件允许。就应进行规范的抗病毒治疗。

2.抗病毒治疗的一般适应证

适应证包括以下 3 种。① HBV-DNA≥$2×10^4$ U/mL(HBeAg 阴性者为不低于 $2×10^3$ U/mL)。②ALT≥2×ULN;如用干扰素治疗,ALT 应不高于 10×ULN,血总胆红素水平应低于 2×ULN。③如 ALT<2×ULN,但肝组织学显示 Knodell HAI≥4,或≥G_2 炎症坏死。

具有①并有②或③的患者应进行抗病毒治疗;对达不到上述治疗标准者,应监测病情变化,如持续 HBV-DNA 阳性,且 ALT 异常,也应考虑抗病毒治疗。ULN 为正常参考值上限。

3.HBeAg 阳性慢性乙型肝炎患者

对于 HBV-DNA 定量不低于 $2×10^4$ U/mL,ALT 水平不低于 2×ULN 者,或 ALT<2×ULN,但肝组织学显示 Knodell HAI≥4,或≥G_2 炎症坏死者,应进行抗病毒治疗。可根据具体情况和患者的意愿,选用IFN-α,ALT 水平应低于 10×ULN,或核苷(酸)类似物治疗。对 HBV-DNA 阳性但低于$2×10^4$ U/mL者,经监测病情 3 个月,HBV-DNA 仍未转阴,且 ALT 异常,则应抗病毒治疗。

(1)普通 IFN-α:5 MU(可根据患者的耐受情况适当调整剂量),每周 3 次或隔天 1 次,皮下或肌内注射,一般疗程为 6 个月。如有应答,为提高疗效亦可延长疗程至 1 年或更长。应注意剂量及疗程的个体化。如治疗 6 个月无应答者,可改用其他抗病毒药物。

(2)聚乙二醇干扰素 α-2a:180 μg,每周 1 次,皮下注射,疗程 1 年。剂量应根据患者耐受性等因素决定。

(3)拉米夫定:100 mg,每天 1 次,口服。治疗 1 年时,如 HBV-DNA 检测不到(PCR 法)或低于检测下限、ALT 复常、HBeAg 转阴但未出现抗-HBe 者,建议继续用药直至 HBeAg 血清学转归,经监测 2 次(每次至少间隔 6 个月)仍保持不变者可以停药,但停药后需密切监测肝脏生化和病毒学指标。

(4)阿德福韦酯:10 mg,每天 1 次,口服。疗程可参照拉米夫定。

(5)恩替卡韦:0.5 mg(对拉米夫定耐药患者 1 mg),每天 1 次,口服。疗程可参照拉米夫定。

4.HBeAg 阴性慢性乙型肝炎患者

HBV-DNA 定量不低于 2×10^3 U/mL,ALT 水平不低于 $2\times$ULN 者,或 ALT<2 ULN,但肝组织学检查显示 Knodell HAI≥4,或≥G_2 炎症坏死者,应进行抗病毒治疗。由于难以确定治疗终点,因此,应治疗至检测不出 HBV-DNA(PCR 法),ALT 复常。此类患者复发率高,疗程宜长,至少为 1 年。

因需要较长期治疗,最好选用 IFN-α(ALT 水平应低于 $10\times$ULN)或阿德福韦酯或恩替卡韦等耐药发生率低的核苷(酸)类似物治疗。对达不到上述推荐治疗标准者,则应监测病情变化,如持续 HBV-DNA 阳性,且 ALT 异常,也应考虑抗病毒治疗。

(1)普通 IFN-α:5 MU,每周 3 次或隔天 1 次,皮下或肌内注射,疗程至少 1 年。

(2)聚乙二醇干扰素 α-2a:180 μg,每周 1 次,皮下注射,疗程至少 1 年。

(3)阿德福韦酯:10 mg,每天 1 次,口服,疗程至少 1 年。当监测 3 次(每次至少间隔 6 个月)HBV-DNA 检测不到(PCR 法)或低于检测下限和 ALT 正常时可以停药。

(4)拉米夫定:100 mg,每天 1 次,口服,疗程至少 1 年。治疗终点同阿德福韦酯。

(5)恩替卡韦:0.5 mg(对拉米夫定耐药患者 1 mg),每天 1 次,口服。疗程可参照阿德福韦酯。

5.应用化疗和免疫抑制剂治疗的患者

对于因其他疾病而接受化疗、免疫抑制剂(特别是肾上腺糖皮质激素)治疗的 HBsAg 阳性者,即使 HBV-DNA 阴性和 ALT 正常,也应在治疗前 1 周开始服用拉米夫定,每天 100 mg,化疗和免疫抑制剂治疗停止后,应根据患者病情决定拉米夫定停药时间。对拉米夫定耐药者,可改用其他已批准的能治疗耐药变异的核苷(酸)类似物。核苷(酸)类似物停用后可出现复发,甚至病情恶化,应十分注意。

6.其他特殊情况的处理

(1)经过规范的普通 IFN-α 治疗无应答患者,再次应用普通 IFN-α 治疗的疗效很低。可试用聚乙二醇干扰素 α-2a 或核苷(酸)类似物治疗。

(2)强化治疗指在治疗初始阶段每天应用普通 IFN-α,连续 2～3 周后改为隔天 1 次或每周 3 次的治疗。目前对此疗法意见不一,因此不予推荐。

(3)应用核苷(酸)类似物发生耐药突变后的治疗,拉米夫定治疗期间可发生耐药突变,出现"反弹",建议加用其他已批准的能治疗耐药变异的核苷(酸)类似物,并重叠 1～3 个月或根据 HBV-DNA 检测阴性后撤换拉米夫定,也可使用 IFN-α(建议重叠用药 1～3 个月)。

（4）停用核苷（酸）类似物后复发者的治疗，如停药前无拉米夫定耐药，可再用拉米夫定治疗，或其他核苷（酸）类似物治疗。如无禁忌证，亦可用 IFN-α 治疗。

7.儿童患者间隔

12 岁以上慢性乙型病毒性肝炎患儿，其普通 IFN-α 治疗的适应证、疗效及安全性与成人相似，剂量为 $3\sim6$ MU/m^2，最大剂量不超过 10 MU/m^2。在知情同意的基础上，也可按成人的剂量和疗程用拉米夫定治疗。

三、慢性丙型病毒性肝炎

慢性丙型病毒性肝炎是一种主要经血液传播的疾病，是由丙型肝炎病毒（HCV）感染导致的慢性传染病。慢性 HCV 感染可导致肝脏慢性炎症坏死，部分患者可发展为肝硬化甚至肝细胞癌（HCC），严重危害人民健康，已成为严重的社会和公共卫生问题。

（一）病因

1.传染源

主要为急、慢性患者和慢性 HCV 携带者。

2.传播途径

与乙型肝炎相同，主要有以下 3 种。

（1）通过输血或血制品传播：由于 HCV 感染者病毒血症水平低，所以输血和血制品（输 HCV 数量较多）是最主要的传播途径。经初步调查，输血后非甲非乙型肝炎患者血清丙型肝炎抗体（抗-HCV）阳性率高达 80% 以上，已成为大多数（80%～90%）输血后肝炎的原因。但供血员血清抗-HCV 阳性率较低，欧美各国为 0.35%～1.4%，故目前公认，反复输入多个供血员血液或血制品者更易发生丙型肝炎，输血3 次以上者感染 HCV 的危险性增高 2～6 倍。国内曾因单采血浆回输血细胞时污染，造成丙型肝炎暴发流行，经 2 年以上随访，血清抗-HCV 阳性率达到 100%。国外综合资料表明，抗-HCV 阳性率在输血后非甲非乙型肝炎患者为 85%，血源性凝血因子治疗的血友病患者为 60%～70%，静脉药瘾患者为 50%～70%。

（2）通过非输血途径传播：丙型肝炎亦多见于非输血人群，主要通过反复注射、针刺、含 HCV 血液反复污染皮肤黏膜隐性伤口及性接触等其他密切接触方式而传播。这是世界各国广泛存在的散发性丙型肝炎的传播途径。

（3）母婴传播：要准确评估 HCV 垂直传播很困难，因为在新生儿中所检测到的抗-HCV 实际可能来源于母体（被动传递）。检测 HCV-RNA 提示，HCV 有可能由母体传播给新生儿。

3.易感人群

对 HCV 无免疫力者普遍易感。在西方国家，除反复输血者外，静脉药瘾者、同性恋等混乱性接触者及血液透析患者丙型肝炎发病率较高。本病可发生于任何年龄，一般儿童和青少年 HCV 感染率较低，中青年次之。男性 HCV 感染率大于女性。HCV 多见于 16 岁以上人群。HCV 感染恢复后血清抗体水平低，免疫保护能力弱，有再次感染 HCV 的可能性。

（二）诊断要点

1.诊断依据

HCV 感染超过 6 个月，或发病日期不明、无肝炎史，但肝脏组织病理学检查符合慢性肝炎，或根据症状、体征、实验室及影像学检查结果综合分析，做出诊断。

2.病变程度判定

慢性肝炎按炎症活动度(G)可分为轻、中、重3度,并应标明分期(S)。

(1)轻度慢性肝炎(包括原慢性迁延性肝炎及轻型慢性活动性肝炎):$G_{1\sim2}$,$S_{0\sim2}$。①肝细胞变性,点、灶状坏死或凋亡小体。②汇管区有(无)炎症细胞浸润、扩大,有或无局限性碎屑坏死(界面肝炎)。③小叶结构完整。

(2)中度慢性肝炎(相当于原中型慢性活动性肝炎):G_3,$S_{1\sim3}$。①汇管区炎症明显,伴中度碎屑坏死。②小叶内炎症严重,融合坏死或伴少数桥接坏死。③纤维间隔形成,小叶结构大部分保存。

(3)重度慢性肝炎(相当于原重型慢性活动性肝炎):G_4,$S_{2\sim4}$。①汇管区炎症严重或伴重度碎屑坏死。②桥接坏死累及多数小叶。③大量纤维间隔,小叶结构紊乱,或形成早期肝硬化。

3.组织病理学诊断

包括病因(根据血清或肝组织的肝炎病毒学检测结果确定病因)、病变程度及分级分期结果,如病毒性肝炎,丙型,慢性,中度,G_3/S_4。

(三)鉴别要点

本病应与慢性乙型病毒性肝炎、药物性肝炎、酒精性肝炎、非酒精性肝炎、自身免疫性肝炎、病毒感染所致肝损害、肝硬化、肝癌等鉴别。

(四)规范化治疗

1.抗病毒治疗的目的

清除或持续抑制体内的HCV,以改善或减轻肝损害,阻止进展为肝硬化、肝衰竭或HCC,并提高患者的生活质量。治疗前应进行HCV-RNA基因分型(1型和非1型)和血中HCV-RNA定量,以决定抗病毒治疗的疗程和利巴韦林的剂量。

2.HCV-RNA基因为1型和(或)HCV-RNA定量不低于4×10^5 U/mL者

可选用下列方案之一。

(1)聚乙二醇干扰素α联合利巴韦林治疗方案:聚乙二醇干扰素α-2a 180 μg,每周1次,皮下注射,联合口服利巴韦林1 000 mg/d,至12周时检测HCV-RNA。①如HCV-RNA下降幅度少于2个对数级,则考虑停药。②如HCV-RNA定性检测为阴转,或低于定量法的最低检测限。继续治疗至48周。③如HCV-RNA未转阴,但下降超过2个对数级,则继续治疗到24周。如24周时HCV-RNA转阴,可继续治疗到48周;如果24周时仍未转阴,则停药观察。

(2)普通IFN-α联合利巴韦林治疗方案:IFN-α 3～5 MU,隔天1次,肌内或皮下注射,联合口服利巴韦林1 000 mg/d,建议治疗48周。

(3)不能耐受利巴韦林不良反应者的治疗方案:可单用普通IFN-α、复合IFN或PEG-IFN,方法同上。

3.HCV-RNA基因为非1型和(或)HCV-RNA定量小于4×10^5 U/mL者

可采用以下治疗方案之一。

(1)聚乙二醇干扰素α联合利巴韦林治疗方案:聚乙二醇干扰素α-2a 180 μg,每周1次,皮下注射,联合应用利巴韦林800 mg/d,治疗24周。

(2)普通IFN-α联合利巴韦林治疗方案:IFN-α 3 MU,每周3次,肌内或皮下注射,联合应用利巴韦林800～1 000 mg/d,治疗24～48周。

(3)不能耐受利巴韦林不良反应者的治疗方案:可单用普通IFN-α或聚乙二醇干扰素α。

四、丁型病毒性肝炎

丁型病毒性肝炎是由于丁型肝炎病毒（HDV）与 HBV 共同感染引起的以肝细胞损害为主的传染病，呈世界性分布，易使肝炎慢性化和重型化。

(一)病因

HDV 感染呈全球性分布。意大利是 HDV 感染的发现地。地中海沿岸、中东地区、非洲和南美洲亚马孙河流域是 HDV 感染的高流行区。HDV 感染在地方性高发区的持久流行，是由 HDV 在 HBsAg 携带者之间不断传播所致。除南欧为地方性高流行区之外，其他发达国家 HDV 感染率一般只占 HBsAg 携带者的 5% 以下。发展中国家 HBsAg 携带者较高，有引起 HDV 感染传播的基础。我国各地 HBsAg 阳性者中 HDV 感染率为 0～32%，北方偏低，南方较高。活动性乙型慢性肝炎和重型肝炎患者 HDV 感染率明显高于无症状慢性 HBsAg 携带者。

1.传染源

主要是急、慢性丁型肝炎患者和 HDV 携带者。

2.传播途径

输血或血制品是传播 HDV 的最重要途径之一。其他包括经注射和针刺传播，日常生活密切接触传播，以及围产期传播等。我国 HDV 传播方式以生活密切接触为主。

3.易感人群

HDV 感染分两种类型：①HDV/HBV 同时感染，感染对象是正常人群或未接受 HBV 感染的人群。②HDV/HBV 重叠感染，感染对象是已受 HBV 感染的人群，包括无症状慢性 HBsAg 携带者和乙型肝炎患者，他们体内含有 HBV 及 HBsAg，一旦感染 HDV，极有利于 HDV 的复制，所以这一类人群对HDV的易感性更强。

(二)诊断要点

我国是 HBV 感染高发区，应随时警惕 HDV 感染。HDV 与 HBV 同时感染所致急性丁型肝炎，仅凭临床资料不能确定病因。凡无症状慢性 HBsAg 携带者突然出现急性肝炎样症状、重型肝炎样表现或迅速向慢性肝炎发展者，以及慢性乙型肝炎病情突然恶化而陷入肝衰竭者，均应想到 HDV 重叠感染，及时进行特异性检查，以明确病因。

1.临床表现

HDV 感染一般只与 HBV 感染同时发生或继发于 HBV 感染者中，故其临床表现部分取决于HBV 感染状态。

(1)HDV 与 HBV 同时感染（急性丁型肝炎）：潜伏期为 6～12 周，其临床表现与急性自限性乙型肝炎类似，多数为急性黄疸型肝炎。在病程中可先后发生两次肝功能损害，即血清胆红素和转氨酶出现两个高峰。整个病程较短，HDV 感染常随 HBV 感染终止而终止，预后良好，很少向重型肝炎、慢性肝炎或无症状慢性 HDV 携带者发展。

(2)HDV 与 HBV 重叠感染：潜伏期为 3～4 周。其临床表现轻重悬殊，复杂多样。①急性肝炎样丁型肝炎：在无症状慢性 HBsAg 携带者基础上重叠感染 HDV 后，最常见的临床表现形式是急性肝炎样发作，有时病情较重，血清转氨酶持续升高达数月之久，或血清胆红素及转氨酶升高呈双峰曲线。在 HDV 感染期间，血清 HBsAg 水平常下降，甚至转阴，有时可使 HBsAg 携带状态结束。②慢性丁型肝炎：无症状慢性 HBsAg 携带者重叠感染 HDV 后，更容易发展成慢性肝炎。慢性化后发展为肝硬化的进程较快。早期认为丁型肝炎不易转化为肝癌，近年来在病理诊断为原发性肝癌的患者中,HDV 标志阳性者可达 11％～22％,故丁型肝炎与原发性肝癌的关系不容忽视。

（3）重型丁型肝炎:在无症状慢性 HBsAg 携带者基础上重叠感染 HDV 时,颇易发展成急性或亚急性重型肝炎。在"暴发性肝炎"中,HDV 感染标志阳性率高达 21％～60％,认为 HDV 感染是促成大块肝坏死的一个重要因素。按国内诊断标准,这些"暴发性肝炎"应包括急性和亚急性重型肝炎。HDV 重叠感染易使原有慢性乙型肝炎病情加重。如有些慢性乙型肝炎患者,病情本来相对稳定或进展缓慢,血清 HDV 标志转阳,临床状况可突然恶化,继而发生肝衰竭,甚至死亡,颇似慢性重型肝炎,这种情况国内相当多见。

2.实验室检查

近年丁型肝炎的特异诊断方法日臻完善,从受检者血清中检测到 HDAg 或 HDV-RNA,或从血清中检测抗-HDV,均为确诊依据。

（三）鉴别要点

应注意与慢性重型乙型病毒型肝炎相鉴别。

（四）规范化治疗

丁型病毒性肝炎以护肝对症治疗为主。近年研究表明,IFN-α 可能抑制 HDV-RNA 复制,经治疗后,可使部分病例血清 DHV-RNA 转阴,所用剂量宜大,疗程宜长。目前 IFN-α 是唯一可供选择的治疗慢性丁型肝炎的药物,但其疗效有限。IFN-α 900 万 U,每周 3 次,或者每天 $50×10^5$ U,疗程 1 年,能使40％～70％的患者血清中 HDV-RNA 消失,但是抑制 HDV 复制的作用很短暂,停止治疗后 60％～97％的患者复发。

五、戊型病毒性肝炎

戊型病毒性肝炎原称肠道传播的非甲非乙型肝炎或流行性非甲非乙型肝炎,其流行病学特点及临床表现颇像甲型肝炎,但两者的病因完全不同。

（一）病因

戊型肝炎流行最早发现于印度,开始疑为甲型肝炎,但回顾性血清学分析,证明既非甲型肝炎,也非乙型肝炎。本病流行地域广泛,在发展中国家以流行为主,发达国家以散发为主。其流行特点与甲型肝炎相似,传染源是戊型肝炎患者和阴性感染患者,经粪-口传播。潜伏期末和急性期初传染性最强。流行规律大体分两种:一种为长期流行,常持续数月,可长达 20 个月,多由水源不断污染所致;另一种为短期流行,约 1 周即止,多为水源一次性污染引起。与甲型肝炎相比,本病发病年龄偏大,16～35 岁者占 75％,平均 27 岁。孕妇易感性较高。

（二）诊断要点

流行病学资料、临床特点和常规实验室检查仅作临床诊断参考,特异血清病原学检查是确诊依据,同时排除 HAV、HBV、HCV 感染。

1.临床表现

本病潜伏期 15～75 d,平均 6 周。绝大多数为急性病例,包括急性黄疸型和急性无黄疸型肝炎,两者比例约为 1∶13。临床表现与甲型肝炎相似,但其黄疸前期较长,症状较重。除淤胆型病例外,黄疸常于 1 周内消退。戊型肝炎胆汁淤积症状(如灰浅色大便、全身瘙痒等)较甲型肝炎为重,大约 20％的急性戊型肝炎患者会发展成淤胆型肝炎。部分患者有关节疼痛。

2.实验室检查

用戊型肝炎患者急性期血清 IgM 型抗体建立 ELISA 法,可用于检测拟诊患者粪便内的 HEAg,此抗原在黄疸出现第 14～18 d 的粪便中较易检出,但阳性率不高。用荧光素标记戊型肝炎恢复期血清 IgG,以实验动物 HEAg 阳性肝组织作抗原片,进行荧光抗体阻断实验,可用于检测血清戊型肝炎抗体(抗-HEV),阳性率 50%～100%。但本法不适用于临床常规检查。

用重组抗原或合成肽原建立 ELISA 法检测血清抗-HEV,已在国内普遍开展,敏感性和特异性均较满意。用本法检测血清抗-HEV-IgM,对诊断现症戊型肝炎更有价值。

(三)鉴别要点

应注意与 HAV、HBV、HCV 相鉴别。

(四)规范化治疗

急性期应强调卧床休息,给予清淡而营养丰富的饮食,外加充足的 B 族维生素及维生素 C。

HEV ORF2 结构蛋白可用于研制有效疫苗,并能对 HEV 株提供交叉保护。HEV ORF2 蛋白具有较好的免疫原性,用其免疫猕猴能避免动物发生戊型肝炎和 HEV 感染。该疫苗正在研制,安全性和有效性正在评估。

六、护理措施

(1)甲、戊型肝炎进行消化道隔离;急性乙型肝炎进行血液(体液)隔离至 HBsAg 转阴;慢性乙型和丙型肝炎患者应分别按病毒携带者管理。

(2)向患者及家属说明休息是肝炎治疗的重要措施。重型肝炎、急性肝炎、慢性活动期应卧床休息;慢性肝炎病情好转后,体力活动以不感疲劳为度。

(3)急性期患者宜进食清淡、易消化的饮食,蛋白质以营养价值高的动物蛋白为主1.0～1.5 g/(kg·d);慢性肝炎患者宜高蛋白、高热量、高维生素易消化饮食,蛋白质1.5～2.0 g/(kg·d);重症肝炎患者宜低脂、低盐、易消化饮食,有肝性脑病先兆者应限制蛋白质摄入,蛋白质摄入小于0.5 g/(kg·d);合并腹水、少尿者,钠摄入限制在 0.5 g/d。

(4)各型肝炎患者均应戒烟和禁饮酒。

(5)皮肤瘙痒者及时修剪指甲,避免搔抓,防止皮肤破损。

(6)应向患者解释注射干扰素后可出现发热、头痛、全身酸痛等"流感样综合征",体温常随药物剂量增大而增高,不良反应随治疗次数增加而逐渐减轻。发热时多饮水、休息,必要时按医嘱对症处理。

(7)密切观察有无皮肤淤点瘀斑、牙龈出血、便血等出血倾向;观察有无性格改变、计算力减退、嗜睡、烦躁等肝性脑病的早期表现。如有异常及时报告医师。

(8)让患者家属了解肝病患者易生气、易急躁的特点,对患者要多加宽容理解;护理人员多与患者热情、友好交谈沟通,缓解患者焦虑、悲观、抑郁等心理问题;向患者说明保持豁达、乐观的心情对于肝脏疾病的重要性。

七、应急措施

(一)消化道出血

(1)立即取平卧位,头偏向一侧,保持呼吸道通畅,防止窒息。

(2)通知医师,建立静脉液路。

（3）合血、吸氧、备好急救药品及器械，准确记录出血量。

（4）监测生命体征的变化，观察有无四肢湿冷、面色苍白等休克体征的出现，如有异常，及时报告医师并配合抢救。

（二）肝性脑病

（1）如有烦躁，做好保护性措施，必要时给予约束，防止患者自伤或伤及他人。

（2）昏迷者，平卧位，头偏向一侧，保持呼吸道通畅。

（3）吸氧，密切观察神志和生命体征的变化，定时翻身。

（4）遵医嘱给予准确及时的治疗。

八、健康教育

（1）宣传各类型病毒性肝炎的发病及传播知识，重视预防接种的重要性。

（2）对于急性肝炎患者要强调彻底治疗的重要性及早期隔离的必要性。

（3）慢性患者、病毒携带者及家属采取适当的家庭隔离措施，对家中密切接触者鼓励尽早进行预防接种。

（4）应用抗病毒药物者必须在医师的指导、监督下进行，不得擅自加量或停药，并定期检查肝功能和血常规。

（5）慢性肝炎患者出院后避免过度劳累、酗酒、不合理用药等，避免反复发作，并定期监测肝功能。

（6）对于乙肝病毒携带者禁止献血和从事饮食、水管、托幼等工作。

（许巨华）

第五节　布鲁氏菌病

布鲁氏菌病又称地中海弛张热，或波状热，是由布鲁杆菌引起的人畜共患的传染病，属自然疫源性疾病。以长期发热、多汗、关节疼痛及肝脾淋巴结肿大为临床特征。易转变为慢性，复发率高。

一、病因

病菌自皮肤或黏膜侵入人体，随淋巴液到达淋巴结，细菌在胞内生长繁殖，形成局部原发病灶。细菌在吞噬细胞内大量繁殖导致吞噬细胞破裂，随之大量细菌进入淋巴液和血液循环形成菌血症。在血液里细菌又被血流中的单核细胞吞噬，并随血流带至全身，在肝、脾、淋巴结、骨髓等处的单核-吞噬细胞系统内繁殖，形成多发性病灶。在机体各因素的作用下，病原菌释放出内毒素及菌体其他成分，可造成临床上的菌血症、毒血症和败血症。

二、临床表现

潜伏期一般1～3周，可长至数月。本病临床表现复杂多变，轻重不一，可呈多器官病变或局限性感染和复发。

(一)急性期

多数(70％～80％)缓慢起病,少数突然发病,可有全身不适、头痛、肌痛、烦躁或抑郁等前驱症状。典型表现有以下几点。

1.发热

以不规则热型多见,发热前多有畏寒或寒战,初始体温逐日升高,达高峰后缓慢下降,其发热期平均为 2～3 周,间歇 3～5 天至 2 周后,发热再起,如此循环起伏呈波状型。高热时可无明显不适,体温下降后自觉症状反而加重,这种现象有一定辅助诊断意义。

2.多汗

多汗是本病的突出症状之一。多于夜间或凌晨热退时大汗淋漓,甚至不发热时亦多汗,汗味酸臭,大汗后软弱无力,易发生虚脱。

3.骨关节和肌肉疼痛

关节疼痛多发生于大关节如膝、腰、髋等关节,单个或数个关节同时受累,局部红肿,不对称,急性期可呈游走性,与发热并行。全身长骨如胫骨、肱骨等处常有剧痛,呈锥刺样,患者常辗转呻吟。两侧臀部及大腿肌肉常呈痉挛性疼痛。

4.泌尿生殖系统症状

男性患者可发生睾丸炎或附睾炎导致睾丸肿痛,多为单侧,也可发生精索炎、前列腺炎等。女性患者可发生卵巢炎、输卵管炎或子宫内膜炎,偶可导致流产。少数患者可有肾炎、膀胱炎。

5.神经系统症状

由于神经根或神经干受累可导致坐骨神经痛、腰骶神经痛、肋间神经痛、三叉神经痛等。少数患者可发生脑膜脑炎、脊髓炎,表现为剧烈头痛和脑膜刺激征。

6.肝脾及淋巴结肿大

约半数患者可有肝、脾大。淋巴结肿大与感染方式有关,常见于颈、颌下、腋窝和腹股沟等处,一般无明显压痛,可自行消散,偶见化脓和破溃。

(二)慢性期

慢性期指病程超过 1 年者。多由急性期发展而来,也可无急性病史,由无症状感染者或轻症状者逐渐转变为慢性。症状多不明显,主要表现为长期低热或无热、乏力、多汗、头痛、有固定或反复发作的关节和肌肉疼痛,常伴有失眠、注意力不集中等精神症状。

(三)复发

约 10％的患者经治疗后复发。复发时间可在初次治疗后的数月内,亦可在多年后发生。其机制与致病菌在细胞内寄生有关。

(四)局灶性感染

病变局限于某一器官中,引起相应的临床表现。

三、治疗原则及要点

(一)治疗原则

主要为抗菌药物治疗及对症治疗。

(二)治疗要点

1.急性期

(1)一般治疗和对症治疗:卧床休息,补充 B 族维生素、维生素 C,多饮水,易消化饮食。高热患者用物理降温。剧烈头痛、关节痛者用止痛剂。有明显中毒症状和睾丸炎者可短期内用糖皮质激素。

（2）病原治疗：因布鲁杆菌在网状内皮细胞内繁殖，药物难于到达，故疗效慢，易复发，所以病原治疗的抗菌药物应选择能进入细胞内的药物。WHO推荐联合应用利福平和多西环素作为首选方案。

2.慢性期

（1）病原治疗：有局部病灶或细菌培养阳性的慢性患者，均需病原治疗，治疗方法同急性期，需重复治疗几个疗程。

（2）脱敏疗法：用布鲁杆菌菌苗，应从小剂量开始，进行皮下、肌内或静脉脱敏疗法，能使致敏T细胞少量多次释放细胞因子，避免激烈的组织损伤而又消耗致敏T细胞。

（3）对症治疗：可用理疗等减轻症状。

四、护理评估

（一）健康史

询问患者是否接触过带菌动物或食用病畜及其乳制品，羊、牛、猪、鼠、绵羊及犬等。

（二）身体评估

1.体温监测

注意观察热型、体温升降方式、持续时间以及伴随症状等，为诊断提供依据。

2.头痛

头痛为急性期的常见症状之一，个别头痛剧烈者有脑膜刺激症状。

3.骨关节和肌肉疼痛

布鲁氏菌病病变累及骨关节、肌肉和神经，为持续性钝痛或酸痛。

4.焦虑

由于持续高热、疼痛不适、病情反复，加之某些治疗能引起机体的强烈反应，担心预后，患者多有焦虑等不良情绪。因此，应多关心和巡视患者。

（三）辅助检查

1.血常规

白细胞计数正常或偏低，淋巴细胞相对增多。

2.细菌学检查

血、骨髓、尿均可作培养，早期血、骨髓培养阳性可达$70\%\sim80\%$。

3.血清学检查

血清凝集试验。病程2周以上可阳性，效价在1：100以上，两次测定效价成倍上升，有助于诊断。

（四）心理-社会评估

患者是否因寒战、高热、全身不适而产生恐惧、焦虑的心理，或因病程较长的患者产生抑郁、悲观的心理状态。

五、护理措施

（1）帮助患者采取舒适体位，急性期患者疼痛明显时应卧床休息，减少活动，注意保暖。

（2）减轻疼痛、保持关节的功能位置：关节肿胀严重时，嘱患者缓慢行动，避免肌肉及关节损伤。局部应用 5%～10%硫酸镁热敷，每天 2～3 次。可以协助按摩、肢体被动运动或采用针刺疗法等，以防止关节强直、肌肉萎缩、关节活动障碍。

（3）神经痛明显者，遵医嘱使用消炎止痛剂或采用 0.25%～0.5%普鲁卡因 20～40 mL 局部封闭。同时教会患者使用放松术，如深呼吸、听音乐等方法，以缓解疼痛。

（4）对睾丸胀痛不适者，可用"十"字吊带托法。并发关节腔积液者，配合医师行关节腔穿刺，抽出积液。

（5）因患者除发热外多伴有大汗，常在傍晚及早晨出现大汗淋漓，部分患者因大汗致虚脱。因此不主张积极降温，采用物理降温方法。患者出汗后应及时擦干汗液，保持皮肤清洁。鼓励患者多饮水，静卧休息。

（6）用药护理。①对高热伴明显毒血症、睾丸肿胀、脑膜脑炎者，遵医嘱使用糖皮质激素治疗，注意观察用药效果及不良反应。②菌苗疗法的护理：菌苗疗法的主要作用是降低机体的敏感性，使用时注意剂量准确，方法正确。一般以静注效果较好，但全身反应较重，常有心、肝、肾功能损害，孕妇不宜使用；使用菌苗治疗后，应加强病情观察，重点观察寒战、高热、大汗淋漓、全身关节肌肉疼痛加剧等现象，及时配合医师处理；指导患者卧床休息，以减轻用药过程中的不适。

六、健康指导

（1）避免过于密切接触牲畜，对有可能感染的人员或牲畜应行菌苗接种，防止病畜或患者排泄物污染水源、食物，禁食病畜肉及乳品，对病畜污染的环境应用 20%漂白粉或 10%石灰乳消毒，以切断传播途径。

（2）指导患者识别常用抗生素的不良反应，如四环素常有恶心、呕吐、腹部不适、腹痛，链霉素有唇周或指端麻木感、耳鸣、听力减退、平衡失调等。一旦出现上述现象，须通知医师停药。

（3）疾病知识指导：本病除急性期症状较重者需住院治疗外，一般可在家中护理治疗。帮助患者和家属认识此病，说明急性期彻底治疗的重要性，以免复发和慢性化。

（4）建立良好的护患关系，理解、同情患者，耐心听取患者的诉说，使患者产生安全感、信任感。教会患者处理高热、疼痛的方法，解除患者的顾虑，使其能主动配合治疗和护理，帮助患者树立战胜疾病的信心。

（许巨华）

第六节　水　　痘

水痘是一种传染性极强的出疹性疾病。病原为水痘-带状疱疹病毒，水痘是易感者的原发反应，再度受同样病原体感染时可出现带状疱疹。

水痘是一种由水痘-带状疱疹病毒引发的急性传染病，通常出现全身性斑疹、丘疹的症状，儿童更容易感染，且患者在结痂后即无传染性。多数患者恢复后可在体内形成抗体，防止再度罹患，但体内潜伏的病毒在不同条件下可能引发带状疱疹。幼儿园、中小学等集体场所和冬春季节是水痘的高发场所和时间。

一、诊断

(一)流行病学

水痘患者是主要的传染源,通过直接接触和飞沫传播。大多数 10 岁以下的儿童易感,高峰为 6～9 岁。本病多发生在冬春季,其他季节也可散发。

(二)临床表现

1.典型水痘

潜伏期为 10～21 天,一般 14 天左右。出疹前可有低热、厌食,有时可见猩红热样皮疹。①皮疹的特点:开始为成批的细小、红色斑疹或丘疹,6～8 小时演变成清亮、泪滴状水疱疹,壁薄易破、形成溃疡。24 小时内疱液从清亮转为浑浊,然后从中心干缩而结痂。由于演变快,故在皮肤上同时存在斑疹、丘疹、水疱疹和结痂疹。黏膜皮疹可出现在口腔、结膜、生殖器等处。②出疹顺序:皮疹呈向心性,开始为躯干、头皮、面部和腰部,四肢远端较少。有痒感。

2.重症水痘

重症水痘见于免疫缺陷或恶性疾病的患者。表现为皮疹广泛呈离心分布,四肢多,偶有血小板减少而出血,常可致死。

3.先天性水痘

孕妇在妊娠早期感染水痘病毒,可致多发畸形:肢体萎缩、皮肤瘢痕、皮质萎缩、小头畸形、肠梗阻或 Horner 综合征、眼部异常(小眼球、白内障、脉络膜视网膜炎)。患儿常在 1 岁内死亡。存活者留有严重神经系统损伤。

(三)实验室检查

1.血常规

大多数患儿白细胞计数正常,偶有轻度白细胞增加。

2.病毒分离

从疱疹液中可分离出病毒,但阳性率不高,使用 PCR 技术检测病毒抗原较敏感。

3.血清学检查

测急性期和 2 周后的补体结合抗体滴定度,如有 4 倍增高可回顾性诊断。此外,可用抗膜抗原荧光试验、免疫黏附血凝试验及酶联免疫试验检测抗体,结果敏感可靠。

二、并发症

(1)继发皮肤细菌感染。

(2)水痘脑炎:可发生在出疹前,多发生在出疹后 3～8 天,发生率在 1‰ 以下。临床症状与一般脑炎相似。

(3)水痘肺炎:多见于免疫缺陷和新生儿患水痘时,发生在患病后 1～5 天。

(4)其他:可发生周围神经炎、肾炎、肝炎、心肌炎、关节炎等。

三、治疗

主要对症治疗,如剪短患儿指甲、戴手套以防抓伤;勤换内衣,可用消毒水洗浴,局部涂以 2% 甲紫溶液;全身使用止痒、镇静药。水痘肺炎可用阿糖腺苷,每天 15 mg/kg 静脉滴注,每天量在 12 小时内输入;也可用利巴韦林、阿昔洛韦静脉滴注治疗。

四、预防

(一)控制传染源
隔离患儿至全部皮疹结痂为止或出疹7天。对接触的易感者检疫3周。

(二)保护易感者
水痘减毒活疫苗已在国外使用,不良反应小,可注射进行预防。

五、护理措施

(一)一般护理
发热时嘱患儿卧床休息,病情好转后可增加运动量。

(二)饮食护理
给予高热量、高维生素、易消化饮食,以无刺激性食物为宜。嘱患儿多饮水。

(三)病情观察
主要观察皮疹发展情况和有无继发细菌感染。

(四)心理护理
带状疱疹患儿常因剧烈疼痛而产生焦虑、恐惧心理,应加强心理护理,教会患儿用分散注意力的方法以减轻疼痛。

(五)皮疹护理
(1)剪短指甲,保持指甲和皮肤、床单的清洁、干燥,避免抓破疱疹,儿童可戴布质手套或用布包手,衣服柔软、宽大、勤更换。

(2)皮疹结痂后让其自行脱落,不要强行撕脱,翘起的痂皮可用消毒剪刀剪去。

(3)皮疹破溃后应注意及时处理,小面积者可涂以龙胆紫或抗生素软膏,大面积者用消毒纱布包扎,防止继发感染,如有感染者定时换药。

(4)向患儿或家属讲解皮肤护理的重要性及加重皮肤损伤的因素,并教其皮肤护理的方法。

(六)发热护理
发热时可给予物理降温,如头部冷敷、温水擦浴,但禁用酒精擦浴,以避免对皮肤的刺激。对持续高热物理降温不明显者,可遵医嘱给予适当的药物降温。

(许巨华)

第七节 手足口病

一、疾病概述

(一)概念和特点
手足口病是肠道病毒引起的常见传染病之一,以婴幼儿发病为主。多数患儿表现为手、足、口腔等部位的皮疹、疱疹,大多预后良好。但少数患儿可表现为严重的中枢神经系统损害,引起神经源性肺水肿、无菌性脑膜炎、急性迟缓性麻痹等,病情进展迅速,病死率高。

(二)发病机制与相关病理生理

手足口病是肠道病毒包括柯萨奇病毒 A16 和肠道病毒 EV71 引起的小儿急性传染病,发病人群主要为婴幼儿、学龄前儿童,多发生于夏秋季。口腔溃疡性损伤和皮肤斑丘疹为手足口病的特征性病变。光镜下斑丘疹可见表皮内水疱,水疱内有中性粒细胞、嗜酸性粒细胞碎片,水疱周围上皮有细胞间和细胞内水肿,水疱下真皮有多种白细胞的混合型浸润。电镜下可见上皮细胞内有嗜酸性包涵体。脑膜脑炎表现为淋巴细胞性软脑膜炎,脑灰质和白质血管周围淋巴细胞、浆细胞浸润,局灶性出血和局灶性神经细胞坏死以及胶质反应性增生。心肌炎表现为局灶性心肌细胞坏死,偶见间质淋巴细胞和浆细胞浸润。肺炎表现为弥漫性间质淋巴细胞浸润、肺泡损伤、肺泡内出血和透明膜形成,可见肺细胞脱落和增生,有片状肺不张。

(三)临床特点

手足口病的潜伏期多为 2～10 d,平均 3～5 d。

1.一般症状

急性起病,发热,口腔黏膜、手、足和臀部出现斑丘疹、疱疹,疱疹周围可有炎性红晕,疱内液体较少。可伴有咳嗽、流涕、食欲缺乏等症状。部分病例仅表现为皮疹或疱疹性咽峡炎。多在 1 周内痊愈,预后良好。

2.重症病例表现

少数病例(尤其是小于 3 岁者)皮疹出现不典型,病情进展迅速,在发病 1～5 d 出现脑膜炎、脑炎(以脑干脑炎最为凶险)、脑脊髓炎、肺水肿、循环障碍等,可留有后遗症。极少数病例病情危重,可致死亡。

(1)神经系统表现:精神差、嗜睡、易惊、头痛、呕吐、谵妄甚至昏迷;肢体抖动,肌阵挛、眼球震颤、共济失调、眼球运动障碍;无力或急性弛缓性麻痹;惊厥。查体可见脑膜刺激征,腱反射减弱或消失,巴彬斯基征(巴氏征)等病理征阳性。

(2)呼吸系统表现:呼吸浅促、呼吸困难或节律改变,口唇发绀,咳嗽,咳白色、粉红色或血性泡沫样痰液;肺部可闻及湿啰音或痰鸣音。

(3)循环系统表现:面色苍灰、皮肤花纹、四肢发凉,指(趾)发绀;出冷汗;毛细血管再充盈时间延长。心率增快或减慢,脉搏浅速或减弱甚至消失。

(四)辅助检查

1.血常规

白细胞计数正常或降低,病情危重者白细胞计数可明显升高。重症病例白细胞计数可明显升高($>15\times10^9$/L)或显著降低($<2\times10^9$/L),恢复期逐渐恢复正常。

2.血生化检查

部分病例可有轻度谷丙转氨酶(ALT)、门冬氨酸氨基转移酶(AST)、肌酸激酶同工酶(CK-MB)升高,病情危重者可有肌钙蛋白(cTnI)、血糖升高。C 反应蛋白(CRP)一般不升高。乳酸水平升高。

3.血气分析

轻症患者血气分析在正常范围。重症患者呼吸系统受累时可有动脉血氧分压降低、血氧饱和度下降,二氧化碳分压升高,代谢性酸中毒。

4.脑脊液检查

脑脊液外观清亮,压力增高,白细胞计数增多,多以单核细胞为主,蛋白正常或轻度增多,糖和氯化物正常。脑脊液病毒中和抗体滴度增高有助于明确诊断。

5.病原学检查

用组织培养分离肠道病毒是目前诊断的标准,但 CoxA16、EV71 等肠道病毒特异性核酸是手足口病病原确认的主要方法。咽拭子、气道分泌物、疱疹液、粪便阳性率较高。

6.血清学检查

恢复期与急性期血清手足口病肠道病毒中和抗体 IgG 滴度 4 倍或 4 倍以上升高,证明手足口病病毒感染。

7.胸部放射学检查

胸部放射学检查可表现为双肺纹理增多,网格状、斑片状阴影,部分病例以单侧为著。

8.磁共振检查

神经系统受累者可有异常改变,以脑干、脊髓灰质损害为主。

9.脑电图检查

脑电图可表现为弥漫性慢波,少数可出现棘(尖)慢波。

10.心电图检查

心电图无特异性改变。少数病例可见窦性心动过速或过缓,Q-T 间期延长,ST-T 改变。

(五)治疗原则

1.普通病例

一般治疗:注意隔离,避免交叉感染;适当休息,清淡饮食,做好口腔和皮肤护理。

2.重症病例

(1)控制颅内高压限制入量,积极给予甘露醇降颅内压治疗,每次 0.5～1.0 g/kg,每 4～8 小时 1 次,20～30 分钟快速静脉注射。根据病情调整给药间隔时间及剂量。必要时加用呋塞米。

(2)保持呼吸道通畅,吸氧;呼吸衰竭者,尽早给予气管插管机械通气。

(3)早期抗休克处理:扩充血容量,10～20 mL/kg 快速静脉滴入,之后根据脑水肿、肺水肿的具体情况边补边脱,决定再次快速静脉滴入和 24 h 的需要量,及时纠正休克和改善循环。

(4)及时使用肾上腺糖皮质激素:可选用甲泼尼龙,或氢化可的松,或地塞米松。病情稳定后,尽早停用。

(5)掌握静脉注射免疫球蛋白的指征,建议应用指征:精神萎靡、抽搐、安静状态下呼吸频率超过40 次/分钟;出冷汗、四肢发凉、皮肤花纹,心率增快＞140 次/分钟(按年龄)。

(6)合理应用血管活性药物,常用米力农注射液:维持量 0.25～0.75 $\mu g/(kg \cdot min)$,一般使用不超过 72 h。血压高者,控制血压,可用酚妥拉明 2～5 $\mu g/(kg \cdot min)$,或硝普钠 0.5～8 $\mu g/(kg \cdot min)$,一般由小剂量开始逐渐增加剂量,逐渐调整至合适剂量。如血压下降,低于同年龄正常下限,停用血管扩张剂,可使用正性肌力及升压药物,如多巴胺、多巴酚丁胺、肾上腺素、去甲肾上腺素等。

(7)注重对症支持治疗:①降温;②镇静、止惊;③保护各器官功能:特别注意神经源性肺水肿、休克和脑疝的处理;④纠正水电解质失衡。

(8)确保两条以上静脉通道通畅,监测呼吸、心率、血压和血氧饱和度,有条件监测有创动脉血压。

二、护理评估

（一）流行病学史评估

注意当地流行情况，评估患者病前1周内有无接触史。

（二）一般评估

注意患者有无发热、拒食、流涎、口腔疼痛、呕吐、腹泻等症状，注意皮疹出现部位和演变，有无脑膜炎、脑炎及心肌炎症状。

（三）身体评估

注意手、足、臀及其他体表部位有无斑丘疹及疱疹，形状及大小，周围有无红晕及化脓感染。注意唇、口腔黏膜有无红斑、疱疹及溃疡。有无局部淋巴结肿大。

（四）心理-社会评估

此病的患者多为小儿，评估小儿的状况，家长的关心和支持程度，家庭经济状况。

（五）辅助检查结果评估

白细胞计数及分类，咽拭子培养。疱疹如有继发感染，必要时取其内容物送涂片检查及细菌培养。咽拭子病毒分离；疱疹液以标记抗体染色检测病毒特异抗原，或 PCR 技术检测病毒 RNA。如有神经系统症状应作脑脊液常规、生化及病毒 RNA。必要时取血清检测病毒抗体。疑有心肌炎者检查心电图。

三、护理诊断/问题

（一）潜在并发症

潜在并发症如神经源性肺水肿、心力衰竭。

（二）体温升高

体温升高与病毒感染有关。

（三）皮肤完整性受损

皮肤完整性受损与手、足、口腔黏膜、臀部存在疱疹有关。

（四）营养失调：低于机体需要量

低于机体需要量与口腔存在疱疹不易进食有关。

（五）有传播感染的可能

传播感染与病原体排出有关。

四、护理措施

（一）隔离要求

及时安置在负压隔离病房内进行单间隔离。严格执行消毒隔离措施，操作前后应严格洗手，做好手卫生。病房内每天以 600 mg/L 的含氯消毒剂对床及地面进行彻底消毒，医疗垃圾放入双层黄色垃圾袋中，外贴特殊标签，直接送至垃圾处理中心，不在其他地方中转。出院或转科后严格执行终末消毒。一旦诊断，医师应立即上报医院感染管理科，并留取大便标本备检。

（二）饮食护理

发热1周内应卧床休息，多饮开水。饮食宜给予营养丰富易消化的清淡、温凉的流质或半流质食物，如牛奶、米粥、面条等，禁食冰冷、辛辣等刺激性食物。意识障碍者暂禁食，逐渐改鼻饲流质,最后过渡到半流质饮食。

(三)病情观察

密切观察患儿的病情变化,24 h 监测心率、血氧饱和度、呼吸及面色,常规监测体温并观察热型和变化趋势。同时注意观察发热与皮疹出现的顺序。评估患儿的意识,大多数患儿神经系统受损发生在病程早期。对持续热不退,早期仅出现皮疹,但 1～2 d 后继发高热者需引起重视。

(四)对症护理

1.高热的护理

(1)体温超过 39 ℃且持续不退的患儿除给布洛芬混悬液等退热药物外,还需以温水擦浴、冰袋或变温毯降温。使用降温毯时严密监测生命体征,观察末梢循环,出现异常及时汇报医师。

(2)注意肢体保暖,防止冻伤,勤翻身,检查皮肤有无发红、发紫,衣被有无潮湿,防止压疮。

(3)遵医嘱给予抗病毒的药物。

2.口腔的护理

(1)每天 4 次口腔护理,常规的口腔护理用 0.05％的醋酸氯己定清洗口腔,然后喷活性银喷雾剂(银尔通),经口气管插管的患儿,采用口腔冲洗。

(2)患儿原有口腔疱疹,极易出现口腔溃疡,若出现溃疡,可给予复方维生素 B_{12} 溶液(贯新克)喷溃疡处,促进伤口的愈合。

3.皮肤黏膜的护理

(1)保持皮肤及床单位干燥清洁,剪短患儿指(趾)甲,必要时包裹患儿双手,避免抓破皮疹,防止感染。

(2)臀部有皮疹时要保持臀部干燥清洁,避免皮疹感染。皮疹或疱疹已破裂者,局部皮肤可涂抹抗生素药膏或炉甘石洗剂。

(五)并发症的护理

1.神经系统症状护理

EV71 具有嗜神经性,病毒在早期即可侵犯中枢神经系统,密切观察患儿入院后第 1～3 d 的病情变化,重点观察患儿有无惊跳、意识、瞳孔、生命体征、前囟张力、肢体活动情况等,注意有无精神差、嗜睡、烦躁、易呕吐等神经系统病变的早期症状和体征。患儿呕吐时应将其头偏向一侧,保持呼吸的通畅,及时清除口腔内的分泌物,防止误吸;观察呕吐物的性质,记录呕吐的次数、呕吐物的颜色及量。

2.循环系统症状护理

持续心电监护,注意有无心率增快或缓慢、血压升高或下降、中心静脉压过高或过低、尿量减少;观察有无面色苍白、四肢发凉、指(趾)甲发绀、毛细血管再充盈时间延长(＞2 s)、冷汗、皮肤花纹;听诊有无心音低钝、奔马律及心包摩擦音等。立即报告医师,遵医嘱给予适当镇静,并遵医嘱给予强心、升压等处理,维持循环系统的稳定。

3.呼吸系统症状护理

严密观察呼吸形态、频率、节律,注意有无呼吸浅快、节律不规则、血氧饱和度下降、三凹征、鼻翼翕动等呼吸困难表现。神经源性肺水肿是手足口病常见的死亡原因,临床上以急性呼吸困难和进行性低氧血症为特征,早期仅表现为心率增快、血压升高、呼吸急促等非特异性表现,一旦出现面色苍白、发绀、出冷汗、双肺湿啰音、咳粉红色泡沫痰、严重低氧血症时应及时通知医师,备好各类急救用品,紧急气管内插管辅助呼吸。使用呼吸机可减轻心肺功能,缓解呼吸困难症状,

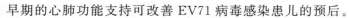

早期的心肺功能支持可改善 EV71 病毒感染患儿的预后。

（六）心理护理

由于患儿患病突然，尤其确诊后家长担心患儿的生命危险和后遗症的发生。患儿住隔离病室，限制探视，病情变化时及时跟家长沟通，评估患儿家长的心理承受能力，帮助家长树立信心，同时帮助家长接受现实，以取得家长的支持与配合。

五、护理效果评估

（1）患者的疱疹、斑丘疹消退，自感舒适。

（2）患者未发生并发症或发生但被及时发现和处理。

（3）患者的家属学会了如何进行皮肤的护理，并对疾病的预防知识有了一定的了解。

（许巨华）

第十二章

医院感染护理

第一节 医院感染的概述

一、定义

医院感染又称医院获得性感染。

(一)广义的定义

凡患者、陪护人员和医院工作人员因医疗、护理工作而被感染所引起的任何有临床症状的微生物性疾病,不管受害对象在住院期间是否出现症状,均视为医院感染。简言之,即任何人员在医院内发生的、与医院有关的一切感染均可称医院感染。

(二)狭义的定义

医院感染是指住院患者在医院内获得的感染,包括在住院期间发生的感染和在医院内获得出院后发生的感染,但不包括入院前已开始或者入院时已处于潜伏期的感染。医院工作人员在医院内获得的感染也属医院感染。

二、类型

根据病原体的来源,将医院感染分为外源性感染和内源性感染(表 12-1)。

表 12-1 外源性感染和内源性感染

项目	外源性感染(交叉感染)	内源性感染(自身感染)
病原体来源	患者体外	患者体内或体表
感染途径	直接感染与间接感染	免疫功能受损、正常菌群移位、正常菌群失调
预防	用消毒、灭菌、隔离等技术,基本能有效预防	难预防。提高患者免疫力、合理使用抗生素能起到一定的预防作用

三、形成

医院感染的形成必须具备 3 个基本条件,即感染源、传播途径和易感人群,三者组成感染链

（图 12-1），当这 3 个基本条件同时存在并相互联系便导致感染。只要阻断或控制其中某一环节，就能终止医院感染的传播。

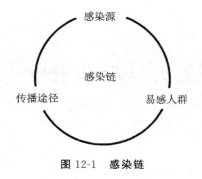

图 12-1　感染链

（一）感染源

感染源是导致感染的来源，指病原体自然生存、繁殖及排出的场所或宿主（包括人和动物）。

1.周围已感染者及病原携带者

已感染者排出的病原体数量多、毒力强，且多具有耐药性，是最重要的感染源。病原携带者体内的病原体不断生长繁殖、排出体外，但自身无明显症状而不受重视，也是主要的感染源。这种感染源主要是指到医院就诊的患者，也包括已感染或携带病原体的医务人员、患者家属和探视者。

2.自身正常菌群

人体的特定部位如肠道、呼吸道、皮肤、泌尿生殖道、口腔黏膜等，在正常情况下均寄居有无致病性的菌群，在侵入性操作或其他原因促使它们在新的部位定植时，可以引起感染性疾病。

3.动物感染源

动物感染源包括鼠类、苍蝇、蟑螂、蚊子、臭虫、跳蚤等。

4.医院环境

医院特殊的潮湿环境与液体也是不容忽视的感染源"储存库"，如洗手池、洗手皂、空调系统等。

（二）传播途径

传播途径是指病原体从感染源传播到易感人群的途径与方式。不同的病原体可经不同的传播方式从感染源传播到易感人群。常见的传播方式有接触传播、飞沫传播、空气传播、共同媒介传播、生物媒介传播，以前 3 种最为常见。

1.接触传播

接触传播指病原体通过与手、媒介直接或间接接触导致的传播，是医院内感染最常见和重要的传播方式。接触传播可分为直接接触传播和间接接触传播。直接接触传播指感染源与易感人群之间有身体的直接接触，如母婴传播；间接接触传播通过媒介传递，最常见的传播媒介是医务人员的手，其次是共用的医疗器械与用具。

2.飞沫传播

带有病原体的飞沫核（$>5~\mu m$），在空气中短距离（1 m 内）移动到易感人群的口、鼻黏膜或眼结膜等导致的传播。其本质属于特殊的接触传播。

3.空气传播

空气传播是指带有病原体的微粒子（$\leqslant 5~\mu m$）通过空气流动导致的疾病传播。飞沫核传播能长时间、远距离传播,常引起多人感染,甚至导致医院内感染暴发流行,如肺结核、流感、麻疹、腮腺炎等。菌尘传播是通过吸入菌尘或接触降落的菌尘引起感染,易感人群往往没有与患者直接接触。

4.共同媒介传播

共同媒介传播也称共同途径传播,如通过污染的饮水、饮食传播,或通过污染的药液、血制品、医疗器械与设备传播。共同媒介传播常可导致医院内感染暴发流行,在医院内感染中具有重要意义。

5.生物媒介传播

生物媒介传播指动物或昆虫携带病原体传播。

(三)易感人群

易感人群是指对感染性疾病缺乏免疫力而易感染的人。属于易感人群的有以下几种。

(1)患有严重影响或损伤机体免疫功能疾病的患者,如患癌症、系统性红斑狼疮、艾滋病等免疫系统疾病者,烧伤、创伤等皮肤黏膜屏障作用损害者,患糖尿病、肾病、慢性阻塞性肺部疾病等慢性病者,患白血病等影响白细胞杀菌功能者。

(2)接受介入性检查、治疗和植入物者。

(3)长期接受免疫、放射、皮质类固醇类药物治疗者。

(4)长期使用大量抗生素尤其是广谱抗生素者。

(5)其他:如休克、昏迷、术后、老年、婴幼儿、产妇等。

四、预防和控制

控制医院感染是贯彻预防为主的方针,提高医疗、护理质量的一项主要工作。建立健全医院感染管理组织,制定针对性强的预防与控制规范,并保证各项措施付诸实践,是预防与控制医院感染的基本途径。

(一)根据医院规模,建立医院感染管理责任制

住院床位总数在100张以上的医院应当建立以医院感染管理委员会为主体的三级管理体系(图12-2)和独立的医院内感染管理部门。住院床位总数在100张以下的医院应当指定分管医院内感染管理工作的部门。其他医疗机构应当有医院内感染管理专(兼)职人员。

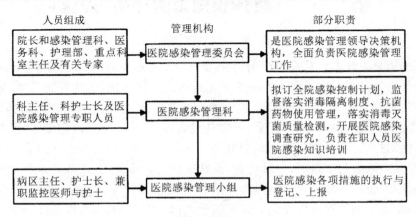

图12-2 医院内感染三级管理体系的组织机构与任务

(二)健全医院内感染管理规章制度

医院内感染管理制度必须依照国家有关卫生行政部门的法律法规来制定,如《中华人民共和国传染病防治法》《医院感染管理办法》等。

1.管理制度

清洁卫生制度、消毒灭菌制度、隔离制度、医务人员医院内感染知识培训制度、医院内感染管理报告制度等。

2.监测制度

消毒灭菌效果监测制度;对手术室、供应室、换药室、导管室、监护室、新生儿室、血液病室、肿瘤病室、分娩室、器官移植室等感染高发科室的消毒卫生标准的监测;一次性医疗器材及门诊、急诊常用器械的监测。

3.消毒质控标准

如《医院消毒卫生标准》规定了从事医疗活动环境的空气、物体表面、医护人员手、医疗用品、消毒剂、污水、污物处理卫生标准。

(三)落实医院内感染管理措施

预防与控制医院内感染必须切实做到控制感染源、切断传播途径、保护易感人群。具体措施包括以下几点。

(1)医院环境布局合理。

(2)清洁、消毒、灭菌及其效果检测。

(3)正确处理医院污水、污物。

(4)严格执行无菌、隔离、洗手技术。

(5)合理使用抗生素,加强患者及医务工作者的感染检测等。

(四)加强医院内感染教育

对全体医务人员加强医院内感染教育,以明确医务人员在医院内感染管理中的职责,增强预防与控制医院内感染的自觉性及自我防护意识。

(叶洪梅)

第二节　气性坏疽感染的预防与控制

气性坏疽感染是由一群梭状芽孢杆菌引起的一种快速进展的急性严重特异性感染性疾病。致病菌产生的外毒素可引起严重毒血症及肌肉组织的广泛性坏死,病情发展迅速,病死率高。患者早期临床表现为表情淡漠,头晕、头痛、恶心、呕吐、出冷汗、烦躁不安、高热、脉搏快速,呼吸急促,并有进行性贫血。自觉伤口局部沉重,有包扎过紧感。以后,突然出现患部"胀裂样"剧痛,这种疼痛为特征性的疼痛,不能用一般止痛剂缓解。患部肿胀明显,压痛剧烈。伤口周围水肿、皮肤苍白、紧张发亮。随着病变进展,静脉淤滞,皮肤很快变为紫红色,进而变为紫黑色。伤口内肌肉由于坏死,呈暗红色或土灰色,失去弹性,刀割时不收缩,也不出血,犹如煮熟的肉。伤口周围皮肤有捻发音,表示组织间有气体存在。轻轻挤压患部,常有气泡从伤口逸出,并有稀薄、恶臭的浆液样血性分泌物流出。伤口分泌物涂片检查有大量革兰染色阳性杆菌,X线检查伤口肌群间有气体。晚期患者有严重中毒症状,血压下降,最后出现黄疸、谵妄和昏迷。如处理不及时,患者常丧失肢体,甚至死亡。气性坏疽多见于战伤、地震损伤,以及日常各种原因的严重创伤。

一、流行病学

导致气性坏疽多数病例以 A 型产气荚膜杆菌为主,其他如水肿杆菌、败血杆菌等均可介入。梭状芽孢杆菌是腐物寄生菌,普遍存在于泥土、人及动物的肠道或粪便中。气性坏疽多为散发,日常生活中产生的损伤或医源性损伤都可导致感染发生,如臀部手术、臀部注射,或大块的肌肉和大动脉的损伤、开放性骨折、烧伤等。在地震或战争时,如果撤离或治疗时间的延误,可出现气性坏疽的暴发。少数情况下,气性坏疽也可在没有伤口的情况下发生,气性坏疽可以是阴囊和会阴处的原发感染。气性坏疽患者的死亡率可达11%～31%,但如果不治疗,死亡则无一例能幸免。

(一)传染源

在医院内,气性坏疽患者是主要的传染源。病原体大量存在于患者坏死组织和渗出液中,以及被伤口分泌物污染的敷料、器械和物品等表面。

(二)传播途径

1.接触传播

接触患者伤口的坏死组织和渗出液,接触污染的敷料和织物,尤其是接触者皮肤有破损,病原体可通过破损伤口侵入感染。病原体也可通过医务人员污染的手从一个患者传播到另一个患者。

2.可疑气溶胶传播

伤口冲洗过程中产生气溶胶污染空气、环境等,恰好附近有介入性操作或开放性伤口患者的存在,有引发感染的风险。

3.污染的诊疗器械传播

被病原体污染的医疗器械或物品,未经有效消毒和灭菌,如拔牙、手术等操作导致感染的发生。

(三)人群易感性

梭状芽孢杆菌广泛存在,容易进入伤口,但不一定致病。疾病的发生依赖于下列多种因素。

(1)有伤口存在,尤其是组织肌肉广泛损伤或大片坏死的患者。

(2)人体抵抗力低下。

(3)伤口局部氧浓度降低,伤口的缺氧环境适合梭状芽孢杆菌生长。如大量失血或休克,局部血供障碍。伤口污染泥土、弹片或被覆盖物覆盖。尤其是进行臀部、会阴部手术,接近粪源性细菌,或使用止血带时间过长等,都容易发生气性坏疽。

(四)潜伏期

潜伏期1～4 d,常在伤后 3 d发病,亦可短至 24 h,个别情况下可短至 1～6 h。

(五)病原体特性和流行特征

1.病原体特性

气性坏疽的致病菌为厌氧菌,革兰染色阳性,可形成芽孢,产生外毒素。梭状芽孢杆菌在自然界广泛存在。在有氧的环境下,菌体不能生长,还能抑制毒素的产生。当皮肤有破损尤其是伤口处有坏死组织,异物存在,或缺血使伤口局部氧浓度降低,有利于细菌大量繁殖生长。

2.流行特征

多为散发,偶有暴发。多见于战争、地震伤害导致的创伤感染暴发。日常生活中的严重损伤以及结肠直肠手术等,也可导致感染发病。

二、医源性感染控制

(一)管理传染源

(1)战争、地震等伤害引起开放性伤口患者较多时,应认真做好预检分诊工作,将可疑感染患者与其他患者分开,以减少患者之间的交叉感染。

(2)接诊患者车辆的铺单应采用一次性防渗透床单,并做到一人一用,用后严格按照医疗废物焚烧处理。

(3)确诊或可疑气性坏疽患者应单间隔离,伤口局部必须进行彻底清创,在伤后 6 h 内清创,几乎可完全防止气性坏疽的发生。即使受伤已超过 6 h,在大量抗生素的使用下,清创术仍能起到良好的预防作用。清创后的伤口可用 3% 过氧化氢或 1∶1 000 高锰酸钾溶液冲洗、湿敷,对已缝合的伤口,应将缝线拆开,敞开引流。

(4)固定换药室、手术间,诊疗物品固定专用。换药和手术结束后,房间严格终末消毒。

(5)加强病区管理,严格探视制度,做好疾病的预防宣传工作。

(二)切断传播途径

(1)科室:对气性坏疽患者使用后的可重复应用的医疗器械和用品,要双层密闭包装,并标明感染性疾病名称后,送消毒供应中心集中处理。供应室应先采用含氯或含溴消毒剂 1 000～2 000 mg/L 浸泡 30～45 min 后,有明显污染物时应采用含氯消毒剂 5 000～10 000 mg/L 浸泡至少 60 min 后,再进行清洗和灭菌处理。

(2)医疗废物放置双层包装袋内,粘贴标识,密闭送医疗废物暂存处,交集中处置单位焚烧处理。

(3)截肢后的肢体,采用过氧化氢处理后,专用袋密闭封装,注明特殊感染标识,交火葬场火化,并做好交接登记。

(三)保护易感人群

(1)加强防病的宣传,使医务人员和患者了解疾病的特性,做到疾病的早发现、早治疗,因为早诊断和及时治疗是保存患者肢体和挽救生命的关键。早隔离确诊或疑似患者,还可减少疾病的传播。

(2)医务人员接触患者应做好个人防护,进入病室必须穿隔离衣,戴口罩、帽子,接触伤口或污染物戴手套。给患者冲洗伤口,为防止喷溅或吸入气溶胶,应戴外科口罩及护目镜。医务人员皮肤有伤口或渗出性皮炎等,应戴双层手套或暂时调离现岗位。

(3)主动免疫保护方法仍在试验中。

(叶洪梅)

第三节 破伤风感染的预防与控制

破伤风感染是由破伤风杆菌经皮肤或黏膜伤口侵入人体,在缺氧环境下生长繁殖,产生毒素而引起的以阵发性肌肉强直收缩和痉挛为主要临床特征的特异性感染。

一、流行病学

破伤风杆菌是革兰染色阳性厌氧性芽孢杆菌,广泛存在于自然环境,如灰尘、土壤和人畜粪便中。甚至在医院和手术室的空气中也可检出。主要发病为免疫接种开展不充分的贫穷国家,好发人群为青年和新生儿,男性较女性多发。在发病的不同年龄组中,老年人和婴儿死亡率高。全世界曾有100万新生儿死于破伤风,新生儿破伤风死亡率高达60%～80%。成人破伤风死亡率在20%～60%。老年患者和潜伏期短于4 d的患者死亡率更高。由于有效的疫苗接种以及重症监护和机械通气的使用,90年代该病的发病率明显下降,在全世界范围内约使70万人免于死亡。

(一)传染源

在医院内破伤风感染患者是主要的传染源。破伤风杆菌仅停留在伤口局部繁殖。伤口处组织和分泌物可检出大量病原体。

(二)传播途径

1.接触传播

皮肤破损处接触患者伤口分泌物或被病原体污染的物品,可导致感染发生。也可通过医务人员污染的手,将破伤风杆菌从一个感染患者,传播到下一个经常需要伤口护理的患者。

2.可疑气溶胶传播

进行伤口冲洗或清创,产生大量携带病原体的气溶胶,导致周围环境和空气严重污染,附近患者正好有开放性伤口和多次实施侵入性操作,有感染发病的报道。

3.通过污染医疗用品传播

患者污染的医疗器械和物品,下一个患者使用前未经有效消毒灭菌,可导致疾病的传播。

(三)人群易感性

未接受免疫接种,尤其是皮肤有破损者都为易感人群。但伤口内有破伤风杆菌,并不一定都发病。破伤风的发生除了与细菌数量多,毒力强以及缺乏免疫力等情况外,伤口局部有坏死组织、活动性炎症和异物存在导致的厌氧环境,是破伤风发生的有利条件。

(四)潜伏期

破伤风的潜伏期平均为7～10 d,也可短至24 h或长达数月、数年。约有90%的患者在受伤后2周内发病。潜伏期和前驱期越短,疾病就越严重。

(五)病原体特性和感染特征

1.病原体特性

破伤风杆菌是专性厌氧菌,可形成芽孢。菌体易杀灭,但芽孢有特殊的抵抗力,须经煮沸30分钟,压力蒸汽10 min或用苯酚浸泡10～12 h可将其杀灭。

2.感染特征

破伤风杆菌无法侵入正常的皮肤与黏膜,一般都是发生在创伤后。破伤风杆菌的滋生繁殖需要无氧环境。破伤风芽孢必须在组织内氧化还原电位低至 150 mV 时才能迅速繁殖。未经清创处理污染严重的伤口、组织缺血坏死、引流不畅或伤口合并需氧化脓菌感染时,破伤风便容易发生。少数破伤风可在无明显伤口存在的情况下出现,如皮肤非常细微的伤口沾染土壤、粪肥或接触锈蚀的金属物品也可能被感染,因为有 15%～25% 的患者没有近期受伤的经历。破伤风可发生于手术后和肌内注射药物后,偶发于手术摘除留在体内多年的异物后。也可并发于烧伤、溃疡、冻伤、坏疽、开放性骨折、人工流产和产后。新生儿破伤风常见于脐带残端消毒不严格的接生技术。

二、医源性感染控制

坚持预防为主的方针,破伤风是可以预防的。常见的措施是加强劳动保护,防止创伤发生。注射破伤风类毒素进行主动免疫。一旦意外发生创伤,坚持伤口的正确处理,及时进行被动免疫,可预防疾病发生。

(一)管理传染源

(1)对患者实施单间隔离,同种病原体感染患者可同住一室。保持病室环境安静,防止光声刺激。

(2)患者诊疗物品固定专用。

(3)换药或手术最好固定在隔离房间,每次进行伤口清创或换药后,房间都必须进行终末消毒。

(二)切断传播途径

(1)普及新法接生技术,产科严格脐带残端消毒处理,减少新生儿感染破伤风。

(2)严格医疗器械和用品的消毒灭菌,防止病原体经污染医疗器械、设备及用品导致的感染发生。

(3)患者污染的织物类,需要双层包装,集中焚烧。

(4)患者房间的物体表面,可用 500～1 000 mg/L 有效氯或有效溴消毒剂进行擦拭消毒,有污染随时消毒。

(5)对没有保留价值的废弃物,如患者伤口敷料等,严格按照医疗废物进行焚烧处理。

(6)医务人员工作中严格个人防护,进行伤口冲洗时应穿隔离衣、戴口罩和护面屏。接触伤口或污染物戴手套,手有破损戴双层手套或暂时调离工作岗位。

(7)严格实施手卫生,医务人员接触患者前后要严格消毒双手。

(三)保护易感人群

(1)加强职业防护,尽量避免发生创伤,一旦发生皮肤或黏膜破损,应及时正确处理伤口。

(2)对于严重污染的伤口及时进行彻底清创,如切除无活力的组织,清除异物,打开无效腔,敞开伤口,充分引流等措施,可减少或防止破伤风的发生。

(3)对于从事容易发生创伤的医院工作人员,如总务处的水暖工、维修工、医疗废物处理人员等,可给予注射破伤风类毒素(ATT),使人体获得自动免疫。采用破伤风类毒素基础免疫通常需要注射 3 次。首次皮下注射 0.5 mL,间隔 4～6 周再注射 0.5 mL,第 2 针的 6～12 个月后再注射 0.5 mL。以后每隔 5～7 年皮下注射类毒素 0.5 mL,作为强化注射。一般抗体产生是在首次注射类毒素 10 d 左右,30 d 后达到有效保护抗体浓度。接受全程主动免疫者,伤后仅需皮下注射类毒素 0.5 mL,即可在 3~7 d 产生有效的保护抗体。国外一些国家推荐每 10 年进行一次 ATT 的免疫接种,以维持人群的免疫水平。

(4)对于未进行过破伤风主动免疫注射而发生创伤的医院员工,尤其被锈蚀的金属刺伤,且伤口细而深,可注射破伤风抗毒血清(TAT)或人体破伤风免疫球蛋白(TIG)进行被动免疫。破伤风抗毒血清是最常用的被动免疫制剂。常用剂量是 1 500 U 肌内注射,伤口污染严重或受伤超过 12 h,剂量加倍,有效作用可维持 10 d 左右。TAT 是血清制品,容易发生变态反应,注射前必须做皮肤过敏试验,TAT 皮肤试验过敏者,常采用脱敏注射方法。脱敏注射时,应仔细观察接受注射者的各种变化,防止致死性变态反应的发生。如出现面色苍白、出皮疹、血压下降等症状,应立即停止注射,马上给予肾上腺素皮下注射和吸氧等抢救措施。人体破伤风免疫球蛋白预防剂量为 250~500 U,一次注射后免疫效能 10 倍于 TAT,可在体内维持 4~5 周。如果距离最后一次接种 ATT 已超过 5 年的感染或较大创伤者,推荐再给予接种一次 0.5 mL ATT,可减少破伤风发病的概率。但不推荐鞘内和伤口周围局部浸润注射破伤风抗毒血清,因其效果不肯定。

(叶洪梅)

第四节　皮肤软组织感染的预防与控制

皮肤软组织感染种类繁多,包括皮肤、软组织感染,压疮感染,烧伤感染,乳腺感染,脐炎和婴儿脓疱病等,有些相当常见,如疖、痈、蜂窝织炎等,有些虽少见,但发病后很凶险,如新生儿皮下坏疽。皮肤软组织感染虽为局部感染,但当免疫缺陷、粒细胞减少、糖尿病、营养不良等情况下,局部感染可成为传染源,播散至全身其他部位,甚至发生败血症等全身感染。

一、病原微生物

皮肤感染病原菌种类很多,包括细菌、真菌、病毒及寄生虫,与医院感染有关的皮肤感染病原菌:①金黄色葡萄球菌,能穿透皮肤引起脓疱病及伤口感染;②化脓性链球菌,链球菌伤口感染常播散到周围组织并发生败血症;③表皮葡萄球菌;④大肠埃希菌、肠杆菌属等,虽然种类不多,但其危害性大。

二、危险因素

(1)患有糖尿病、肾病、贫血等慢性疾病的患者和接受放化疗、免疫抑制剂治疗的患者危险性增高。

(2)抵抗力低下,如老人及小儿。

(3)接受各种插管的患者。感染部位以导管插入部位感染及脓疱疹最常见。

三、感染诊断

(一)皮肤感染

1.临床诊断

皮肤有脓性分泌物、脓疱、疖肿等或患者有局部疼痛或压痛,局部红肿或发热,无其他原因解释者。

2.病原学诊断

临床诊断基础上,从感染部位的引流物、抽吸物中培养出病原体或者血液、感染组织特异性病原体抗原检测阳性即可诊断。

(二)软组织感染

软组织感染包括坏死性筋膜炎、感染性坏疽、坏死性蜂窝组织炎、感染性肌炎、淋巴结及淋巴管炎。

1.临床诊断

符合下述 3 条之一即可诊断。

(1)从感染部位引流出脓液。

(2)外科手术或组织病理检查证实有感染。

(3)患者有局部疼痛或压痛、局部红肿或发热,无其他原因解释。

2.病原学诊断

临床诊断基础上,符合下述 2 条之一即可诊断。

(1)血液特异性病原体抗原检测阳性,或血清 IgM 抗体效价达到诊断水平,或双份血清 IgG 呈 4 倍升高。

(2)从感染部位的引流物或组织中培养出病原体。

(三)压疮感染

压疮感染包括压疮浅表部和深部组织感染。

1.临床诊断

压疮局部红、压痛或压疮边缘肿胀,并有脓性分泌物。

2.病原学诊断

临床诊断基础上,分泌物培养阳性。

(四)烧伤感染

1.临床诊断

烧伤表面的形态或特点发生变化,如焦痂迅速分离,焦痂变成棕黑、黑或紫罗兰色,烧伤边缘水肿,同时创面有脓性分泌物或患者出现发热>38 ℃或低体温<36 ℃,合并低血压即可诊断。

2.病原学诊断

临床诊断基础上,血液培养阳性并除外有其他部位感染或烧伤,组织活检显示微生物向邻近组织浸润。

(五)乳腺脓肿或乳腺炎

1.临床诊断

符合下述 3 条之一即可诊断。

(1)红、肿、热、痛等炎症表现或伴有发热,排除授乳妇女的乳汁淤积。

(2)外科手术证实。

(3)临床医师诊断的乳腺脓肿。

2.病原学诊断

临床诊断基础上,引流物或针吸物培养阳性。

(六)脐炎

1.临床诊断

新生儿脐部有红肿或有脓性渗出物。

2.病原学诊断

临床诊断基础上,有引流物、针吸液培养阳性或血液培养阳性(排除其他部位感染)即可诊断。

(七)婴儿脓疱病

1.临床诊断

皮肤出现脓疱或临床医师诊断为脓疱病。

2.病原学诊断

临床诊断基础上,分泌物培养阳性。

四、预防控制措施

(1)重视皮肤卫生,保持皮肤清洁;尽量避免皮肤潮湿和摩擦刺激。

(2)卧床患者加强护理措施,定期变换体位,避免局部长时间受压,防止压疮发生。

(3)及时处理体表软组织的损伤,积极治疗皮肤病,减少抓破损伤。

(4)所有皮肤侵入性操作必须严格皮肤消毒,执行无菌操作。

(叶洪梅)

第五节　呼吸机相关肺炎感染的预防与控制

一、定义

呼吸机相关肺炎(VAP)感染是指气管插管或气管切开患者接受机械通气 48 h 后发生的肺炎感染,机械通气撤机、拔管后 48 h 内出现的肺炎也属于 VAP 范畴。

二、流行病学

VAP 属于医院获得性感染,我国大规模的医院感染横断面调查结果显示,住院患者中医院获得性感染的发生率为 3.22%～5.22%,其中医院获得性下呼吸道感染为 1.76%～1.94%。国内外研究结果均显示,包括 VAP 在内的下呼吸道感染居医院获得性感染构成比之首。

我国一项调查结果显示,46 所医院的 17 358 例 ICU 住院患者,插管总天数为 91 448 d,VAP 的发病率为 8.9/1 000 机械通气日。机械通气患者中 VAP 的发病率为 9.7%～48.4%,或为(1.3～28.9)/1 000 机械通气日,病死率为 21.2%～43.2%。国内外的研究结果均表明,若病原菌为多重耐药(MDR)或全耐药(PDR)病原菌,归因病死率可高达 38.9%～60%。VAP 的病死率与高龄、合并糖尿病或慢性阻塞性肺疾病(慢阻肺)、感染性休克(脓毒症休克)及高耐药病原菌感染等相关。

三、危险因素和发病机制

(一)危险因素

发生 VAP 的危险因素涉及各个方面,可分为宿主自身和医疗环境两大类因素,主要危险因素见表 12-2。患者往往因多种因素同时存在或混杂,导致 VAP 的发生、发展。

表 12-2　医院获得性肺炎/呼吸机相关肺炎发生的危险因素

分类	危险因素
宿主自身因素	高龄
	误吸
	基础疾病(慢性肺部疾病、糖尿病、恶性肿瘤、心功能不全等)
	免疫功能受损
	意识障碍、精神状态失常
	颅脑等严重创伤
	电解质紊乱、贫血、营养不良或低蛋白血症
	长期卧床、肥胖、吸烟、酗酒等
医疗环境因素	ICU 滞留时间、有创机械通气时间
	侵袭性操作,特别是呼吸道侵袭性操作
	应用提高胃液 pH 的药物(H_2 受体阻断剂、质子泵抑制剂)
	应用镇静剂、麻醉药物
	头颈部、胸部或上腹部手术
	留置胃管
	平卧位
	交叉感染(呼吸器械及手感染)

(二)发病机制

VAP 的发病机制是病原体到达支气管远端和肺泡,突破宿主的防御机制,从而在肺部繁殖并引起侵袭性损害。致病微生物主要通过两种途径进入下呼吸道。

(1)误吸。

(2)致病微生物以气溶胶或凝胶微粒等形式通过吸入进入下呼吸道,其致病微生物多为外源性,如结核分枝杆菌、曲霉和病毒等。此外,VAP 也有其他感染途径,如感染病原体经血行播散至肺部、邻近组织直接播散或污染器械操作直接感染等。

气管插管使得原来相对无菌的下呼吸道直接暴露于外界,同时增加口腔清洁的困难,口咽部定植菌大量繁殖,含有大量定植菌的口腔分泌物在各种因素(气囊放气或压力不足、体位变动等)作用下通过气囊与气管壁之间的缝隙进入下呼吸道;气管插管的存在使得患者无法进行有效咳嗽,干扰了纤毛的清除功能,降低了气道保护能力,使得 VAP 发生风险明显增高;气管插管内外表面容易形成生物被膜,各种原因(如吸痰等)导致形成的生物被膜脱落,引起小气道阻塞,导致 VAP。此外,为缓解患者气管插管的不耐受,需使用镇痛镇静药物,使咳嗽能力受到抑制,从而增加 VAP 的发生风险。

VAP 可自局部感染逐步发展到脓毒症,甚至感染性休克。其主要机制是致病微生物进入血液引起机体失控的炎症反应,导致多个器官功能障碍,除呼吸系统外,尚可累及循环、泌尿、神经和凝血系统,导致代谢异常等。

四、病原学

非免疫缺陷患者的 VAP 通常由细菌感染引起,由病毒或真菌引起者较少,常见病原菌的分布及其耐药性特点随地区、医院等级、患者人群及暴露于抗菌药物的情况不同而异,并且随时间而改变。我国 VAP 常见的病原菌包括鲍曼不动杆菌、铜绿假单胞菌、肺炎克雷伯菌、金黄色葡萄球菌及大肠埃希菌等。但需要强调的是,了解当地医院的病原学监测数据更为重要,在经验性治疗时应根据及时更新的本地区、本医院甚至特定科室的细菌耐药特点针对性选择抗菌药物。

(一)病原谱

我国 VAP 患者主要见于 ICU。VAP 病原谱中,其中鲍曼不动杆菌分离率高达 35.7%～50%,其次为铜绿假单胞菌和金黄色葡萄球菌,二者比例相当(表 12-3)。≥65 岁的患者中铜绿假单胞菌的分离率高于其他人群。

由于我国二级及以下医院高质量前瞻性的 VAP 流行病学研究尚不足,目前查到的文献绝大部分为回顾性研究,以上数据仅供参考。

(二)常见病原菌的耐药性

细菌耐药给 VAP 的治疗带来了严峻挑战。临床上 MDR 的定义是指对 3 类或 3 类以上抗菌药物(除天然耐药的抗菌药物)耐药,广泛耐药(XDR)为仅对 1～2 类抗菌药物敏感而对其他抗菌药物耐药,PDR 为对能得到的、在常规抗菌谱范围内的药物均耐药。

表 12-3　我国呼吸机相关肺炎患者常见细菌的分离率(%)

菌种	≥18 岁	≥65 岁
鲍曼不动杆菌	12.1～50.5	10.3～18.5
铜绿假单胞菌	12.5～27.5	27.7～34.6
肺炎克雷伯菌	9～16.1	5.1～13.9
金黄色葡萄球菌	6.9～21.4	5.8～15.4
大肠埃希菌	4～11.5	1.3～6.2
阴沟肠杆菌	2～3.4	3.1
嗜麦芽窄食单胞菌	1.8～8.6	4.6～9.6

VAP 常见的耐药细菌包括碳青霉烯类耐药的鲍曼不动杆菌(CRAB)、碳青霉烯类耐药的铜绿假单胞菌(CRPA)、产超广谱 β-内酰胺酶(ESBLs)的肠杆菌科细菌、甲氧西林耐药的金黄色葡萄球菌(MRSA)及碳青霉烯类耐药的肠杆菌科细菌(CRE)等。我国多中心细菌耐药监测网中的中国细菌耐药监测网(CHINET)和中国院内感染的抗菌药物耐药监测(CARES)数据均显示,在各种标本中(血、尿、痰等)CRAB 的分离率高达 60%～70%,CRPA 的分离率为 20%～40%,产 ESBLs 的肺炎克雷伯菌和大肠埃希菌的分离率分别为 25%～35% 和 45%～60%,MRSA 的分离率为 35%～40%,CRE 的分离率为 5%～18%。而来自痰标本中的某些耐药菌,如 MRSA 的发生率往往更高。

五、诊断

(一)临床诊断标准

VAP 的临床表现及病情严重程度不同,从单一的典型肺炎到快速进展的重症肺炎伴脓毒症、感染性休克均可发生,目前尚无临床诊断的"金标准"。肺炎相关的临床表现满足的条件越多,临床诊断的准确性越高。

胸部 X 线或 CT 显示新出现或进展性的浸润影、实变影或磨玻璃影,加上下列 3 种临床症候中的 2 种或以上,可建立临床诊断:①发热,体温>38 ℃;②脓性气道分泌物;③外周血白细胞计数$>10\times10^9/L$或$<4\times10^9/L$。

影像学是诊断 VAP 的重要基本手段,应常规行 X 线胸片,尽可能行胸部 CT 检查。对于危重症或无法行胸部 CT 的患者,有条件的单位可考虑床旁肺部超声检查。

(二)病原学诊断

在临床诊断的基础上,若同时满足以下任一项,可作为确定致病菌的依据。

(1)合格的下呼吸道分泌物(中性粒细胞数>25 个/低倍镜视野,上皮细胞数<10 个/低倍镜视野,或二者比值$>2.5:1$)、经支气管镜防污染毛刷(PSB)、支气管肺泡灌洗液(BALF)、肺组织或无菌体液培养出病原菌,且与临床表现相符。

(2)肺组织标本病理学、细胞病理学或直接镜检见到真菌并有组织损害的相关证据。

(3)非典型病原体或病毒的血清 IgM 抗体由阴转阳或急性期和恢复期双份血清特异性 IgG 抗体滴度呈 4 倍或 4 倍以上变化。呼吸道病毒流行期间且有流行病学接触史,呼吸道分泌物相应病毒抗原、核酸检测或病毒培养阳性。

六、VAP 的预防与控制措施

(一)管理要求

(1)应将 VAP 的预防与控制工作纳入医疗质量和医疗安全管理。

(2)应明确医务人员在 VAP 预防与控制工作中的责任,制订并落实 VAP 预防与控制工作的各项规章制度和标准操作规程。

(3)医院感染管理、医务、护理及其他有关部门应在各自专业范围内负责 VAP 预防与控制工作的监督管理,制订 VAP 循证措施依从性核查表,并督促落实。

(4)应制订 VAP 预防与控制知识和技能岗位培训计划,培训内容应定期根据最新循证医学证据和当地流行病学资料进行更新,并对计划的实施进行考核、评价与反馈。

(5)开展呼吸机诊疗活动的临床科室,应配备受过专业训练,具备独立工作能力的医务人员。

(6)医务人员在诊疗活动中应严格执行《医务人员手卫生规范》WS/T313 的要求,遵循洗手与卫生手消毒的原则、指征和方法。

(7)医务人员在诊疗活动中应严格执行《医院隔离技术规范》WS/T311 的要求,遵循"标准预防"和"基于疾病传播途径"的原则。患有呼吸道传染性疾病时,应避免直接接触患者。

(8)医务人员宜每年接种流感疫苗。

(二)预防措施

(1)若无禁忌证,应将患者床头抬高 $30°\sim45°$。

(2)应定时对患者进行口腔卫生,至少每 $6\sim8$ 小时 1 次。

(3)宜使用0.12%～2%氯己定消毒液对患者口腔黏膜、牙龈等部位擦拭或冲洗,意识清醒的患者可采取漱口的方式。

(4)对患者实施肠内营养时,应避免胃过度膨胀,条件许可时应尽早拔除鼻饲管。

(5)对患者实施肠内营养时,宜采用远端超过幽门的鼻饲管,注意控制输注容量和速度。

(6)应积极预防深静脉血栓形成。

(7)对多重耐药菌如甲氧西林耐药金黄色葡萄球菌(MRSA)、多重耐药或广泛耐药鲍曼不动杆菌(MDR/XDR-AB)、耐碳青霉烯肠杆菌科细菌(CRE)、多重耐药或广泛耐药铜绿假单胞菌(MDR/XDR-PA)等具有重要流行病学意义的病原体感染或定植患者,应采取隔离措施。

(8)应规范人工气道患者抗菌药物的预防性使用,避免全身静脉使用或呼吸道局部使用抗菌药物预防VAP。

(9)不宜常规使用口服抗菌药物进行选择性消化道脱污染。

(三)气道管理

(1)严格掌握气管插管指征。对于需要辅助通气的患者,宜采用无创正压通气。

(2)宜选择经口气管插管。两周内不能撤除人工气道的患者,宜尽早选择气管切开。

(3)应选择型号合适的气管插管,并常规进行气囊压力监测,气囊压力应保持在25～30 cmH$_2$O(2.45～2.94 kPa)。

(4)预计插管时间超过72 h的患者,宜选用声带门下分泌物吸引气管导管。

(5)对于留置气管插管的患者,每天停用或减量镇静剂1次,评估是否可以撤机或拔管,应尽早拔除气管插管。

(6)应定时抽吸气道分泌物。当转运患者、改变患者体位或插管位置、气道有分泌物积聚时,应及时吸引气道分泌物。吸引气道分泌物时,应遵循无菌操作,每次吸引应更换吸痰管,先吸气管内,再吸口鼻处,每次吸引应充分。气管导管气囊上滞留物的清除方法包括以下内容。①清除方法:操作前先清除呼吸机管路集水杯中的冷凝水。协助患者取头低脚高位或平卧位。先吸引下呼吸道分泌物,再吸引口鼻腔内分泌物。将简易呼吸器与气管插管连接,操作者在患者吸气末轻轻挤压简易呼吸器,在患者呼气初用力挤压简易呼吸器,另操作者同时放气囊。再次吸引口鼻腔内分泌物。如此反复操作2～3次,直到完全清除气管导管气囊上滞留物为止。②注意事项:操作前应充分做好用物准备。操作时断开的呼吸机管路接头应放在无菌巾上。操作时医务人员应戴无菌手套,不宜使用镊子等替代方式。戴无菌手套持吸痰管的手应避免污染。冲洗吸痰管分泌物的无菌溶液,应分别注明"口鼻腔""气管内"的字样,不应交叉使用。

(7)对多重耐药病原体感染或定植患者、呼吸道传染性疾病患者或疑似患者,宜采用密闭式吸痰管。

(8)连续使用呼吸机机械通气的患者,不应常规更换呼吸机管路,遇污染或故障时及时更换。

(9)呼吸机管路集水杯应处于管路最低位置,患者翻身或改变体位前,应先清除呼吸机管路集水杯中的冷凝水,清除冷凝水时呼吸机管路应保持密闭。

(10)应在呼吸机管路中采用加热湿化器或热湿交换器等湿化装置,不应使用微量泵持续泵入湿化液进行湿化,加热湿化器的湿化用水应为无菌水。

(11)热湿交换器的更换频率不宜＜48 h,遇污染或故障时及时更换。

(12)雾化器应一人一用一消毒。

(13)雾化器内不宜添加抗菌药物。

（14）不应常规使用细菌过滤器预防 VAP。呼吸道传染性疾病患者或疑似患者，可使用细菌过滤器防止病原体污染呼吸机内部。

（四）消毒灭菌

（1）应遵循《医疗机构消毒技术规范》WS/T367 的管理要求和消毒灭菌基本原则。

（2）高度危险性物品应一人一用一灭菌，中度危险性物品应一人一用一消毒。应遵循《医院消毒供应中心 第1部分：管理规范》WS310.1 的管理要求，呼吸机螺纹管、雾化器、金属接头、湿化罐等，应由消毒供应中心（CSSD）回收，集中清洗、消毒、灭菌和供应。

（3）使用中的呼吸机外壳、按钮、面板等应保持清洁与干燥，每天至少擦拭消毒 1 次，遇污染应及时进行消毒；每位患者使用后应终末消毒。发生疑似或者确认医院感染暴发时应增加清洁消毒频次。

（4）应使用细菌过滤器防止麻醉机、呼吸机内部污染。复用的细菌过滤器清洁消毒应遵循生产厂家的使用说明，一次性细菌过滤器应一次性使用。感染性疾病患者使用后应立即更换。加热湿化器、活瓣和管路应一人一用一消毒，遇污染或故障时应及时更换。

（5）频繁接触的诊疗环境表面，如床栏杆、床头桌、呼叫按钮等，应保持清洁与干燥，每天至少消毒1 次，遇污染时及时消毒，每位患者使用后应终末消毒。

（6）病床隔帘应保持清洁与干燥，遇污染时应及时更换。多重耐药菌如 MRSA、MDR/XDR-AB、CRE、MDR/XDR-PA 等具有重要流行病学意义的病原体感染或定植患者使用后应及时更换。

（五）监测

（1）应遵循《医院感染监测规范》WS/T312 的要求，开展 VAP 的目标性监测，包括发病率、危险因素和常见病原体等，定期对监测资料进行分析、总结和反馈。

（2）应定期开展 VAP 预防与控制措施的依从性监测、分析和反馈，并有对干预效果的评价和持续质量改进措施的实施。

（3）出现疑似医院感染暴发时，特别是多重耐药菌或不容易清除的耐药菌、真菌感染暴发以及发生军团菌医院感染时，应进行人员与环境的目标性微生物监测，追踪确定传染源，分析传播途径，并评价预防控制措施效果。

（叶洪梅）

第六节　导尿管相关尿路感染的预防与控制

导尿管相关尿路感染（CA-UTI）是医院感染中常见的感染类型，仅次于呼吸道感染，占医院感染的 35%～50%，而在这些尿路感染病例中，80%～90%与留置导尿管有关。留置导尿管是临床最常见的一项侵入性操作，是造成医院内感染最常见的原因之一，美国医院约 25%的住院患者需要留置导尿管。导尿管选择、导尿技术操作及护理和导尿留置时间的长短等因素与导尿管相关尿路感染有关。相对于其他医院感染来说，CA-UTI 的病死率较低，但是泌尿道插管的高使用率可引起大量的感染，使经济负担加重。

一、概述

(一)定义

导尿管相关尿路感染(CA-UTI)主要是指患者留置导尿管后,或者拔除导尿管48 h内发生的泌尿系统感染。根据感染部位的不同分为上尿路感染和下尿路感染:上尿路感染主要是肾盂肾炎,下尿路感染主要是膀胱炎、尿道炎。

导尿管相关无症状性菌尿症(CA-ASB)是指患者虽然没有症状,但在1周内有内镜检查或导尿管置入,尿液培养革兰阳性球菌菌落数≥10^4 cfu/mL,革兰阴性杆菌菌落数≥10^5 cfu/mL,应当诊断为导尿管相关无症状性菌尿症(CA-ASB)。

医院CA-UTI几乎是专有的器械相关性感染,且绝大部分患者无尿路感染相应的症状或体征。CA-ASB是全球范围内最常见的卫生保健相关感染,约占美国每年医院感染的40%。在医院有28%的患者留置了导尿管。一项研究发现,留置导尿管的患者中有31%被不适当地插入了导尿管。另一研究发现,所有保留尿管天数有36%是不必要的。

(二)CA-UTI流行病学

1.发病率

导尿管相关尿路感染(CA-UTI)是全球范围内最常见的医院相关感染,约占美国每年医院感染的40%。有80%~90%的医院获得性泌尿道感染由导尿管引起。如留置导尿管少于1周或1周的患者,UTI的发生率为10%~40%,长期留置导尿管(≥30 d)的患者,UTI有100%的发病率。

我国相关研究资料显示,导尿管相关尿路感染率为1.1%~53.8%,日感染率为1.13‰~26.4‰,说明CA-UTI的发生率在不同的地区或不同的医院有明显的不同。刘丁等对485例留置导尿管病例调查显示,平均感染发生率为53.8%,平均每1 000床位日发生感染26.4例。导尿管留置时间与感染的发生密切相关,汕头大学医学院第一附属医院李毅萍等报道,如留置导管1~3 d,CA-UTI的发生率为10.3%,留置导管≥10 d,CA-UTI的发生率为97.6%。田桂平等报道留置尿管10 d,尿路感染的发生率为8.7%;留置尿管20 d,尿路感染的发生率为17.39%;留置尿管>30 d,尿路感染的发生率为43.48%。陈佩燕等对87例留置导尿管的患者的监测结果显示,留置导尿管后3 d尿路感染率为20.7%,7 d后感染率为26.8%,14 d后尿路感染率为31.3%。

CA-UTI的发生与插管方法、导尿管留置时间、导尿管的维护、膀胱冲洗等密切相关,苏燕娟等研究显示,引流袋更换时间与发生菌尿有显著差异($P<0.01$)。每3天更换引流袋,菌尿发生率明显低于每天更换引流袋;每天更换引流袋,菌尿阳性率为20.83%;3 d以上更换引流袋,菌尿阳性率为零。膀胱冲洗与非冲洗菌尿发生率有明显差异($P<0.05$),每天用抗菌药物冲洗膀胱,菌尿阳性率为21.74%;不进行膀胱冲洗,菌尿阳性率为3.23%。留置尿管时间与菌尿发生率有显著差异($P<0.01$),留置导尿管第4天,菌尿阳性率为2.13%;留置导尿管第7天,菌尿阳性率为21.28%。膀胱冲洗没有预防尿路感染的作用;相反,有增加感染的可能。

2.病原学

引起导尿管相关尿路感染的病原菌以革兰阴性杆菌为主,耐药性日渐突出。美国研究显示,大肠埃希菌是导尿相关的医院内UTI中最普遍常见的细菌,约占26%,肠球菌占16%,铜绿假单胞菌占12%,念珠菌属占9%,肺炎克雷伯菌占6%,肠杆菌属占6%。在医院的重症监护病房里,念珠菌属在医院内 UTI 中占较大的比例(25.9%),接着依次是大肠埃希菌(18.9%)、肠球菌(13%)、铜绿假单胞菌(11%)、肠杆菌属(6%)。我国众多研究结果与美国数据基本相符,导尿管相关尿路感染主要病原菌依次为大肠埃希菌(35.8%～45.7%)、屎肠球菌(8.6%～10.9%)、粪肠球菌(8%～9.3%)、白假丝酵母菌(6.2%～13.5%)、肺炎克雷伯菌(7.3%～8.3%)、铜绿假单胞菌(4.3%～5.7%)。大肠埃希菌是引起 CA-UTI 的首位致病菌,革兰阳性菌以屎球球菌和粪肠球菌为主,随着念珠菌属和肠球菌报告的增加,引起医院内导尿管相关尿路感染的病原体也发生了变化。目前念珠菌属是术后重症患者尿标本中最普遍的病原菌。国内报道真菌感染占6.2%～13.5%,抗菌药物使用引起菌群失调容易导致尿路感染。

(三)感染途径及因素

人体泌尿系统有一套自身的完整的防御机制,正常情况下膀胱内是无菌的。导尿管的使用在某种程度上损伤了泌尿系统的正常防御机制。留置导尿管是细菌侵入的途径:①插导尿管时细菌进入膀胱;②尿道周围或肛门周围的细菌沿着导尿管—黏膜接触面(导尿管外表面)迁移进入膀胱;③违反无菌操作规程,导管护理后细菌从集尿袋沿着导管内腔表面上行进入膀胱。

大多数导尿管相关的 UTI 是由于会阴区的病原体从外腔迁移或导尿管护理操作异常使病原体从内腔迁移进入膀胱引起感染。15%的导管相关泌尿道感染源自外源性因素,如导尿管系统污染、护理人员污染的手、插入导尿管或维护导尿管过程中违反操作规程、应用消毒不达标的设施等而引起感染。而导尿管长时间留置尿道内,又破坏了尿道的正常生理功能,从而削弱了尿道黏膜对细菌的抵抗力,影响膀胱对细菌的冲刷作用,致使细菌容易逆行至泌尿系统生长繁殖引起感染。

生物膜的形成被认为是导管相关尿路感染发病的重要机理。细菌一旦进入泌尿道,尿中病原体附着至导尿管表面、增殖并开始分泌细胞外多糖,与尿中的盐和蛋白质组成细菌复合物并形成一个生物膜,它保护微生物不受抗菌剂、杀菌剂和宿主屏障的清除。目前已有能减少生物膜形成的较新技术,减少细菌和真菌的黏附,或抑制已黏附到导管的微生物的生长。

(四)临床特点

导尿管相关尿路感染不仅是病原体在尿道和膀胱黏膜的定植和炎症反应,还可发生逆行感染引起肾盂肾炎、前列腺炎、附睾炎和精囊炎。大部分患者医院内尿路感染在临床上多呈良性经过,无明显的临床症状,导尿管拔除后可自行痊愈。

在美国,导管相关尿路感染的报道多为 CA-ASB,医院内尿路感染患者中有 65%～75% 是无症状菌尿。约30%的患者有临床症状和体征,如尿频、尿急和尿痛等膀胱刺激征,除局部症状外还表现为发热、腰痛及肋脊角叩痛、耻骨上方疼痛或压痛等。导尿管相关尿路感染如不及时控制,细菌入侵血液系统引起菌血症。医院患者中,导尿管相关菌尿症为医院血流感染的最常见原因之一,约15%的医院血流感染源于尿路。尿培养不能预测 CA-UTI,在留置导尿的患者中,大肠埃希菌是最常见的细菌,约占 35.62%。

大量前瞻性调查研究证实,导尿管相关尿路感染(CA-UTI)的发生与留置导尿管的时间长、导管护理的违规操作导致导尿管系统污染、女性、老年人等密切相关。女性尿道短,尿道门暴露,易发生上行性感染。女性应用导尿管后发生 UTI 的概率是男性的 2 倍。女性尿道周围区域的菌群也是十分重要的,尿道周围的菌群是重要的潜在性致病菌。留置导尿管时间的长短是导尿管相关尿路感染最重要的危险因素。

CA-UTI 的症状和体征包括发热、寒战、意识改变、不适、无诱因昏睡、腰痛、肋脊角叩痛、急性血尿、盆腔不适,已拔除导尿管的患者可有排尿困难、尿频、耻骨上方疼痛或压痛。

(五)导尿管相关尿路感染的诊断标准

临床诊断:CA-UTI 的诊断标准为留置导尿管、耻骨上方导尿管或间歇导尿管的患者出现 UTI 相应的症状、体征,且无其他原因可以解释,并且尿检白细胞男性≥5 个/高倍视野,女性 ≥10 个/高倍视野。在临床诊断的基础上,符合以下条件之一可确诊。

(1)清洁中段尿或者导尿留取尿液(非留置导尿)培养革兰阳性球菌菌落数≥10^4 cfu/mL,革 兰阴性杆菌菌落数≥10^5 cfu/mL。

(2)耻骨联合上膀胱穿刺留取尿液培养的细菌菌落数≥10^3 cfu/mL。

(3)新鲜尿液标本经离心应用显微镜检查,在每 30 个视野中有半数视野见到细菌。

(4)经手术、病理学或者影像学检查,有尿路感染证据的。

美国感染病学会制订的导尿管相关尿路感染的诊断、预防和治疗指南,不推荐筛查 CA-ASB,除非进行研究以评价干预措施对降低 CA-ASB 或 CA-UTI 的效果。对于留置导尿管 的患者,仅有脓尿不能诊断为 CA-ASB 或 CA-UTI;有症状但无脓尿的患者,提示诊断并非 CA-UTI;脓尿伴 CA-ASB 并非进行抗菌治疗的指征。

二、管理要求

(1)医疗机构应建立健全规章制度,制订并落实预防 CA-UTI 的工作规范和操作规程。

(2)医疗机构应逐步开展 CA-UTI 的目标性监测,持续质量改进,有效降低 CA-UTI 的 发生。

(3)医务人员应接受关于无菌技术、导尿操作、留置导尿管的维护以及 CA-UTI 预防的培训 和教育,并熟练掌握相关操作规程。

(4)医务人员应评估患者发生 CA-UTI 的潜在风险,针对高危因素,实施 CA-UTI 的预防和 控制措施。

三、监测要求

(1)根据导尿管使用的频率和 CA-UTI 的潜在风险,确定需要监测的患者人群。

(2)按照《医院感染监测规范》WS/T312 的要求,开展 CA-UTI 目标性监测。

(3)详细记录尿道插管指征、插管时间、插管操作者和拔管时间等。采用统一指标如导尿管 使用率、CA-UTI 发生率等评价 CA-UTI 预防与控制质量。

(4)应定期分析监测资料,并及时向被监测临床科室反馈。

(5)当出现 CA-UTI 暴发或疑似暴发时,应按照《医院感染管理办法》和《医院感染暴发报告 及处置管理规范》的相关要求报告和处理。

(6)不宜常规对留置导尿管的患者进行无症状性菌尿症筛查。

四、预防控制措施

(一)留置导尿管前预防控制措施

(1)严格掌握留置导尿管的适应证。

(2)仔细检查无菌导尿包,如发现导尿包过期、外包装破损、潮湿,不应使用。

(3)可重复使用的导尿包按照《医院消毒供应中心 第 2 部分:清洗消毒及灭菌技术操作规

范》WS310.2的规定处理;一次性导尿包符合国家相关要求,不应重复使用。

(4)根据患者年龄、性别、尿道等情况选择型号大小、材质等的合适导尿管,最大限度降低尿道损伤和尿路感染。

(5)对留置导尿管的患者,应采用密闭式引流装置。

(6)应告知患者留置导尿管的目的,配合要点和置管后的注意事项。

(7)不宜常规使用包裹银或抗菌导尿管。

(二)放置导尿管时预防控制措施

(1)医务人员应严格按照《医务人员手卫生规范》WS/T313的要求,洗手后,戴无菌手套实施导尿术。

(2)严格遵循无菌操作技术原则留置导尿管,动作宜轻柔,避免损伤尿道黏膜。

(3)正确铺无菌巾,避免污染尿道口。

(4)应使用合适的消毒剂,充分消毒尿道口及其周围皮肤黏膜,防止污染。①男性:洗净包皮及冠状沟,然后自尿道口、龟头向外旋转擦拭消毒。②女性:按照由上至下,由内向外的原则清洗外阴,然后清洗并消毒尿道口、前庭、两侧大小阴唇,最后会阴、肛门。

(5)导尿管插入深度适宜,确保尿管固定稳妥。

(6)置管过程中,指导患者放松,协调配合,避免污染,如发现尿管被污染,应重新更换。

(三)留置导尿管后预防控制措施

(1)应妥善固定尿管,避免打折、弯曲,集尿袋高度低于膀胱水平,不应接触地面,防止逆行感染。

(2)应保持尿液引流系统通畅和密闭性,活动或搬运时夹闭引流管,防止尿液逆流。

(3)应使用个人专用收集容器或清洗消毒后的容器定期清空集尿袋中尿液。清空集尿袋中尿液时,应遵循无菌操作原则,避免集尿袋的出尿口触碰到收集容器的表面。

(4)留取小量尿标本进行微生物病原学检测时,应消毒导尿管接口后,使用无菌注射器抽取标本送检。留取大量尿标本时可从集尿袋中采集,不应打开导尿管和集尿袋的接口采集标本。

(5)不应常规进行膀胱冲洗或灌注。若发生血块堵塞或尿路感染时,可进行膀胱冲洗或灌注。

(6)应保持尿道口清洁,大便失禁的患者清洁后还应进行消毒。留置导尿管期间,应每天清洁或冲洗尿道口。

(7)患者沐浴或擦身时应注意对导管的保护。

(8)长期留置导尿管应定期更换,普通导尿管更换时间 7～10 d,特殊类型导尿管的更换时间按照说明书规定,更换导尿管时应同时更换导尿管集尿袋。

(9)导尿管阻塞、脱出或污染时应立即更换导尿管和集尿袋。

(10)患者出现尿路感染症状时,应及时留取尿液标本进行病原学检测,并更换导尿管和集尿袋。

(11)应每天评估留置导尿管的必要性,应尽早拔除导尿管。

(12)医护人员在维护导尿管时,手卫生应严格按照《医务人员手卫生规范》WS/T313 的要求。

(叶洪梅)

第七节　导管相关血流感染的预防与控制

随着医疗技术的不断发展,各种血管通路的使用已经成为 ICU 重症监护室不可或缺的治疗手段。而随之伴发的导管相关血流感染问题也日益严重,是最常见的院内获得性感染之一,也是重症患者的主要致死原因之一。尽管内置血管导管所致血流感染的发生率少于继发性血流感染,但它是一种严重的危及患者生命的并发症。血管导管所致血流感染由于其严重的后遗症、治疗的难度及医疗费用激增,已引起了人们的广泛重视。

一、导管相关血流感染的流行病学

导管相关血流感染(CRBSI)是指带有血管内导管或者拔除血管内导管 48 h 内的患者出现菌血症或真菌血症,并伴有发热(>38 ℃)、寒战或低血压等感染表现,除血管导管外没有其他明确的感染源。实验室微生物学检查显示,外周静脉血培养细菌或真菌阳性,或者从导管段和外周血培养出相同种类、相同药敏结果的致病菌。

(一)流行病学

1.血流感染发病率

美国每年重症监护病房的中心静脉置管日(在指定时间内特定人群中所有患者暴露于中心静脉插管的总天数)总计 1 500 万天,导管相关血流感染的发生率为 4%～8%,说明医院内这种感染的发生率有很大差异。关于 CRBSI 有很多不同的研究。各种类型导管的血行感染发生率不同,以千导管留置日来统计,从 2.9‰～11.3‰导管日不等。ICU 中每年发生的 CRBSI 约为 8 万例,而在整个医院范围内,预计每年发生的病例数可高达 25 万例。多项分析显示,由于 CRBSI 可导致发病率的升高和医疗费用的增长,其花费非常惊人,造成经济损失超过 90 亿美元,死亡人数超过 3 万人,超过美国总死亡人数的 1%,发展中国家 CRBSI 的发病率是美国的3～4 倍。

我国研究显示,各种类型导管的血流感染发生率不同,以千导管留置日来统计,从 1.22‰～11.3‰导管日不等。国内对 CRBSI 感染率的报道结果差异较大。发生血流感染率较高的分别为切开留置的周围静脉导管及带钢针的周围静脉导管,而经皮下置入静脉输液及中长周围静脉导管的感染率较低;闫沛、陈丽霞、袁咏梅等研究报道,动静脉插管相关血流感染率为 1.25%～14.%,日感染率为 1.22‰～16.57‰;黄絮等报道,某三甲医院重症监护病房(ICU)监测 1 526 例患者,血流感染的发病率为 4.2%,周睛、胡必杰等对上海市 65 所医院调研显示,中心静脉导管相关性血流感染(CRBSI)的发病率为 2.3‰,长期留置隧道式带套囊透析导管发生感染率最高,周围静脉留置针发生感染率最低。导管相关血流感染不仅与导管类型有关,还与医院规模、置管位置及导管留置时间有关。

2.感染病原体

患者导管置入部位周围皮肤及医务人员手部皮肤是病原菌的主要来源。在美国,至少 2/3的导管相关血流感染病例是由葡萄球菌引起的(凝固酶阴性葡萄球菌和金黄色葡萄球菌)。此外,1/4 的感染是由革兰阴性菌及念珠菌所致,尤其是长期置留导管者。国内研究报道,引起血流感染的主要病原体以革兰阳性细菌占优势,但相比之下,真菌感染有一定的上升趋势,且多为条件致病菌。病原菌呈现一定的变迁趋势。呼邦传等研究显示,2006－2010年最常见的分离病原菌依次为大肠埃希菌、凝固酶阴性葡萄球菌、金黄色葡萄球菌、肺炎克雷伯菌、铜绿假单胞菌。而Mohnarin细菌耐药性监测显示,来源于血液的革兰阳性球菌占50％,革兰阴性菌占49.8％。常见的病原菌为凝固酶阴性葡萄球菌、大肠埃希菌、克雷伯菌、金黄色葡萄球菌和肠球菌及鲍曼不动杆菌。表皮葡萄球菌感染主要是由于皮肤污染引起,约占导管相关血流感染(CRBSI)的30％。金黄色葡萄球菌曾是CRBSI最常见的病原菌,目前约占院内血流感染的13.4％。2010年医院感染横断面调查显示,引起血流感染前几位的病原体依次为大肠埃希菌、表皮葡萄球菌,金黄色葡萄球菌、其他葡萄球菌、鲍曼不动杆菌和铜绿假单胞菌等。

3.病死率

病原菌的种类与病死率有一定的相关性,金黄色葡萄球菌引起的导管相关血流感染的死亡率高达8.2％。凝固酶阴性的葡萄球菌所致的导管相关血流感染的死亡率较低,约为0.7％。真菌所致导管相关血流感染的死亡率国内外尚无统计数据。

(二)病原体感染机理

导管相关血流感染的病原体类型可直接反映感染的发病机理。导致感染的病原体可能是多源性的,包括插入导管部位周围的皮肤、污染的导管套管、无菌操作不规范、其他部位感染的血液播散。皮肤菌群可以在导管外表面繁殖,然后沿皮下迁移至血管内段,进而导致血流感染。长期置留导管的则需要多次操作,因而导管套管可能受到污染,病原菌来自医务人员的手,随后沿导管内表面迁移至导管的血管内段,从而导致感染。

导管相关血流感染与导管周围生物膜的形成有关。生物膜是由宿主及细菌因子共同组成,宿主因素包括血小板、黏蛋白、纤维蛋白原、纤维蛋白,上述物质可以和某些病原体如金黄色葡萄球菌、念珠菌等表面的不同受体结合形成生物膜。细菌因子则指细菌分泌的纤维多糖。生物膜可抵抗宿主的免疫防御及吞噬作用,削弱抗菌药物的穿透力或抗菌剂的作用,同时是潜在的感染源。

(三)血管内导管类型

血管内导管类型多样,可从不同角度进行分类。根据置入血管类型分为周围静脉导管、中心静脉导管、动脉导管,根据留置时间分为临时或短期导管、长期导管,根据穿刺部位分为周围静脉导管、经外周中心静脉导管(PICC)、锁骨下静脉导管、股静脉导管、颈内静脉导管,根据导管是否存在皮下隧道分为皮下隧道式导管和非皮下隧道式导管,根据导管长度分为长导管、中长导管和短导管。

非隧道式中心静脉导管经皮穿刺进入中心静脉(锁骨下、颈内、股静脉)。导管型号对细菌定植有一定的危险性,导管越粗,细菌定植率越高。分析原因:由于越粗的导管对穿刺点皮肤的创伤越大,皮肤正常菌群和条件致病菌入侵定植的概率就越大,导致机体发生血流感染的可能性就越高。因此,置管时应选择合适的导管型号。

二、管理要求

(1)医疗机构应健全预防导管相关血流感染的规章制度,制订并落实预防与控制导管相关血流感染的工作规范和操作规程,明确相关部门和人员职责。

(2)应由依法取得护士、医师执业资格,并经过相应技术培训的医务人员执行血管导管穿刺。

（3）医疗机构宜建立血管导管置管专业队伍,提高对血管导管置管患者的专业护理质量。

（4）相关医务人员应接受有关血管导管的使用指征、正确置管、使用与维护、导管相关感染预防与控制措施的培训和教育并考核合格,熟悉血管导管的分类、穿刺部位及长度（表 12-4）,熟练掌握相关操作规程,并对患者及相关家属进行相关知识的宣教。

表 12-4　血管内导管分类、穿刺部位、长度

导管名称	穿刺部位	长度
外周静脉导管（留置针）	前臂静脉,下肢静脉	＜8 cm,很少发生血行感染
外周动脉导管	通常经桡动脉插入穿刺,也可经股、腋、肱、胫后动脉插入	＜8 cm
非隧道式中心静脉导管	经皮插入锁骨下、颈内、股静脉进入中心静脉	≥8 cm,长度受患者身材影响
隧道式中心静脉导管	经隧道置入锁骨下、颈内、股静脉	≥8 cm,长度受患者身材影响
肺动脉导管	导丝引导下经中心静脉（锁骨下、颈内、股静脉）插入	≥30 cm,长度受患者身材影响
经外周静脉插入中心静脉导管（PICC）	经贵要静脉、头静脉、肱静脉插入,导管进入上腔静脉	≥20 cm,长度受患者身材影响
全植入式导管（输液港）	皮下埋植,使用时用针穿刺,插入锁骨下、颈内静脉	≥8 cm,长度受患者身材影响
脐带血管导管	插入脐动脉或者脐静脉	≤6 cm,长度受患者身材影响

（5）应定期评估相关医务人员正确置管和维护导管知识的知晓和依从情况。

（6）医务人员应评估并根据患者发生导管相关血流感染,尤其是血流感染的危险因素,实施预防和控制导管相关血流感染的措施。

（8）医疗机构应逐步开展导管相关血流感染,尤其是导管相关血流感染的目标性监测,持续改进质量,降低感染发生率。

三、置管时预防措施

（1）严格掌握置管指征。

（2）严格执行无菌技术操作规程,置入中心静脉导管和经外周静脉穿刺中心静脉导管、全植入式血管通路、导丝引导下更换导管时,应遵守最大无菌屏障要求,戴工作圆帽、外科口罩、按《医务人员手卫生规范》WS/T313 的有关要求洗手并戴无菌手套、穿无菌手术衣或无菌隔离衣、铺大无菌单。置管过程中手套污染或破损时应立即更换。置管环境符合无菌操作要求。

（3）外周静脉置管、导管日常维护与使用导管时戴医用口罩。插入外周静脉导管时,若手接触消毒后皮肤,应戴无菌手套,否则可戴清洁手套。

（4）选择中央静脉置管部位时,成人宜首选锁骨下静脉或颈静脉,不宜选择股静脉;连续肾脏替代治疗时宜首选颈静脉,可选股静脉。

（5）穿刺部位皮肤消毒,应按《医疗机构消毒技术规范》WS/T367 的要求选择合规有效的皮肤消毒剂,年龄两个月以上患者中心静脉穿刺宜选择含 0.5％以上氯己定的醇类消毒剂。

（6）消毒穿刺部位应以同心圆方式自穿刺点由内向外消毒,消毒范围应与穿刺种类一致。患者皮肤不洁时应先清洁皮肤,再消毒。应在皮肤消毒干后再进行置管等操作。

（7）置管时使用的医疗器械、器具和各种敷料等医疗用品应无菌。

（8）选择中心静脉导管时,应选择能够满足病情需要的最少端口（腔道）的导管。

（9）中心静脉导管置管后应记录置管日期、时间、部位，导管名称和型号、尖端位置等。

（10）患湿疹、疖肿等皮肤病或患者感冒、流感等呼吸道疾病时，以及已知携带或感染多重耐药菌的医务人员，在未治愈前不应进行置管操作。

四、置管后预防措施

（1）宜选择无菌透明、透气性好的敷料覆盖穿刺点，对于高热、出汗、穿刺点出血、渗血的患者应当用无菌纱布覆盖穿刺部位。

（2）应定期更换穿刺点敷料，敷料更换时间间隔见表 12-5。当发现敷料松动、污染、潮湿、完整性破坏等时应立即更换。使用透明敷料加纱布固定导管时，按纱布类敷料处理。在透明敷料的标签纸上应标注导管穿刺时间、更换敷料时间并签名。

表 12-5　导管及敷料更换的时间间隔

导管类型	更换或者重新留置	穿刺点敷料的更换
外周静脉导管	成人：间隔 72～96 h 以上更换；小儿：除非临床需要，不必更换	纱布敷料应每两天更换 1 次，透明的半透膜敷料应每 7 天更换 1 次；拔除或更换导管、敷料潮湿、松动或污染、完整性被破坏时应更换；影响对穿刺点的触诊和观察时，应每天更换，同时检查穿刺点
外周动脉导管	成人：不应为预防感染而更换导管；小儿更换导管的间隔尚未确定。压力转换器应每 96 h 更换 1 次，同时应更换系统内其他组件（包括管路系统，持续冲洗装置和冲洗溶液）	要求同上
中心静脉导管	不应为预防感染定期更换导管	要求同上
肺动脉导管	不应为预防感染定期更换导管	要求同上
脐带血管导管	不应为预防感染定期更换导管	

（3）医务人员接触置管穿刺点或更换敷料前，应按《医务人员手卫生规范》WS/T313 的要求进行手卫生。

（4）保持导管连接端口的清洁，每次连接及注射药物前，应用合法有效的消毒剂规范消毒连接端口，干后方可连接或注射药物。如有血迹污染时及时更换。

（5）应每天观察导管穿刺点有无感染征象及全身感染征象。应按《医院感染监测规范》WS/T312 的要求进行导管相关血流感染及流行趋势的目标性监测，可同时开展导管穿刺点局部感染的监测。

（6）静脉治疗护士宜参与导管相关血流感染预防控制项目。

（7）紧急情况下置管难以保证无菌操作时，应在 48 h 内尽早拔管，病情需要时先更换穿刺部位重新置管。

（8）告知置管患者在沐浴或擦身时，注意保护导管，不要把导管淋湿或置于水中。

（9）在输血、输入血制品、脂肪乳剂后的 24 h 内或者停止输液后，应当及时更换输液管路。外周及中心静脉置管后，应当用生理盐水或肝素盐水进行常规冲管，预防导管内血栓形成。

（10）严格保证输注液体无菌。

（11）怀疑患者发生导管相关血流感染，或者患者出现静脉炎、导管故障时，宜由医师决定是否拔管。拔管时可做导管尖端培养、导管血培养及血培养。

（12）医务人员应每天评估保留导管的必要性，不需要时应尽快拔除导管。

（13）不宜常规更换导管，也不应为预防感染而定期更换中心静脉导管和动脉导管。

五、针对各类相关血流感染的预防措施

（一）中心静脉导管、PICC、血液透析导管及肺动脉导管

（1）不应常规更换中心静脉导管、PICC、血液透析导管或肺动脉导管以预防导管相关血流感染。

（2）非隧道式导管无明显感染证据时，可通过导丝引导更换。

（3）非隧道式导管可疑感染时不应通过导丝更换导管。

（4）中心静脉导管或 PICC 患者出现发热，应根据临床综合评估结果决定是否拔管。

（二）外周动脉导管及压力监测装置

（1）成人宜选择桡动脉、肱动脉、足背动脉。儿童宜选择桡动脉、足背部动脉及胫骨后动脉。

（2）压力传感器使用时间应遵循产品说明书或超过 96 h 应更换。

（3）重复使用的压力传感器应根据生产厂家的使用说明进行清洗和灭菌。

（4）宜使用入口处为隔膜的压力监测装置，在使用前应用消毒剂擦拭消毒隔膜。

（5）应保持使用中压力监测系统包括校准装置和冲洗装置无菌。

（6）应减少对压力监测系统的操作。

（7）不宜通过压力监测管路给予含葡萄糖溶液或肠外营养液。

（8）宜使用密闭式的连续冲洗系统。

（三）脐血管导管

（1）脐动脉导管放置时间不宜超过 5 d，脐静脉导管放置时间不宜超过 14 d。

（2）插管之前，应清洁脐部。

（3）不宜在脐血管导管局部使用抗菌软膏或乳剂。

（4）在发生导管相关血流感染、血管关闭不全、血栓时，应拔除脐动脉导管，不应更换导管；只有在导管发生故障时才更换脐静脉导管。

（5）应使用低剂量肝素（0.25～1 U/mL）注入脐动脉导管封管以维持其通畅。

（四）完全植入式导管

（1）完全植入式导管使用的无损伤针头应至少每 7 天更换 1 次。

（2）植入式血管通路在治疗间隙期应至少每 4 周维护 1 次。

（3）多次发生血管导管相关血流感染者，可预防性用抗菌药物溶液封管。

（五）血液透析导管

（1）宜采用颈静脉置管。

（2）维持性血液透析患者宜采用动静脉内瘘。

（叶洪梅）

第八节 手术部位感染的预防与控制

手术部位感染(SSI)的发生和治疗始终是制约外科手术治疗是否成功的一个因素。尽管对手术部位感染的发生有所持续改进,但手术部位感染率依然有较高的发生率,占医院感染的15%左右,居医院感染发生率的第三位。SSI 会导致手术失败、增加患者痛苦(严重的甚至死亡)、增加患者的经济负担、延长住院时间、增加医疗纠纷等。

一、手术部位感染的流行病学

(一)手术部位感染发生率

不同的医院外科手术部位感染率各不相同,手术部位感染与手术类型、患者潜在的疾病有关,发生率为 0.5%~15%。手术部位感染率居医院内感染的第三位。在美国,外科医师每月要进行大约 200 万次的操作,而且其中 2/3 是在门诊完成的。疾病预防和控制中心估计 2.7%的手术操作会并发感染,手术部位感染占所有医院感染的 15%,手术部位感染延长住院时间 1~3 d,每例伤口感染的花费在 400~2 600 美元。手术部位感染的发生因手术类型的不同而不同,其中发生感染最高的是心脏手术(每 100 例出院患者中 2.5 例感染)、普通外科 1.9%和烧伤/外伤1.1%。心脏手术时体外循环的使用导致宿主防御系统出现比普通手术操作更大的应激反应。王西玲等报道,我国医院手术部位感染率为 7.12%。龚瑞娥、吴安华等一项针对 2 399 例手术患者研究显示,有 110 例次患者手术部位发生感染,感染率为 4.59%,实施手术部位感染综合干预措施后感染率为 2.12%。患者术后在住院期间发生手术部位感染占62.72%,出院后(随访感染)发生手术部位感染占 36.1%~37.28%。相同种类的手术危险指数级别越高,感染发生率也越高;同样危险指数的手术中,结、直肠切除手术的感染高于其他手术类型,感染率为10.16%~37.5%,其余类别的手术的感染率则基本相同。手术切口类型级别越高,手术部位感染率越高,Ⅰ类切口感染率为 2.52%;Ⅱ类切口感染率为 5.79%;Ⅲ类切口感染率为 9.72%;Ⅳ类切口感染率为73.75%。茅一萍等对 1 589 例手术患者调查报道显示,有 155 例手术部位发生感染,感染率为 9.75%。不同手术类别、相同危险指数的手术以剖腹探查手术和结肠手术感染发生率最高。

(二)手术部位感染常见的病原体

美国研究报道,凝固酶阴性葡萄球菌和金黄色葡萄球菌是两种从感染手术伤口分离出来的最常见的微生物,并且分别占感染伤口的 14%和 20%,这些细菌是正常皮肤菌群的一部分,因此当伤口开放时可以造成污染。而我国 SSI 致病菌研究及全国细菌监测资料显示(图 12-3),手术部位标本分离的病原菌 14 424 株,位于手术部位感染病原体前三位的是大肠埃希菌、金黄色葡萄球菌和铜绿假单胞菌。

二、手术部位感染的因素

(一)手术部位感染定义

由美国感染控制与流行病学专业协会(APIC)、美国医院流行病学学会(SHEA)和外科感染协会组成的联合小组修正提出了"手术部位感染",根据这一定义,将手术部位感染分为切口感染和器官/腔隙感染。切口部位感染被进一步分为表面切口感染(包括皮肤和皮下感染)或深部切口感染(包括深部软组织),组织结构见图 12-4。

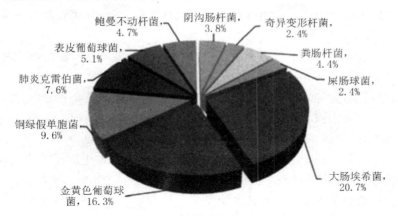

鲍曼不动杆菌,4.7%
阴沟肠杆菌,3.8%
奇异变形杆菌,2.4%
表皮葡萄球菌,5.1%
粪肠杆菌,4.4%
肺炎克雷伯菌,7.6%
屎肠球菌,2.4%
铜绿假单胞菌 9.6%
大肠埃希菌,20.7%
金黄色葡萄球菌,16.3%

图 12-3　手术部位感染病原体分布

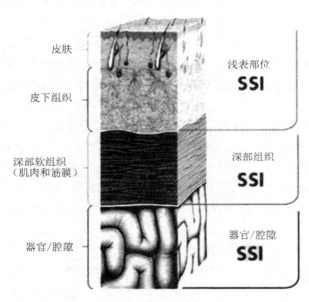

皮肤
浅表部位 SSI
皮下组织
深部软组织(肌肉和筋膜)
深部组织 SSI
器官/腔隙
器官/腔隙 SSI

图 12-4　手术部位感染及其分类的解剖学图示

1.切口浅部组织感染

　　手术后 30 d 以内发生的仅累及切口皮肤或者皮下组织的感染,并符合下列条件之一:①切口浅部组织有化脓性液体;②从切口浅部组织的液体或者组织中培养出病原体;③具有感染的症状或者体征,包括局部发红、肿胀、发热、疼痛和触痛,外科医师开放的切口浅层组织。

　　下列情形不属于切口浅部组织感染:①针眼处脓点(仅限于缝线通过处的轻微炎症和少许分泌物);②外阴切开术或包皮环切术部位或肛门周围手术部位感染;③感染的烧伤创面,以及溶痂的Ⅱ度、Ⅲ度烧伤创面。

2.切口深部组织感染

　　无植入物者手术后 30 d 以内、有植入物者手术后 1 年以内发生的累及深部软组织(如筋膜和肌层)的感染,并符合下列条件之一。

(1)从切口深部引流或穿刺出脓液,但脓液不是来自器官/腔隙部分。

(2)切口深部组织自行裂开或者由外科医师开放的切口。同时,患者具有感染的症状或者体征,包括局部发热、肿胀及疼痛。

(3)经直接检查、再次手术探查、病理学或者影像学检查,发现切口深部组织脓肿或者其他感染证据。

同时累及切口浅部组织和深部组织的感染归为切口深部组织感染;经切口引流所致器官/腔隙感染,无须再次手术归为深部组织感染。

3.器官/腔隙感染

无植入物者手术后 30 d 以内、有植入物者手术后 1 年以内发生的累及术中解剖部位(如器官或者腔隙)的感染,并符合下列条件之一。

(1)器官或者腔隙穿刺引流或穿刺出脓液。

(2)从器官或者腔隙的分泌物或组织中培养分离出致病菌。

(3)经直接检查、再次手术、病理学或者影像学检查,发现器官或者腔隙脓肿或者其他器官或者腔隙感染的证据。

(二)外科手术部位感染的原因

手术部位感染的发生是一个复杂的过程,而且在这一复杂过程中,来源于环境、手术室、宿主、手术操作和微生物的许多因素以复杂的方式相互作用促成手术部位感染的发生。

1.外源性原因

在清洁手术操作中,由于手术不经过黏膜或空腔脏器,外源性污染源是重要的因素。因此,手术室环境和手术人员成为污染的重要媒介物。外科手术必然会带来手术部位皮肤和组织的损伤,当手术切口部位的微生物污染达到一定程度时,会发生手术部位的感染。主要因素是:术前住院时间长、备皮方式、手术室环境、手术器械的灭菌、手术过程中的无菌操作、手术技巧、手术持续时间和预防性抗菌药物使用情况等都是引起手术部位的外源性因素,而这些外源性因素是可以预防的。

2.内源性原因

多数手术部位感染来源于内源性原因,患者方面的主要因素是:年龄、营养状况、免疫功能、健康状况、吸烟等。营养不良、烧伤、恶性肿瘤和接受免疫抑制药物治疗的患者中,宿主的正常防御机制发生了变化,免疫力下降,患者自身的皮肤或黏膜(胃肠道、口咽或泌尿生殖系统的细菌)的菌群移位至手术部位引起感染。术后切口提供了一个潮湿、温暖、营养丰富且易于细菌移生和繁殖的环境,切口的类型、深度、部位和组织灌注水平等许多因素影响微生物的数量和种类。手术部位感染的影响因素见表 12-6。

表 12-6　手术部位感染的影响因素

手术方面	麻醉	患者方面
手术	组织灌注量	糖尿病
备皮方式	温度	吸烟
部位/时间/类型	吸氧浓度	营养不良
缝线质量	疼痛	身体状况

续表

手术方面	麻醉	患者方面
血肿	输血	高龄
预防抗菌药物		肥胖
机械压力		药物
手术室环境		感染
手术器械的灭菌		放疗/化疗
手术部位皮肤消毒		术前住院时间长

(1)糖尿病:高糖血症影响粒细胞的功能,包括黏附性、趋化作用、吞噬作用和杀菌活性。用胰岛素治疗的糖尿病患者中手术部位感染的危险高于用口服药治疗的糖尿病患者。Ltham 等前瞻性研究了 1 000 例准备进行冠脉搭桥术或瓣膜置换手术的糖尿病和非糖尿病心脏病患者,发现糖尿病患者的感染率几乎升高了 3 倍。此外,他们证明手术部位感染的最大危险与术后高糖血症(定义为血糖水平高于 mmol/L,即200 mg/dL)有关而不是糖化血红蛋白水平或手术前高糖血症。糖尿病与心脏手术后手术部位感染是非常相关的。作为降低手术部位感染的一种措施,围术期高糖血症的控制值得进一步注意。

(2)肥胖:超过理想体质量 20%的肥胖和手术部位的感染危险性相关。外科医师必须切开可能含有大量细菌的厚层组织,手术切口相对深、技术操作困难和组织中通常预防性抗菌药物浓度不够等均可引起手术部位感染。

(3)吸烟:吸烟与胶原的低生成和包括手术部位感染在内的术后并发症的发生有关。尼古丁延迟伤口愈合,而且可增加手术部位感染的危险。

(4)营养不良:严重的术前营养不良会增加手术部位感染的危险。在一项 404 种高危普通外科操作的研究中,人血白蛋白水平被认为是预测手术部位感染的变量之一。

(5)术前住院时间长:术前住院时间和手术部位感染危险相关。如果住院时间超过 2 d,这一危险的升高也可被革兰阴性菌更高的移生所解释,也就是说,革兰阴性杆菌在患者体内定植。

(6)金黄色葡萄球菌的携带者:美国大量的研究显示在鼻孔中携带金黄色葡萄球菌的患者发生感染的可能性将升高。许多研究显示,金黄色葡萄球菌的鼻携带者发生金黄色葡萄球菌手术部位感染的危险有可能升高 2～10 倍,20%～30%的个体在鼻孔内携带金黄色葡萄球菌。

(7)术前预防用药时机:术前给药时机是充分预防手术部位感染的一个关键要素。在手术自切开皮肤前 120 min 至 0 min(时间为 0 是指切开的时间)之间接受抗菌药物的患者手术部位感染率最低(0.6%);切开后 0～180 min 使用抗菌药物的一组患者手术部位感染率是 1.4%(与术前 2 h 内接受抗生素的患者相比较,$P = 0.12$),而在切开皮肤 180 min(3 h)后接受抗菌药物的患者手术部位感染率是3.39%(与术前 2 h 内接受抗菌药物的患者相比较,$P < 0.000 1$)。手术部位感染的最高危险的组是接受抗菌药物过早的一组,就是说在手术开始的 2 h 之前使用抗菌药物或者更早,这一组患者手术部位感染率是3.8%,与术前 2 h 内接受抗菌药物者相比,感染危险性几乎升高了 7 倍($P < 0.000 1$)。证明手术前一天使用药物起不到预防手术部位感染的作用,最佳的抗菌药物预防应该在手术前的短时间内开始,即皮肤切开前 30～60 min 使用。

(8)手术持续时间:长时间的手术操作与手术部位感染的高危险有关,手术操作持续 1 h、2 h和 3 h,手术部位的感染率分别是 1.39%、2.7%和 3.6%,持续 2 h 以上的手术操作是手术部位感染的一个独立预测因子。对手术操作时间长和手术部位感染危险性增高之间的关系,最简单的解释便是长时间的切口暴露增加了伤口污染水平,增加了干燥所致的组织损伤程度,由于失血造成患者防御机制的抑制以及降低了抗生素预防的效力。手术持续时间也反映了外科医师的手术技能。在一些研究中,手术技术好的、有经验的外科医师所做的手术切口部位感染率比住院医师或经验较少的外科医师低。

三、管理要求

(一)医院

(1)应将手术部位感染预防控制工作纳入医疗质量管理,有效减少手术部位感染。

(2)医疗机构应当制订并完善外科手术部位感染预防与控制相关规章制度和工作规范,并严格落实。

(3)医疗机构要加强对临床医师、护士、医院感染管理专业人员的培训,掌握外科手术部位感染预防工作要点。

(4)医疗机构应当开展外科手术部位感染的目标性监测,采取有效措施逐步降低感染率。

(5)严格按照抗菌药物合理使用有关规定,正确、合理使用抗菌药物。

(6)评估患者发生手术部位感染的危险因素,做好各项防控工作。

(二)手术部(室)

(1)建筑布局应符合《手术部(室)医院感染控制规范》的相关要求。

(2)洁净手术部(室)的建筑应符合《医院洁净手术部建筑技术规范》GB50333 的要求。

(3)应建立手术部(室)预防医院感染的基本制度,包括手术部(室)清洁消毒隔离制度、手卫生制度、感染预防控制知识培训制度等。

(三)相关临床科室

(1)临床科室感染控制小组应定期对本科室人员培训。

(2)当怀疑 SSI 时,应及时采样进行病原学检测,及时报告本科室手术部位感染病例,采取有针对性的预防控制措施。

四、手术部位感染的预防和控制措施

(一)手术前感染因素和控制措施

(1)应缩短手术患者的术前住院时间。

(2)择期手术前宜将糖尿病患者的血糖水平控制在合理范围内。

(3)择期手术前吸烟患者宜戒烟,结直肠手术成年患者术前宜联合口服抗生素和机械性肠道准备。

(4)如存在手术部位以外的感染,宜治愈后再进行择期手术。

(5)择期手术前患者应沐浴、清洁手术部位,更换清洁患者服。

(6)当毛发影响手术部位操作时应选择不损伤皮肤的方式去除毛发,应于当日临近手术前,在病房或手术部(室)限制区外[术前准备区(间)]进行。

(7)急诊或有开放伤口的患者,应先简单清洁污渍、血迹、渗出物,遮盖伤口后再进入手术部(室)限制区。

清洁切口皮肤消毒应以切口为中心,从内向外消毒;清洁-污染切口或污染切口应从外向内

消毒,消毒区域应在手术野及其外扩展≥15 cm 部位擦拭,所使用的皮肤消毒剂应合法有效。

(二)手术中感染因素和控制措施

(1)择期手术安排应遵循先清洁手术后污染手术的原则。洁净手术间的手术安排应遵循《医院洁净手术部建筑技术规范》GB50333 的相关规定。

(2)洁净手术间应保持正压通气,保持回风口通畅;保持手术间门关闭,减少开关频次。应限制进入手术室的人员数量。

(3)可复用手术器械、器具和物品的处置应严格执行《医院消毒供应中心 第 1 部分:管理规范》WS310.1《医院消毒供应中心 第 2 部分:清洗消毒及灭菌技术操作规范》WS310.2 和《医院消毒供应中心 第 3 部分:清洗消毒及灭菌效果监测标准》WS310.3 的要求。

(4)灭菌包的标识应严格执行《医院消毒供应中心 第 3 部分:清洗消毒及灭菌效果监测标准》WS310.3的相关要求。

(5)手术室着装要求符合 WS/T《手术部(室)医院感染控制规范》。

(6)手术无菌操作要求:①严格遵守无菌技术操作规程和《医务人员手卫生规范》WS/T313 的规定。②开启的无菌溶液应一人一用。③在放置血管内装置(如中心静脉导管)、脊髓腔和硬膜外麻醉导管,或在配制和给予静脉药物时应遵循无菌技术操作规程,应保持最大无菌屏障。④操作应尽可能减少手术创伤,有效止血,减少坏死组织、异物存留(如缝线、焦化组织、坏死碎屑),消除手术部位无效腔。⑤如果外科医师判断患者手术部位存在严重污染(污染切口和感染切口)时,可决定延期缝合皮肤或敞开切口留待二期缝合。⑥根据临床需要选择是否放置引流管,如果需要,宜使用闭合式引流装置引流。引流切口应尽量避开手术切口,引流管应尽早拔除。放置引流管时不宜延长预防性应用抗菌药物的时间。

(7)围术期保温要求:①围术期应维持患者体温正常;②手术冲洗液应使用加温(37 ℃)的液体;③输血、输液宜加温(37 ℃),不应使用水浴箱加温。

(8)环境及物体表面的清洁和消毒:每台手术后,应清除所有污物,对手术室环境及物体表面进行清洁;被血液或其他体液污染时,应及时采用低毒高效的消毒剂进行消毒,清洁及消毒方法应遵循《医疗机构环境表面清洁与消毒管理规范》WS/T512 的要求。

(三)手术后感染因素和控制措施

(1)在更换敷料前后、与手术部位接触前后均应遵循《医务人员手卫生规范》WS/T313 的要求进行手卫生。

(2)更换敷料时,应遵循无菌技术操作规程。

(3)应加强患者术后观察,如出血、感染等征象。

(4)应保持切口处敷料干燥,有渗透等情况时及时更换。

(5)宜对术后出院患者进行定期随访。

(6)当怀疑手术部位感染与环境因素有关时,应开展微生物学监测。

(四)手术部位感染暴发或疑似暴发管理

(1)应收集和初步分析首批暴发病例原始资料。

(2)应制订手术部位感染暴发调查的目标,包括感染人数、感染部位、病原体种类、首例病例发生的时间地点、病例发生的时间顺序、病例的分布、与手术、麻醉或护理相关人员等。

(3)应及时开展现场流行病学调查、环境卫生学检测等工作,如对手术器械、导管、一次性无菌用品、对使用的清洗剂、润滑剂、消毒剂、物体表面、医务人员的手等进行微生物学检测。及时采取有效的感染控制措施,查找和控制感染源,切断传播途径。

(五)围术期抗菌药物的预防用药管理

应遵循《抗菌药物临床应用指导原则》的有关规定,加强围术期抗菌药物预防性应用的管理。

(叶洪梅)

第九节 经空气传播疾病感染的预防与控制

经空气传播疾病是由悬浮于空气中、能在空气中远距离传播(>1 m),并长时间保持感染性的飞沫核传播的一类疾病,包括专性经空气传播疾病(如开放性肺结核)和优先经空气传播疾病(如麻疹和水痘)。经空气传播疾病是医院内发生院内感染的一类主要传播疾病,由于医疗活动中的许多操作,例如气管插管及相关操作、心肺复苏、支气管镜检、吸痰、咽拭子采样、尸检以及采用高速设备(如钻、锯、离心等)等,这类操作能产生大量气溶胶,气溶胶成为重要的传播途径,是发生院内感染的主要原因,因此经空气传播疾病的预防和控制对预防院内感染有重要意义。原国家卫计委颁布的《经空气传播疾病医院感染预防与控制规范》WS/T511规定了经空气传播疾病医院感染预防与控制的基本要求,内容包括管理要求,患者识别要求,患者转运要求,患者安置要求,培训与健康教育,清洁、消毒与灭菌,医疗机构工作人员经空气传播疾病预防与控制要求。

一、管理要求

(1)应根据国家有关法规,结合本医疗机构的实际情况,制订经空气传播疾病医院感染预防与控制的制度和流程,建筑布局合理、区域划分明确、标识清楚,并定期检查与督导,发现问题及时改进。

(2)应遵循早发现、早报告、早隔离、早治疗的原则,按照《医疗机构传染病预检分诊管理办法》的要求,落实门诊、急诊就诊患者的预检分诊和首诊负责制。

(3)应执行疑似和确诊呼吸道传染病患者的安置和转运的管理要求,呼吸道传染病及新发或不明原因传染病流行期间,应制订并落实特定的预检分诊制度。

(4)应遵循《医院隔离技术规范》WS/T311 的要求,做好疑似或确诊呼吸道传染病患者的隔离工作;应遵循《医疗机构消毒技术规范》WS/T367 的要求,做好接诊和收治疑似或确诊呼吸道传染病区域的消毒工作。

(5)工作人员应掌握经空气传播疾病医院感染的防控知识,遵循标准预防,遇有经空气传播疾病疑似或确诊患者时,应遵守经空气传播疾病医院感染预防与控制的规章制度与流程,做好个人防护。

(6)应为工作人员提供符合要求的防护用品。

二、患者识别要求

(1)应制订明确的经空气传播疾病预检分诊制度与流程并落实。

(2)预检分诊应重点询问患者有无发热、呼吸道感染症状、流行病学史等情况,必要时应对疑似患者测量体温。对疑似经空气传播疾病患者发放医用外科口罩,并指导患者正确佩戴,指导患者适时正确实施手卫生。

（3）工作人员应正确引导疑似经空气传播疾病患者到指定的感染疾病科门诊就诊。

三、患者转运要求

（1）患者转运包括从就诊地到临时安置地，从临时安置地到集中安置地。应制订经空气传播疾病患者院内转运与院外转运的制度与流程。

（2）疑似或确诊呼吸道传染病患者和不明原因肺炎的患者应及时转运至有条件收治的定点医疗机构救治。

（3）转运时，工作人员应做好经空气传播疾病的个人防护，转运中避免进行产生气溶胶的操作。

（4）疑似或确诊经空气传播疾病患者在转运途中，病情容许时应戴医用外科口罩。

（5）转运过程中若使用转运车辆，应通风良好，有条件的医疗机构可采用负压转运车。转运完成后，应及时对转运车辆进行终末消毒，终末消毒应遵循《医疗机构消毒技术规范》WS/T367的要求。

（6）患者确定转运时，应告知接诊医疗机构或医疗机构相关部门的工作人员。

四、患者安置要求

（1）临时安置地应确保相对独立，通风良好或安装了带有空气净化消毒装置的集中空调通风系统，有手卫生设施，并符合《医务人员手卫生规范》WS/T313的要求。

（2）集中安置地应相对独立，布局合理，分为清洁区、潜在污染区和污染区，三区之间应设置缓冲间，缓冲间两侧的门不应同时开启，无逆流，不交叉。病室内应设置卫生间。

（3）疑似或确诊经空气传播疾病患者宜安置在负压病区（房）中。应制订探视制度，并限制探视人数和时间。

（4）疑似患者应单人间安置，确诊的同种病原体感染的患者可安置于同一病室，床间距不<1.2 m。

（5）患者在病情容许时宜戴医用外科口罩，其活动宜限制在隔离病室内。

（6）无条件收治呼吸道传染病患者的医疗机构，对暂不能转出的患者，应安置在通风良好的临时留观病室或空气隔离病室。

（7）经空气传播疾病患者在医疗机构中的诊疗应遵循医疗机构相关规定。

五、培训与健康教育

（1）医疗机构应定期开展经空气传播疾病医院感染预防与控制知识的培训，内容可包括常见经空气传播疾病的种类、传播方式与隔离预防措施，防护用品的正确选择及佩戴，呼吸道卫生、手卫生、通风等。

呼吸道卫生：是指呼吸道感染患者佩戴医用外科口罩、在咳嗽或打喷嚏时用纸巾盖住口鼻、接触呼吸道分泌物后实施手卫生，并与其他人保持1 m以上距离的一组措施。

（2）医疗机构应在经空气传播疾病防控的重点区域、部门和高风险人群中开展经空气传播疾病防控知识培训，对就诊患者和工作人员进行经空气传播疾病防控的健康教育。

（3）在发生经空气传播疾病及新发或不明原因传染病流行时，医疗机构应采取多种形式针对该传染病防控进行宣传和教育。

六、清洁、消毒与灭菌

(1)空气净化与消毒应遵循《医院空气净化管理规范》WS/T368 的相关要求。

(2)物体表面清洁与消毒应遵循《医疗机构消毒技术规范》WS/T367 的相关要求。

(3)经空气传播疾病及不明原因的呼吸道传染病病原体污染的诊疗器械、器具和物品的清洗、消毒或灭菌应遵循《医院消毒供应中心 第 1 部分:管理规范》WS310.1《医院消毒供应中心 第 2 部分:清洗消毒及灭菌技术操作规范》WS310.2 和《医院消毒供应中心 第 3 部分:清洗消毒及灭菌效果监测标准》WS310.3及相关标准的要求。

(4)患者转出、出院或死亡后,应按照《医疗机构消毒技术规范》WS/T367 的要求进行终末消毒。

(5)清洗、消毒产品应合法、有效。

(6)患者死亡后,应使用防渗漏的尸体袋双层装放,必要时应消毒尸袋表面,并尽快火化。

(7)医疗废物处理应遵循医疗废物管理的有关规定。

七、医疗机构工作人员经空气传播疾病预防与控制要求

(1)诊治疑似或确诊经空气传播疾病患者时,应在标准预防的基础上,根据疾病的传播途径采取空气隔离的防护措施。

(2)医疗机构工作人员防护用品选用应按照分级防护的原则,具体要求详见表 12-7。进入确诊或疑似空气传播疾病患者房间时,应佩戴医用防护口罩或呼吸器;根据暴露级别选戴帽子、手套、护目镜或防护面罩,穿隔离衣。

表 12-7　医务人员的分级防护要求

防护级别	使用情况	防护用品									
		外科口罩	医用防护口罩	防护面屏或护目镜	手卫生	乳胶手套	工作服	隔离衣	防护服	工作帽	鞋套
一般防护	普通门(急)诊、普通病房医务人员	＋	－	－	＋	±	＋	－	－	－	－
一级防护	发热门诊与感染疾病科医务人员	＋	－	－	＋	＋	＋	＋	－	＋	－
二级防护	进入疑似或确诊经空气传播疾病患者安置地或为患者提供一般诊疗操作	－	＋	±	＋	＋	＋	±★	±★	＋	＋
三级防护	为疑似或确诊患者进行产生气溶胶操作时	－	＋	＋	＋	＋	＋	－	＋	＋	＋

注:"＋"应穿戴的防护用品;"－"不需穿戴的防护用品;"±"根据工作需要穿戴的防护用品;"±★"为二级防护级别中,根据医疗机构的实际条件,选择穿隔离衣或防护服。

(3)工作人员个人防护用品使用的具体要求和穿脱个人防护用品的流程与操作应遵循《医院隔离技术规范》WS/T311 的要求,确保医用防护口罩在安全区域最后脱卸。使用后的一次性个人防护用品应遵循《医疗废物管理条例》的要求处置;可重复使用的个人防护用品应清洗、消毒或灭菌后再用。

（4）应根据疫情防控需要,开展工作人员的症状监测,必要时应为高风险人群接种经空气传播疾病疫苗。

（5）医疗机构工作人员发生经空气传播疾病职业暴露时,应采用相应的免疫接种和(或)预防用药等措施。

（6）标本的采集与处理应遵循《临床实验室生物安全指南》WS/T442 的相关要求。

（叶洪梅）

第十三章

社 区 护 理

第一节 社区护理的模式

一、三级预防

预防工作是社区护理工作的主要内容之一,是社区卫生服务中心通过承担社区内居民的初级卫生保健任务、三级预防工作,使整个社区人群达到健康状态的预防保健工作。"预防在先,治疗在后",以预防为导向的护理,旨在促进以社区人群健康为中心,促使人们建立良好的行为和生活方式向有益于健康的方向发展,减少患病危险因素,预防各种疾病发生采取的各种护理措施。

(一)三级预防概念

三级预防是针对健康与疾病的全过程,以全体居民为对象,以健康为目标,以预防疾病为中心的预防保健原则。目的是促进健康、预防疾病的发生和控制疾病的发展。三级预防是实施初级卫生保健的基本措施,是贯彻预防为主方针和整体健康观念的具体体现。社区卫生服务中心是将各种预防保健措施通过三个级别的预防,落实到所有服务对象,使得影响社区人群健康的危险因素得到有效干预(控制),达到社区整体的最佳健康状态。

(二)一级预防

1.定义

一级预防又称病因预防,主要针对发病前期。它是在疾病发生的危险因素已存在的情况下,通过避免接触危险因素和提高抵抗疾病能力来预防疾病的发生。适用于社区内的健康人群,采取的主要手段是向群众进行不间断的健康教育,对不利于健康的生活方式进行干预,开展群众性的健康促进活动。

2.内容及具体措施

(1)针对政策与组织措施:包括各种与卫生保健事业相关的策略、方针、法律、规章、条例及相配套的卫生组织和措施等。如"人人享有卫生保健"的世界卫生策略;"以农村为重点,预防为主、中西医并重,依靠科技与教育,动员全社会参与,为人民健康服务,为社会主义现代化建设服务"的国家卫生工作方针;颁布《环境保护条例》《食品卫生法》《突发公共卫生事件应急条例》等法规;

根据"全面规划、合理布局、综合利用、化害为利、依靠群众、大家动手、保护环境、造福人民"的环境保护方针,建立环境质量卫生标准体系等。

（2）针对环境的措施:指直接消除或控制环境危险因素的措施,是预防疾病发生最积极的措施。主要是改善生活、生产环境,防止和减少环境中的生物、理化致病因素对人体的危害,包括保护空气、水、食物和土壤免受污染的措施;治理交通工具废气排放和噪声;发展高效、低毒、低残留农药等。运用卫生监督和治理措施,保障居民生活用水和食品的安全,通过健康教育提高居民环保意识、提倡绿色消费等。

（3）针对机体的预防措施:保护机体减少接触危险因素或增强机体对抗危险因素能力,包括以下几方面。①开展健康教育:增强自我保健意识,提高抗病能力。流行病学调查显示,人类疾病中 50% 与人们不良的行为生活方式有关。因此,通过健康教育,增强自我保健意识,培养良好的健康生活方式和卫生习惯,是预防疾病发生中的一个极为重要的环节。预防接种:提高人群对传染病的免疫水平。主要针对七岁以下儿童采取"五苗防七病"。通过预防接种,少部分传染病已经消灭（如天花）,大部分得到了有效控制（如白喉、破伤风、麻疹等）。②做好婚前检查:婚前检查是实行优生优育的重要措施,加强优生优育和围产期保健工作,防止近亲或不恰当的婚配,以减少或避免遗传病的发生。重点人群保护:老、弱、妇、残、幼及某些职业人群,根据他们所处的环境和生理特点,使他们免受危险因素的侵袭。③慎用医学检查和药物,以防医源性疾病的发生和滥用药物产生毒副作用。通过上述这些措施的落实,从整体上提高群众的自我防病意识和自我防病能力。简而言之,一级预防就是通过各种可能的措施,最大限度地降低各种社区疾病的发病率,防患于未然,是三级预防的主干,是最积极有效的预防,也是防止疾病发生的第一道防线,是效益最高但工作量最大的预防措施。

（三）二级预防

1.定义

二级预防也称临床前期预防。它是在疾病初期采取的预防措施。即当疾病已经发生,或是当机体生理代偿功能减弱、发生紊乱表现出症状时,早期发现疾病,及时采取治疗和防止传播的措施,预防其蔓延和严重后果。

2.内容及具体措施

二级预防是对各种社区疾病早期发现、早期诊断、早期治疗,防止并发症的发生。对于传染病,"三早"预防就是加强管理,严格执行疫情报告制度。除了及时发现传染病患者外,还要密切注意病原携带者。对于慢性病,"三早"预防的根本办法是做好宣传和提高医务人员的诊断、治疗水平。通过普查、筛检和定期健康检查以及群众的自我监护,及早发现疾病初期（亚临床型）患者,并使之得到及时合理的治疗。由于慢性病常是经过致病因素长期作用后引起的,给"三早"预防带来一定困难。例如,许多人正处于高血压或糖尿病的初期,而自己尚未察觉,如果不进行早期诊断、早期治疗,势必会延误病情,进而发展成严重的并发症,如脑卒中、冠心病、心肌梗死、糖尿病引起的各种心脑血管病、失明、糖尿病足等。二级预防是在不能完全实现一级预防或一级预防失效后很重要的弥补措施,是三级预防中的重要环节。

（四）三级预防

1.定义

三级预防也称康复治疗或临床期预防,是为了预防疾病产生的严重后果而采取的措施。当疾病已产生后遗症,或机体代谢功能已处于不可逆转的阶段,开展康复治疗,以尽量减轻疾病带来的残疾等负担,缓解病痛和延长寿命。

2.内容及具体措施

三级预防主要是针对患者来说的,即通过积极正确的治疗护理措施,最大限度地延缓和减少慢性病并发症的发生和发展,减少残障的发生,促进康复,恢复生活和劳动能力,改善患者的生活质量,延长其健康寿命。三级预防是健康促进的首要有效手段,是现代医学为人们提供的健康保障。总之,三级预防(三个级别)在疾病防治过程中是一个有机整体,其中一级预防主要以群体服务为主,二级、三级预防则以个体服务为主。不同类型疾病的干预级别主要取决于病因是否明确、病变是否可逆。

二、亚健康

亚健康指介于健康与疾病之间存在的一种既非健康也非疾病的中间状态。亚健康状态指机体虽无明确的疾病,却呈现生活能力降低、适应能力不同程度减退的一种生理状态,是由机体各系统的生理功能和代谢功能低下所致,是介于健康与疾病之间的一种生理功能低下的状态,也称"第三状态""灰色状态""慢性疲劳综合征"等。亚健康状态由四大要素构成:①排除疾病原因的疲劳和虚弱状态;②介于健康与疾病之间的中间状态或疾病前状态;③在生理、心理、社会适应能力和道德上的欠完美状态;④与年龄不相称的组织结构和生理功能的衰退状态。

(一)亚健康的分类

1.以 WHO 的健康新概念为依据分类

(1)躯体亚健康:主要表现为不明原因或排除疾病原因的体力疲劳、虚弱、周身不适、性功能下降和月经周期紊乱等。

(2)心理亚健康:主要表现为不明原因的脑力疲劳、情感障碍、思维紊乱、恐慌、焦虑、自卑以及神经质、冷漠、孤独,甚至产生自杀念头等。

(3)社会适应性亚健康:突出表现为对工作、生活、学习等环境难以适应,对人际关系难以协调,即角色错位和不适应是社会适应性亚健康的集中表现。

(4)道德亚健康:主要表现为世界观、人生观和价值观上存在着明显的损人害己的偏差。

2.按照亚健康概念的构成要素分类

(1)身心上有不适感觉,但又难以确诊的"不定陈述综合征"。

(2)某些疾病的临床前期表现(疾病前状态)。

(3)一时难以明确其病理意义的"不明原因综合征"。

(4)某些临床检查的临界状态,如血脂、血压、心率等偏高状态和血钙、血钾、铁等偏低状态。

(5)高致病危险因子状态,如超重、吸烟、过量饮酒、过度紧张等。

(二)亚健康的形成因素

过度紧张和压力大,不良生活方式和习惯,环境污染的不良影响以及不良精神和心理因素刺激是形成亚健康的重要因素。

1.过度紧张和压力大

现代社会生活工作节奏日益加快,竞争日益激烈,再加上遭遇生活事件,个体内分泌波动时期(青春期、妊娠期、围绝经期等)等,身心负荷长期处于超负荷状态,人体各个系统不堪重负,从而造成了机体身心疲劳。

2.不良生活方式和习惯

酗酒、吸烟、吸毒、药物依赖等；生活、饮食不规律，如饥饿、营养过剩或缺乏、暴饮暴食；滥用抗生素、缺乏体育锻炼和睡眠等因素。

3.环境因素

如环境污染，长期处于高温、高压(或低压)、寒冷、过度辐射、震动、乏氧等环境，以及接触有毒有害物质等。

4.其他因素

如生物致病因素、社会因素、营养因素等。

(三)亚健康的评估

亚健康是一种临界、中间状态，处于亚健康状态的人，虽然没有明确的疾病，但却出现精神活力和适应能力下降，如果这种状态不能得到及时纠正，非常容易引起身心疾病。这些身心疾病以主观感受为主，伴随各种行为障碍或自主神经功能紊乱等。症状可单一出现，也可同时或交替出现，体格检查无或极少有客观体征。主要从以下几方面进行亚健康的评估。

1.精神、饮食和睡眠

精神紧张、烦躁、易激惹、情绪不稳定，易失控或极端化，有精神崩溃的感觉；食欲差，不思饮食；多有失眠，睡眠质量差，可伴有嗜睡，或者交替出现。

2.神经系统方面

常有头痛、头晕；易健忘，主要是短期记忆力下降，如开始忘记熟人的名字；注意力不集中，工作学习效率低等大脑功能受影响的表现。

3.躯体活动、功能等方面

主要表现为不明原因或排除疾病原因的体力疲劳、虚弱、排泄问题(如腹泻、轻微腹痛、尿频、尿急)，周身不适(皮肤瘙痒、麻木或疼痛，胸闷、心悸、气短)等。

4.其他方面

如生殖系统可有性功能下降和月经周期紊乱，免疫系统出现免疫力低下，易感冒、皮肤感染、咽喉部不适、口腔黏膜溃疡等。

(四)亚健康人的预防保健指导

21世纪人类健康保健的目标是提高生活质量和延长寿命。健康-亚健康-疾病既是动态变化的，也是可以相互转化的。处于亚健康状态的人，除了主观的症状外，不会有生命危险。但如不及时调整，可转化为心血管疾病、肿瘤、代谢性疾病，如遇到过度刺激，如熬夜、发脾气等应激状态下，很容易出现猝死，就是"过劳死"。"过劳死"是一种综合性疾病，是指在非生理状态下的劳动过程中，人的正常工作规律和生活规律遭到破坏，体内疲劳淤积并向过劳状态转移，使血压升高、动脉硬化加剧，进而出现致命的状态。如能加强自我保健，建立健康生活方式，可转变成健康状态。亚健康防治是保健、防病的关键。首先应树立正确的健康观，高度重视亚健康；二是要理解并远离影响亚健康的危险因素，养成健康的生活方式；三是要有良好的心理修养，保持良好的人际关系。

1.树立正确的健康观，高度重视亚健康

健康是相对的、动态的，是机体的整体状态。亚健康、疾病可以相互转化，包括生理、心理、社会状况及道德4个层面。亚健康人群占75%，亚健康状态不及时调整可转化为疾病，甚至死亡。

2.理解并远离影响亚健康的危险因素,养成健康的生活方式

(1)养成良好的生活方式:忌烟、少饮酒、规律进餐,合理膳食,不暴饮暴食;不随意服用各种药物(抗生素等);注意劳逸结合,多参加体育锻炼、保证充足的睡眠等。

(2)远离污染的环境,避免长期处于高温、高压(或低压)、寒冷、过度辐射、震动、乏氧等环境,避免接触有毒有害物质等。

3.有良好的心理修养,保持良好的人际关系

(1)提高心理素质,消除心理危机:客观地认识自己,不断提高自身的心理承受能力和自我调适能力,改善和调整心理状态,消除心理危机,保持愉快稳定的情绪;学会正确对待生活、工作、学习等方面的压力,善待压力,把压力看作生活不可分割的一部分,学会适度减压,以保证健康、良好的心境。正确面对竞争,不断学习充实自己,保持竞争实力,也是减轻心理压力的有效途径之一。

(2)调节不良心态:做好自我心理状态的调整是保持健康的重要环节。要保持积极、乐观的人生态度,乐观处世;要善于发现优点,增强自信;正确处理人际关系,学会控制自己的情绪;培养广泛的兴趣爱好,修身养性,做到知足常乐、淡泊名利,使身心处于协调平衡状态中,调整亚健康状态,保持身体、心理、情感、行为的健康与和谐;同时应用各种理论和技巧,改变不正确的认知活动、情绪障碍,解决心理上的矛盾。总之,要针对亚健康的影响因素和危害,必须强化自我防护,促进亚健康向最佳健康状态的转化。

三、以社区为中心的护理程序

以社区为中心的护理是以社区整体为护理对象,为增进和恢复社区运用护理程序而进行的一系列有目的、有计划的护理活动,包括社区护理评估、社区护理诊断、社区护理计划、社区护理计划实施和社区护理评价 5 个步骤。

(一)社区护理评估

社区护理评估是社区护理程序的第一步,主要是收集社区健康状况的相关资料,并对资料进行整理和分析,目的是评估社区具备的能力,发现社区有关健康问题并找到导致这些问题的相关因素,为制订社区护理诊断和计划提供依据。

1.社区护理评估的内容

健康受很多因素的影响,社区评估的内容涉及社区各方面,主要有社区地理环境、社区人群和社会形态 3 个方面。

(1)社区地理环境:社区的地理位置、自然或人为环境及社区资源的多少都会影响社区人群的健康。在评估过程中,不仅要收集与地理环境特征相关的资料,还要收集与之相关的社区活动。社区护理人员必须了解地理环境特征对社区居民生活方式及健康状况所产生的影响,同时还需要了解社区居民是否已认识到环境中威胁健康的危险因素,是否采取相应的措施并能充分利用社区的资源。

社区的基本情况:社区所处的地理位置、名称、东西南北界线、面积大小、与整个大环境的关系等,是社区护理人员评估一个社区时需掌握的最基本资料。

自然环境:社区的自然环境可影响社区的人群健康。评估时需注意有无特殊的自然环境,例如是否有河流、山川,以及这些自然环境是否会引起洪水、泥石流,对居民的健康或生命有无威胁,社区居民能否很好地利用这些自然资源。

气候:气候的变化会影响居民的生活和工作,进而影响居民健康,特别是恶劣的气候对社区的重点人群健康有着明显的影响。因此,应评估社区的常年气候特征,特别是温度、湿度的骤然变化,社区居民有无应对气候骤变的能力,气候的变化是否影响到居民的健康。

动植物分布情况:了解社区内有无有毒、有害的动植物,有无外来物种,宠物是否接种疫苗,社区绿化的情况;社区居民对动植物存在的利与弊能否正确理解,是否对不利于健康的动植物采取防范措施等。

人为环境:评估社区的人为环境的自然环境的影响。如工厂排放的废水、废气对空气、水资源的污染;建筑工地等是否有较大噪声影响居民的生活和休息;有无加油站、化工厂等安全隐患;生活设施及社区内医疗保健服务设施的分布和便利程度。了解居民居住条件,如房子面积、朝向、是否通风,取暖、供水、照明设备等是否齐备;卫生清扫及垃圾处理等情况。

(2)社区人群:社区的核心是人,不同的人群有不同的健康需求,通过了解社区不同人群的健康需求,从而为其提供所需的、合适的服务是确定社区护理诊断、护理计划的基础。

人口数量及分布:社区人口的数量及分布决定了社区所需卫生保健服务的需求。人口过多、较集中将增加社区卫生保健服务的工作负荷,影响服务质量及服务的普遍性,同时也有增加生活压力及环境污染的可能性,但人口过少、较分散又会降低社区卫生资源的利用率。另外,还要注意人口数量在一定时间范围内的变化趋势。

人口构成:在收集社区的人口资料时,要了解人口的年龄、性别、婚姻、职业、文化程度、宗教及民族构成、籍贯等情况。根据人群的年龄构成可以确定社区主要需求;根据婚姻构成可以了解社区的主要家庭类型及判断有无潜在的影响健康的因素存在;根据职业构成可间接反映社区居民的收入水平及判断职业对健康的影响水平;根据文化程度构成可以了解社区居民接收信息的能力以及遵循卫生人员引导,养成良好行为和生活习惯的能力;根据宗教信仰及民族构成了解生活习惯与饮食习惯;根据籍贯构成了解社区中流动人口情况及制订应如何尽量满足流动人口健康需求的措施。

人口健康状况:了解社区居民的主要死亡原因、死亡年龄,各种死亡率(如孕产妇死亡率、新生儿及婴幼儿死亡率等)、出生率、急慢性疾病患病率、主要疾病谱,疾病的地理分布、时间分布,高危人群数(如未婚母亲、酒精或药物依赖等);了解社区居民的健康保健行为(如定期体检、坚持体育锻炼、戒除不良的生活习惯和行为等)、预防突发公共卫生事件的预警行为及职业卫生健康等情况。

(3)社会形态:一个完善的社区应具备卫生保健、经济、交通与安全、通信、社会服务与福利、娱乐、教育、政治及宗教9个社会系统。护士对社区进行护理评估时,要注意对上述社会系统进行逐一评估,评估各系统健全与否、功能是否正常、能否满足居民的需求。

卫生保健系统:卫生保健系统在9个社会系统中的评估是最重要的。社区中的保健服务机构可以帮助居民满足基本的保健护理需要。机构的地理位置、分布情形、交通便利与否等因素直接影响居民的就医及保健。卫生人力资源如医护人员在数量、素质、提供保健服务的能力、设备与人口比例、卫生经费的多寡也会影响居民的健康水平。还要判断这些保健机构能否为社区中所有居民(包括健康者、患病者、高危人群和特殊人群)提供全面连续的健康服务。同时,评估社区的转诊程序、与其他机构的配合情况等。

经济系统:社区经济状况决定了可能投入到社区卫生服务福利事业中的经费和资源;社区居民的经济水平直接影响其利用医疗资源的行为和健康需求。社区护士评估时需要了解居民的经济状况(如收入、职业类别等)以制订适合不同人群的计划。

安全与交通系统:评估居民生活中的交通便利程度,尤其是评估去医疗保健机构是否方便,有无道路标志不清、交通混乱、人车混杂或者停车不便等情况。评估社区的治安现状、居民安全感、社区内的消防设备(消防通道、灭火器等)情况。附近有无消防队、警察局、环保所等,社区是否为残障者创造了无障碍通道等。

通信系统:社区内的通信功能是否完善直接影响到能否顺利向社区大部分居民普及相关健康知识。评估时,主要了解社区居民平常获取信息的途径,如电视、报纸、网络、杂志、电话、公告栏、收音机、信件等,为将来制订计划时选择合适的沟通途径提供依据。

社区服务及福利系统:提供社会服务的机构包括商店、饭店、旅馆以及满足特殊需要的机构,如托儿所、家政服务公司等,是否能满足居民日常生活的需求;社区护士要了解政府所提供的福利政策及申请条件、福利政策的覆盖率及民众的接受度、满意度等。

娱乐系统:社区内娱乐设施的种类、数量及可利用的程度会影响社区居民的生活质量。护士在评估时,应了解社区内是否具备公共休闲设施,如公园、街心花园、儿童游戏区、影剧院、游乐场,以及居民对社区所提供的休闲设施是否满意。

教育系统:需要评估社区中居民的教育程度,包括各种学历人员占社区人口的比例;社区中正式与非正式的教育机构及其类型、数量、分布、师资、教育经费投入、学校健康保健系统及利用情况,居民接受和满意度;社区附近有无图书馆、文化中心及接受教育可利用的资源。

政治系统:政治系统的安定、支持与否直接关系到社区的发展和卫生计划的可执行性。需要评估社区人群的健康保健相关政策、政府主要官员对大众健康的关心程度以及用于卫生服务的经费等,还需要了解社区的主要管理机构(民政局、街道办事处和居委会等)的分布情况、工作时间和社区中各相关领导人的联系方式,以便在计划实施时能够得到他们的帮助和支持。

宗教信仰系统:宗教信仰对社区居民的生活方式、价值观、健康行为有密切关系,甚至影响患病率和致死率。社区护士要评估社区中有无宗教组织、宗教类型、信徒人数、组织领导者及活动场地等,以及对居民健康的影响等情况。

为提高评估的效果和效率,社区护理人员在评估前可根据实际情况和社区的具体需求把以上建议评估的内容加以取舍,制订评估简表(表13-1),评估时对照简表上列出的内容,以免遗漏重要信息。

表 13-1　社区护理评估内容简表

评估项目	收集资料内容	实际资料描述
地理环境	社区基本情况	社区的名称、地理位置、界线、面积
	自然环境	特殊的自然环境,能否引起洪水、传染病等
	气候	气候特征、温湿度、对居民生活的影响等
	动植物分布	特殊动植物、绿化面积、有害防范等
	人为环境	工厂(废气、废水)、安全隐患、居住条件等
社区人群	人口数量及分布	人口数量、分布、变化趋势等
	人口构成	年龄、性别、婚姻、职业、文化程度的构成比、死亡率、疾病谱、健康
	人口健康状况	相关行为

续表

评估项目	收集资料内容	实际资料描述
社会系统	卫生保健	数量和分布是否合理、居民满意度
	经济	收支情况、人均收入、职业、就业状况
	交通与安全	交通、治安、消防设施等情况、能否满足需求
	通信	主要的信息获取途径(电视、广播、宣传栏)等
	社会服务与福利	服务与福利机构的数量、分布、质量、接受度等
	娱乐	场所、设施、居民满意度等
	教育	儿童接受教育情况、学校分布、能否满足需求
	政治	卫生经费投入、相关政策、主要官员
	宗教	组织类型、信徒人数、组织领导者、对居民的影响

2.社区护理评估的方法

一个完整的社区护理评估内容应包括主观资料和客观资料,评估者应充分利用个人的感官,采用各种方法收集资料。评估者可以根据不同的目的、评估对象特点、优势条件等选择不同的评估方法。需要注意的是,所有的收集资料方法都有优缺点,而且没有任何一种方法可以独立收集到完全的信息,只有通过多个渠道运用多种收集方法才能收集到完整的评估信息。

社区护理评估资源方法如下。

(1)查阅文献资料:包括统计报表、经常性工作记录和既往做过的调查,现简单归纳如下,见表13-2。

表 13-2 现有统计资料来源

可能的资料来源	内容	注意事项
社区卫生服务中心、服务站,其他基层卫生机构	居民个人健康档案、家庭健康档案、社区健康档案	资料的连续性、完整性、准确性、时效性
疾病控制中心	生命统计资料、疾病监测资料	标准的一致性、覆盖人口面和代表性
卫生局或医院	疾病现患病率	资料分母的定义与范围
企事业单位、学校	健康体检记录	诊断标准
科研院所	疾病现患及危险因素的调查、研究结果	标准的统一
政府行政部门	有关政策、组织、机构的文件,出生、死亡资料	日期、有效期、保密与否、死因诊断依据
公安局、统计局	人口学资料	标准化与可比性
交通管理局	交通事故登记资料	分类与标准

利用现有文献资料时应首先对其进行资料质量评价,经确认为可靠、可能的资料后再进行数据分析,得出项目所需的信息。

(2)社区专题调查资料:主要包括以下4点。

社区实地调查:又称挡风玻璃式调查,也称周游社区调查法,是指护理人员通过自己的观察,主动收集社区的资料,如人群的一般性、住宅的一般形态及结构、社区居民聚集场所的情况、各种服务机构的种类及位置、垃圾的处理情况等,了解不同的地理、人文、社会、环境、经济发展等情况。

重要人物访谈:寻访居住或工作在社区、对社区非常了解的重点人物进行访谈,了解社区发展的过程、社区的特性以及社区的主要健康问题及需求等。

参与性观察:直接参与社区活动,此时的社区护士以社区成员的角色出现,通过直接或间接的观察,收集社区居民目前的健康状况资料,了解社区活动安排及居民参与的情况。

问卷调查:包括信访法和访谈法。一般来说,在设计问卷之前调查者就应该决定,是采用信访法让被调查者自己填写问卷,还是使用访谈法收集资料。问卷的设计和质量是调查成功和有效的基础,问卷可以是开放式的,也可以是闭合式的。①信访法:一般通过邮寄问卷给被调查者,由他们自己填写后寄回,具有调查范围广泛、高效、经济等优点;但主要缺点是回收率低,并且要求被调查者有一定的文化水平,能自行完成问卷。②访谈法:是指经过统一培训的调查员,通过对调查对象的访谈收集资料。其优点是回收率高、灵活性强、可以询问比较复杂的问题;其缺点是费时、费钱,需要培训调查员,并且可能存在调查员的偏倚。从调查质量的角度看,访谈法的优点多于信访法。在样本较大、调查对象较集中的情况下,调查中一般采用访谈法。

3.社区资料分析

资料收集后的整理与分析是社区护理评估的重要环节。社区护士在分析过程中进一步确认需要补充的资料,并且根据分析的结果发现社区护理需要。资料的完整、全面、有预见性是准确判断社区护理诊断的关键。资料的整理与分析包括以下几点。

(1)资料整理与复核:社区护理人员将收集的资料分类。目前,分类方法有很多:按身体、心理、社会等方面来分类;按马斯洛的基本需求层次论分类;按高登的功能性健康形态分类;还可以从流行性病学方面分类,包括人、环境、生活形态与卫生保健系统四大部分。

资料整理常采用文字描述法、表格法、图形法等形式。

(2)资料分析:是对已归纳和分类整理出来的资料和数据进行解释、确认和比较,分析社区现存的问题和影响因素,为确定社区健康诊断奠定基础的过程。资料分析应遵循以下原则。

原始资料要经过统计学处理,文字资料要进行含义的解释与分析:资料可分定量资料和定性资料。对定性资料,如发病和死亡等指标通常按年龄、性别、年代及其他有关的变量分组后进行分析;对定量资料,按内容进行分类,按问题提出的频率确定问题的严重程度。

去粗取精,去伪存真:在收集资料中,可能存在资料的准确性和完整性的各种各样的混杂因素,这时就需要通过分析消除混杂因素,找出本质问题。

注意进行不同区域的横向比较:尤其是当疾病的分布有地域性时,需要对该地区的居民所具有的特征或该地区的生物、化学、物理、社会环境进一步分析和解释,并与其他地区进行横向比较。

立足于社区健康护理:确定的问题和诊断应是社区整体的健康问题,以社区环境(包括自然环境和社会环境)和群体健康为主,而不是仅仅局限于个人或家庭的健康问题。

(3)报告评估结果:向社区评估小组的成员及领导、社区居民等报告评估结果,并寻求反馈。

(二)社区护理诊断

社区护理诊断是对所收集的社区资料进行分析,推断社区现存或潜在的健康问题的过程。社区护理诊断不同于一般的医疗诊断或护理诊断,因为它更多关注整个社区而不是独立的个体。虽然是单个独立问题的提出,但是产生的原因或影响因素及表现却可能是多样的,并要求多个层面共同参与实施改进。

1.社区护理诊断的形成

北美社区护理诊断协会(NANDA)(表 13-3)公布的护理诊断名称多以人患病时的问题为主,面对社区和人群的护理诊断则较少;从社会角度看,现规定的护理诊断名称缺乏社会性、经济性和环境性问题。

表 13-3　NANDA 系统护理诊断/问题分类表

领域	护理诊断/问题分类
环境	收入、住宅、邻居/工作场所等
心理社会	与社区资源的联系、社会接触、角色改变、人际关系、精神压力、哀伤、情绪稳定性、性、照顾、忽略儿童/成人、虐待儿童/成人、生长发育、其他
生理	听觉、视觉、说话与语言、咀嚼、认知、疼痛、意识、皮肤、神经肌肉骨骼系统与功能、呼吸、循环、消化、排便功能、生殖泌尿、产前产后等功能
健康相关行为	营养、睡眠、休息形态、身体活动、个人卫生、物质滥用(酒精或药品)、家庭计划、健康指导、处方用药、特殊护理技术等

(1)确定社区护理诊断:社区护理诊断是指对个人、家庭、群体或整个社区现存或潜在的健康问题以及相关因素的陈述。对于个人及家庭的护理诊断可参考 NANDA 公布的护理诊断名称,根据具体情况提出有针对性的社区护理诊断。可从以下几方面考虑:公共设施方面、死亡率、发病率和传染病发生率,身体和情感上的危险问题、健康需要方面、社区功能方面、环境危险方面等。

社区护理诊断标准:社区护理诊断的确定需根据以下标准来判断其准确性。①此诊断反映出社区目前的健康状况;②与社区健康需求有关的各种因素均已考虑在内;③每个诊断合乎逻辑且是确切的;④诊断必须以现在取得的各种资料为根据。

社区护理诊断的形成:包括得出结论和进行核实。得出结论:通过对调查资料的整理分析,得出积极的或消极的结论。对具体健康问题的评估结论应为以下结论中的某 3 个:①此时没有明显健康问题,不需要提供促进健康的活动;②此时虽没有明显健康问题,但需要提供促进健康的活动;③有现存的、潜在的或是可能的健康问题;④现存的、潜在的或是可能的护理问题。核实:进一步对相关资料进行分析,核实得出结论的相关因素。如果相关因素与得出的结论一致,则社区护理诊断形成,否则需要重新得出结论,再核实。

(2)社区护理诊断的陈述:社区护理诊断的陈述,可以按照 PSE 公式陈述。

P(problem)——健康问题,是对护理对象健康状况简洁清楚的描述。有 4 种类型:现存问题、高危问题、良好状态和医护合作性问题。①现存问题:是指评估时社区、家庭或护理对象确实存在的问题。②高危问题:是指问题尚未发生,但有危险因素存在,如不采取措施就一定会发生的问题。提出此类护理诊断时应陈述为"有……的危险""有皮肤完整性受损的危险"。③良好健康状态:是指护理对象表现出某一完好状态,并有潜力达到更高的健康状态,包括个人的、家庭的和社区的,如"家庭应对有效"。④医护合作性问题:指护理对象存在的、护士需要与医师合作解决的问题,如"潜在并发症:电解质紊乱"。

S(sign/symptom/define characteristics)——症状、体征或有关特征(诊断依据)。分为主要依据和次要依据。主要依据是指证实护理诊断成立的症状和体征,次要依据是可能出现的症状和体征。

E(etiology)——原因,是与问题有关的生理、心理、社会、精神、环境等因素。用"与……有关"加以描述,包括病理生理、治疗、情境因素和成长、发育方面的因素等,如提出诊断"儿童缺乏照顾与其父母缺乏育婴知识有关"描述相关因素,有助于明确如何促进或阻止某一状况的发生。

可根据社区实际情况确定社区护理诊断,以 PSE 方式、PE 方式、SE 方式或者 P 方式进行陈述。

例如"皮肤完整性受损:与长期卧床有关"是以 PSE 方式陈述;"活动无耐力:与大量失血有关"是以 PE 方式陈述;"胸痛:与心肌缺血有关"是以 SE 方式陈述;"角色紊乱"是以 P 方式陈述。

社区护士除了应用已有的护理诊断外,还可提出更多与家庭、社区有关的护理诊断,如"家庭就医困难:与收入减少有关""不能有效利用医疗卫生资料:与社区居民缺乏了解卫生人员保健能力有关"等反映家庭、群体、社区健康状况的护理问题,以期发展护理诊断。

2.确定社区护理诊断的优先顺序

并不是社区所有的问题在同一时间都能解决,所以确定社区护理诊断的优先顺序非常重要。社区护士需要判断哪个问题最重要、最需要优先予以处理。很多因素都会影响到护理诊断的优先顺序,一般会综合以下几个因素决定优先顺序。①社区居民强烈要求解决的问题;②社区护士工作范围内,并通过社区护士能解决和协调的,或通过社区护士能减少社区危害的问题;③有特别教育或培训的需要;④利用现有资源,有解决问题的可能性;⑤以点带面、能带动解决社区其他健康问题的问题;⑥预算少、收效大的问题;⑦危害严重或放置下去危害可能扩散的问题。常用决定优先顺序的方法有两种,即 Muecke 法和 Stanhoped Lancaster 法。

(1)Muecke 法。准则:①社区对问题的了解;②社区对解决问题的动机;③问题的严重性;④可利用的资源;⑤预防的效果;⑥社区护士解决问题的能力;⑦健康政策与目标;⑧解决问题的迅速性与持续的效果等。每个社区护理诊断按 Muecke 法的 0~2 分的标准(0 分表示不太重要,不需优先处理;1 分表示有些重要,可以处理;2 分表示非常重要,必须优先处理)。

步骤:①列出所有社区护理诊断;②选择排定优先顺序的准则;③决定诊断重要性的比重(比重由社区护理人员调整,比重越高,表示越需优先处理);④评估者自我评估每个诊断的重要性;⑤综合每个诊断所有评估准则的得分,分数越高代表越需优先处理。

(2)Stanhoped Lancaster 法。准则:对每一个项目给予 1~10 分的分数,评定各自的比重,得分越高,表示越是急需解决的问题。

步骤:①列出所有社区护理诊断;②选择排定优先顺序的准则;③决定诊断重要性的比重(1~10 分);④评估者自我评估每个诊断的重要性;⑤评估者再对每个诊断的每项准则、依据社区具有资源的多少给 1~10 分;⑥将每个诊断每项准则所得的重要性得分与资源得分相乘;⑦综合每个诊断所有准则的得分,分数越高代表越需优先处理。

(三)社区护理计划

社区护理计划是指经过社区护理评估、资料分析、确定护理诊断后,制订出促进社区健康的计划。目的是明确护理目标、确定护理要点、提供评价标准、设计实施方案。社区护理计划包括确定护理对象及活动目标,制订实施措施的方案。社区护理计划是一种合作性、有序、循环的程序,以达到预期的目标。

1.制订社区护理目标

预期目标是期望服务对象在接受护理干预后所能达到的结果,包括功能、认知、情感及行为等方面的改变。当社区护士做完对社区全面的评估并分析确定出社区需要优先解决的问题时,护理对象就被明确了。护理对象可以是需要照护的人群和需要改善的环境设施等。进而,社区护士要确定明确的活动目标。目标视具体情况而定,通过描述一个个阶段性渐进的结果(短期目标)以达到长期目标要求。

目标的制订应做到 SMART(specific、measurable、attainable、relevant、timely),即特定的、可测量的、可达到的、相关的、有时间期限的,以便于护理计划的落实和护理评价的实施。比如在制订目标时,护士应避免用"能够了解"这样含糊的语句,而是具体描述为"能够确定/能够列出/能够讨论"。

2.制订社区护理计划

(1)制订社区护理实施计划:制订实施措施方案时,社区护士或计划小组应邀请社区居民或相关机构的人员共同参与以保证所实施措施的可行性。活动方法、所需资源、时间安排、经费预算等内容应被考虑其中。当初步护理计划制订后,社区护士或计划小组要通过充分考虑社区资源及其局限性(如资金缺乏,工作人员不足等)对原有护理计划进行讨论、修改,最终形成被认可、可实施的护理计划。制订护理计划的过程比较复杂,需要考虑各方面的因素。因此,社区护士常常需要借助各种工具。目前,在北美广泛用于指导制订护理计划的工具包括社区作为合作伙伴模式,PRECEDE-PROCEED 模式及 Targeting Outcomes of Program。

(2)撰写社区护理评价计划:拟订社区护理评价计划时,可参照 4W1H 原则和 RUMBA 准则。①4W1H:指社区护理计划应明确参与者(WHO)、参与者的任务(WHAT)、执行时间(WHEN)、地点(WHERE)及执行的方法(HOW)。②RUMBA:指真实的(realistic)、可理解的(understandable)、可测量的(measurable)、行为目标(behavioral)、可实现的(achieveable)。

(四)社区护理计划实施

社区护理计划实施是以社区健康为中心的综合干预过程,是指在社会各部门的参与下,充分利用社区资源,依从制订好的护理计划,对不同的目标人群开展一系列防治疾病及促进健康的活动。制订社区护理计划以后,社区护士根据计划的要求和具体措施开展护理实践活动。实施是计划付诸行动的阶段,如图 13-1 所示。

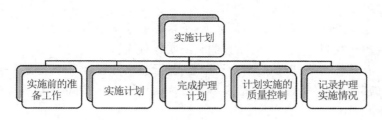

图 13-1 社区护理计划实施

社区高血压病护理的实施:主要方式——社区群体健康教育和健康管理;实施者——社区护士、全科医师牵头;实施的主要内容——与社区多部门的联络和协调;对具有共性健康问题群体(高血压患者及看护者)的健康教育和保健指导、饮食指导等。在前期的工作中社区护士已经进行了评估、判断,并制订出适合的实施方案,护理实施工作似乎显得直接而简单。但事实上,社区护士需要花费足够的时间去思考如何促进社区的主人翁意识,培养和协助社区发展自行解决问题的能力,使社区能主动接受所实施的护理措施。

(五)社区护理评价

社区护理评价是社区护理程序中的最后一步,是考察结果、吸取经验教训、改进和修正护理计划的过程。由于社区护理活动时间长、覆盖面广,对护理实施的评价就显得复杂且尤为重要。

1.社区护理评价的内容

(1)不同的活动性质:根据活动性质的不同,社区护理评价可分为过程评价和结果评价。过程评价是指对社区护理程序中的5个步骤进行评价。例如,评估中所收集到的信息是否可靠,是否涵盖社区居民最关心的健康问题等。而结果评价是针对护理计划中项目实施情况是否达到预期目标及指标的总评价,可分为近期结果目标及远期结果目标。近期结果目标包括在实施中可以短时间看到的结果,如护理对象的知识、态度、技能、行为改变及社会支持等。远期结果目标是指危险因素、疾病发生率、疾病死亡率的变化情况等。

(2)不同的时间顺序:社区护理评价还可以根据时间顺序分为事前评价、中期评价及事后评价。事前评价是指做社区护理计划时的评价;中期评价是对社区护理计划进展情况的评价,确定实施活动是否按照预期计划进行,结果如何;而事后评价是在护理实施结束后判断是否达到预期目标。

2.社区护理评价的过程

(1)关注评价:包括确定评价的目标、确定评价问题等。

(2)选择评价方法:根据不同的评价内容,选择适合的评价方法。常用的有个案分析、问卷调查或个人访谈、实验比较、对高危因素或发病情况的监测等。发展完善评价时所需要的测量工具,如评价调查问卷的内容是否全面清晰。收集并分析数据完成书面的社区护理评价报告。

3.社区护理评价的要点

(1)实施项目的相关性:评价是否需要进行这个护理项目,对实施项目相关性的评价在已有项目显得尤为重要。这是因为常见的阻碍新项目实施的问题就是人员及资金的缺乏,而对已有项目进行相关性的评价可以帮助社区护士终止那些已有的相关性差的项目,从而将人员及资金转移到新的项目上。

(2)实施项目的过程:在评价过程中,需要回答实施的活动是否按预期计划进行,适合的人员或材料是否到位,结果是否达到预期目标等问题。

(3)实施项目的花费:评价项目的花费是多少,项目的收益又是多少,通过这种花费与收益的比较,可以帮助社区护士找到花费少但收益大的新的实施方法。

(4)实施项目的有效性:评价项目的预期目标是否达到,参与者是否对项目满意,组织者对实施活动及社区居民的参与情况是否满意,对项目有效性的评价,实际囊括了过程评价及近期目标评价的内容。

(5)实施项目的结果:项目的远期目标是什么,项目最终对社区居民的健康带来怎样的改变,也就是对远期目标评价的内容。

今后要不断学习、借鉴并凝练各地社区护理评价创新模式,建立健全案例推广的激励机制,发挥专家在宣传推介中的积极作用,实现社区护理评价典型案例可复制可推广。

（吴　杰）

第二节 社区慢性病的预防与控制

一、社区慢性病的预防

慢性病大多是终生性疾病,病程长,耗资巨大,难以在短时间内见到明显预防与控制效果。我国吸取西方国家的经验,根据慢性病的特点,采取的是以社区为基础,健康促进为主要手段,一、二和三级预防相结合,针对全人群和高危人群的综合预防与控制策略。

(一)健康促进策略

健康促进是一种由政府提供政策与经济支持,以社区为基础,社会各方面均参与,以创建健康环境、促进健康、减少疾病为目标的活动。健康促进包括五大活动领域:制定公共卫生政策、创造支持性环境、强化社区行动、发展个人技能和调整卫生服务方向。健康促进策略强调了社会的责任、人与环境的关系及政策和社会支持环境对健康的影响,是一级预防的基础,是慢性病防治最有效的策略。

(二)全人群策略

由政府制定相应的卫生政策,通过健康促进、健康教育和社区干预等方法,在社区全人群中控制慢性病的主要危险因素,预防慢性病的发生,降低慢性病的发病率和死亡率。全人群策略属一级预防的范畴,是慢性病防制的根本措施。只有通过全人群策略,促使整个人群行为规范和社会人文环境发生一致的改变,才能收到更大的回报。

(三)高危人群策略

针对慢性病高危人群和患者,依据危险因素和慢性病的特点,实施有重点的各级预防。

1.一级预防

在疾病尚未发生时,进行健康生活方式等的健康促进和健康教育,对慢性病危险因素实施积极干预,"防病于未然",推迟或减少慢性病的发生。

2.二级预防

通过普查、筛检、定期健康查体等方法,做好慢性病早期发现、早期诊断、早期治疗的"三早"预防,控制慢性病的发展、恶化和复发。二级预防的核心是早期诊断,早期诊断才能早期治疗,改善预后。

3.三级预防

对慢性病患者进行规范治疗和康复指导,控制病情,缓解症状,预防或延缓并发症的发生,提高患者的生活质量,延长寿命。

(四)社区综合预防与控制策略

社区是人们从事生活、生产的基本环境,在慢性病防制方面有很多优势。服务对象上,有普通人群、高危人群和患者,各人群相对稳定。组织机构上,有医疗卫生体系、居委会、派出所、工商局、学校等各职能部门。服务工作中,卫生人员与居民易于沟通,便于开展各类工作,能够群策群力,共同参与。因此,只有以社区为基础,以健康促进和行为危险因素干预为主要技术手段和工作内容,才能提高预防与控制效果和成本效益,实现慢性病综合预防与控制的目标。

二、社区控制慢性病主要危险因素的措施

通过危险因素干预,可以有效降低慢性病的发生率和死亡率。国内外研究表明,健康生活方式可以预防80%的冠心病和90%的2型糖尿病,平衡膳食、坚持体育锻炼和保持正常体质量可以预防33.3%的恶性肿瘤。慢性病的一级和二级预防,有更好的成本效益比。美国疾病预防控制中心评估,通过改变行为可以预防47%的早死,通过调节环境因素可以预防另外17%的早死,通过改进医疗手段可以预防的早死仅11%。

(一)控制吸烟

吸烟是最可能预防的导致人类早亡或致残的因素,对吸烟干预的成本-效益比比任何慢性病的治疗都好。吸烟者只要在未发生严重疾病前戒烟,健康促进作用都非常明显。即使中年阶段戒烟,仍可避免大部分因吸烟所致的死亡。戒烟越早,尤其是35岁以前戒烟,因吸烟所致死亡的危险越小。

1.营造控烟的支持性环境

我国已签署了"国际烟草控制框架公约",有了在全社会控烟的基础和保证。社区控烟工作要统一领导,各部门密切协作,动员全社区参与。通过"吸烟有害健康"知识讲座和知识竞赛,创建"无烟社区、无烟单位、无烟家庭"等活动,促进控烟工作的全面开展,逐步在各种工作、学习和生活场所营造一个吸烟有害、拒绝吸烟以及有利于戒烟的良好环境。

2.加强健康教育,宣传烟草的危害

充分利用广播、电视、报刊、杂志、宣传廊、黑板报等宣传媒体,通过戒烟讲座、经验介绍、典型事例、咨询、世界无烟日等方式,大力和广泛宣传吸烟和被动吸烟的危害,以及戒烟的好处,提高戒烟和拒绝吸烟的自觉性。只有有效帮助吸烟者从主观上摒除不愿戒烟的思想,创造帮助戒烟的支持环境,才能达到戒烟的目的。

医务人员是协助戒烟的最合适人选。发达国家有效控烟的成功经验之一就是医务人员吸烟率下降之后,才有了全民吸烟率的下降。我国医务人员的吸烟状况令人堪忧,医师吸烟率高达55%,正确掌握吸烟危害知识的医师不足50%。

3.提高个人戒烟技能

向吸烟者介绍一些比较系统、可行的个人戒烟技能或方法,指导戒烟,提高戒烟成功率。

(二)限制饮酒

首先要对"少量饮酒有利健康"的说法有正确的认识。对健康有利的酒只限于天然红葡萄酒,其他酒类无此功能。红葡萄酒每天饮用量在150 g以内才有健康效果,超过此量反而有害。红葡萄酒仅对心血管系统有保护作用,对肝脏、神经系统有与他酒类相同的危害。过量饮酒、酒依赖或酗酒时对健康的损害作用明显增加,应多方位、多层次在整个社区人群进行干预。

1.心理干预

心理干预有非常好的效果,尤其是在脱瘾后的康复过程中。在干预的初期,要帮助酒依赖者认识到,相对于科学的健康观念来说,饮酒不仅是一种不良生活习惯,甚至是一种病态。酒依赖者意识到问题的严重性,才能增强戒酒的决心,排除戒酒的心理障碍。在戒酒的维持阶段,要帮助酒依赖者开发新的有益的兴趣活动。这样,经过一段时间后,就自然有了抵制饮酒诱惑的能力。

2.家庭干预

酒依赖者家庭关系往往不融洽,即使暂时戒酒,也容易复发。在家庭干预中,主要是处理好饮酒者和家庭成员的关系,解除他们与家庭成员之间的互相猜忌、埋怨和推诿。同时要对家庭成员进行心理疏导,使他们认识到戒酒是个长期、渐进的过程,让他们给戒酒者温暖和信心。把家庭作为一个干预整体,能收到更好的效果。

3.社会环境干预

立法限制允许购买及饮酒的法定年龄,立法禁止酒后驾车,定期测定驾车人血中酒精浓度,限制含酒精饮料的广告宣传及企业赞助活动,降低酒精饮料中酒精浓度的鼓励政策。促使全社会饮酒风气的改善,培养无酒的文化氛围。

4.临床干预

主要是对酒依赖者的康复治疗,缓解和控制戒断症状。

(三)平衡膳食

我国已公布了以"平衡膳食、合理营养、促进健康"为主题的"中国居民膳食指南",要在社区内广泛宣传。具体化就是每人每天应吃谷类 300～500 g;蔬菜和水果分别 400～500 g 和 100～200 g;鱼、禽、肉、蛋等动物性食物 125～200 g(鱼虾类 50 g,畜、禽肉 50～100 g,蛋类 25～50 g);奶类及奶制品 100 g 和豆类及豆制品 50 g;油脂类不超过 25 g。

(四)预防肥胖,控制体质量

1.普遍性干预

定期监测社区人群的体质量变化,了解其变化趋势。积极做好宣传教育,使人们更加注意膳食平衡,防止能量摄入过多,有意识地多进行中、低强度的体力活动,经常注意自己的体质量,预防体质量增长过多过快。成年后的体质量增长最好控制在 5 kg 以内。要提醒有肥胖倾向的个体,定期检查与肥胖有关的疾病,尽早发现和治疗高血压、血脂异常、冠心病和糖尿病等疾病。

2.针对性干预

对有肥胖危险因素的群体,要改变他们的知识、观念、态度和行为,鼓励改变膳食,加强体力活动,预防肥胖进一步加重,以减少或消除并发症的发生。对肥胖症及有并发症者,主要预防其体质量进一步增长,最好使其体质量有所降低。帮助制定减轻体质量目标,指导相应的药物治疗方法。

3.具体干预措施

(1)低能量、低脂肪、适量优质蛋白质和复杂碳水化合物膳食,增加新鲜蔬菜和水果在膳食中的比重。

(2)增加体力活动与控制膳食总能量和减少饱和脂肪酸摄入量相结合,促进能量负平衡,是世界公认的减重良方。

(3)提倡有氧运动,主要靠燃烧体内脂肪提供能量。

(4)有意识创造尽量多的活动机会,每天安排一定时间进行中等强度的体力活动,逐渐增加体力活动量。

(5)老年人不必过分强调减重,防止体质量继续增长是非常重要的。

(6)有适应证时药物减重。

(五)适量运动

1.形式和内容

运动形式以有氧运动为主,如步行、跑步、自行车、游泳、舞蹈、太极拳等。同时提倡每周进行2～3次有助于保持肌肉力量和体积的锻炼,如哑铃、各种器械、上楼等。对于老年人还应强调各种关节灵活性和动作协调性的练习,如伸展练习、舞蹈、太极拳、家务劳动。注意选择个人喜爱的运动项目,有助于养成运动的习惯,便于长期坚持。

2.强度

适量运动时的心率—目标心率,常用作运动强度的控制和监测指标。目标心率依据年龄、健康状态、体能水平和是否为初次参加设定,并根据运动后的反应调整。健康成年人应选择中等运动强度,目标心率为最大心率的 60%～85%,100～125 次/分钟。老年人健身运动不追求运动强度,而是靠运动的积累和长期坚持产生综合效应,目标心率应小于最大心率的 70%。体弱者的运动强度,可低于最大心率的 50%。最大心率按年龄计算,为 220—年龄。

3.时间和频度

一般的健身运动每次至少 10 min,一天累计应达到 30 min 以上。健康中年人,从低强度开始,逐渐增加,每次 20～45 min,每周 3～5 d。老年人每周 3～7 d,采用间歇运动,分几次完成,每天运动的时间 10～60 min。对于健康情况较差者,每天运动 3～5 min 也是有益的。健身运动提倡持之以恒,最好每天都有一定内容的体力活动。

4.注意事项

做好运动前准备活动和运动后恢复活动,避免意外伤害。日常缺乏体力活动者,在开始运动锻炼时,应做健康和体质评估,逐渐增加运动量。对患有影响体力活动能力疾病的人,需要在医师指导下,根据患者的具体病情,按照运动处方进行锻炼。老年人要学会识别过度运动的症状,保证运动中的安全。

(六)心理健康

对于精神压力大、心情抑郁的个体,建议注意劳逸结合,鼓励参加社交活动,或从事一些有意义的活动。应尽量了解导致其心理紧张的原因,在社团活动中倾诉心中的困惑,得到同龄人的劝导和理解。然后有针对性地对其进行心理调节,使之保持乐观积极的心态,缓解精神紧张。同时开展个别心理咨询、危机干预等措施,提高社区人群的精神卫生水平。

三、慢性病及其危险因素的监测

慢性病监测是指长期、连续、系统地收集慢性病的动态分布及其影响因素的资料,分析整理后将信息上报和反馈,以便及时采取干预措施并评价其效果。慢性病监测包括慢性病死亡水平、发病情况、行为危险因素和社会环境变化等内容。

(一)死因监测

死因监测就是居民医学死亡原因监测统计,是连续不断地收集人群死亡率和死亡原因,并对其变化规律进行分析统计。死因资料的来源主要是死亡登记报告。医疗单位或其他报告人填写死亡报告单,上报公安户籍管理部门。死因监测人员定期向户籍管理部门索取这些资料,结合同期人口基础资料,计算死亡率和死亡构成等死亡统计指标。死亡原因必须按"国际疾病分类"命名,以卫生部制定的"死亡医学证明书"作为统计凭证,内容包括死者年龄、性别、死亡地点、死亡原因、诊断级别、诊断医院等指标。

(二)患病监测

了解慢性病患病和发病的人群、时间、地区分布特征和变化趋势。慢性病患病监测主要在人口相对稳定,医疗诊断技术有保证的地区进行。监测病种选择时应考虑某种疾病有较高的发病或患病率,是当地的主要死亡原因,对经济和社会发展具有破坏性,其医疗费用已成为社会负担。国家疾病预防控制机构推荐的监测疾病主要有恶性肿瘤、急性心肌梗死和心源性猝死、脑卒中、COPD 和糖尿病等。地方可根据当地慢性病流行情况,决定需要纳入常规监测的病种。确定监测病种后,应确定监测资料的内容,一般包括人口学资料和医学信息,人口学资料包括姓名、性别、出生日期、职业、民族、教育程度、家庭地址以及通讯方法等。医学信息包括患病名称、疾病类型、首诊日期和诊断依据等。慢性病监测尚无统一模式。国家疾病预防控制机构可以通过全国抽样建点的方式,收集慢性病病情信息。地方可以根据当地的实际情况,建立以医疗单位为网底,各级疾病预防控制机构为骨干的慢性病监测网络,收集医院慢性病病案资料和社区卫生服务站的慢性病资料。资料汇总分析后,写出年度慢性病情况分析报告。

(三)行为危险因素监测

行为危险因素是指那些因自身行为而产生的危险因素。行为危险因素监测对象包括健康人群和患病人群,是一级预防的开始,越来越受到各国的重视。WHO 也推荐把慢性病相关行为危险因素监测作为发展中国家慢性病监测的优先选择。

行为危险因素监测要求连续地收集有关资料,动态地了解其变化过程,而不只是一次简单的行为危险因素的流行病学调查。我国已开始筹建全国慢性病行为危险因素监测系统。监测对象为全国 18~69 岁的常住居民,监测频率为两年一次,现场调查时间定于当年的 8~10 月。各地区,尤其是执行各类行为干预项目的地区,可根据情况自行调整。监测方式因地制宜,有多阶段随机抽样和入户询问的方式,也可根据本地资源和社会经济发展情况采用电话调查等方式。监测内容分问卷调查和体格测量两部分。问卷调查内容有以下几点。

(1)社会人口学特征,如年龄、性别、教育、婚姻、职业等。

(2)健康状况,如当年自报患病情况,因病伤活动受限情况,不良精神状况等。

(3)慢性病主要行为危险因素,如吸烟、饮酒、膳食、体育活动、肥胖、高血压、血脂异常、高血糖等。

(4)主要慢性病。

(5)卫生保健服务状况。

体格测量包括身高、体质量、腰围、臀围和血压等。行为危险因素的监测要有统一、标准化的监测方法,保证不同时间点和不同地区监测数据的可比性与交流。

(四)社会环境监测

社区环境监测系统地分为人群文化特征监测、经济环境监测、政策环境监测和物质环境监测。社区环境对慢性病的发生起着间接作用,慢性病的预防不仅是对已知危险因素的控制,很多时候,间接因素的干预往往会潜在地使整个人群的健康水平得到更确实和有效的改善。

疾病监测的目的是为卫生决策和公共卫生干预提供信息。慢性病监测资料经过整理、分析,选择合适统计指标,得出有价值的结论后,主要是用来了解慢性病的流行现状,预测流行趋势,评价干预效果,确定主要卫生问题,为制定预防和控制慢性病的策略和措施提供依据。

四、脑卒中的预防与控制

脑血管疾病是由各种血管性病因引起的脑部疾病的总称。脑卒中又称中风或脑血管意外,是一组突然起病,以局灶性神经功能缺失为共同特征的急性脑血管疾病。脑卒中包括出血性和缺血性两种病理基础不同的急性脑血管病。前者多由高血压合并脑动脉病变诱发,后者则是在动脉粥样硬化基础上由血栓形成所致。我国出血性脑卒中占急性脑血管病的30%左右,缺血性脑卒中占急性脑血管病的70%左右。近年来我国人群中缺血性卒中所占比例有增加趋势。

(一)流行特征

1.地区分布

脑卒中发病率和分型构成在国家间和同一国家不同地区间存在差异。

WHO的MONICA方案对35～64岁人群的监测结果显示,脑卒中发病率最高的国家有俄罗斯、立陶宛、芬兰和中国,最低的是意大利。死亡率与发病率的分布基本一致,中国男性死亡率居中。

中国MONICA在16省市的人群监测结果,脑卒中年发病率和死亡率高于国际平均水平,男女标化发病率最高的是黑龙江大庆,男性596/10万,女性432/10万,最低的是安徽滁州,男性54/10万,女性30/10万。男性相差11倍,女性相差14.4倍。标化死亡率存在同样的分布特征,黑龙江大庆最高,男性142/10万,女性130/10万,安徽滁州最低,男性54/10万,女性27/10万,男性相差4.3倍,女性相差8.1倍。

我国脑卒中发病存在城乡差异,北方农村普遍显著高于城市,特别是男性。而南方省市则城市高于农村。

2.时间分布

除东欧外,工业发达国家在过去40年中脑卒中死亡率持续下降。我国因缺乏系统研究,对脑卒中死亡率、发病率的时间变动趋势不清楚。根据几个大城市历年的卫生统计资料,我国城市脑卒中死亡率变化不显著,全国每年新发脑卒中约200万人,每年死于脑血管病约150万人,存活的患者数(包括已痊愈者)600万～700万。

3.人群分布

(1)年龄:随着年龄的增长,脑卒中的发病率与死亡率都呈指数增加,年龄每增加5岁,脑卒中死亡率增加近1倍。50岁以上发病人数占总人数的90%。估计脑卒中死亡的15%在60岁左右,75%在70岁以上。脑卒中主要危害中老年人。

(2)性别:世界各国发病率男女之比多数为(1.3～1.5):1。中国MONICA中男女脑卒中发病率之比为1.6:1。

(3)种族:我国汉族脑卒中患病率高于少数民族。8个少数民族中,位于我国北方的朝鲜族、回族、维吾尔族和蒙古族高于居住在南方的白族、布依族、彝族和壮族。这种差异与我国脑卒中北高南低的地理分布一致。

(4)职业:重度体力劳动者发病率高,中度和轻度体力劳动者发病率低。体力劳动者明显高于脑力劳动者。经常上夜班者明显高于上白班者。

(二)危险因素

1.高血压

国内外几乎所有研究均证实,高血压是脑卒中最重要的危险因素。脑卒中发病率、死亡率的上升与血压升高有着直接、持续和独立的正相关关系。甚至偶测血压的数值即可用以估计脑卒中的危险。当高血压合并左心室肥厚、眼底动脉异常和心律失常等靶器官损害时,脑卒中的危险性进一步增加。在控制了其他危险因素后,收缩压每升高1.3 kPa(10 mmHg),脑卒中发病的相对危险增加49%,舒张压每增加0.7 kPa(5 mmHg),相对危险增加46%。老年人单纯收缩期高血压同样是脑卒中的重要危险因素。收缩压和脉压更大程度上决定着脑卒中的发病危险。脉压＞10.7 kPa(80 mmHg)者脑卒中的相对危险是脉压＜6.7 kPa(50 mmHg)者的3～4倍。单纯收缩期高血压患者脑梗死发生率比收缩期和舒张期血压均增高的患者高1.8倍。中国、日本等东亚人群血压升高对脑卒中发病的作用强度约为西方国家人群的1.5倍。

2.心脏病

各种心脏病都与脑卒中密切相关。总体估计,缺血性脑卒中约20％是心源性栓塞。高血压性心脏病和冠心病患者缺血性脑卒中的相对危险增加2.2倍,先天性心脏病增高1.7倍。急性心肌梗死后近期内有0.8％的患者发生脑卒中,6年内脑卒中发生率约10％。扩张型心肌病、心脏瓣膜病等也增加了血栓栓塞性脑卒中的危险。心房纤颤是脑卒中非常重要的危险因素。非瓣膜病性心房纤颤患者每年发生脑卒中的危险为3％～5％,大约占血栓栓塞性脑卒中的50％。美国弗明汉研究显示,心房纤颤患者发生脑卒中的危险与年龄增加呈正相关,50～59岁发病率为1.5％,80～89岁增加到23.5％。

3.糖尿病

糖尿病是脑血管病重要的危险因素,以缺血性脑卒中最为常见。在糖尿病高发的欧美国家,糖尿病是缺血性卒中的独立危险因素,2型糖尿病患者发生脑卒中的危险性增加2倍。美国弗明汉研究中,与非糖尿病者比较,45～74岁糖尿病患者脑梗死发生率男性高2.5倍,女性高3.7倍。国人研究中,糖尿病使脑卒中患病危险增加2.6倍,其中缺血性卒中危险增加3.6倍。

4.血脂异常

血脂异常是否是脑卒中的危险因素,至今仍不完全清楚。近期国内外有不少研究表明,应用他汀类调脂药物可降低脑卒中的发病率和死亡率。欧美国家多项关于他汀类药物的大规模一级和二级预防研究显示,他汀类药物预防治疗可使缺血性脑卒中发生的危险减少19％～31％。另一方面,有的流行病学研究中,血清总胆固醇水平过低(＜160 mg/dL)时出血性脑卒中死亡的危险增加。

5.吸烟

吸烟是一个公认的缺血性脑卒中的危险因素。22项流行病学研究结果的荟萃分析表明,吸烟是脑卒中的独立危险因素,危险程度随吸烟量的增加而增加。吸烟者发生缺血性卒中的相对危险为2.5～5.6。长期被动吸烟也增加脑卒中发病危险。在去除年龄、性别、高血压、心脏病和糖尿病的影响后,长期被动吸烟者脑卒中的发病危险比不暴露于吸烟环境者增加1.8倍,在男性和女性中都有显著意义。

6.饮酒

酒精摄入量与出血性脑卒中有直接的剂量相关性,但与缺血性脑卒中的相关性目前仍然有争议。长期大量饮酒和急性酒精中毒是导致青年人脑梗死的危险因素,同样在老年人中大量饮酒也是缺血性卒中的危险因素。国外也有研究认为适量饮酒可能会减少心脑血管病的发生,国内迄今尚无饮酒与脑卒中之间关系的大样本研究报道。

7.颈动脉狭窄

颈动脉狭窄是脑卒中的危险因素。国外研究中,65岁以人群中有7％～10％的男性和5％～7％的女性颈动脉狭窄＞50％。观察5年以上,颈动脉狭窄程度60％～99％的人群脑卒中年发病率为3.2％,同侧脑卒中年发病危险在狭窄60％～74％的患者中为3.0％,狭窄程度在75％～94％的患者中上升为3.7％。

8.肥胖

男性腹部肥胖和女性 BMI 增高是脑卒中的一个独立危险因素。国内对 10 个人群的前瞻性研究表明,肥胖者缺血性卒中发病的相对危险度为 2.2。腹部肥胖比 BMI 增高或均匀性肥胖与脑卒中的关系更为密切。国外研究中,高 BMI 男性脑卒中相对危险度为 1.3,如以腰臀围比值进行比较时其相对危险度为 2.3。随着 BMI 的增加女性缺血性脑卒中的相对危险也随之增加。

9.其他危险因素

缺乏体育活动、不合理饮食等可以通过促进上述危险因素的发生,增加脑卒中的危险。高同型半胱氨酸血症、代谢综合征等可能也与脑卒中发生有密切关系。

(三)预防策略与控制措施

社区人群干预能成功地降低脑卒中的发生率和死亡率。美国开展的以治疗性生活方式改变为主要内容的人群干预,10 年间脑血管病死亡率下降了 48%。

1.一级预防

(1)控制血压:主要目标是提高高血压控制率。收缩压与舒张压达标控制同等重要,但重点应放在收缩压的达标上。合并糖尿病和肾病的高血压患者,降压目标以<17.3/10.7 kPa(130/80 mmHg)为宜。高血压患者需要终身维持目标血压水平。

(2)治疗心脏病:冠心病、高血压性心脏病等的有效预防和及时治疗,本身就是脑卒中的预防与控制措施。非瓣膜病性心房纤颤,要根据原发病、并发症和年龄等,积极选择华法林抗凝或阿司匹林抗血小板治疗。华法林治疗可使血栓栓塞性卒中发生的相对危险减少 68%。

(3)控制糖尿病:糖尿病患者脑血管病严重程度和预后与血糖水平及糖尿病病情控制程度有明确关系。糖尿病患者要采取各种措施控制血糖,同时更应积极治疗高血压、控制体质量和降低胆固醇水平。

(4)降低胆固醇:脑卒中患者血脂异常的诊断和治疗标准国内外尚无完全统一的意见,参考冠心病血脂控制标准实行。降低 LDL-C 为治疗的首要目标,治疗性生活方式改变是治疗血脂异常的首要步骤,必须贯穿治疗的全过程。调脂药物以他汀类为主。

(5)治疗颈动脉狭窄:无症状性颈动脉狭窄,首选阿司匹林等抗血小板药物和他汀类降脂药物。对于狭窄>70% 的重度颈动脉狭窄患者,在积极抗血小板和他汀类药物治疗的同时,可选择颈动脉内膜切除术或血管内介入治疗术。

(6)其他:遵循心血管疾病的一般预防原则,平衡膳食、适量运动、控制体质量等。

2.二级预防

对于罹患高血压等脑卒中危险因素的高危个体,要通过筛查、定期健康查体等方式,早期发现和早期诊断短暂性脑缺血发作等脑卒中的前兆和症状不明显的脑卒中患者,并及时规范治疗。

短暂性脑缺血发作发生后 1 年内,发生完全性卒中的危险增加 12 倍。但由于短暂性脑缺血发作暂时无后遗症状,易被忽略。因此,对日常生活中发生的一过性脑缺血症状应引起警觉,及时治疗。

脑卒中发病后能否及时送到医院进行救治,是能否达到最好救治效果的关键。缺血性卒中成功治疗的时间窗只有 3～6 h。要充分认识脑卒中的危害和及时到医院就诊的重要性,及时识别脑卒中症状,强化及时转运患者的意识和行动,创造条件使患者及早得到救治。

3.三级预防

第一次脑卒中后一年内,再发脑卒中的危险是普通人群发生脑卒中危险的 16 倍,且首次发作后,20%～40%的病例在 5 年内复发。针对脑卒中病程长、致残率高且易复发的特点,必须加强对患者的规范化治疗和康复指导,尽可能预防复发及并发症的发生。

五、恶性肿瘤

肿瘤是机体在各种致瘤因素作用下,局部组织细胞异常增生而形成的新生物,常表现为局部肿块。肿瘤细胞具有异常的形态、代谢和功能,生长旺盛,常呈持续性生长。恶性肿瘤,即通常所说的"癌症",是指肿瘤细胞无限制地向外周扩散、浸润,并由原发部位向其他部位播散。这种播散如无法控制,将侵犯重要器官并引起衰竭,最后导致死亡。

恶性肿瘤是一组严重威胁人类健康的疾病,将是新世纪人类的第一杀手,并成为全球最大的公共卫生问题。

(一)流行特征

1.地区分布

不同国家、不同地区和不同民族间各类恶性肿瘤的发病率和死亡率有很大差别。据 WHO 资料,肺癌标化发病率在北美高达 73.6/10 万,而西非仅为 2.5/10 万;胃癌标化发病率最高的是日本,男、女性分别为 74.8/10 万和 35.2/10 万,而在西非男、女性仅为 6.0/10 万和 3.9/10 万。大部分恶性肿瘤在高、低发区的差别为 10 倍左右。

有报道称,中国居民恶性肿瘤的总死亡率城市为 124.06/10 万,农村为 127.87/10 万。城市居民前 5 位恶性肿瘤死因依次为肺癌、肝癌、胃癌、食管癌和结直肠肛门癌,农村依次为肺癌、肝癌、胃癌、结直肠肛门癌和食管癌。

我国主要恶性肿瘤分布,肺癌发病率在城市和工业发达地区明显高于农村,死亡率水平呈现由东北向南、由东向西逐步下降趋势。肝癌发病率南方高于北方,东部高于西部,沿海高于内地,以江河三角洲地区和沿海岛屿为高发。胃癌等消化系统恶性肿瘤发病率通常农村高于城市。早期我国部分城市和农村肺癌死亡率分别为 31.78/10 万和 38.56/10 万,肝癌分别为 24.12/10 万和 29.06/10 万,女性乳腺癌分别为 3.24/10 万和 3.06/10 万。

2.时间分布

恶性肿瘤在世界各国总体呈上升趋势,过去十年间,全球恶性肿瘤发病率和死亡率增长了约 22%。各种恶性肿瘤中,多数国家肺癌的发病率和死亡率都在增长,肺癌已成为全球最主要的恶性肿瘤,年发病例 120 万,死亡 110 万。全球恶性肿瘤发病率由高到低依次为肺癌、乳腺癌、结直肠癌和胃癌。死亡率依次为肺癌、胃癌、肝癌和结直肠癌。

在我国,恶性肿瘤调整死亡率由 84.58/10 万上升到 94.36/10 万。需要特别重视的是,我国农村恶性肿瘤死亡率的上升速度明显高于城市。目前我国恶性肿瘤新病例 180 万～200 万,死亡 140 万～150 万。在肝癌、胃癌和食管癌等死亡例数居高不下的同时,肺癌、结直肠癌和乳腺癌等又呈显著上升趋势。形成了发展中国家与发达国家高发癌症谱并存的局面。肺癌是我国第一大恶性肿瘤,肝癌、胃癌及食管癌分居我国恶性肿瘤的二至四位,其他主要恶性肿瘤是结直肠癌、乳腺癌、宫颈癌和鼻咽癌等。

3.人群分布

(1)年龄:一般随年龄的增长,恶性肿瘤的发病率和死亡率上升,老年人发生恶性肿瘤的危险最高。儿童期死亡率最多的是白血病、脑瘤和恶性淋巴瘤,青壮年最常见的是肝癌、白血病和胃癌等。从壮年至老年,肺癌、食管癌以及胃癌、肝癌等都常见。

(2)性别:除女性特有肿瘤外,通常是男性高于女性,其中尤以消化道癌症及肺癌、膀胱癌为甚。肝癌患病率男女性别比在高发区为(4:1)~(6:1),低发区为(2:1)~(3:1)。肺癌男女性别比为(1.5:1)~(3:1)。

(3)职业:恶性肿瘤的职业分布与职业性致癌因素的分布一致。

(二)危险因素

1.行为生活方式

(1)吸烟:烟草是恶性肿瘤的罪魁祸首,吸烟与33.3%的恶性肿瘤有关。已知烟草可导致肺癌、膀胱癌、口腔癌、胰腺癌、肾癌、胃癌、喉癌和食管癌等。吸烟可增加肺癌死亡率10倍以上。吸烟与肺癌发病危险的关系与烟草种类、开始吸烟年龄、吸烟年限及吸烟量有关。长期吸卷烟危害最大,得肺癌的危险性增加9倍。吸烟与一些职业性因素有很强的协同致肺癌效应。

(2)不合理膳食:人类恶性肿瘤中约有33.3%与膳食不当有关。动物脂肪及肉类可以增加乳腺癌、结肠癌和前列腺癌的患病机会。缺少纤维素的食物,使肠中菌群的代谢产物直接作用于肠壁,增加了结肠癌的危险。饮食中缺乏新鲜蔬菜、水果、维生素C和硒等微量元素,与胃癌、食管癌等的高发有关。黄曲霉菌可污染稻谷、玉米等各种粮食,黄曲霉毒素致癌作用极强,习惯于食用霉变粮食者发生肝癌、食道癌的危险增加。食物烹调不当,可产生亚硝胺、杂环胺类、多环碳氢化合物和糖醛呋喃类致癌物质。烟熏、腌制食品增加了患胃癌的危险。菜油和豆油高温加热产生的凝聚物有致基因突变作用,烹调时产生的食用油油烟,可能与我国女性肺癌的发生有关。

(3)不洁饮水:肝癌高发区居民大多饮用沟塘水,而相对低发区居民饮用河水或深井水,饮沟塘水者肝癌的发病率是饮井、河水者的3倍以上。我国的沟塘水中有一种蓝绿藻,产生的藻类毒素是一种强的促癌剂,可能与肝癌的高发有关。与饮用井水和自来水比较,饮用池塘水、河水也与直肠癌发病有关。此外,水中天然存在的砷酸盐是已知的致癌物。

(4)饮酒:饮酒与口腔癌、咽癌、喉癌、直肠癌有关。长期饮酒可导致肝硬化,继而可能与肝癌有联系。饮酒又吸烟者患恶性肿瘤的危险更高。酒中致癌物主要是亚硝胺。酒中还可能存在有其他已知或潜在的致癌物,如多环芳烃等,酒还可成为其他致癌物的溶剂帮助致癌物作用于机体。

2.环境理化因素

(1)环境化合物:人类恶性肿瘤与环境中的化学因素密切相关,流行病学调查证实对人类有致癌作用的化合物有30多种。

致癌物中一半以上是多环芳烃类化合物。苯并芘是其中毒性最大的一种,污染也最普遍。污染的空气、家庭烹调油烟、烧烤和熏制食品、吸烟烟雾中都存在苯并芘。苯并芘吸入可引起肺癌,食入主要引起胃癌,皮肤接触可引起皮肤癌和阴囊癌。

几乎所有的农药都含有致癌物质。农药对人类的危害还在于它本身降解缓慢,一块曾喷洒过农药"DDT"的土地7年后仍保留喷洒量的80%。

目前约有21中职业性化合物被确定为致癌物。我国已将石棉所致肺癌、间皮瘤,联苯胺所致膀胱癌,苯所致白血病,氯甲醚所致肺癌,砷所致肺癌、皮肤癌等确认为职业性恶性肿瘤。肺癌是职业肿瘤中最重要的一种。

(2)电离辐射:电离辐射可以引起白血病、恶性淋巴瘤、多发性骨髓瘤等多种恶性肿瘤。紫外线、慢性灼伤、外伤性刺激以及地理环境等物理因素也与某些恶性肿瘤的发生有关。

3.病毒等生物因素

15％～20％的肿瘤与病毒等生物因素有关。我国乙肝病毒感染率达60％,乙肝病毒携带率大于10％,是造成慢性肝炎、肝硬化及肝癌的主要原因。肝癌高发区肝癌患者乙肝病毒携带的比例增高6～50倍。

EB病毒与Burkitt淋巴瘤及鼻咽癌,单纯性疱疹病毒Ⅱ型与宫颈癌有密切的关系。人类脑瘤、胰岛细胞瘤和部分间皮瘤中都可分离到多瘤病毒DNA。HIV免疫缺陷病毒的长期感染和长期免疫抑制与Kaposi肉瘤和非霍奇金淋巴瘤有关。

其他微生物与肿瘤的关系中,幽门螺杆菌感染与胃癌有关,日本血吸虫与直肠癌有关。

4.机体因素

(1)遗传易感性:肿瘤的发生主要是环境暴露和个体遗传易感性两个重要方面决定的,遗传因素或基因突变决定肿瘤的易感性,环境因素则决定如何表达这些易感性。肿瘤遗传易感性的生物机制可能与抑癌基因、DNA修复基因和影响致癌物代谢的基因缺陷有关。不同肿瘤遗传易感性的作用大小不同。

(2)精神因素:独特的感情生活史和精神状态与恶性肿瘤的发生可能有关。长期的持续紧张、绝望都是导致恶性肿瘤的重要精神心理因素。影响恶性肿瘤发病的重大生活事件一般都先于恶性肿瘤起病6～8个月。个体的性格特征如忧郁、内向、易怒、孤僻也可能与恶性肿瘤的发生有一定联系。

(3)其他:个体的年龄、性别、免疫和内分泌功能等在恶性肿瘤发生中都有一定意义。随着年龄的增长,免疫监测功能降低,加之致癌因素作用时间延长,恶性肿瘤的发病率也随之增高。内分泌异常与女性乳腺癌关系密切,乳腺癌患者在阻断卵巢功能后病情可缓解。也有研究发现,女性肺腺癌可能与体内激素水平有关。

(三)预防策略与控制措施

恶性肿瘤是可以预防的。"预防为主"是我国疾病防治的基本策略。恶性肿瘤预防包括降低发病率的一级预防、提高治愈率的二级预防和降低死亡率的三级预防。有效的预防措施可使恶性肿瘤死亡率降低约1/3。加强恶性肿瘤监测是另一重要预防策略。有计划有步骤地开展恶性肿瘤登记和监测,动态了解恶性肿瘤发病及死亡变化趋势,探讨恶性肿瘤的危险因素,能为制定恶性肿瘤预防控制计划、评价恶性肿瘤防治效果提供科学依据。

1.一级预防

积极开展健康教育,提高公众对恶性肿瘤主要危险因素的知晓率。针对危险因素,制定预防和控制计划。

(1)危险因素监测:在农村高发区和及城镇社区逐步开展恶性肿瘤危险因素的监测。

(2)控烟:积极实施国家控制烟草行动计划,将控制烟草作为我国恶性肿瘤预防与控制的主要策略。控烟可减少大约80％以上的肺癌和30％的总癌死亡,其有效性已为一些国家和地区的实践所证实。

(3)控制乙肝病毒等感染:控制乙肝病毒感染最有效的措施是新生儿接种乙肝病毒疫苗,切断母婴传播。国家已经将乙肝病毒疫苗接种纳入儿童计划免疫,并有专项资金保证。要求全程接种率达到85％以上。保证输血安全是控制乙肝病毒感染的另一措施。70％的宫颈癌由人乳头瘤病毒感染引起,美国已成功研制出人乳头瘤病毒疫苗,对由人乳头瘤病毒引起的宫颈癌具有显著的预防效果。

（4）平衡膳食：美国的调查表明，结肠癌、乳腺癌、食管癌、胃癌和肺癌是最有可能通过改变饮食习惯来预防的。事实上，合理的膳食可能对大部分癌症都有预防作用，特别是植物类型食品几乎对所有恶性肿瘤均有预防效果。应积极倡导食物多样化，多吃蔬菜和水果，少吃腌制食品和食盐，大力宣传"中国居民膳食指南"，倡导健康生活方式。要特别注意对少儿和青少年的教育，从小养成良好的饮食习惯。

（5）消除职业危害：随着经济的发展，我国职业危害及由此所致恶性肿瘤呈严重态势。当前应禁止和控制致癌性物质的生产和使用；尽力将致癌物质代之以非致癌物质或危害较少的物质；加强卫生监督和监测，使生产环境中致癌物的暴露浓度控制在法定卫生标准以下。

2.二级预防

（1）筛查：作为一种早期发现手段，在恶性肿瘤防治中做出了重要贡献。国际公认的比较有效的筛查包括以宫颈脱落细胞涂片筛查宫颈癌，乳腺自检、临床检查和X线检查乳腺癌，大便潜血、肛门指诊、乙状结肠镜和结肠镜检查直肠癌，血清前列腺特异性抗原检测前列腺癌等。

（2）治疗癌前病变：常见的癌前病变有黏膜白斑、皮肤角化症、皮肤慢性溃疡、瘘管、黑痣等皮肤和黏膜癌前病变；常发于肠、胃、食管、子宫颈等部位的息肉；子宫颈糜烂、外翻、萎缩性胃炎、胃的胼胝体溃疡；肝病如肝硬化等。

（3）重视恶性肿瘤的早期表现：①体表可触及的肿块并逐渐增大。②持续性消化异常，或食后上腹部饱胀感。③吞咽食物时胸骨不适乃至梗噎感。④持续性咳嗽，痰中带血。⑤耳鸣、听力减退、鼻出血、鼻咽分泌物带血。⑥月经期外或绝经期后不规则阴道出血，特别是接触性出血。⑦大便潜血、便血、血尿。⑧久治不愈的溃疡。⑨黑痣、疣突然增大或有破溃现象。⑩原因不明的体质量减轻。

4.加强对易感人群的监测

如有癌瘤遗传易感性和癌瘤家族史的人群是癌瘤易感人群。必须定期进行监测。

3.三级预防

恶性肿瘤的三级预防要求规范诊断治疗方案，为患者提供康复指导。对恶性肿瘤患者要进行生理、心理、营养和锻炼等指导。对疼痛患者开展姑息止痛治疗。注意临终关怀，提高晚期恶性肿瘤患者的生存质量。

（吴　杰）

第三节　社区常见慢性病的护理

慢性病患者经过一段时间的医院治疗，病情基本稳定后，可转移至社区卫生服务机构继续疗养或居家护理，以节省大量的医疗费用。社区护士在以社区为主的健康服务除了预防保健外，常开展家庭护理等。针对出院后的患者，在居家环境中提供的特定护理服务，称为居家护理。一般而言，慢性病患者的日常生活能部分自理或有家人协助。居家护理主要以社区护理人员为主，其他医疗专业人员（如全科医师、营养师、康复师）共同协助。社区护理人员必须具备执行居家护理照顾的基本护理知识与技巧，其中包括身体评估、家庭健康管理、急症护理、康复护理、护理指导、心理咨询及评估、为患者提供完整的身心照顾等。

一、高血压病社区护理与管理

高血压是以体循环动脉血压增高[收缩压≥18.7 kPa(140 mmHg)和(或)舒张压≥12.0 kPa (90 mmHg)]为主要临床表现的一种常见病、多发病,是多种心、脑血管疾病的重要病因和常见危险因素。在世界许多国家中,高血压是造成残疾及死亡的主要原因之一,且随着经济和生活水平的不断改善,发病率逐年增长,严重危害社区居民的健康。因此,高血压被认为是危害社区居民健康最严重的疾病之一,被列为国家社区慢性病管理和预防的重点疾病。

在临床上,根据病因的不同,高血压又分为原发性高血压和继发性高血压两类,其中原发性高血压简称高血压病,占所有高血压患者的90%以上,是社区居民中最常见的高血压类型。

(一)高血压的流行病学特点

1.患病率

逐年升高我国曾进行过3次大规模的高血压人群抽样调查,平均患病率分别为5.1%、7.3%、13.58%。调整了统一标准后,我国人群高血压患病率上升了4.15%,绝对值增长了54.0%。卫健委(原卫生部)组织的全国居民27万人营养与健康状况调查资料显示,我国18岁以上居民高血压患病率为18.8%,全国患病总人数超过1.6亿。这一结果之前相比,患病率上升31.0%,患病人数增加了7 000多万。

2.致残率和病死率高

高血压是脑血管病和心脏病的主要危险因素,而脑血管病和心脏病位居我国城乡居民死因的前四位。血压水平的升高和人群心脑血管疾病危险因素的持续增加是导致高血压患者致残的主要原因。中国7个城市脑卒中预防研究结果表明血压水平与脑卒中的发生具有密切相关性,收缩压每升高1.3 kPa(10 mmHg),患脑卒中的危险性就增加25%。同时,血压升高也是中国人群冠心病发病的主要危险因素,血压急剧升高可诱发急性心肌梗死。有高血压病史的患者的心力衰竭危险比无高血压病史的患者高6倍。

3.知晓率、治疗率和控制率偏低

高血压知晓率、治疗率和控制率(以下简称"三率")是目前高血压流行病学和防治研究的重要参数。曾有调查结果显示,我国高血压患者三率分别为26.3%、12.1%和2.8%。全国抽样调查的三率分别为30.2%、24.7%和6.1%。而在美国调查结果显示,居民高血压的三率分别达70%、59%和34%,显著高于我国水平。我国高血压患病率逐年升高,但知晓率、治疗率和控制率均较低,这势必导致我国高血压患者发生心脑血管疾病的比率增加。

(二)高血压的危险因素

原发性高血压的病因尚未阐明,目前认为病因是多方面的,包括遗传因素和环境因素两个方面。通俗地讲,高血压的危险因素可分为不可改变因素和可改变因素。

1.不可改变因素

遗传、年龄和性别是高血压不可改变的危险因素。高血压的发病以多基因遗传为主,有较显著的家族聚集性。父母均有高血压者,其子女的危险率高达46%,约60%的高血压患者有高血压家族史。高血压发病的危险度随年龄而升高,老年心血管病发病率高,绝对危险也很高。男性发病率高于女性,但60岁以后性别差异减小。

2.可改变因素

超重和肥胖、膳食高钠低钾、吸烟、饮酒、缺少体力活动等不良行为和心理因素是可改变的高血压危险因素。

(1)超重、肥胖或腹型肥胖:超重和肥胖是高血压的主要危险因素,同时也是多种慢性病的独立危险因素。

我国 24 万人群的调查分析显示,质量指数(BMI)≥24 者的高血压患病率是 BMI<24 者的 2.5 倍,BMI≥28 者的高血压患病率是 BMI<24 者的 3.3 倍。男性的腰围达到或超过 85 cm 者,女性的腰围达到或超过 80 cm 者,其高血压患病率是腰围正常者的 2.3 倍。由此可见,肥胖与发生高血压的关系密切。因此,加强对高血压的控制,应强化对超重和肥胖者的管理,减轻患者体质量,可降低高血压发病的概率。

(2)膳食高钠低钾:钠盐的摄入量与血压水平呈正相关。北方人群每人每天食盐摄入量 (12~18 g),高于南方(7~8 g),调查显示北方人群血压水平高于南方。在控制总热量后,膳食钠盐与收缩压和舒张压的相关系数分别高达 0.63 和 0.58。人群平均每人每天摄入食盐增加 2 g,收缩压和舒张压分别升高 0.3 kPa(2 mmHg)和 0.1 kPa(1.2 mmHg)。钾盐的摄入量则与钠盐的摄入相反,保持足量的钾盐摄入可降低血压,同时也可降低心血管疾病的发病率和死亡率。

(3)饮酒:长期大量饮酒是高血压的主要危险因素之一。北京、广州两地的调查研究表明,男性持续饮酒者与不饮酒者相比,4 年内发生高血压的危险性提高约 40%。我国相关组织对 10 组人群进行前瞻性研究显示,饮酒量与高血压发病率呈显著正相关,饮白酒每天增加 100 g,患高血压的危险性增高 19%~26%。另有报道,若每天饮酒 2 次或 2 次以上,可使收缩压上升 0.1 kPa (1 mmHg)。

(4)吸烟:这是目前公认的心脑血管疾病发生的重要危险因素。香烟中的尼古丁可使血压一过性升高、增加降压药的剂量。

(5)缺少体力活动:这是造成超重和肥胖的重要因素。它可增加高血压患者心血管病发生危险。

(6)心理因素:长期情绪紧张、压力过大、容易冲动等不良心理因素,也是导致血压升高的重要因素之一。

(三)高血压的诊断与评估

1.高血压的诊断

首次测量发现血压增高的患者,还应在未服用抗高血压药物的情况下、在不同的时点多次测量血压。非同日 3 次测量血压,收缩压≥18.7 kPa(140 mmHg)和(或)舒张压≥12.0 kPa(90 mmHg),可诊断为高血压。此外,患者既往有高血压病史,现正在服用抗高血压药,血压测量虽低于 12/18.7 kPa(140/90 mmHg),也应该诊断为高血压。收缩压≥18.7 kPa(140 mmHg)和舒张压 ≥12.0 kPa(90 mmHg)可诊断为收缩期和舒张期(双期)高血压;收缩压≥18.7 kPa (140 mmHg)而舒张压<12.0 kPa(90 mmHg),可诊断为单纯收缩期高血压;收缩压<18.7 kPa (140 mmHg)而舒张压≥12.0 kPa(90 mmHg)可诊断为单纯舒张期高血压。同时,还应进行相关辅助检查,排除继发性高血压,才能确诊为原发性高血压。确诊后按血压增高水平分为 1、2、3 级(表 13-4)。

表 13-4 高血压分级

类别	收缩压/mmHg	舒张压/mmHg
1 级高血压(轻度)	140～159	90～99
2 级高血压(中度)	160～179	100～109
3 级高血压(重度)	≥180	≥110

2.按患者的心血管危险水平分层

从指导治疗和判断预后的角度,主张对高血压患者做心血管危险水平分层。按血压分级和影响预后的因素(包括危险因素、靶器官损伤及并存临床情况)的合并作用,将高血压患者的心血管危险水平分为低危、中危、高危、很高危四层,分别表示 10 年内将发生心脑血管病事件的概率为<15%、15%～20%、20%～30%、>30%。

(1)影响预后的因素:影响高血压患者预后的因素包括心血管的危险因素、靶器官损害以及并存临床情况。心血管的危险因素包括年龄≥55 岁、吸烟、血脂异常、早发心血管病家族史、肥胖、缺乏体力活动;靶器官损害包括左心室肥厚、颈动脉内膜增厚或斑块、肾功能受损;并存的临床情况包括脑血管病、心脏病、肾脏病、周围血管病、视网膜病变、糖尿病。对初诊患者可通过全面询问病史、体格检查及各项辅助检查,找出影响预后的因素。

(2)心血管危险水平分层:根据患者血压水平、现存的危险因素、靶器官损害、并存的临床情况进行危险分层。低危:1 级高血压,不伴有其他危险因素。中危:2 级高血压,不伴有其他危险因素;或 1～2 级高血压同时有 1～2 个危险因素。高危:3 级高血压,不伴有其他危险因素;或 1～2 级高血压同时有 3 种或更多危险因素或兼患糖尿病或靶器官损伤。很高危:3 级高血压,伴有至少 1 种危险因素或靶器官损害;任何级别高血压并存任何一项临床情况(表 13-5)。

表 13-5 高血压患者心血管危险水平分层

其他危险因素和病史	高血压分级		
	1 级	2 级	3 级
无其他危险因素	低危	中危	高危
1～2 个危险因素	中危	中危	很高危
≥3 个危险因素	高危	高危	很高危
靶器官损害	高危	高危	很高危
并存临床情况	很高危	很高危	很高危

(3)排除继发性高血压:常见继发性高血压有肾脏病、肾动脉狭窄、原发性醛固酮增多症、嗜铬细胞瘤、皮质醇增多症、大动脉疾病、睡眠呼吸暂停综合征、药物引起的高血压等。以下几种情况应警惕继发性高血压的可能,应及时转上级医院进一步检查确诊:发病年龄<30 岁;重度高血压(高血压 3 级以上);血压升高伴肢体肌无力或麻痹,常呈周期性发作,或伴自发性低血钾;夜尿增多,血尿、泡沫尿或有肾脏疾病史;阵发性高血压,发作时伴头痛、心悸、皮肤苍白或多汗等;下肢血压明显低于上肢,双侧上肢血压相差 2.7 kPa(20 mmHg)以上、股动脉等搏动减弱或不能触及;夜间睡眠时打鼾并出现呼吸暂停;长期口服避孕药;降压效果差、不易控制等。

(四)高血压患者的社区管理

根据《国家基本公共卫生服务规范》的要求,高血压患者的社区管理内容如下。

1.高血压筛查

要求对辖区内 35 岁及以上常住居民,每年在其第一次到乡镇卫生院、村卫生室、社区卫生服务中心(站)就诊时为其测量血压。对第一次发现收缩压≥18.7 kPa(140 mmHg)和(或)舒张压≥12.0 kPa(90 mmHg)的居民在排除可能引起的血压升高的因素后预约其复查,非同日 3 次血压高于正常,可初步诊断为高血压。如有必要,建议转诊到上级医院确诊,2 周内随访转诊结果,将已确诊的原发性高血压患者纳入高血压患者健康管理。对可疑继发性高血压患者,及时转诊。建议高危人群每半年至少测量 1 次血压,并接受医护人员的生活方式指导。

2.高血压患者随访

对原发性高血压患者,每年要提供至少 4 次面对面的随访。随访内容包括:①测量血压并评估是否存在危急情况,如出现收缩压≥24.0 kPa(180 mmHg)和(或)舒张压≥14.7 kPa(110 mmHg);意识改变、剧烈头痛或头晕、恶心、呕吐、视力模糊、眼痛、心悸、胸闷、喘憋不能平卧及处于妊娠期或哺乳期同时血压高于正常等危急情况之一,或存在不能处理的其他疾病时,须在处理后紧急转诊。对于紧急转诊者,乡镇卫生院、村卫生室、社区卫生服务中心(站)应在 2 周内主动随访转诊情况。②若不需紧急转诊,询问上次随访到此次随访期间的症状。③测量体质量、心率,计算体质指数(BMI)。④询问患者疾病情况和生活方式,包括心脑血管疾病、糖尿病、吸烟、饮酒、运动、摄盐等情况。⑤了解患者服药情况。高血压患者服药情况。

3.分类干预

对血压控制满意[收缩压<18.7 kPa(140 mmHg)且舒张压<12.0 kPa(90 mmHg)]、无药物不良反应、无新发并发症或原有并发症无加重的患者,预约进行下一次随访时间。对第一次出现血压控制不满意,即收缩压≥18.7 kPa(140 mmHg)和(或)舒张压≥12.0 kPa(90 mmHg),或出现药物不良反应的患者,结合其服药依从性,必要时增加现用药物剂量、更换或增加不同类的降压药物,2 周内随访。对连续 2 次出现血压控制不满意或药物不良反应难以控制以及出现新的并发症或原有并发症加重的患者,建议其转诊到上级医院,2 周内主动随访转诊情况。对所有的患者进行有针对性的健康教育,与患者一起制订生活方式改进目标,并在下一次随访时评估进展,指导患者出现哪些异常时应立即就诊。

4.健康体检

对原发性高血压患者,每年进行 1 次较全面的健康检查,可与随访相结合。内容包括体温、脉搏、呼吸、血压、身高、体质量、腰围、皮肤、浅表淋巴结、心脏、肺部、腹部等常规体格检查,并对口腔、视力、听力和运动功能等进行粗测判断。

(五)高血压的健康教育

1.正常人群

什么是高血压,高血压的危害,高血压是不良生活方式疾病,是可以预防的,哪些人易患高血压,什么样的生活方式是健康的生活方式,定期检测血压的意义,注意自己的血压,每年测一次血压。

2.高血压的高危人群

什么是高血压,哪些人是高血压的高危人群,什么是高血压的心血管危险因素,高血压伴心血管危险因素的危害,如何纠正不良生活方式或习惯,如何减少心血管疾病的危险因素,要特别关注自己的血压,至少 6 个月检测 1 次血压,鼓励家庭自测血压。

3.已确诊的高血压患者

(1)生活方式指导:对正常人群、高危人群、处于血压正常高值者以及所有高血压患者,无论是否接受药物治疗,均需针对危险因素进行改变不良行为和生活方式的指导。《中国高血压防治指南》指出,针对高血压发病的 3 个主要危险因素的预防措施是减重、限酒和低盐。超重者应注意限制热量和脂类的摄入,并增加体育锻炼。有饮酒习惯的高血压患者最好戒酒,特别是超重的高血压患者更应戒酒。高血压患者的食盐摄入量应低于健康人群,建议每天低于 5 g。此外,高血压患者生活方式指导的内容还包括合理膳食、戒酒、平衡心理、预防便秘、提高服药的依从性、规范监测血压等,并持之以恒,以达到预防和控制高血压及其他心血管疾病的目标。

(2)药物治疗指导:①监测服药与血压的关系,指导患者及家属测量血压,并记录血压与服药的关系;②强调长期药物治疗的重要性,用降压药使血压降至理想水平后,应继续服用维持量,以保持血压相对稳定,对无症状者更应强调;③要求患者必须遵医嘱按时按量服药,如果患者根据自己的感觉来增减药物、忘记服药或试着在下次吃药时补服上次忘记的剂量,都可导致血压波动,如血压长期过高会导致靶器官损害,出现心、脑、肾等重要脏器供血不足,出现头晕,甚至发生休克、急性脑血管病、肾功能不全等;④要求患者不能擅自突然停药,经治疗血压得到满意控制后,可以逐渐减少剂量,甚至可考虑停药,但如果突然停药,可导致血压突然升高,出现停药综合征,冠心病患者突然停用 β 受体阻滞剂可诱发心绞痛、心肌梗死等。

(3)直立性低血压的预防与处理指导:要告诉患者直立性低血压表现为乏力、头晕、心悸、出汗、恶心、呕吐等,在联合用药、服用首剂药物或加量时应特别注意。指导患者预防方法:避免长时间站立,尤其在服药后最初几个小时;改变姿势。特别是从卧位、坐位起立时动作宜缓慢;服药时间可选在平静休息时,服药后继续休息一段时间再下床活动;如在睡前服药,夜间起床排尿时应注意;避免用过热的水洗澡,更不宜大量饮酒。还应指导患者在直立性低血压发生时取头低足高位平卧,可抬高下肢超过头部,屈曲股部肌肉和摇动脚趾,以促进下肢血液回流。

(4)血压监测指导:指导内容主要包括监测频率、血压控制目标、血压测量方法及注意事项。患者在家中应该监测以下几种情况的血压。①上午 6～10 点和下午 4～8 点:这两个时间段的血压是一天中最高的,测量这两个时段的血压可以了解血压的高峰。特别是每天清晨睡醒时,此时的血压水平可以反映服用降压药物的降压作用能否持续到次日凌晨。②服药后:在药物的降压作用达到高峰时测量。短效制剂一般在服药后 2 h 测量;中效药物一般在服药后的 2～4 h 测量;长效药物一般在服药后 3～6 h 测量。③血压不稳定或更换治疗方案时:此时应连续测 2～4 周,掌握自身血压规律、了解新方案的疗效。

高血压患者的降压目标:①普通患者血压降至<18.7/12.0 kPa(140/90 mmHg);②年轻患者、糖尿病患者及肾病患者血压降至<17.3/10.7 kPa(130/80 mmHg);③老年人收缩压降至<20.0 kPa(150 mmHg),如果能耐受,还可以进一步降低。

二、糖尿病患者的社区护理与管理

糖尿病是社区常见病、多发病,糖尿病的防治和管理是社区卫生服务面临的重要任务。中华医学会糖尿病分会出版了《中国糖尿病防治指南》,标志着我国的糖尿病防治工作全面启动。中国疾病预防控制中心出版了《社区高血压、糖尿病综合防治管理手册》(试行本),国家卫生部颁发了《国家基本公共卫生服务规范》,并进一步帮助基层医护人员提高社区糖尿病防治水平,指导和规范糖尿病的社区综合防治与管理。

　　糖尿病是由于胰岛素分泌绝对或相对不足而引起的一种代谢紊乱综合征,临床以慢性血糖升高为主要特点,是一种慢性、终身性疾病,如病情控制不佳,可引起酮症酸中毒、高渗性昏迷等急性代谢紊乱,也可导致眼、肾、神经、血管、心脏等器官的慢性损害,重者可致残、致死,给患者及家属带来巨大的痛苦。

(一)糖尿病的流行病学特点

　　在发达国家,糖尿病已成为继心血管病和肿瘤之后的第三大慢性病。根据国际糖尿病联盟的最新统计数据显示,目前全世界约有 1.46 亿人患糖尿病,预计到 2025 年将达到 3.8 亿人。我国糖尿病的发病率也正以惊人的速度上升。全国糖尿病的患病人数曾达到 4 000 万,预计2025 年糖尿病患者的总数将接近 1 亿人,成为世界上糖尿病患者的第二大国,仅次于印度。我国糖尿病的主要发病特点:城市高于农村;患病率随着年龄增长而升高,女性发病高峰在 60 岁组,男性发病高峰则在 70 岁组。但是近年来糖尿病的发病有年轻化的趋势,中年人糖尿病的发病率增长最为迅速,可能与不健康的生活方式有关。

　　新的糖尿病分类法建议将糖尿病分成 1 型、2 型、妊娠期和其他特殊类型糖尿病 4 大类,其中 2 型糖尿病约占糖尿病患者总数的 90%。1 型糖尿病是由于免疫因素导致胰岛 β 细胞被破坏,胰岛素分泌缺乏,患者必须依赖外源性胰岛素以降低血糖,多见于儿童和青少年。2 型糖尿病是由于胰岛素的分泌功能下降和(或)胰岛素抵抗,导致胰岛素分泌相对不足,多见于中老年人。

(二)糖尿病的危险因素

　　目前普遍认为,糖尿病的发生发展主要与下列因素有关。

　　1.不可改变的危险因素

　　包括遗传因素、年龄、先天的子宫内营养环境不良等。

　　(1)遗传因素:国内外报道显示糖尿病具有遗传倾向,表现为糖尿病有明显的家族聚集现象。有糖尿病家族史者的患病率显著高于无糖尿病家族史者,其中 2 型糖尿病的遗传倾向更为明显。

　　(2)年龄:由于身体各组织器官老化,功能下降,胰岛素分泌不足,加之运动、饮食和健康问题的积累等,糖尿病的发病率随着年龄增长而逐渐升高。

　　(3)先天的子宫内营养环境不良:子宫内营养不良可导致胎儿体质量不足,低体质量儿在成年后肥胖,则其发生糖尿病及胰岛素抵抗的概率增高。

　　2.可改变的危险因素

　　包括不良生活方式、生物源化学因素等。

　　(1)不良生活方式:不合理饮食,例如多食用高热量、高脂肪、高胆固醇、高蛋白、高糖、低纤维食物;长期静坐的生活方式;酗酒;心境不良等。

　　(2)生物源和化学因素:病毒感染,如 1 型糖尿病与柯萨奇病毒、腮腺炎病毒、风疹病毒、EB病毒等感染有关。有专家指出,持续性病毒感染可引起自身免疫反应,T 淋巴细胞亚群的改变与2 型糖尿病的自身免疫疾病有关。化学毒物和某些药物可影响糖代谢并引起葡萄糖不耐受,对这类药物敏感者也可导致糖尿病。

(三)糖尿病的诊断和评估

　　1.糖尿病的诊断标准

　　糖尿病的新的诊断标准:糖尿病症状加任意时间血浆葡萄糖≥11.1 mmol/L(200 mg/dL);或空腹血浆葡萄糖≥7 mmol/L(126 mg/dL);或口服葡萄糖耐量试验(OGTT)中 2 h 葡萄糖水

平≥11.1 mmol/L(200 mg/dL)。诊断标准中,糖尿病症状指多尿、多饮口渴、多食和体质量减轻;空腹是指8～10 h无任何热量摄入;血浆葡萄糖推荐采用葡萄糖氧化酶法测定静脉血浆葡萄糖;空腹血浆葡萄糖正常值为3.9～6 mmol/L(70～108 mg/dL);任意时间是指一天内任何时间,无论上一次进餐时间及食物摄入量,任意时间血浆葡萄糖水平与口服葡萄糖耐量试验(OGTT)中2 h葡萄糖水平相同,均以≥11.1 mmol/L(200 mg/dL)为诊断标准。

2.常见健康问题

糖尿病患者的常见健康问题包括糖尿病症状、急性并发症、慢性并发症等。

(1)糖尿病症状:糖尿病患者可无明显症状,仅于健康检查时发现高血糖;也可表现为"三多一少"的典型症状,即多食、口渴多饮、多尿和体质量减轻。多尿是由于血糖升高后引起的渗透性利尿;由于经尿丢失的水分较多而导致多饮;由于葡萄糖从尿液中丢失,因而患者容易产生饥饿感,食欲亢进,导致多食;由于体内葡萄糖不能充分利用而自尿中丢失,机体需要消耗蛋白质和脂肪来供能,加之失水,致体质量减轻、乏力和消瘦。除"三多一少"的典型症状外,患者还常伴有疲劳、乏力、皮肤瘙痒、容易感染、伤口长时间不愈合、便秘、腹泻等症状。

(2)急性并发症:常见有低血糖、酮症酸中毒等。低血糖多由于进食量过少、药物剂量过大、活动量过多等引起,轻者表现为心慌、大汗、无力、手抖、饥饿感等;严重者可出现意识模糊、嗜睡、抽搐、昏迷甚至死亡;部分患者在多次低血糖症发作后出现无警觉性低血糖症,患者可无先兆直接进入昏迷状态,实验室检测血糖值≤2.8 mmol/L(50 mg/dL)。糖尿病酮症酸中毒是糖尿病的一种严重的急性并发症,1型糖尿病患者常见,多发生于代谢控制不良、感染、胰岛素治疗中断、严重应激、饮食不当等情况;2型糖尿病如果代谢控制不好、伴严重应激时亦可发生。糖尿病酮症酸中毒主要表现为糖尿病原有症状加重,患者极度口渴、多饮、多尿、恶心、呕吐、头痛、头晕、烦躁、口唇发绀、血压下降、四肢厥冷等症状,血糖显著升高<16.7 mmol/L,尿酮体＋～＋＋＋＋,如不及时控制,病情恶化,重者可出现神志不清、昏迷甚至死亡。

(3)慢性并发症:包括心脑血管病、糖尿病肾病、糖尿病眼病和糖尿病足等。糖尿病患者发生高血压、冠心病、脑卒中等心脑血管系统疾病的概率是非糖尿病人群的2～3倍。冠心病和脑血管病是糖尿病患者的主要致死原因。糖尿病肾病是一个逐渐发展的过程,患者早期一般没有症状,尿常规检查正常或只有微量清蛋白,经合理治疗大多可以逆转。但是一旦出现大量蛋白尿、全身水肿、高血压、贫血等症状,提示已进入晚期阶段,此时病情已不可逆转,最后逐渐发展为肾衰竭。糖尿病眼部病变包括视网膜病变、白内障和青光眼等。糖尿病眼病的发生率高,对视力损害严重,重者可导致失明,据统计,糖尿病患者失明的发生率是一般人的25倍。糖尿病导致的神经病变以多发性周围神经病变最为常见,可表现为对称性肢端感觉异常,呈袜套状分布,伴麻木、针刺、灼热感,继之出现肌力减弱、肌萎缩和瘫痪。自主神经病变也较常见,可表现为排汗异常、腹泻或便秘、直立性低血压、尿失禁或尿潴留等。下肢血管病变以下肢动脉硬化较常见,血管病变的早期表现为足部皮肤干燥、汗少、肢体发凉、怕冷、下肢疼痛、间歇性跛行,严重供血不足可发生肢端坏疽。糖尿病足是指糖尿病患者在足部神经病变和血管病变的基础上合并感染。糖尿病足发生的原因是足部神经病变使足部的感觉出现异常,从而使足容易发生损伤;血管病变则使足部损伤后不易愈合,继发感染使病情进一步恶化,如不及时治疗,很可能引起足坏死,需要进行截肢术。此外,糖尿病患者还易出现骨质疏松、牙周炎、皮肤感染、甲状腺功能亢进、性功能障碍等问题。

(四)糖尿病患者的社区管理

糖尿病患者的社区管理内容根据《国家基本公共卫生服务规范》的要求,糖尿病患者社区管理包括以下内容。

(1)糖尿病筛查:社区卫生服务机构应对辖区内 35 岁及以上的 2 型糖尿病患者进行规范管理。对在工作中发现的 2 型糖尿病高危人群进行有针对性的健康教育,建议其每年至少测量 1 次空腹血糖,并且接受医护人员的健康指导。

(2)糖尿病患者随访:对于确诊的 2 型糖尿病患者,社区卫生服务机构每年应提供 4 次免费空腹血糖监测,至少进行 4 次面对面的随访。随访的内容包括:①测量空腹血糖和血压,评估是否存在危急情况,如出现血糖≥16.7 mmol/L 或血糖≤3.9 mmol/L;收缩压≥24.0 kPa(180 mmHg)和(或)舒张压≥14.7 kPa(110 mmHg);有意识或行为改变、呼气有烂苹果样气味、心悸、出汗、食欲减退、多饮、多尿、恶心、呕吐、腹痛、深大呼吸、皮肤潮红;持续性心动过速(心率超过 100 次/分钟);体温超过 39 ℃或伴有其他的突发异常情况,如视力突然骤降、妊娠期或哺乳期血糖高于正常等危险情况之一,或者存在不能处理的其他疾病时,须在处理后紧急转诊。对于紧急转诊者,乡镇卫生院、村卫生室、社区卫生服务中心(站)应该在 2 周内主动随访转诊情况。②如果不需要紧急转诊,询问上次随访到此次随访期间的症状。③测量体质量,计算体质指数(BMI),检查足背动脉搏动情况。④询问患者疾病情况和生活方式,如心脑血管疾病、吸烟、饮酒、运动、主食摄入情况等。⑤了解患者的服药情况。

(3)分类干预:根据患者的具体情况,对于处在不同健康状况的糖尿病患者给予不同的有针对性的干预措施。①对血糖控制满意(空腹血糖值<7.0 mmol/L)、无药物不良反应、无新发并发症以及原有并发症无加重的患者,预约下一次随访;②对第一次出现空腹血糖控制不满意(空腹血糖值≥7.0 mmol/L)或药物不良反应的患者,结合其服药依从情况给予指导,必要时增加现有药物剂量、更换或增加不同类的降糖药物,2 周内随访;③对于连续两次出现空腹血糖控制不满意或药物不良反应难以控制以及出现新的并发症或原有并发症加重的患者,建议其转诊到上级医院,2 周内应主动随访转诊情况;④对所有患者开展针对性的健康教育,与患者一起制订生活方式改进目标并且在下一次随访时评估进展。告诉患者出现哪些异常时应该立即就诊。

(4)健康体检:对于确诊的 2 型糖尿病患者,每年应进行 1 次较全面的健康体检,体检可与随访相结合。内容包括体温、脉搏、呼吸、血压、体质量、身高、腰围、皮肤、浅表、淋巴结、心脏、肺部、腹部等常规体格检查,并对口腔、视力、听力和运动功能等进行粗测和判断。

(五)糖尿病患者的健康指导

1.饮食指导

合理饮食是糖尿病治疗的一项基础措施,无论糖尿病类型、病情轻重,也不论是否使用药物治疗,都必须持之以恒地严格执行饮食控制。糖尿病饮食控制的目的是纠正代谢紊乱,减轻胰岛素负荷,改善整体的健康水平,有利于患者减肥,降低餐后高血糖,防治并发症。糖尿病饮食控制的总原则:①控制总热量,均衡营养;②定时定量,少量多餐;③饮食清淡、避免高糖、高脂、高盐饮食;④适当增加膳食纤维的摄入;⑤多饮水,限制饮酒,坚决戒烟。

2.运动指导

运动治疗是糖尿病治疗的另一项基础措施。糖尿病患者运动指导的具体内容:①运动要保证一定的强度和频率,每周至少运动 3~5 次,每次运动至少 30 min;尽量选择中等强度的有氧运动,如慢跑、快走、爬楼梯、爬山、骑车、游泳等;老年糖尿病患者可以选择低强度的有氧运动,如慢跑、快走、气功、太极拳、保健操等。②选择合适的运动时间。一般以饭后半小时或 1 h 为宜，不宜在空腹时进行运动。③运动过程要注意安全，选择合适的运动场地、穿合适的服装和鞋子，随身携带易于吸收的含糖食物，如糖块、甜果汁等以防治低血糖症的发生。④有下列情况的患者不宜运动：血糖未得到较好的控制（血糖＞14 mmol/L，尿酮体呈阳性）或血糖不稳定者；合并严重眼、足、心、肾并发症者，如近期有眼底出血，尿蛋白在＋＋以上，足部有破损、心功能不全等；新近发生血栓者。

3.药物治疗指导

糖尿病药物治疗主要包括口服降糖药物和胰岛素治疗。口服降糖药物主要用于 2 型糖尿病患者，或 1 型糖尿病患者由于肥胖等存在胰岛素抵抗的情况。对于口服降糖药物治疗的患者，社区护士应指导患者遵医嘱服药，根据所服药物的特点，掌握正确的服药方法，同时熟悉药物可能引起的常见不良反应，做好应对措施。

4.自我检测与检查指导

糖尿病患者应该进行病情的自我检测与定期复查，及时了解血糖控制情况，为药物治疗和非药物治疗的调整提供有力依据；这也有助于早期发现糖尿病的各种急慢性并发症，早期治疗，减轻因并发症而导致的严重后果。

5.足部护理指导

糖尿病足溃疡和坏疽是糖尿病患者致残、致死的重要原因之一。在日常生活中，糖尿病患者应该重视足部护理，防止足部发生外伤，或发生之后及时处理，防止足部感染和病情进一步发展。

（1）应每天检查足部：检查内容主要包括双足有无皮肤破损、裂口、水泡、小伤口、红肿、鸡眼等，尤其要注意足趾之间有无红肿、皮肤温度是否过冷或过热等情况。

（2）应养成每天用温水洗脚的良好习惯：水温不宜太冷或太热，一般应不超过 40 ℃；泡脚时间不宜过长，以 10～15 min 为宜。洗前用手腕掌侧测试水温，若已对温度不太敏感，应该请家人代劳；洗完后用柔软的毛巾擦干，注意擦干两脚趾缝之间的位置；如果足部比较干燥，可涂抹适量的润肤乳，以保持足部皮肤的润滑，防止发生皲裂。

（3）定期修剪趾甲：对于糖尿病患者而言，正确修剪趾甲非常重要，修剪趾甲的方法不当，趾甲过短或过长折断都易伤及甲周组织，引起甲沟炎。正确修剪趾甲的方法：一般在洗脚以后，用趾甲刀横向直剪，因为洗脚后的趾甲较软，比较容易修剪，同时横向剪不易伤及皮肤；趾甲长度与趾尖同一水平即可，不要太短。此外，对于足部感觉减退的患者，剪的时候一定要确认剪刀的两刃之间是否夹住了皮肤。

（4）选择合适的鞋袜：糖尿病患者鞋袜的选择必须非常注意，如穿着不合脚的鞋袜，不但不能保护足部，反而会引起足部损伤。袜子的选择：最好选择透气性好、吸水性好的纯棉袜子，袜口不能太紧，以免影响血液循环；如果袜子有破损，应尽量换新的袜子。

（5）不宜修补后再穿，因为修补的位置不平整，长期摩擦，容易引起足部损伤。鞋子的选择：应选择透气、合脚的棉质布鞋或者真皮皮鞋；不宜穿露出脚趾的凉鞋；不要穿跟过高的鞋或者鞋头过尖、过紧的鞋。患者应该尽量选择中午或者黄昏去买鞋，因此时双脚会比早上略大，买回来的鞋不致过紧，新鞋第一次穿的时间不宜过久，可第一天穿半小时，然后逐渐延长时间。

（6）防止冻伤、烫伤、外伤：糖尿病患者由于足部感觉神经病变，足部感觉不敏感，易受到创伤；一旦发生创伤，由于血管病变，破损伤口不易愈合，容易发生感染。因此，糖尿病患者在生活中应注意保护足部，避免发生冻伤、烫伤和一切外伤。冬天应注意足部保暖，但严禁用热水袋、火炉等对足部取暖；每次穿鞋前应检查鞋内有无异物等。

（7）定期到专科门诊复查：糖尿病病程 5 年以上的患者，应每年至少 1 次到医院检查足部血管、神经，以早期发现血管、神经的病变，早期治疗。

6.低血糖的预防指导

低血糖是糖尿病治疗过程中常见的急性并发症，尤其是接受胰岛素或长效磺脲类药物治疗的患者、老年患者以及肾功能不全者容易发生低血糖。社区护士应该指导糖尿病患者，加强低血糖的预防，熟悉低血糖的症状，及时发现低血糖并及时处理。

低血糖预防的原则包括：①遵医嘱服药，定时定量，不能擅自加大药物剂量，也不能随意调整服药时间，尤其胰岛素注射的患者，胰岛素注射过早、量过大都易引起低血糖；②患者饮食应规律，定时定量，如由于各种原因引起的食欲减退、进食量少或胃肠道疾病引起呕吐、腹泻时，应相应减少药物剂量；③运动应该适时适量，糖尿病患者的运动最好在餐后 1～2 h 进行，选择强度适宜的运动，避免过量运动；④尽量减少饮酒，尤其是勿空腹饮酒，因乙醇可刺激身体分泌胰岛素，易引起低血糖；⑤平时应随身携带糖果，以备发生低血糖时急用；⑥随身携带糖尿病病情卡，卡上注明姓名、诊断、电话等，一旦患者出现严重低血糖，便于其他人了解病情、紧急施救并通知家人。如患者出现饥饿感、乏力、头晕、心慌、出虚汗、双手颤抖、手足口唇麻木、视力模糊、面色苍白等症状，应高度怀疑是发生低血糖症。有血糖检测条件者，应立即测定血糖以明确诊断；无血糖检测条件时，也应先按低血糖处理。

低血糖紧急处理包括：①清醒的患者，应尽快吃一些含糖高的食物或饮料，如糖果、果汁、蜜蜂、饼干等；②意识不清的患者，先将患者侧卧，并拨打急救电话，尽快送医院抢救，有条件者可先静脉推注 50% 葡萄糖 20～40 mL。但禁忌给患者喂食或饮水，避免引起窒息。

7.心理调适指导

糖尿病是一种慢性终身性疾病，患病之初以及在长期的治疗过程中，患者都可能发生各种心理问题。调查显示，糖尿病患者心理障碍的发生率为 30%～50%，而焦虑、抑郁等消极情绪也会影响血糖的控制。因此，加强糖尿病患者的心理护理，使患者保持良好的心态，积极应对糖尿病，是进行社区糖尿病患者管理的重要内容。

糖尿病患者心理调适指导的内容包括：①提供糖尿病的相关知识，使患者能正确认识疾病，糖尿病虽不可治愈，但是并非不可控制，协助患者建立应对糖尿病的信心；②认真倾听患者的叙述并观察患者的心理活动，对患者的不遵医嘱行为不作批评，给患者提供充分的理解与支持，及时肯定患者所取得的进步；③鼓励患者家属支持和积极参与糖尿病控制，使患者感到家人的支持与关心；④教给患者一些心理调适的技巧，包括如何放松情绪、宣泄、音乐疗法等。

（吴　杰）

第十四章

产 后 康 复

第一节 产后盆底组织与泌尿生殖系统的变化

一、盆底组织

盆底肌肉、筋膜、韧带及其支配神经共同构成了女性盆底支持系统,封闭骨盆出口,并支持盆腔脏器以维持其正常的解剖位置和完成相应的生理功能。女性盆底是一个相互支持的有机整体,有任何组织的损伤或病变都会打破这种整体平衡,导致盆底功能障碍的发生。妊娠期间,随着胎儿长大和羊水的增多,子宫重量和体积不断增加,到妊娠足月时,子宫内容物比非孕期增加数百倍,子宫重量也增加数十倍,子宫在盆腔的位置也变得更为垂直,使原本向后向下的子宫对盆底组织的合力更倾向于垂直向下作用于盆底支持结构。加上子宫的增大,右旋的子宫压迫右髂静脉使得血液回流障碍,使得盆底组织可能处于缺血缺氧状态,会加重盆底肌的肌张力降低,收缩力下降,甚至部分肌纤维和胶原纤维断裂。妊娠期体内的激素改变,如大量孕激素、雌激素和细胞炎性因子的改变,也造成了盆底组织结构中肌肉和胶原的含量减少、比例变化、形态结构及代谢发生改变,不利于分娩中对盆底组织的保护。

(一)盆底支持结构的肌肉和筋膜组织

1.盆底结缔组织

盆底的结缔组织主要是盆筋膜。盆筋膜是腹内筋膜向下的一部分,覆盖盆壁肌内膜,并延续包被在盆腔脏器的血管神经束周围,形成了它们的鞘、囊或韧带,对于盆内脏器有很好的保护和支持作用。盆筋膜主要由盆壁筋膜、盆膈筋膜及盆脏筋膜三部分组成。盆筋膜的主要组成为胶原组织,胶原是结缔组织的主要成分,是盆底结构静态支持的主要结构,对盆腔脏器有悬吊和固定作用。盆底结缔组织包括 2 种胶原,一种是Ⅰ型胶原,另一种是Ⅲ型胶原。Ⅰ型胶原的直径比较粗,硬度比较大,具有支持作用;Ⅲ型胶原直径比较细,弹性大,与盆底组织的弹性有关。

2.盆底肌肉组织

肛提肌是封闭盆腔出口的一组肌肉复合体,由耻尾、耻骨直肠肌和髂尾肌组成,肛提肌损伤会引起盆底功能障碍疾病的发生。尿道和肛门括约肌也是盆底肌的组成部分。盆底肌肉纤维由

Ⅰ类肌纤维和Ⅱ类肌纤维组成。

(1)Ⅰ类肌纤维:又称慢反应纤维,可以慢收缩和强直收缩,收缩时间长,为深层肌肉的主要组成部分,占盆底肌的70%,Ⅰ类肌纤维因为肌纤维内参加有氧氧化过程的酶活性更高而进行有氧代谢,在静息状态时Ⅰ类肌纤维维持膀胱和阴道在较高的水平,抗疲劳能力强。它可以通过关闭肛门括约肌和尿道,缩小尿生殖膈裂孔达到支持盆腔脏器的作用。

(2)Ⅱ类肌纤维:又称快反应纤维,是快收缩和阶段收缩肌肉,占盆底肌的30%,是盆腔运动系统的组成部分,Ⅱ类肌纤维因肌浆网更丰富,肌纤维内参加无氧氧化过程的酶活性更高而进行无氧代谢,在腹压升高时快反应纤维收缩维持膀胱和阴道在较高的水平,收缩力量大和收缩迅速,但收缩维持时间短,抗疲劳能力差,在腹压突然升高或腹压升高过大时,Ⅱ类肌纤维能通过自主收缩的增大来对抗腹压升高,帮助控尿。而且,Ⅱ类肌纤维有助于维持性功能,部分产妇会因妊娠和分娩损伤Ⅱ类肌纤维导致产后性交疼痛及性交困难。

3.盆底组织中神经分布

盆腔器官及盆底组织的神经来自躯体神经和自主神经。躯体神经主要有腰丛和骶丛神经;自主神经主要有骶交感干、腹下丛以及盆内脏神经。

(二)产后盆底肌肉、神经系统和结缔组织的改变

阴道分娩的产妇会阴体下降,一些产妇的会阴体下降在产后两个月仍然持续存在。一般初产妇和产钳助产的经产妇会阴体下降程度更严重。会阴体的下降会引起盆底的肌肉神经的损伤,这也是产后盆底持续性损伤进而使产妇发生大小便失禁的原因,与会阴体下降后的盆底肌肉、神经及结缔组织改变有关。

1.产后盆底肌肉的改变

分娩过程中,胎头下降对盆底肌层的机械性压迫,胎头仰伸时导致肌肉及其周围软组织高度扩张,甚至可以引起肌肉的直接性损伤。一些研究表明肛门括约肌撕裂的发生率为1%~25%,阴道分娩中接受会阴切开术的产妇与未行会阴切开术者的肛门括约肌撕裂的发生率相似,没有统计学差异,因此无医学指征的会阴切开术显著增加产妇阴道缝合的机会,增加产妇肛门直肠损伤的风险。产后妇女的盆底肌肉损伤有急性和慢性两种损伤,在分娩时胎头对盆底肌的压迫牵拉造成的损伤是急性改变;而在妊娠过程胎儿对盆底肌肉长时间的牵拉和压迫造成的损伤是慢性损伤改变。

第二产程对肛提肌过度拉伸和牵拉作用是导致其损伤的原因。有研究表明在分娩过程中,盆底肌肉和神经的伸展率可以达到3以上,这是非妊娠妇女骨骼肌和神经最大伸展率的两倍。肛提肌的隐性损害在盆底功能不全的妇女中发生率高达24%,表明妊娠和分娩中造成的肛提肌隐性损害可能是女性发生产后盆底功能障碍的原因之一。阴道分娩次数与盆底肌肉组织被纤维组织代替有关,提示阴道分娩次数越多,盆底肌肉组织损伤越严重。有产科高危因素者,如产程延长(尤其是第二产程延长)、会阴撕裂、产钳助产者、巨大儿等,对盆底肌肉的形态学影响较大,但研究表明,胎吸助产、硬膜外镇痛和使用催产素不是肛提肌损害的危险因素。即使阴道分娩中没有肌肉损伤者,盆底肌肉也会过度伸展而变得松弛,短时间内难以恢复,导致部分经阴道分娩的产妇无法达到协助控尿和保持盆脏器维持在较高的正常位置,而发生暂时性尿失禁或盆腔脏器脱垂。

肛门括约肌损伤会导致产后便失禁,分娩时肛门括约肌的损伤,可能是肌肉直接被过度牵拉分离所致,也可能是盆底神经受损所致,这种肛门括约肌的损伤与产钳助产,第二产程长,新生儿出生体质量过大,和会阴正中切开有关系。一些研究表明经阴道试产失败后改为剖宫产者也有因肛门括约肌损伤导致的便失禁,提示肛门括约肌损伤更多在产程中发生,而不仅仅是在经阴道分娩中发生。

2.盆底神经系统的改变

大量证据证明,盆底功能障碍与神经损伤有关系,而剖宫产者的神经损伤不明显,提示临产和阴道分娩才是盆底肌肉神经损伤的最主要危险因素,而不是妊娠本身。阴道分娩和临产都会引起不同程度的阴部神经损伤,分娩时胎先露会直接压迫牵拉盆底肌肉和神经肌肉接头,盆底肌肉过度伸展,超出了神经纤维牵拉极限,甚至部分神经可能发生断裂受损,导致经阴道分娩后盆底肌肉的失神经的支配,进而发生盆底肌肉收缩力减弱。大多数阴道分娩的女性盆底肌肉有部分失神经支配,严重的病例失神经支配与大小便失禁有关,尤其是在多产妇和产钳助产的产妇中更为显著。很多研究都表明多产、产钳助产、第二产程延长、新生儿出生体质量大以及会阴三度裂伤都是深部神经损伤的高危因素。在神经损伤后,盆底肌肉收缩力降低,甚至导致盆底功能障碍性疾病发生。对有大小便失禁的产后妇女的研究提示分娩所引起的阴部神经病变可能持续存在,而且是以后发生尿失禁的基础。

3.盆底结缔组织的改变

现在越来越多的学者开始关注和研究关于盆底支持组织的胶原蛋白的含量和结构异常,已有的研究表明妊娠期产生的大量孕激素会导致弹性纤维胶原的合成降低,胶原蛋白含量比例结构和代谢异常,严重者会使盆底组织的部分胶原缺失,胶原总量降低,会使胶原的硬度和长度发生改变,胶原组织连接减退,以及Ⅰ型胶原和Ⅲ型胶原的比例下降。这种胶原的含量、结构以及不同类型之间比例发生改变者更容易出现盆底胶原纤维组织的弹性下降,甚至断裂。一些异常阴道分娩加重了盆底结缔组织的削弱,进一步导致盆底结缔组织松弛或部分断裂,对盆腔脏器的支持力减弱,产妇盆底胶原纤维失衡,是产妇发生盆底功能障碍性疾病的基础之一。在女性妊娠和分娩时年龄较大、第二产程延长、产钳辅助阴道分娩、会阴侧切或正中切以及巨大儿的时候,盆底结缔组织损伤可能更为严重。

(三)产后盆底神经肌肉组织的恢复

分娩以后,产妇的盆底肌肉神经组织都会有恢复,这个过程因不同产妇而恢复时间和程度不一,一般早期恢复是在产后 6 周内完成,部分女性的恢复期较长,可能会持续到数年。

1.肌肉的恢复

一些研究已提示分娩对盆底肌肉损伤在产后都有一定程度的恢复,产后盆底肌肉过度伸展或损伤随时间延长可逐步恢复,这种恢复主要在产后 2~3 个月完成,但是缺乏对远期损伤判断的相关循证医学证据,通常可在产后 6 周评估肛提肌的早期恢复。有研究表明阴道分娩者产后6 周的盆底松弛度明显改善,但剖宫产者的这种变化不明显,可能因为胎儿在分娩中对肌肉组织的压迫和扩展负反馈到大脑皮质,导致支配会阴部神经的肌肉放松,有利于盆底结构的恢复,而选择性剖宫产缺乏这种负反馈机制,故剖宫产后的产妇盆底神经肌肉的早期恢复并不明显。理论上选择性剖宫产可能会防止肛门括约肌的损伤,但是对防止盆底其他肌肉组织损伤的影响缺乏循证医学证据。也有研究表明超过 2 次的剖宫产者后盆底功能异常与经阴道分娩者相似,且其恢复能力更慢和更差。

2.阴部神经恢复

一些研究表明,分娩后阴部神经的终末运动潜伏期都有延长,但分娩后 48~72 h,初产妇的阴部神经的终末运动潜伏期会有一定的恢复,部分产妇在产后 2～3 个月的时候恢复正常水平,在产后 6 个月,大多数的产妇(75%)能恢复正常,但是经产妇会阴部神经的改善程度要低一些,提示阴道分娩造成的这种神经损伤虽然大部分是可逆的,但仍有小部分产妇会发生永久性的神经损伤。产妇的会阴神经损伤在产后 3 个月有一定程度的恢复,但 3 个月以后的恢复很缓慢,所以产后 6 周的及时评估,以及评估后的科学康复对神经损伤的恢复有很大的帮助。

二、生殖系统

产后生殖系统的变化最为显著,如果恢复不良,将影响产妇产后一年甚至数十年的生活质量。

(一)子宫的变化

产后良好的子宫复旧非常重要。子宫复旧是指胎盘娩出后子宫逐渐恢复到未孕状态的过程,包括子宫肌纤维缩复、子宫内膜再生和子宫下段及宫颈的变化,子宫复旧的时间一般为 6 周。

1.子宫大小的变化

子宫复旧主要是子宫肌纤维缩复的作用。在子宫复旧的过程中,肌浆中的蛋白质被分解排出,使细胞质减少致肌细胞缩小,而不是肌细胞数目减少。被分解的蛋白及其代谢产物通过肾脏排出体外。随着宫体肌纤维不断缩复,子宫重量及体积均会发生变化。子宫重量逐渐降低,分娩结束时约为 1 000 g,产后 1 周约为 500 g,产后 2 周约为 300 g,产后 6 周恢复为 50～70 g。随着肌纤维不断缩复,子宫体积也逐渐缩小,宫底每天下降 1～2 cm,产后 1 周子宫缩小至约妊娠 12 周大小,产后 10 d 左右降至骨盆腔内,腹部检查触摸不到宫底,产后 6 周子宫恢复至正常孕前大小。

2.子宫下段的变化

分娩后,子宫下段的肌纤维迅速缩复,并逐步恢复到非孕时的子宫峡部。

3.子宫颈变化

胎盘娩出后的宫颈壁薄、松软,形成皱襞,宫颈外口呈环形如袖口状。产后 2～3 d 宫口仍可容 2 指,产后 1 周宫颈内口关闭,产后 4 周宫颈完全恢复至正常状态。分娩时宫颈多在 3 点和 9 点处发生轻度裂伤,导致初产妇宫颈外口由圆形(未产妇),变成"一"字横裂形(经产妇)。

4.产后宫缩痛

部分产妇在产褥期早期因宫缩引起下腹部阵发性疼痛,称产后宫缩痛。于产后 1～2 d 出现,持续 2～3 d 自然消失,哺乳时可加剧,多见于经产妇。

5.子宫血管的变化

胎盘娩出后,胎盘附着面立即缩小,面积仅为原来的一半。产后子宫收缩以后,可以使开放的子宫动脉和静脉窦压缩变窄,因此很快就会在血管内形成血栓,这样有利于出血减少甚至停止。若在新生内膜修复期间,胎盘附着面因复旧不良出现血栓脱落,可导致晚期产后出血。

6.子宫内膜的再生

胎盘与子宫壁分离娩出后,胎盘附着处面积缩小,子宫蜕膜坏死脱落随恶露排出,胎盘、胎膜从蜕膜海绵层分离娩出后,遗留的蜕膜分为 2 层,表层发生变性、坏死、脱落,形成恶露的一部分自阴道排出。接近肌层的子宫内膜基底层逐渐再生新的功能层,内膜缓慢修复。3 周后子宫内膜由基底层再生修复形成新的功能层,但胎盘附着处的子宫内膜完全修复约需 6 周。

恶露是产后经阴道排出的坏死蜕膜组织、血液、细菌及宫颈黏液。根据恶露的颜色及内容物不同,恶露分 3 种。①血性恶露:色鲜红,含有大量血液,持续 3~4 d;②浆液性恶露:色淡红似浆液,含有少量血液,较多的坏死蜕膜、黏液和细菌,约持续 10 d;③白色恶露:白色、黏稠,含有大量白细胞、坏死蜕膜及细菌等,约持续 3 周。正常恶露有腥味,但无臭味,总量为 250~500 mL,随着子宫的复旧,量逐渐减少,持续 4~6 周。

7.月经复潮

月经复潮及排卵时间受哺乳影响。不哺乳产妇通常在产后 6~10 周月经复潮,在产后 4 周左右恢复排卵。哺乳产妇的月经复潮延迟,部分在哺乳期月经一直不复潮,平均在产后 4~6 个月恢复排卵。产后较晚月经复潮者,首次月经来潮前多有排卵,因此哺乳产妇月经虽未复潮,但仍有受孕可能。

(二)产后阴道和外阴的变化

1.外阴的变化

一般情况下产后外阴可有轻度水肿,一般于产后 2~3 d 自行消退。部分阴道分娩的产妇在分娩过程中产道和盆底肌肉受到极度牵拉,可能造成阴道口撕裂和肿胀而出现局部疼痛,疼痛感会持续 1~3 d,1 周左右开始逐渐减缓。部分严重的产妇会阴部伤口会在产后立即缝合,会阴切口或会阴轻度裂伤,一般在产后 3~5 d 愈合。

2.阴道的变化

对阴道分娩的产妇,在分娩中阴道腔扩大,阴道黏膜及周围组织水肿,阴道黏膜皱襞因过度伸展而减少甚至消失。分娩后扩大、松弛的阴道腔逐渐缩小,肌张力逐渐恢复,阴道黏膜皱襞约在产后 3 周重新显现,但常常不能恢复到未孕时的紧缩程度。正常阴道轴线与身体长轴呈 15°~20°,产后子宫阴道后移,使得阴道轴线与身体长轴的夹角增大。通过产后科学的康复训练,可以最大限度地促进阴道紧缩状态在内的全面恢复。没有经过阴道试产的剖宫产产妇阴道变化不明显。

三、泌尿系统

妊娠期组织中潴留的大量水分将在产后经肾脏排出,故产后最初 1 周尿量增多。大多数妇女在妊娠晚期和产后早期可以有双肾、肾盂、肾静脉和输尿管的扩张,尤其是右侧。输尿管蠕动减少,膀胱容量减少,残余尿量增加,尿急、尿频、尿失禁的发生率增加。而且妊娠期子宫增大,将双侧输尿管向两侧排挤,输尿管膀胱壁内段变短,而且输尿管从倾斜进入膀胱变成垂直进入膀胱,膀胱输尿管连接处防止尿液反流的作用下降,导致少部分产妇会发生膀胱输尿管反流。妊娠期发生的肾盂及输尿管扩张,产后需 2~8 周恢复正常。一些产妇产后会出现尿潴留或尿失禁的情况。

(一)尿潴留

因分娩过程中膀胱受压致使黏膜水肿、肌张力下降,产褥期膀胱肌张力降低,对膀胱内压的敏感性降低,加之外阴切口疼痛、不习惯卧床排尿、器械助产、区域阻滞麻醉,以及会阴伤口疼痛等原因,均可能增加尿潴留的发生,尤其在产后 24 h 内。

(二)尿失禁

尿道支持系统的正常功能需要肛提肌的持久张力(Ⅰ类肌纤维的收缩),以及盆筋膜系统的支持作用。如果妊娠和分娩导致了肛提肌的神经源性和肌源性损伤,或尿道旁组织的断裂,产后都将减弱盆底的支持功能,增加尿道的活动性。盆底支持功能不足的时候,膀胱颈和近端尿道向下后方移动,出现过度活动的症状,尿道-膀胱后角消失,尿道缩短,尿道轴倾斜角旋转等,类似于排尿动作早期的表现。腹压增加时,压力传到了膀胱,使膀胱内压力迅速增加,但不能同时有效地传达到尿道,导致尿道阻力不足以对抗膀胱的内压力,从而诱发了不自主排尿的尿失禁。

（杜秀秀）

第二节 产后其他组织器官的变化

一、生命体征的变化

(一)体质量

产妇生产后,体质量会下降 4～6 kg,主要是因为产后体内多余的水分排出,而产褥期恶露排出和哺乳等也可使体质量减轻。正常情况下,一般在 5～6 周可恢复到孕前体质量,但是在我国由于一些传统的"坐月子"不科学的习惯,尤其是产妇膳食不均衡,使得有近一半的产妇会出现产后体质量滞留。

(二)体温

产妇产后 24 h 内体温略升高,但一般不超过 38 ℃,可能与产程延长导致过度疲劳有关。产后 3～4 d,因乳房血管、淋巴管极度充盈,体温也可高达 38.5 ℃,但要及时发现是否有乳腺炎或其他感染的可能。

(三)呼吸和脉搏

产后呼吸深慢,14～16 次/分钟。脉搏略缓慢,60～70 次/分钟,产后 1 周恢复正常。

(四)血压

大多数产妇血压都能平稳在正常范围内。有妊娠合并高血压或先兆子痫的产妇,大多数产妇产后血压能降低到正常范围,但仍有少数人产后仍然有高血压,血压高的产妇应按高血压规范治疗,药物治疗过程中注意产后合理用药,尤其是哺乳妇女要考虑到药物对新生儿的影响。

二、血液循环系统的变化

妊娠期为了适应胎儿生长和雌孕激素的变化,孕妇的血容量增加,为相对高凝状态,白细胞比例也升高。分娩后,这些血液系统的指标都会逐步恢复到正常。

(一)血容量变化

产后最初 3 d,由于子宫缩复、子宫胎盘血液循环的停止,大量血液从子宫进入体循环,加之妊娠期潴留在组织中的液体回吸收,使循环血量再次增加 15%～25%,心脏负担加重,对有心血管疾病史或有高危因素的产妇要尤为注意,应防止心力衰竭等意外发生。产妇通过排汗、排尿的增加来减少多余血容量,产妇循环血量于产后 2～3 周恢复至未孕状态。

(二)凝血功能变化

产褥期早期血液仍处于高凝状态,有利于减少产后出血。产妇凝血物质,如纤维蛋白原,凝血酶等于产后 2～4 周恢复正常。

（三）血常规变化

血红蛋白水平在产后由于血液稀释缓解而逐步上升，在产后 1 周左右回升到正常范围。白细胞总数在产后仍延续为妊娠期的偏高，产后早期可为 $(15\sim30)\times10^9/L$，以后逐步降低，1～2 周降到正常。孕期的淋巴细胞的减少和中性粒细胞计数增多，血小板数增多在产后也会逐步恢复正常。红细胞沉降率于产后 3～4 周恢复正常。

（四）血流变化

对于妊娠晚期和产后妇女，由于下肢回流障碍，可能会出现下肢肿胀、会阴部肿胀，甚至痔周静脉曲张等，但随着时间推移，这些变化会逐步恢复。

三、内分泌系统及性激素水平的变化

胎儿娩出后，产妇的体内激素变化也较明显，并根据是否哺乳等生理需要逐步恢复到孕前水平。

（一）胎盘生乳素

胎盘生乳素在产后 6 h 已不能测出。

（二）雌孕激素

产后雌孕激素水平急剧下降，在产后 3～4 d 下降最快，1 周的时候已降至未孕水平。

（三）催乳素

分娩后产妇血中雌激素、孕激素及胎盘生乳素水平急剧下降，抑制下丘脑分泌的催乳素抑制因子释放，产后催乳素不再受雌、孕激素的抑制而发挥其完全的作用。催乳激素维持乳蛋白、酪蛋白和脂肪酸的含量并保持足够的乳量。催乳激素水平因是否哺乳而异，哺乳产妇的催乳素于产后下降，但仍高于非孕时水平，吸吮乳汁时催乳激素明显增高。最初的哺乳可激发激素水平的增加，每次哺乳可使催乳激素水平增加 5～10 倍，但几周后哺乳的刺激作用消失，泌乳激素水平恢复至正常水平。不哺乳产妇的催乳激素于产后 2 周降至非孕时水平。

（四）胰岛素

部分产妇在孕期合并妊娠糖尿病，一般在分娩后糖代谢异常、胰岛素抵抗都有不同程度恢复。

（五）甲状腺激素

妊娠期轻度升高的甲状腺素在产后会有不同程度恢复。

（六）甲状旁腺素

妊娠期轻度升高的甲状旁腺素在产后会恢复到非孕状态。

部分产妇的以上内分泌激素在产后仍然有异常，对这部分产妇要继续规范治疗和康复，并注意药物的合理使用，特别是哺乳妇女使用药物要考虑药物对新生儿的安全。

四、乳腺的变化

产后乳腺保健是保障母亲和婴儿健康的重要措施，也是促进母亲健康和儿童早期发展的基础。乳房为成对器官，即使在内分泌正常的情况下，双侧乳房大小也可有或大或小的差异。发育正常的非泌乳乳腺的重量在 200 g 左右，上下径平均 11 cm，厚约 4 cm，而泌乳时平均可达 500 g。妊娠对乳房的发育影响最大，只有在哺乳期乳房才最后发育成熟。在孕酮的刺激下，女性的乳腺是从妊娠开始到产后都在逐步变化，是一个连续的过程，产后乳腺丰满，体积增大到最大。乳头变硬、增大、凸出、挺立。乳腺血液循环增强、血管扩张使乳房表面静脉曲张,尤其在充满乳汁的情况下更明显。乳晕腺增生和变大,乳晕颜色加深,呈褐色,少数产妇乳晕呈黑色,在乳晕区出现许多皮肤小结节,由米粒大到绿豆大,大小不等。除乳房外观发生明显变化外,产后乳房内部结构腺体发生的改变也到达顶峰,全乳管系统继续增大,小叶间纤维组织受挤压而减少,毛细血管增多、充血。乳腺腺管进一步增长和分支,每一个乳腺管的末端都形成一个腺泡,腺泡呈大小不一的圆形或卵圆形,这些腺泡迅速增大增多,细胞生长十分活跃,腺泡进一步扩张,这些变化都是为泌乳做准备,产后在催乳素作用下,乳腺开始分泌乳汁。乳汁分泌是一个十分复杂的神经内分泌调节过程。产后 2～5 d 是产妇分泌乳汁的高峰期,乳房会出现肿胀现象,并溢出初乳。初乳呈黏稠的黄色或黄白色(少部分产妇为透明状),含有丰富矿物质与蛋白质,免疫抗体含量高,分泌 5 d 后即会转为成熟母乳。正常状况的产妇在产后 6 个月内泌乳量为 750～800 mL/d,产后 6 个月～1 年约为 600 mL/d。1 年后乳汁分泌量会减少,但只要哺乳,理论上会一直泌乳,甚至持续到产后数年。世界卫生组织提倡婴儿 6 个月内纯母乳喂养,鼓励之后 1 年半的混合母乳喂养,一共 2 年及以上的母乳喂养,对保障婴幼儿生长发育很重要,也是现在很多专家提倡的"生命之初 1 000 d"的重要保健内容。

产妇的饮食和营养状况是影响乳汁分泌量的重要因素。营养不良的产妇将会影响到乳汁的分泌量和泌乳期的长短。产后妇女短时间营养不足,泌乳会消耗母体自身储备,不影响乳汁分泌;产妇长期营养不良,不仅影响母体健康,而且影响乳汁的质量,当产妇的膳食蛋白质与能量摄入降低时,泌乳量可减少到正常的 40%～50%。因此,特别注意产妇应合理膳食,不能为了产后形体恢复而不科学控制饮食,反而损害对婴儿的哺乳。少数产妇乳汁分泌量大,且乳腺导管阻塞,导致乳汁排出不畅而淤积,乳腺会出现局部肿胀、坚硬、红肿、触痛感,还可能出现体温升高,甚至发生乳腺炎和乳腺脓肿,如果这种情况持续数天,乳汁量会因为乳腺阻塞肿胀而负反馈性地分泌减少,影响母乳喂养。

分娩后因为体内激素水平的改变,催乳素的大量分泌,有乳腺组织的副乳和正常乳腺一样会产生乳汁,但因为多数副乳的乳管发育不完善或者没有乳头,乳汁无法排除,副乳内乳汁潴留,导致这部分产妇会出现副乳区明显肿胀疼痛,触诊可有明显颗粒感或结节感,有的表面皮肤可能出现发红,有完全性副乳产妇可能会出现乳头分泌乳汁,但随着副乳内乳汁淤积逐渐增多,负反馈性抑制作用使得副乳局部乳汁产量越来越少直至停止,一般很少发展至副乳乳腺炎和副乳乳腺脓肿。

五、消化系统的变化

女性怀孕后由于雌孕激素对消化道平滑肌的影响,胃酸中盐酸分泌减少,加上孕中晚期胎儿对肠道的压迫,消化系统功能受到较大影响,有的产妇痔疮严重,甚至影响到其坐位哺乳。产后 1～2 d,产妇常食欲不佳,加上产褥期护理不当,如因卧床时间长,胃肠蠕动减弱,加之腹肌及盆底肌肉松弛,易发生便秘和肠胀气。产后消化道功能恢复包括胃酸分泌逐渐增加、胃肠道张力、蠕动及消化能力恢复正常。产后哺乳对母亲营养的要求较高,因此尽早帮助产妇消化系统功能恢复到孕前尤为重要。

六、皮肤及毛发的变化

妊娠期妇女面部和腹部的皮肤变化很大,腹部皮肤由于受妊娠期腹部长期膨胀和生物动力学的影响,皮下弹力纤维断裂,在产后表现为腹部明显松弛,部分孕妇腹部会出现妊娠纹等,产后这些变化部分会逐步恢复,但一些变化会留下永久性的印迹。孕妇血容量的增加,除了通过排尿,还需要在产后通过全身的皮肤汗腺排泄功能增加而皮肤出汗增加,称为褥汗,褥汗可以帮助产妇及时排出过多的液体,减少心血管的负担,对褥汗应科学护理,避免产妇受凉。

(一)妊娠纹的变化

腹壁皮肤受增大妊娠子宫的影响,部分弹力纤维断裂,产后腹壁明显松弛,腹壁紧张度需在产后 6~8 周有所恢复,产后科学运动和合理营养有助于腹壁的康复。初产妇腹壁妊娠纹为紫红色,逐渐变成永久性银白色陈旧妊娠纹,大多数产妇妊娠纹会逐渐变淡,但不会消失。

(二)躯体皮肤色素的变化

几乎所有的妊娠妇女都会出现一定程度的皮肤色素沉着增加。妊娠期出现的下腹正中线色素沉着,腹白线加深,逐渐变成黑线。其他色素沉着过度区域包括乳晕周围、乳头、腋窝、生殖器、会阴、肛门、大腿内侧和颈部。这些色素变化在产褥期会逐渐变浅,甚至消退,但少部分产妇也会永久性留下痕迹。

(三)面部色素的变化

黄褐斑或妊娠面斑是最有损美观的色素改变。妊娠引起的面部黄褐斑,或者在原有的皮肤瘢痕、雀斑和雀斑样痣也可能色素沉着加深,在产后数月到产后 1 年内,大多数产妇色素沉着区域会逐步恢复至正常色素状态,但是色素沉着过度的区域可能永远无法完全消退。

(四)褥汗

产后 1 周内皮肤汗腺排泄功能旺盛,排出大量汗液,以夜间睡眠或初醒时更明显,一般不属于病态,但要帮助产妇科学度过产褥期,注意补充水分,防止脱水及中暑。

(五)产后毛发的变化

产后雌激素骤减,会使妊娠期大量处在生长期的头发提早进入休止期,从而导致产后掉发。有调查表明有近一半的产妇有不同程度的脱发现象,但不是病理性的脱发,且发量也不会比孕前水平低,多发生在分娩后的 2~6 个月,在产后 12 个月内头发恢复正常生长。妊娠期间因内层网状带分泌睾酮的增加所导致的阴毛和腋毛增多增粗也会在分娩后逐步恢复。

七、情绪及精神状态的变化

分娩后产妇的相关激素分泌急剧减少,加上对婴儿的哺育,精神上也处于剧烈的转换期,容易促发某些产妇发生心理障碍,甚至可能诱发产后抑郁障碍。

产后抑郁障碍发生的危险因素包括生物、心理和社会等,如抑郁或焦虑史、个人或家族有情绪障碍史、经历紧张的生活事件、缺乏社会支持,胎产次、非计划怀孕、产科因素、母亲性格特征,以及婚姻关系等,产后抑郁障碍是一种可致残、致死的疾病。国际上产后抑郁患病率为 10%~15%,平均水平为 13%,在中低收入国家的发生率更高,其发生率可达 50%~80%。我国产后抑郁障碍的患病率为 1.1%~52.1%,平均为 14.7%,与国际水平基本一致。产后抑郁障碍主要症状表现为情绪低落,消沉沮丧,易怒,精力、体力不支,疲惫无力照顾婴儿,哭泣,极度悲伤,极度焦虑,后悔自责,强烈的无助感、孤独感,以及睡眠或饮食模式发生改变,严重者甚至觉得生活毫无意义,出现幻觉妄想,产生自杀或杀婴的想法或行为。产后抑郁常于产后 6 周内发生,大多数产妇可在产后 3~6 个月自行恢复,但情况严重的产妇也可能出现症状持续 1~2 年,甚至更长,而再次妊娠时则有 20%~30% 的产后抑郁复发率。长期产后抑郁障碍产妇的子女的抑郁风险、性格缺陷和行为问题的风险均会增加,主要因为母亲情绪的波动,导致照顾婴儿的精力、时间、表达关爱的次数都相应减少,而更倾向于用限制和惩罚来管教以及约束婴儿,这将会致使婴儿性格变得内向、随着年龄增长这些婴儿容易变得具有攻击性人格,或跟他人交往时表现为退缩,以及出现负面情绪等性格特质,对婴儿日后亦会带来不良影响。

产妇可通过适合自己的减压方式来减缓产后哺乳、照顾婴儿、伤口疼痛等造成的心理负担;家人也可以通过营造一个安静、舒适的家庭环境,悉心照顾产妇,创造良好的家庭氛围,给产妇在感情上的最大安慰,使产妇能在和谐愉快的家庭环境中顺利度过产褥期,避免出现产后抑郁。

(杜秀秀)

第三节 产后盆底康复

女性盆底支持系统由盆底肌肉、筋膜、韧带及其支配神经共同组成,其封闭骨盆出口,维持盆腔脏器正常的解剖位置及其相应的生理功能。妊娠期间,随着胎儿长大和羊水的增多,子宫重量和体积不断增加,且子宫在盆腔的位置也变得更垂直,使原本向后向下的子宫对盆底支持系统的压力更倾向于垂直向下,使得盆底肌出现肌张力降低,收缩力下降,甚至部分肌纤维和胶原纤维断裂。妊娠期体内的激素的改变,大量孕激素、雌激素和细胞炎性因子的改变,也造成了盆底组织结构中肌肉和胶原的含量减少、比例变化、形态结构,以及代谢发生改变,对女性盆底支持系统的强度和抗拉伸力都带来不利影响。分娩过程中的胎头下降和仰伸对盆底组织的机械性压迫,以及导致肌肉及其周围软组织和神经组织高度拉长或裂伤,这些都会导致产后盆底功能受损。女性盆底是一个相互支持的有机整体,有任何组织的损伤或病变都会打破这种整体平衡,导致盆底功能障碍疾病的发生。盆底功能障碍疾病是女性常见病,是危害产后妇女、特别是产后妇女在中老年后的身心健康及生活质量的一个重要公共卫生问题。盆底康复是防治盆底功能障碍疾病的首选一线措施,这一观念已被业界认可。妊娠期间盆底支持结构发生改变,生育过程对盆底组织损伤是盆底功能障碍性疾病发病的重要因素之一,可能与分娩中直接损伤盆腔内筋膜和支持结构,以及直接或间接破坏盆底肌肉和神经有关。对自然康复过程中的产后女性进行专业的盆底康复指导是防治盆底功能障碍疾病重要且关键的环节。

一、概述

(一)女性盆底功能障碍性疾病的定义

女性盆底功能障碍性疾病是指各种原因(最常见的是妊娠和分娩)导致盆底组织损伤,以及衰老等病因造成盆底组织结构发生病理改变,最终导致相应器官功能障碍系列疾病。其临床表现为压力性尿失禁等下尿路症状、盆腔器官脱垂、粪失禁(fecal incontinence,FI)等下消化道症状、女性性功能障碍及慢性盆腔痛等症状。

(二)产后盆底康复的定义

产后盆底康复是指在科学的健康理念指导下,综合运用有关康复治疗技术,针对妇女产后这一相对特殊时期进行主动、系统的康复指导和训练,恢复、改善或重建女性在妊娠和分娩过程受到不同程度损伤的盆底有关功能,预防和治疗盆底功能障碍相关疾病。常用的产后盆底康复技术包括盆底肌锻炼、电刺激、生物反馈、手法治疗、脉冲电磁治疗、激光治疗、射频治疗、家庭康复器具及联合治疗方案等。

(三)女性盆底功能障碍性疾病的病因及高危因素

女性盆底功能障碍的发生、发展是一个复杂的病理过程,是由多因素共同作用的结果,其核心是盆底肌肉损伤及结缔组织松弛,导致盆底支持薄弱。其病因与妊娠、自然分娩、衰老、长期腹腔内压力增加等因素相关。

(四)女性盆底功能障碍性疾病的发病机制

女性盆底功能障碍具体的发病机制非常复杂,目前仍未完全阐明。迄今为止的基础研究大多集中在盆底肌肉、盆底结缔组织水平,分子水平(雌激素与孕激素受体、酶等),以及遗传基因等方面。其中产后盆底功能障碍与妊娠、分娩密切相关。在妊娠期,子宫的增大、胎儿重量的增加、雌激素、孕激素、松弛素的变化,导致妊娠期间盆底肌肉力量下降,膀胱颈和尿道的高活动性,同时妊娠期神经和盆底肌肉长时间受到牵拉与压迫,盆底组织支持和括约肌功能降低。在阴道分娩过程中,软产道及周围的盆底组织极度扩张,造成盆底神经、肌肉的极度牵拉、耻骨宫颈筋膜的撕裂损伤,直接或间接地破坏盆底筋膜支持结构及阴道壁。阴道分娩是盆腔器官脱垂在内的女性盆底功能障碍性疾病的危险因素之一,虽然剖宫产对盆底损伤的影响要低一些,但是有研究认为,在活跃期以后的剖宫产对盆底支持组织的影响与阴道分娩相似。阴道分娩导致不可逆的损伤,最终盆底功能受损,并随着产妇年龄增加和分娩次数增加而逐渐加重。总之,对于围产期妇女,妊娠和分娩对盆底神经、肌肉和筋膜的损伤可致盆底缺陷,当盆底组织的变形及盆腔器官的移位超过一定限度时,即出现盆底功能障碍性疾病。

1.肛提肌损伤

由于人类胎头径线与产道的关系,分娩过程中可能造成肛提肌腱弓从耻骨降支撕脱,或是造成肛提肌及其筋膜撕裂。盆底超声检查和磁共振扫描的发现表明,阴道分娩后盆底损伤非常常见,初产妇中 18%～36% 可能发生这种病理性损伤。在另一项研究中可以发现,产后 7 周约有 66% 的产妇可能发生耻骨降支骨膜水肿,约 29% 的产妇可以发现盆筋膜腱弓自耻骨降支撕脱,约 41% 的产妇可能发生肛提肌裂伤,术后 8 个月左右大多数产妇症状上可能痊愈,但是肛提肌裂伤的影响却可能持续存在。即使可以没有明显的临床表现,但产妇的各种盆底支撑结构的损伤(如肛提肌生殖裂孔变大等)随着年龄的增加,将会表现出一系列盆底功能障碍性疾病。

2.神经支配的变化

经阴道分娩,由于产道的持续延长拉伸和压迫,有可能使得缺乏弹性的盆神经和阴部神经发生损伤,分娩期间持续的高压和变形一直是导致盆底神经缺血性坏死和与伸展相关的损伤的原因。有学者使用基于模型的方法,发现在第二个分娩阶段,阴部神经的直肠下支最大应变水平为初始长度的 135%。有研究人员表明,超过原始长度 15% 的实验性拉伸永久性损害神经功能。有学者观察到在阴道分娩后 6 个月内 40% 的妇女发生了阴部去神经支配,阴部神经的去神经变化有可能造成支配尿道的括约肌及盆底肌发生去神经萎缩,从而导致相应的盆底功能障碍性疾病,值得注意的是,即使通过剖宫产分娩者,这种损伤也存在,只是概率相对较低。

3.肛门括约肌复合体

经阴道分娩肛门括约肌损伤是发生率最高的盆底损伤,约有 85% 的经阴道分娩产妇可能发生肛门括约肌损伤。当使用肛门内超声检查肛门括约肌时,首次分娩后有 1/4 的女性和在分娩后任何阶段出现大便失禁的女性中有 80% 会发现肛门括约肌损伤。大多数肛门括约肌损伤位于肛门外括约肌的前部,因此,有学者认为它们是由直接的机械性破坏引起的,该破坏是由会阴部撕裂或会阴切开术引起的,也可能涉及肛门内括约肌。孤立的肛门内括约肌伤害不如肛门括约肌损伤常见(<10%的分娩妇女中)。肛门内括约肌损伤可能源自不同的创伤事件,甚至已经证明会阴部完整的女性会发生肛门内括约肌。即使没有明显的结构性肌肉缺陷,阴道分娩也可能导致功能丧失,如肛门测压法确定的挤压压力降低。无论如何,通常在女性中观察到最坏的功能性结果是确诊的结构性肛门括约肌损伤。肛门括约肌损伤及肛门内括约肌的损伤不仅将导致排便功能的受损,也将导致整个盆底生物力学发生改变,这种平衡的改变有可能成为盆底功能障碍性疾病的发病基础。

二、女性盆底功能障碍性疾病临床分型

盆底肌肉群、筋膜、韧带及其神经构成复杂的盆底支持系统,其互相作用和支持以维持盆腔器官的正常位置。女性盆底功能障碍性疾病是各种病因导致的盆底支持薄弱,进而盆腔脏器移位,连锁引发其他盆腔器官的位置和功能异常。临床分型为盆腔脏器脱垂、压力性尿失禁、粪失禁等。

(一)盆腔脏器脱垂

1.盆腔脏器脱垂定义

盆腔脏器脱垂是指盆腔器官位置下移,位于阴道内或阴道外。美国妇产科医师学会提出:盆腔器官脱垂是指任何阴道节段的前缘达到或超过处女膜缘外 1 cm 以上。可单独发生,但一般情况下是联合发生。

2.盆腔器官脱垂分度

盆腔器官脱垂定量分度法能对盆腔器官脱垂进行客观的、部位特异性的描述,是目前国内外最推荐使用的分级系统。但是如果采用盆腔器官脱垂定量分度法评估脱垂,则几乎一半的经产妇会确诊为脱垂,其中大多数并无临床症状,一般只有脱垂最低点达到或超过处女膜缘水平后才开始有自觉症状。所以盆腔器官脱垂定量分度法分度的真正意义并不在于临床诊断,而是作为治疗前后的评估手段。

(二)压力性尿失禁

1.压力性尿失禁定义

压力性尿失禁是指腹压突然增加导致的尿液不自主流出,但不是由逼尿肌收缩压或膀胱壁对尿液的张力压所引起。腹压增加下不自主溢尿是最典型的症状,可同时伴有尿急、尿频、急迫性尿失禁和排尿后膀胱区胀满感等。

2.压力性尿失禁分度

压力性尿失禁分度有主观分度和客观分度。

(1)压力性尿失禁主观分度采用 Ingelman-Sundberg 分度法。①轻度尿失禁(只有发生在剧烈压力下,如咳嗽、打喷嚏时,不需使用尿垫)。②中度尿失禁(发生在中度压力下,如跑跳、快速行走等日常活动时,需要使用尿垫)。③重度尿失禁(发生在轻度压力下,轻微活动、平卧体位改变时,需要使用尿垫)。

(2)压力性尿失禁客观分度采用尿垫试验,推荐 1 h 尿垫试验。①1 h 漏尿量≥2 g 为阳性。②轻中度(2 g≤1 h 漏尿量<10 g)。③重度(10 g≤1 h 漏尿量<50 g)。④极重度(漏尿量≥50 g)。

（三）粪失禁

1.粪失禁定义及分类

粪失禁是指发生不自主的液体或固体粪便意外排出，包括急迫性粪失禁、被动粪失禁及粪渗漏。急迫性粪失禁是指产妇有便意后不能自我控制至到达卫生间之前而发生不自主的粪失禁。被动粪失禁是指无法意识到的气体或固体的粪便溢出。粪渗漏则是指在正常的排空肠道之后发生的粪便漏出，通常表现为内衣裤的粪染，注意与一般的"粪漏"要区别。

2.粪失禁严重程度评估

粪失禁伴随会阴、阴道、肛管的裂伤。但目前缺乏统一的中文验证版 FI 评估系统。国外临床较为常用的 Vaizey 及 Wexner 评分系统可对 FI 的诊断及严重程度提供指导。Vaizey 评分系统由医师在产妇就诊时完成，评分在 0（完全无 FI）至 24 分（完全失禁）之间，用以评估 FI 的严重程度。Wexner 评分系统由 Vaizey 评分系统衍生而出，着重于评估"是否应用粪垫"，而不评估"急迫性"及"药物应用"，评分在 0（完全无 FI）至 24 分（完全失禁），评分越高代表 FI 越严重。

三、康复治疗原则及目的

女性盆底功能障碍性疾病必须坚持以预防为主、防治结合的方针。若产妇不能及时诊治，往往发展至中重度盆底功能障碍性疾病。在生命的不同阶段，为女性实施盆底康复的不同预防体系，结合盆底肌肉锻炼、电刺激、生物反馈、脉冲电磁治疗、激光等治疗方式相结合，起到盆底整体康复的作用。

完善评估基础上，开展针对性康复训练。

（一）治疗原则

（1）早期宣教，早期筛查，早期干预，早期康复。

（2）全面评估，整体康复。

（3）个体化康复。

（4）个人、家庭、机构（医院，康复机构等）结合。

（5）长期康复。

（二）治疗目的

（1）用低频电刺激提高肌纤维运动能力（肌电位到 $20\ \mu V$ 以上），提高肌肉本体感受器敏感性，改善肌肉及盆腔组织内环境（血液循环等）。

（2）加强盆底深层 I 类和 II 类肌力，使其恢复到 4 级以上。

（3）盆腹肌肉协调收缩能力训练（卧位、站立位），以保证在运动时盆底肌肉的张力和阴道压力。

（4）改善盆底肌肉结构、神经电生理异常、代谢异常，间接纠正盆底结构破坏、阴道张力功能异常等。

（5）促进神经功能损伤康复、恢复或建立神经反射等。

（6）恢复盆腹动力学：对腹直肌分离、体态异常、盆腹肌肉收缩的不协调进行纠正。

总而言之需促进盆底功能的全面康复。

四、康复治疗方案

治疗方案包括普遍性指导方案、重点预防方案、推荐性预防方案、针对性治疗方案。

（一）普遍性指导方案

宣教、手法辅助、Kegel 运动等盆底肌锻炼,争取产妇人人享有的措施。

（二）重点预防方案

宣教、手法辅助、使用盆底肌肉康复器辅助的盆底肌锻炼,争取有更多产妇能选择的方案。

（三）推荐性预防方案

系统的盆底电生理检查及预防性干预措施,结合产妇居家自行使用盆底肌肉康复器辅助的盆底肌锻炼,为有条件的产妇选择的方案。

（四）针对性治疗方案

在系统的盆底电生理检查及预防性干预措施基础上,针对特定病情进行的强化性盆底电生理治疗,为有相关病情产妇采取本方案。

五、产后盆底康复方案

产后不同时间段的产后盆底康复应遵循整体康复、循序渐进、终身随访的原则。在不同时期,制订不同的盆底康复治疗方案。根据产妇具体情况制订个体化的康复方案,是康复人员根据产妇的病因、发病机制、电生理的改变、治疗需求、依从性等综合因素制订的个体治疗方案,内容包括适合产妇个人情况的治疗方法、设备参数、治疗时机、疗程等。多数女性产后表现为不同程度的肌力下降、器官脱垂、尿失禁、慢性盆腔痛及性功能障碍等常见症状及体征。根据治疗的目标指定相应方案。

（一）产后 42 d 以内

一般不能进行器械辅助的盆底康复,只能通过自行适应性盆底肌锻炼促进产后盆底功能的恢复。进行盆底功能维护的健康指导,有相关盆底功能障碍的产妇,应及时对症处理。

（二）产后 42 d 开始到产后 3 个月

该时期是盆底组织及肌肉康复关键时期,全面康复前,在检查评估后,可以开始进行以电刺激及生物反馈等为主要手段的系统个体化盆底康复治疗措施,治疗同时可让产妇在家中进行自我盆底肌康复锻炼作为辅助,有条件的产妇应该使用盆底康复器辅助训练。

（三）产后 3 个月至产后 1 年

产妇的身体康复更接近理想状态,此时间段,应注重康复后效果的评估及随访,以及康复效果的巩固;如有盆底功能相关问题应该进行必要的补充或强化性盆底康复。

六、早期宣教

（一）早期宣教的意义

早期宣教是盆底功能障碍性疾病防治产后盆底康复重要的基础性工作,让更多产妇了解盆底功能障碍性疾病危害及产后盆底康复防治的重要意义,积极主动参与到防治工作中,让更多产妇受益。

（二）早期宣教的内容

针对盆底功能障碍性疾病防治知识的健康教育,包括有关生理解剖常识、盆底功能障碍性疾病发病概况、危害、临床表现、防治常识、产后预防的重要价值等内容。

七、康复治疗适应证与禁忌证

产后 42 d 以后,子宫复旧良好、无阴道炎症的女性可及时进行盆底肌肉的评估和康复治疗。

(一)适应证

(1)产后妇女的常规盆底肌肉锻炼。

(2)各种轻中度尿失禁。

(3)轻中度子宫脱垂,阴道膨出。

(4)阴道松弛、阴道痉挛、性生活不满意者。

(5)反复阴道炎、尿路感染产妇非急性期。

(6)泌尿生殖修补术辅助治疗。

(7)慢性盆腔痛。

(二)禁忌证

(1)产后恶露未干净或月经期。

(2)妊娠。

(3)装有同步心脏起搏器者。

(4)手术瘢痕裂开或伤口感染。

(5)恶性肿瘤产妇。

(6)神经系统及心理障碍疾病:痴呆、癫痫等神经系统疾病。

(7)泌尿生殖道活动性感染。

(8)合并其他病史产妇,优先治疗其他疾病,再进行康复锻炼。

八、盆底肌肉康复

在盆底功能的系统筛查评估分析后,根据治疗目的制订相应的康复治疗计划。指导自我康复训练是通过盆底肌适应性锻炼来为后续盆底康复做准备,产妇开展产后盆底康复操,简单易学,关键在于需要向产妇强调:掌握动作要领才能使盆底肌得到合理锻炼。持之以恒锻炼。

(一)盆底肌肉特点

人体的盆底肌为横纹肌,其肌纤维分为Ⅰ类肌纤维和Ⅱ类肌纤维,Ⅱ类又分为ⅡA和ⅡB类肌纤维。Ⅰ类肌纤维是慢肌纤维,其特点为收缩时间长且持久,不易疲劳,在耻骨阴道肌、耻骨直肠肌中占70%,耻骨尾骨肌中占90%,髂骨尾骨肌、坐骨尾骨肌中占68%。在盆底Ⅰ类肌纤维及其周围韧带和结缔组织在无负重状态时形成静态张力,正常值为$221\sim259$ g/cm²。主要作用是维持盆腔器官在正常解剖位置上,一旦受损,会出现盆腔器官脱垂。ⅡA和ⅡB类盆底肌纤维是快肌纤维,反射性收缩形成动态张力,卵泡期>450 g/cm²,排卵期>600 g/cm²。其特点为阶段性收缩,快速短暂,易疲劳,以盆底浅层肌肉为主,主要作用是控尿、控便、维持阴道的紧缩度、增加性快感,受损后会出现相应的症状如尿失禁、粪失禁、性功能障碍等。

(二)盆底肌训练

盆底肌训练又称Kegel运动,由Arnold Kegel医师提出以加强盆底肌肉的力量,减少尿失禁的发生,为经典的非手术治疗方法,是盆底康复基础性内容,对尿失禁、轻中度子宫脱垂及阴道前后壁膨出,改善性生活质量,产后盆底功能障碍恢复都有一定的疗效,可加强盆底肌肉运动能力,改善尿道、肛门括约肌的功能。英国国家卫生和临床医疗优选研究所建议,在治疗师指导下的至少3个月的盆底肌训练作为对压力性尿失禁产妇和以压力性尿失禁为主的混合性尿失禁产妇的一线治疗(A级证据)。临床医疗优选研究所建议孕妇进行盆底肌训练以预防产后尿失禁(A级证据)。康复操作流程如下。

（1）有意识地对以肛提肌为主的盆底肌肉进行自主性收缩训练,专业人员可用手法指导产妇学会正确训练方法。

（2）嘱产妇做收缩肛门阴道的动作。

（3）一般 4～6 周产妇有改善。

（三）手法治疗

人工康复疗法包括 Kegel 运动,不同的产妇可根据需要单独使用,或者同其他康复技术一起使用,适合于最初的肌肉锻炼。结合澳大利亚学者及中医学的穴位点压及推拿手法,缓解盆底肌肉痉挛和疼痛。手法治疗主要包括肌筋膜放松和扳机点治疗,盆底肌肉筋膜的主要功能是支持承托盆腔器官、通过收缩和放松来协调控制排尿排便等。根据国际尿控协会的标准,将盆底肌肉的功能状态分为正常、过度活动、减弱以及无功能 4 种。盆底肌活动减弱常表现为压力性尿失禁、粪失禁、子宫脱垂、性快感消失等,而盆底肌过度活动则表现为慢性盆腔痛、便秘、性交痛等。适合唤醒产妇肌肉的本体感觉,教会产妇盆底肌肉的自主收缩,缓解盆底肌肉的痉挛和疼痛。盆底肌筋膜痛是慢性盆腔痛的重要因素之一,但是常常被忽略。14％～23％的慢性盆腔痛产妇存在盆底肌筋膜痛。盆底肌筋膜痛可以单独存在,也可能出现在泌尿系统、消化道和生殖道症状之前或之后。临床上盆底肌筋膜痛的产妇常伴有尿频、尿急、便秘和性交痛等症状。注意按摩过程中找到盆底肌肉的痛点,力度适中,由轻至重,由浅至深,以产妇感觉舒适有热胀感为宜。具体康复操作流程如下。

（1）产妇取膀胱截石位或取平卧位,两膝弯曲外展。

（2）唤起肌肉知觉:治疗人员将手指按压在产妇会阴中心腱上,保持一定的压力,观察中心腱的弹性。建议产妇在家里进行上述模仿锻炼,使用一面镜子,产妇将手指反复按压在会阴中心腱上。以"收缩放松反射"形式,康复师将中指和示指放在阴道内后穹隆,后退 1.5 cm 处 6 点钟位置使用手指按压盆底深层肌肉群的方式,促进肌肉收缩和放松,以利于肌肉苏醒。

（3）首先要对盆底肌肉(浅层肌群、耻骨尾骨肌、耻骨直肠肌、髂骨尾骨肌、尾骨肌等)和盆壁肌肉(闭孔内肌和梨状肌等)进行评估,感受并定位紧张挛缩的肌肉,并找到压痛点或扳机点。

（4）手涂润滑油,对痉挛的肌肉筋膜进行拉伸和脱敏,即手指以垂直肌肉方向拉伸缩短的肌纤维,以大拇指指腹的力量按摩会阴中心腱外侧,示指与中指置于阴道内进行按摩,同样的方法来回按摩两侧大小阴唇,用大拇指指腹置于阴道内肛提肌,或示指和中指指腹置于阴道内肛提肌,沿骶骨至肛门处来回进行按摩,通过按摩拉伸可以使痉挛缩短的肌肉舒展,恢复供血,缓解疼痛。每次 30 min,每个疗程 10～15 次。

（5）按摩扳机点可提高肌筋膜内感受器的痛觉阈值,减轻疼痛的敏感性,起到疼痛脱敏的效果。同时增强神经中枢对盆底肌肉的控制,加强盆底肌肉的协调性,降低肌张力,恢复正常的肌肉功能。指导产妇进行盆底肌收缩训练,帮助产妇学会盆底肌收缩训练,以利于维持盆底稳定和功能协调。

（四）盆底康复器疗法

Plevnik 提出的一种借助辅助工具的盆底肌主动锻炼法,盆底康复器又称阴道哑铃,由医用级硅胶制成,具有舒适安全、不同重量、易清洁、易携带、简单易行、安全无不良反应等特点,可作为长期居家盆底康复法,属初级的生物反馈。

1.康复器作用原理

阴道是一个弹性很大的器官,它的肌肉可扩张到足以容纳一个新生儿通过,但生产后,子宫下垂阴道松弛,弹性变差,只要每天坚持使用康复器,产后女性的阴道将回复较好收缩力,阴道的收缩和夹紧功能的康复不仅有助于产后盆底损伤的修复,还可以给双方性生活质量带来很大的提高。

2.阴道哑铃康复器简介

其由带有金属内芯的医用材料塑料球囊组成,球囊的形状和体积相同,质量不同,或质量相同直径大小不等,尾部有一根细线,方便从阴道取出。盆底康复器常分5个重量级,编号为1~5,质量逐步增加。

3.阴道哑铃康复器特点

它具有简单、方便、安全、有效等特点。费用低,可进行家庭康复锻炼,可长期训练,简便易行,及时更新持久使用。其精巧的设计加强了它在使用时振动的强度,能起到良好的缩阴作用,作为生产后女性恢复阴道弹性的专用产品,反复刺激盆腔肌肉群,可以充分恢复松弛的阴道肌肉。

4.阴道哑铃训练计划及使用方法

将产后盆底功能障碍产妇融入家庭日常生活锻炼中去,阴道放置哑铃的同时,进行一系列日常活动,每次使用前洗手,洗外阴,清洗哑铃。

(1)选择适合个人型号的哑铃,第一次训练或者盆底功能差的女性一般选择一号哑铃(最轻的型号)。

(2)阴道哑铃的圆头部涂抹适量润滑导电膏,一般涂抹黄豆大小即可,过多易滑落。

(3)涂抹后取仰卧或蹲位轻轻地放入阴道,将哑铃圆头一端朝前,置入阴道内一个指节深(约2 cm处)。

(4)开始带哑铃运动,运动节奏:收缩阴道→放松阴道→收缩阴道,休息,收缩阴道→保持1,2,3,4,5→放松阴道。可以重复运动。每天锻炼1~2次,每次15~20 min。

(5)放置阴道哑铃后,阴道收缩与放松的同时开始逐级做运动:站立→走路→下蹲→上下楼梯→提重物→咳嗽→跳动。

(6)采取仰卧位或下蹲位,用手拉阴道外哑铃的胶绳,将阴道哑铃取出。

(7)每次使用阴道哑铃前后,请清洗双手并用洗手液或沐浴露清洗阴道哑铃。

(8)如放松并做以上动作的同时阴道哑铃仍不从阴道中完全脱落出来,坚持锻炼一周时间,即可更换更重的阴道哑铃,以此类推直至最重的5号哑铃。每天坚持锻炼,按照康复计划。

阴道哑铃可以帮助阴道恢复紧实弹性,增加阴道内润滑作用。不过,需要保证持续锻炼才能达到更好康复效果。同时对于女性来说,它还可以减缓减少因肌肉松弛而造成的漏尿问题。如果不严重,可以替代手术治疗,减少因手术造成的不必要痛苦。

5.盆底康复器训练时间顺序

(1)先训练一类纤维,提高综合肌力。

(2)在Ⅰ类纤维肌力达到三级以上开始Ⅱ类纤维的训练。

(3)整体肌肉功能增强及随意控制能力的训练。

(4)A3反射的训练。

(5)场景反射(条件反射)的训练。

6.康复器注意事项

使用前或使用过程中如有不清楚问题,及时咨询医师;经期和不明原因出血时禁用;阴道炎、尿道炎急性期禁用;不明原因过敏时禁用;孕期禁用;盆腔脏器脱垂时禁用;须注意尾部胶绳应留于阴道外以便于取出康复器;收缩盆底肌肉时,避免收缩腹肌、臀大肌、大腿内侧等肌肉,专注于盆底肌收缩训练;阴道壁有伤口或切口,建议痊愈 1 个月后再使用;佩戴节育器,不影响使用康复器;性生活时或性生活后不要立刻使用康复器;注意循序渐进,逐步增加难度及强度,一般训练 3 个月后评估康复效果。

(五)腹压增加时的训练

产妇盆底肌肉肌力恢复 4 级以上,可练习不同腹部压力增加情况下(如咳嗽、大笑、跳跃、按压腹部肌肉等),产妇腹部肌肉和盆底肌肉协调收缩,达到产妇腹部增压前和增压中,盆底肌均良好收缩,获得肌肉收缩的条件反射。

(六)盆底肌康复的疗效评估

产后盆底康复治疗的疗效评估主要是对盆底功能的改善情况进行评价,盆底康复锻炼治疗至少应维持 12 周,盆底康复效果与治疗的强度有关,国内大多数研究都基于产后 6 周开始康复训练前的综合评估,也建议在康复治疗后 12 周进行疗效评估。目前常用的盆底功能评估方法如下。

1.盆底肌力评估

盆底肌肌力的评估常作为康复疗效的主要评价之一,而目前肌力的测定方法很多,有传统的手法测试,也有使用各种器械和仪器进行的等长测试等。目前国内外较为通用的检测方法为分类型盆底肌力测试,是根据盆底肌肉收缩强度及持续的时间,来测定盆底肌力,并高度推荐以此作为肌力测定方法。盆底肌肉Ⅰ类肌纤维:收缩持续 0 s 肌力为 0 级,持续 1 s 肌力为Ⅰ级,依次类推,持续 5 s 或＞5 s 肌力为Ⅴ级;正常肌力为Ⅴ级。盆底肌肉Ⅱ类肌纤维:收缩持续 0 次肌力为 0 级,持续 1 次肌力为Ⅰ级,依次类推,持续 5 次且＞5 级肌力为Ⅴ级;正常肌力为Ⅴ级。

2.盆底肌肌电评估

肌电是肌肉微弱电信号的集合,肌肉早期的功能障碍表现为肌电信号的异常,所以盆底肌肌电改善情况可作为盆底康复疗效的指标。通过特殊腔内电极,可以检测盆底肌表面肌电图。常用的分析指标包括最大募集肌电位(最大收缩肌电位)、Ⅰ类肌纤维耐力及疲劳度、Ⅱ类肌纤维耐力及疲劳度、盆底肌张力、盆底肌与腹肌收缩协调性。

3.盆底肌张力评估

盆底张力功能用来评价盆底肌肉、筋膜、结缔组织张力的病理改变及肌肉主动收缩功能。指标具有客观性、可量化、重复性强的优势。在临床中常用电子张力器进行测量盆底张力。测量产妇康复治疗前后的盆底张力就可以量化地评价治疗改善情况。

九、电刺激治疗

神经的活动(兴奋、抑制和神经传导)、肌肉收缩和神经兴奋与肌肉收缩的耦联都是以电活动为基础。电刺激是指用特定参数的脉冲电流,刺激组织器官或支配它们的中枢神经或外周神经,从而引起组织器官的功能发生改变。通过对包括尿道外括约肌在内的盆底肌群电流刺激,改善神经肌肉支配调节,使肌肉被动锻炼,抑制膀胱逼尿肌收缩,促进局部血液循环,达到轻微缓解疼痛和改善肌肉收缩能力的效果。

(一)电刺激康复原理

电刺激疗法是指通过电刺激代替由大脑发生的神经冲动使肌肉产生等张或等长收缩的力量

训练方法。肌肉力量的大小与肌纤维数量、肌纤维横断面积、神经冲动频率等生理学因素有关。

1.增强肌力和耐力

(1)增加肌肉收缩时募集的纤维数量。

(2)改变肌肉的组织结构。

(3)供给肌肉丰富的血液。

(4)改变肌肉运动单位的募集顺序。

(5)长期的电刺激可导致快反应、易疲劳的Ⅱ型纤维向慢反应、抗疲劳的Ⅰ型纤维转变。

2.对神经的影响

(1)兴奋阴部神经,经阴道的电刺激的作用部位为阴道下段周围的盆底肌,主要为尿道周围的肌肉、耻尾肌和耻骨会阴肌。通过兴奋支配上述肌肉的会阴神经末梢,引起上述的肌肉的收缩,增强肌力,改善因盆底肌肉松弛导致的压力性尿失禁、器官脱垂等。

(2)兴奋腹下神经,抑制盆神经。盆底电刺激所产生的神经冲动,经中枢处理后通过腹下神经反射性抑制膀胱逼尿肌收缩,缓解膀胱过度活动和急迫性尿失禁。

(二)康复内容

1.唤起肌肉本体感受器

先行盆底肌力电诊断,对于盆底肌肌力0级的,通过电刺激唤醒肌肉本体感受器,采用4阶段循环进行:低频电刺激盆底肌→休息→生物反馈盆底肌主动收缩(肌电图模拟模块指导)→休息(不断进行上述循环达10~20 min)。

2.膀胱逼尿肌的电刺激

A3反射是指盆底肌肉收缩,抑制膀胱逼尿肌收缩(抑制副交感神经),可引起膀胱再次充盈,电刺激模拟这种反射原理,电刺激盆底肌,即能反射性使膀胱逼尿肌抑制,以逐步得到膀胱的再次充盈。在膀胱过度活动及急迫性尿失禁的康复疗法中,可选用双相电流,调整一定的电流频率、脉宽、时间、肌纤维类型等参数,使用盆底肌肉治疗头进行电刺激,可获得良好的治疗效果。

3.尿道括约肌电刺激

由于快速反应需要,尿道横纹括约肌大部分为Ⅱ类肌纤维,针对Ⅱ类肌纤维的电刺激治疗方案可效果明显。

4.功能电刺激治疗

功能电刺激治疗是一种被动的盆底康复功能方法,应用电流刺激盆底肌肉或神经,可直接诱导治疗性的反应或者调节盆底功能,该电刺激联合生物反馈治疗可明显提高疗效。

5.止痛

镇痛电刺激释放内啡肽,用于产后子宫复旧疼痛、手术瘢痕疼痛、性交疼痛、盆腔慢性疼痛、乳胀痛等。

6.平滑肌电刺激

通过刺激血管平滑肌收缩和松弛改善下肢水肿、预防静脉栓塞。改善子宫内膜和子宫肌层的血液循环,促进组织修复和生理功能恢复。

7.神经电刺激

痉挛肌肉的放松、止痛。

(三)盆底电刺激治疗的禁忌证

阴道出血,妊娠,盆底完全去神经支配,生殖系统炎性疾病,骨盆区域装有金属假体,恶性肿瘤、胸部装有同步心脏起搏器者、不稳定或严重心律失常、其他系统疾病不能配合诊疗者。

十、生物反馈治疗

生物反馈是通过盆底生物反馈仪提供的个体化的反馈信息,指导产妇进行正确的盆底肌训练的各种方法,从初级的阴道压力计、阴道器、阴道张力计,到生物反馈仪,除盆底康复器外都是用测压计或肌电位来测量尿道、阴道和直肠的压力或肌电反馈,指导正确的盆底肌活动,配合盆底肌训练达到准确地收缩已松弛了的盆底肌群、提高治疗效果的目的。

(一)操作方法

将置于阴道内生物反馈治疗探头与体外仪器连接,把肌肉活动的有关信息肌电图、压力曲线或其他形式信号转化为听觉和视觉信号反馈给接受治疗的产妇,并提示其训练过程是否正常或异常的盆底肌活动状态,引导其正确的盆底肌活动,科学地进行盆底肌训练并逐步形成条件反射,以获得最佳的训练效果。

(二)康复内容

生物反馈训练有助于形成条件反射,如在咳嗽、跳跃、站立、行走、负重时收缩盆底肌的习惯,以及职业运动、上下楼、性生活等场景下的系列神经反射和控尿反射,关键在于每次生物反馈是否协调完成,能否建立产妇自己理想的控制能力。最常用的是肌肉生物反馈、膀胱生物反馈、A3反射和场景生物反馈。根据产妇症状出现的场景选择设备中合适的反馈程序,按要求的盆底肌的肌力、疲劳度、治疗与休息时间、最大电压值、反馈模块的坡度难易程度,结合产妇的个体条件,进行必要地修正或创建一个适合该产妇的治疗程序及方案。具体操作参考如下。

1.肌肉生物反馈

(1)Ⅰ类肌纤维生物反馈:从3 s开始训练,收缩3 s,休息3 s,逐渐加强,至可达到收缩30 s,休息30 s,治疗时间10～15 min。

(2)Ⅱ类肌纤维生物反馈:快速收缩1次,休息2～3倍收缩时间,逐渐加强,至可达到快速收缩10次,休息时间仍为2～3倍收缩时间,治疗时间10～15 min。

2.膀胱生物反馈

产妇盆底肌收缩时,能够观察到膀胱收缩的轨迹,能够调节并控制膀胱的反射。

3.A3反射

模拟A3反射曲线,训练产妇在咳嗽时控尿的能力。

4.场景生物反馈

模拟各种场景反射曲线如提重物、上楼梯等动作,训练产妇在各种情况下的盆底肌肉收缩能力。

个体化的低频电刺激合并生物反馈治疗,一般每周2次,每次20～30 min,共10～15次后,有效率可达到70%以上。曾有系统评价明确指出,生物反馈疗法对于盆底功能障碍性疾病的疗效优于安慰剂和假治疗。

十一、电刺激联合生物反馈治疗

电刺激联合生物反馈治疗总的原则:先给予电刺激治疗,促进肌肉的被动收缩、本体感受的恢复和学会收缩会阴动作,锻炼Ⅰ类和Ⅱ类肌肉肌力,然后巩固Ⅰ和Ⅱ类肌肉肌力,接着进行盆底整体训练,再进行生物反馈治疗,加强肌肉的自主收缩,提高盆底肌肉的肌力和张力。

十二、脉冲电磁治疗

(一)康复原理

磁刺激是根据电磁感应原理,由储能电容向刺激线圈快速放电,经刺激线圈产生的脉冲磁场能够穿透衣物、骨骼和其他组织,在刺激部位产生感应电场,引起神经细胞的兴奋活动,进而产生一系列的生理生化反应。它具有无创、无痛、非侵入性的特点,易于被产妇接受。

(二)康复内容

1.盆底肌功能改善

刺激盆底肌肉收缩;促进盆底血液循环;增加肌纤维的募集数量。

2.逼尿肌及盆底神经调控

激活盆底神经;抑制逼尿肌的过度活动。

3.骶神经调控

调节神经活动;恢复各种神经元间的动态平衡。其中磁电联合治疗盆底功能障碍通过主被动结合的方式更好地锻炼产妇的盆底肌肉,有望成为盆底功能障碍疾病治疗的新方向。

十三、激光治疗

有学者曾首次使用咪达唑仑和芬太尼对女性压力性尿失禁进行清醒镇静,将射频探针插入尿道,检测产生的射频能量对产妇组织微量重建的安全性。激光用于妇科阴道治疗有望利用自然愈合反应来触发组织再生,加强尿道支持,可以显著改善产妇的生活质量。近年来,已经提出了治疗阴道萎缩、盆腔器官脱垂和压力性尿失禁的激光治疗。

(一)康复原理

激光治疗是建立在胶原重建的基础上,胶原蛋白重建在盆底结构中持续发挥作用。更具体地说,激光治疗可以控制下层黏膜的加热,而不会使黏膜灼伤。激光治疗过程中胶原纤维缩短,但是没有发生变性,因此它们的机械性能被认为不受影响。为了达到这个效果,施加的温度应在60~70 ℃。

(二)技术要点

目前数据表明,这种作用是因为有胶原重塑和新生胶原形成,其实际上可能需要 6 个月才能完成。该技术的理论优势是平均治疗时间短(20~30 min)、过程无痛、无需住院或麻醉、身体的自然修复效果持续 6~12 个月,以及大多数产妇可以在治疗后立即回到日常活动。虽然目前的证据不足以支持阴道激光治疗作为压力性尿失禁的常规微创治疗,但其研究结果也说明激光治疗产生可观的初期结果,以及可接受的安全性和较低的经济负担。然而,因为其治疗机制的不明确,目前仍不知道哪一类型产妇会对这种治疗有更好的疗效。未来需要更多进一步的随机对照试验来客观评估激光治疗压力性尿失禁的长期持续疗效和重复治疗的安全性,并且比较其对不同严重程度压力性尿失禁的疗效;以及与其他干预措施包括尿道吊带、尿道填充剂和盆底肌肉锻炼等的疗效。同时这些研究不仅应基于产妇的满意度,而且还应包括尿动力学评估来提高其科学价值的客观性,并确定可能的潜在机制。

十四、射频治疗

(一)康复原理

射频作为能量对于靶组织的作用,主要是通过射频能量对于水分子的正、负电离子的摩擦使其产生热量,热能累积到一定的程度,热能转化成生物能,通过促进胶原新生,使黏膜层增厚;诱导新的血管生成促进微循环;最终实现上皮细胞成熟度提高、黏膜功能恢复、增加组织弹性和紧致度以及微循环改善等疗效。同时射频使组织的结缔组织变性,胶原蛋白沉积,如使膀胱颈和尿道周围的结缔组织发生挛缩,以使其恢复和稳定正常解剖位置而达到治疗目的。

(二)康复内容

射频治疗包含内阴、腹部、盆底及外阴等4个模块,通过射频能量多层次、多维度的刺激,从而促进整个盆底的血液循环,增强组织细胞功能,提高组织的代谢水平,从而有效治疗盆底相关疾病。内阴模块主要用于改善压力性尿失禁、盆腔脏器轻中度脱垂、阴道松弛症、性功能障碍等;腹部模块主要用于盆腔功能调理、紧致腹部等;盆底痛模块主要用于慢性盆腔痛;外阴模块主要用于紧致外阴,提高性敏感度等。

目前的证据表明其有一定的效果,微创,无明显的不良反应。但需要进一步的循证医学证据来支持其确切的效果和安全性。

(杜秀秀)

第四节　产后运动康复

在胎儿娩出、胎盘娩出后,除了乳腺以外,产妇的各个器官逐步恢复到接近正常未孕状态需要一段时间,大多数器官约在产后6周时会恢复到接近孕前状态。产后运动对促进产后康复起到非常重要的作用,但运动康复不当可能会造成或加重疼痛等异常,因此在产褥期,产妇应注意休息,适当运动,避免过多劳累。对不同产妇,具体的运动康复的开始时间和强度取决于分娩的时间以及分娩的方式,一般应在产后42 d后开始康复训练(产后42 d内产妇可量力而行进行一些适当的运动),产后2~3个月可以逐步恢复到中等程度的运动,3个月以后可以逐步恢复到孕前的运动强度。需要注意在产后42 d检查时,应由医师或专业康复服务人员评估判断具体产妇的情况,帮助制订产后运动的康复计划。运动康复需要循序渐进地增加运动量,才有利于身体健康。自然分娩的产妇可以在产后42 d比较早的时间开始恢复康复运动,剖宫产的产妇相对就要迟一些。

一、产后运动概述

(一)产后运动的定义

产后运动也称为产后锻炼,是指女性分娩后、为有效帮助产妇快速恢复到孕前健康水平进行的锻炼身体的运动,产后运动通常是温和的和循序渐进的。根据每个女性的自身生理特点及喜好,分娩后可以进行许多不同类型的运动。

(二)产后运动的重要性

分娩对于任何女性都具有挑战性,为了适应妊娠和分娩,身体的肌肉骨骼都有一定的变化,有的女性变化更为明显,甚至必须通过产后科学运动来恢复。产后运动的重要性有如下几点。

(1)增加脑内啡肽分泌,改善和增强其积极的情绪,帮助预防产后抑郁症。

(2)有助于合理膳食,减轻孕期增加的体质量。

(3)缓解,甚至解除分娩后的身体疼痛。

(4)提高耐力和力量,减少疲劳,更有助于照顾新生儿。

(5)建立健康感,恢复自信。

(6)促进更好的睡眠。

(7)可以有效增强和恢复肌肉弹性和力量。

(三)产后运动系统的变化

1.产后腹部肌肉韧带的变化

腹部肌肉特别是腹直肌的两侧、腹白线、腹横肌,到妊娠末期可能会被牵拉至弹性的极限,这大大减少了肌肉产生强烈收缩的能力,并因此降低收缩的效率。另外重心的改变,也会降低腹部肌肉的机械性优势。

2.盆底肌肉筋膜、韧带的变化

(1)盆底肌肉有抗盆腔器官重力的作用。在妊娠中抵抗重力的变化,以及分娩中因胎儿娩出产生的强烈牵拉影响。受妊娠与分娩影响,有的产妇盆底肌甚至会降低 2.5 cm。

(2)由于激素对韧带的影响,导致盆腔韧带整体张力强度变弱。

3.胸腰筋膜的变化

妊娠和分娩导致胸腰筋膜的被动拉长,减少其有效支持和稳定躯干的能力。因此产妇背部、骨盆和下肢承重关节容易受伤。

4.关节的变化

妊娠期和产后许多关节处于松弛状态,这些关节稳定度的变化直到产后 4 周可能还存在。

5.产后姿势和平衡的变化

妊娠期间,为了适应胎儿的逐渐长大,孕妇的体态会发生下面这些变化,而且大多数妇女并不会在分娩后自动纠正,产后这种姿势就会成为一种习惯。而且很多不正确地照护新生儿的姿势,也增加了错误姿势持续存在和加重的风险。

(1)重心改变:随着妊娠期胎儿的长大,以及妊娠期和产褥期乳房的增大,需要姿势代偿来维持身体平衡与稳定度,因此产妇重心可能向上和向前移位。

(2)头颈前移:以代偿重心转移。

(3)肩部前突和过度内旋:乳房增大增加肩部前突和过度内旋的风险。

(4)骨盆前移:增加腰椎过度前凸和膝关节反屈的风险。

(四)产后运动的时间

(1)只要得到分娩医院的医师或助产士的同意,产妇在分娩医院就可以逐渐恢复一定运动量的锻炼。但康复服务提供者应该告知产妇等到产后 6 周检查,并得到综合评估后,才能恢复有氧运动。

(2)一般来说,如果在整个孕期没有被诊断为需要限制运动的并发症或合并症,可以在分娩后的几天内安全地进行轻度活动,如步行、伸展运动。如果是阴道分娩,且没有任何疼痛,还可以适度提早锻炼和适度提高运动量。注意对在怀孕期间没有进行任何科学运动的产妇,需要在开始运动前咨询医师、助产士或产后康复运动指导人员。

（五）产后运动的类型

产后康复运动的类型较多,不同类型的运动效果不一,产妇可以结合自己的需要和实际情况选择,循序渐进,并在康复指导人员帮助下坚持,才能取得更好的效果。

1.快步走

快步走是最有效的运动方式之一,最适合没有运动经验的产妇,掌握的原则依据有氧运动,建议步行时间从 15～30 min 开始,每周增加 10～15 min。

2.游泳

游泳是一项很好的运动,但不建议有严重颈部疾病或肩部以及腰部疾病的产妇选择,以免带来不必要的损伤加重。

3.产后瑜伽

瑜伽是增加身体柔韧性、恢复呼吸、增加自信的运动,但开始运动时产妇不能进行高难度的体式,而是享受瑜伽慢节奏下对身体感知的恢复。

4.普拉提

普拉提是可以很好地为产后女性提供塑性运动和身体平衡的训练方法,但在产后早期产妇先不要进行太长时间以及高难度的普拉提体式,而应享受普拉提给自己带来的训练感。

5.有氧训练

产后早期应从低强度有氧训练开始,循序渐进地增加训练强度。产妇可以通过以下方法简单评估自己进行的有氧训练的强度。

（1）低强度有氧运动:在运动中可以说话,也可以唱歌。

（2）中强度有氧运动:运动中只能说话,不能唱歌。

（3）高强度有氧运动:运动中既不能说话,也不能唱歌。

6.轻量训练

在产后早期进入训练时,不可以直接上大重量的力量训练,身体需要恢复期,整个孕期和产后的身体形态变化,重心发生前移等情况需要一个适应性恢复。过度的训练和大重量训练容易让身体出现代偿,反而造成体态和身体功能的恢复可能需要更长的时间。

二、产后运动介入的原则

产后运动的最主要目的就是降低损伤,帮助产妇提高对婴儿的照护能力,增强自我的健康认同感,以及促进身体的快速恢复。但要注意避免运动过度的疲劳和脱水等不利于产后恢复的情况发生。

（一）产后运动介入的基本原则

妊娠期间的许多生理恢复会持续到产后 4～6 周,但并不意味产后在 6 周内不能进行运动。安全、科学的运动锻炼,有助于提高产妇的生活质量,母婴因此可能获得终生的健康益处。

（1）产后早期产妇仍然会受孕期女性的激素水平增高的影响,韧带变得松弛,故可能对运动范围和强度产生一定影响,增加受伤的风险,因此要注意产后运动需要渐进负载,每次康复运动都需要找到最佳的身体控制感觉,慢慢增加运动频率,运动持续时间和运动强度。

（2）产妇的骨骼肌肉系统受生物力学、心理学因素、激素水平变化以及运动习惯、体力劳动影响,可能会出现各种不适,甚至疼痛。因此产妇应该进行阶梯式循序渐进的运动,而且每次运动都要包含预热期和冷却期。

(3)任何产后锻炼方案都应重视核心稳定性训练。核心稳定性训练需要严格控制身体姿势,增加产妇本体感觉,同时可以募集更多的核心肌群参加到训练中,改善神经肌肉控制能力。

(4)产后柔韧性训练也很重要。一些拉伸和关节活动度的练习可以帮助恢复神经肌肉和关节的生理活动度,并且能够提高产妇生活质量,促进其身心健康和家庭和睦。但要注意柔韧性训练应避免运动拉伤。

(5)必要时在康复师指导下逐渐增加抗阻力训练和有氧训练,能够增加躯干的稳定性。结合有氧训练和阻力训练的"混合"运动较单独的有氧运动可以更有效地预防或减轻产后疼痛。

(6)在进行运动康复中要配合产后营养指导和心理康复。通过对产妇进行健康教育,心理团队配合运动、泌尿和营养等相关学科,完善产妇个体化的健康管理模式,使得产妇及家人获得充分的相关知识,减少其焦虑和抑郁等。

(二)产后基础运动的原则

1.轻柔拉伸、强化姿势性肌肉力量,培养本体觉察训练

(1)拉伸的基本原则即以肌肉刚刚出现紧绷感为宜,不可过度拉伸,以免造成不必要的损伤,拉伸的时间以每个肌肉群 10～30 s 为宜。

(2)对于产后的拉伸可以颈部前方、肩部前方、胸部前方、大腿后方、小腿后方的肌肉群为主,并且以肌纤维走向作为重要的拉伸方向。

(3)拉伸结束之后必须进行适当的肌肉训练,以激活肌肉的感知能力,这对于恢复产后体能和姿势的纠正至关重要。

2.产后正确的姿势及按照身体力学转换姿势

对于任何功能性训练,要求从最基础的坐姿、站姿、到行走的方式进行。如果姿势不正确则需要校正。功能性训练过程也是不断评估和改变的过程。

(1)坐姿训练:要保证座椅的高度可以具有轻松站起的高度,根据个体的能力调整座椅的高度。由坐到站是人类最常见的功能运动之一,对于产妇接下来哺育新生儿的一切行为模式都产生巨大的影响。

(2)站姿训练:前提要学会正确的坐姿训练,同时站姿保证一个基本的要素,即耳、肩、髋、膝、踝在身体的外侧呈现一条笔直的线或接近一条笔直的线,刚开始训练时并非每个个体都可以掌握要领。

(3)卧姿的训练:卧姿分为仰卧、俯卧、侧卧,由于产后加之哺育婴儿的行为,导致很多产妇不能以良好的睡姿进行充足的休息。建议可以采取以下的舒适睡姿:侧卧时在双膝之间夹一个枕头、仰卧位时可以在双膝之下垫 1～2 个枕头,如果是俯卧位睡姿建议在下腹垫一个 10 cm 高的枕头。这些正确的睡姿借助于垫枕头的方式,可以充分地缓解腰部的压力。产妇可以根据自己的情况选择一个舒服的睡姿。

(4)正确转换姿势:在日常生活中产妇需要不停地变换姿势,尤其在哺育婴儿的过程中,因此要更加注重转换姿势的训练。建议在训练之前要进行每天常规的转身训练,在转身训练时一定要记住通过自己的双足带动身体转动,因为产后 3 个月的产妇,腰部力量的薄弱是普遍的问题,如果下肢固定进行的重复性转身,很容易引发腰痛,甚至会让原有的腰痛变得更加厉害。同时建议在每个哺育新生儿的动作开始之前,可以先进行模拟训练或想好需要做的每个动作,再进行运

动,以减少反复转换姿势带来的过多压力。

(5)正确的育儿姿势:首先要遵照转换姿势正确训练的方式进行前期的训练,在育儿姿势中,常见抱、推车等行为模式。抱婴儿的正确姿势,最重要的是要避免小腹突出,即骨盆前移出现的弓字形的抱法,在此姿势下很容易出现产妇腰椎的压力进一步增大,同时小腹会变得越来越无力,对于盆底肌的恢复是一个危险因素。在哺乳时要每隔固定的时间交换手臂,以免造成肩部的劳损。坐位进行哺乳时,背部最好有一个支撑物。

(6)建议每一位产后运动康复者都有一个全身镜,以便随时可以观察自己的动作姿势和体态的变化,及时帮助自己纠正错误的姿势。

3.适当进行肌肉抗阻训练

(1)抗阻训练是一项非常好的训练方式,可以通过自身重量进行抗阻,同时也可以利用低磅数的弹力带或低重量的哑铃(1 kg)抗阻。

(2)刚开始时建议选择低强度的抗阻训练,可以根据身体的大肌肉群进行有效的练习,比如从肩部、腹部、髋部、腿部分别进行,产后 3 个月以内原则上不建议全身性训练,因为容易导致更多的代偿发生,导致身体的疼痛。每次锻炼时间以肌肉出现酸的感觉为宜,同时要注意抗阻训练后要进行有效的水分补充。

4.强化姿势本体感觉

正确的姿势对于骨骼排列非常重要,生物力线的对齐可以减少 70% 非病理因素的疼痛,并能强化本体感觉,帮助自己在没有参照的条件下进行姿势的自我矫正。这种方法强调平时的坚持训练,训练周期可以每天 15 min,连续 30 d 基本可以建立产妇自我姿势的本体感觉强化。

5.特异化训练

所谓特异化训练的方式,即结合自身需要在特定的场景进行训练。在产妇进行产后康复的过程中,必要时可以根据自身出现的问题场景进行训练,比如翻身、上厕所等场景,进行有针对性的训练方式,使产妇的康复运动尽早融入生活。

6.盆底肌训练

妇科医师阿诺德·凯格尔博士第一次描述了支撑子宫、膀胱、直肠、小肠的骨盆底的肌肉,也被称为"凯格尔(Kegel)肌肉",并开发了非手术治疗的盆底肌练习,也称为凯格尔(Kegel)运动。进行 Kegel 运动可以帮助产妇有意识地对以耻骨尾骨肌肉群为主的盆底肌进行自主性收缩锻炼,可以加强薄弱的盆底肌肉力量,增强盆底支持力,改善并预防轻、中度盆底功能障碍性疾病及其相关症状的进一步发展。

(1)Kegel 运动的原则:①一般最初的训练都是要遵照凯格尔的训练方式,规律地进行 Kegel 运动,效果将在几个月后出现。根据美国国立卫生研究院的报道,大多数产妇感觉到有效果是在规律 Kegel 运动 4~6 周以后。②如果产妇自己不能进行正确的盆底控制训练,可以在专业的服务机构进行盆底的生物反馈治疗。

(2)Kegel 运动的注意事项:①开始运动前建议产妇接受评估,如果产妇有任何产后疾病或异常,应该先解决这些疾病或异常问题。②定位盆底肌肉,在日常生活中最简单的是通过阻止流动中的尿液(在小便时突然憋住),所能感受到紧缩的肌肉就是盆底肌肉,随后让肌肉松弛去恢复尿流即可。如果产妇自己找到盆底肌有困难,必要时应在医师指导下找到盆底肌肉。③选择舒适的位置,可采取坐位或卧位练习,如平躺着练习时应该展平背部,双臂放在身体的两侧,双膝微曲并拢,头部也要放平,避免拉伤脖子。④练习中尽量做到关注骨盆底肌肉,放松其他肌肉。可采取将一只手放在腹部以确保腹部肌肉完全放松。尽量不要挤压臀部或大腿,收紧腹部,或者向下推会阴。⑤在进行 Kegel 运动的练习时,要确保呼吸顺畅,不能屏气,顺畅的呼吸会帮助产妇放松并使骨盆底肌肉得到最大的(充分的)锻炼。注意呼吸节奏,保证呼吸的节奏是缓慢而非快速。⑥盆底肌"上楼梯和下楼梯"训练,即充分利用本体感觉逐渐收缩或放松盆底肌,而不是一次性收缩和放松盆底肌,这种训练也称为盆底肌控制训练。⑦不要将中断小便的动作(小便时突然憋住)作为日常生活中的常规 Kegel 运动。在小便的过程中进行 Kegel 运动反而会使盆底肌肉变弱,并干扰排尿功能。⑧如果产妇在完成了一组练习后,感觉背部或者肚子有疼痛,那么说明练习不正确。如果做 Kegel 运动不正确,反而可能加重大小便失禁的问题,所以产妇应该寻求帮助,专业的产后康复人员或运动康复师可以帮助产妇识别和区分正确肌肉的位置进行锻炼。

(3)Kegel 运动的要领:Kegel 运动应该循序渐进。开始练习一定不要让肌肉收缩太久而损伤肌肉,可以从收缩 3 s 开始,逐步增加到 5 s 或 10 s,然后放松这些肌肉 10 s 为 1 次。理想情况下,在重复练习之前应该让盆底肌肉休息 10 s,让盆底肌有时间足够放松,避免拉伤。重复练习 10 次即为一组,开始练习时一次一组的练习就足够了,逐步增加到每天做 3~4 组。在康复训练中注意个体化的调整方案。①在日常的 Kegel 运动中,可以采用类似分娩前做妇科检查姿势。②收缩骨盆底肌肉,想象平常小便中途忽然憋住的动作,保持收缩 3~5 s,逐渐延长至 5~10 s,放松 5~10 s,如此重复盆底肌的收缩与放松,每天 2~3 次,每次 10~15 min。③也可以每次收紧 3~10 s 后放松,松弛休息 2~6 s,甚至可松弛休息 10 s 为 1 次,连续做 10~15 min 为 1 组,每天进行 2~3 组;或每天做 150~200 次。④收缩骨盆底肌肉达到 10 s 就能达到最佳的盆底肌肉训练。一旦能达到收缩骨盆底肌肉 10 s,就坚持下去 10 s 收缩 10 s 休息的练习,连续做 10~15 min 为 1 组,每天进行 2~3 组。一般 6~8 周为 1 个疗程,少数产妇也可以更长。

(4)让 Kegel 运动成为日常生活的一部分。虽然对于初学者,躺着集中注意力更容易定位盆底肌肉,但是一旦掌握了正确的定位和锻炼盆底肌肉的窍门,就可以随时随地做 Kegel 运动,如在洗碗、排队、坐在办公桌前或者倚在沙发上放松时都可以练习。让 Kegel 运动融入日常生活工作中,以达到更好的盆底肌锻炼效果。

(5)凯格尔肌肉牵拉运动:这是 Kegel 运动的另一个变体。在进行凯格尔肌肉牵拉运动前先想象盆底肌是一个真空,然后收缩臀部,并且(平卧屈双膝)双腿向上抬升向内牵拉,保持这个姿势 5 s 然后放松,这样做 10 次。

(三)剖宫产后女性的运动介入原则

(1)剖宫产产妇可适当地进行深呼吸训练,注意要缓慢地鼻吸和鼻呼,不要让腹部伤口感到疼痛。

(2)剖宫产后的运动原则上应在切口医学检查确定完全愈合的前提下进行。一定要谨遵医嘱,如果在运动中遇到切口出现红肿热痛应立即咨询医师或到医院及时解决。①不能进行腹部的拉伸训练。②不能用收腹带紧紧地勒住切口。③不能进行快走、快跑等运动。④不能进行负重的居家活动或训练,如坐位或站位抱婴儿。

(3)剖宫产后的腹部按摩

有助于进行腹肌的恢复,并增加腹部感知,以掌心或指腹沿着腹肌方向进行轻柔的按摩,按摩时可用医师建议的按摩膏,在腹部伤口愈合前避免碰到伤口。因为腹肌延伸到下背部,所以按摩时腹肌的按摩并非只是腹部,还要加强下背部的按摩,所以剖宫产的产妇尽可能地得到家人帮助。具体的操作流程:①腹外斜肌按摩方向是外上到内下。②腹内斜肌按摩方向是内上到外下。

③腹横肌按摩方向是水平由外到内。④腹直肌按摩方向是由下至上。

（4）腹部瘢痕的按摩。通过按摩，可以改善瘢痕外观和弹性；减少腹部的紧张；改善耻骨痛和腰椎痛；促进肠功能。具体的按摩步骤：①先从瘢痕的两端开始慢慢进行轻柔牵拉。②垂直于瘢痕进行轻柔的牵拉。③瘢痕周边的肌筋膜组织也要进行牵拉，如肚脐下和耻骨上的区域。

（5）做温和的腹肌训练。切口愈合之后先进行温和腹肌训练，训练方式谨遵以下原则：①培养自己日常生活中保持腹部收紧自我意识行为。②深呼吸的训练要坚持进行。③低强度有氧运动。④适度的腹肌训练。⑤逐步进行盆底训练：技巧参见凯格尔运动。

三、产后基本运动计划

最佳的产后运动计划就是选择一个既适合自己又是自己感兴趣的运动类型，对于产妇而言就是最好的运动计划。

（一）温和型运动

1.温和型热身运动

温和型的热身运动是指没有运动习惯或运动经验的人，在开始锻炼之前一定要进行全身大肌肉群的热身活动，不但可以降低运动中损伤的风险，同时可以增加肌肉的弹性和本体感知。在10 min 内完成颈部肌群、肩部肌群、腹部肌群、下肢肌群的活动。

2.温和型选择性拉伸

可以更好帮助建立良好的姿势，在进行任何运动之前，都建议规划当天的运动计划，依据计划进行有针对性的拉伸，即选择性地拉伸，例如进行下肢肌肉的拉伸，建议 2 min 内完成。保证在训练中适宜强度，否则容易出现运动后的不适。

（二）身体放松技巧和呼吸训练

放松技巧首先从专注呼吸训练开始，可以根据自然的鼻吸鼻呼开始，然后试着在不同的体位下进行有效的呼吸。也可以寻找专业机构进行"正念训练"和"冥想训练"。良好的身体放松技巧可以让产妇缓解平时照顾婴儿的焦虑，建立和谐的亲情关系，同时提升接下来工作的热情。在呼吸训练中，应严格遵照以下步骤。

（1）可以采取仰卧位、坐位、站位。

（2）一只手放在胸前，一只手放在腹部。

（3）鼻吸时胸廓保持平稳，腹部开始慢慢隆起。

（4）鼻呼时腹部慢慢放松回缩。

（5）鼻吸和鼻呼都要缓慢平稳，锻炼的标准是以单次鼻吸、单次鼻呼都应该大于 10 s。

（三）增加盆底肌和内收肌的功能恢复

1.坚持盆底肌的训练

按照 Kegel 运动标准进行为期 30 d 的训练，在初期训练的过程中最容易出现错误，即训练时腹部、腰部、臀部、腿部也出现了紧张或用力的情况，特别要注意，在 Kegel 运动中不能启动这些部位。

2.大腿内收肌的训练

是在盆底肌康复之后进行的训练，大腿内收肌对于骨盆支撑、骨盆形态的稳定，尤其是对骨盆闭合的生物力都是核心肌群。

(四)有氧运动

有氧运动是公认的健康运动之一,可根据个体情况进行时间长短、强度、频次和不同类型的有氧运动。

1.有氧运动的原则

要把握好时间、强度、频次和类型这 4 点,在强度和时间上要得到平衡,切不可过度训练,也不可以进行没有效度的训练,最好采用渐进的负载有氧运动。根据自己身体的能力进行每周不少于 150 min 的有氧训练。

2.有氧运动的评判原则

一般按照美国运动医学行业协会提供的粗略评判原则,即 220-年龄=最大的运动心率(次/分钟),比如女性、年龄 30 岁,即 220-30=190,即该女性最大的运动心率是 190 次/分钟。当刚开始进行有氧训练时一定要从最大运动心率的 40%~50%开始,即 190 次/分钟×40%=76 次/分钟,建议佩戴心率监测手环,渐进负载,每天不少于 30 min 的训练,也可将 30 min 分解成 10 min 一次。

(五)力量训练

针对上肢、下肢的肌肉力量训练和个体化的腹肌力量训练。产后最薄弱的力量往往是在四肢和腹部,部分产妇有这些部位无力的表现。上肢和腹部力量的逐步恢复,应该放在产后训练的开始计划中。从关节活动度和阻抗低强度开始设计运动动作。腹肌训练中,对于腹肌分部训练理解的偏差在于没有进行细致的分部,故容易进入的误区是全腹的训练。简单的腹肌分部法即以肚脐为界分为上腹和下腹,而下腹的力量是最薄弱的,也是很多产妇应该多练习的部位。一般性的练习指引可以从双手放在小腹开始,通过呼气的方式慢慢地进行向上提拉下腹部。

(六)剖宫产妇女的产后康复运动计划

(1)温和的深呼吸训练,预防肺部并发症,建议每天进行 5 次,每次 15 min 的训练。

(2)增加髋、膝、踝活动,加快下肢主动行走,预防静脉血栓。

(3)缓慢进行腹肌训练,保护切口,增加舒适性。执行个体化运动。

(4)进行必要的姿势训练,尤其是肩带肌肉的控制能力。

(5)深化腹式呼吸技巧。

(6)告知在产后 6 周后方可恢复低强度的有氧运动。

(七)注意婴儿照护的身体力学

照护婴儿的过程中,首先要学会正确坐姿、站姿和卧姿,建议如下。

(1)准备适合产妇身高的桌子用于更换婴儿尿不湿,避免过度弯腰导致腰椎压力过大引发的疼痛。

(2)站立位抱婴儿时保证身体在中位线,婴儿在身体的侧面偏前的位置,更适合身体力学。如果采取婴儿在正前方的抱姿,请将婴儿背对大人,双手对于婴儿下肢有明确的支撑点。

(3)坐位哺乳时,需要在沙发或椅子上有一个坚实的靠背以缓解背部的压力。

(4)推婴儿车时,保持头颈部和腰部笔直。

(八)腹直肌分离检测、监测和运动康复

腹直肌分离是一个比较常见的产后问题,可能导致腹压不足,甚至导致产妇出现一些消化系统的问题,比如便秘、胀气等。正常腹直肌之间的距离最宽处,即肚脐周围是 2 cm。腹部肌肉越薄弱,腹直肌分离程度越深,小腹恢复平坦就越难。腹直肌分离的产妇腹肌变弱,对腰背部承托

力就会减小,其力学改变会增加腰背疼痛,也不利于盆底恢复。

1.腹直肌分离的检测步骤

检测步骤:①仰卧位、屈髋屈膝;②将一只手的示指和无名指放在肚脐的稍下方;③慢慢地抬头、抬颈(最高的高度是肩胛骨离开床面);④感受两侧腹直肌是否有夹紧示指和无名指;⑤如果没有夹紧,请增加一个手指,重复上述步骤;⑥如果示指和无名指被挤出一个,可视为正常。

2.腹直肌分离的康复方法

腹直肌分离的运动康复主要是加强腹横肌的力量,让腹白线逐步变窄。注意没有病理的腹直肌分离才能进行康复训练。正确的步骤是先建立深呼吸的能力、循序渐进地进行盆底肌和腹肌的训练,这样才能更好地激活深层的腹横肌。而产后过早采用仰卧起坐、过度卷腹训练及不正确的腹肌训练等可能导致腹直肌分离进一步加重。

(九)其他辅助康复技术

肌内效贴的使用可以促进局部血液循环;必要时可以选择托腹带和弹力袜等康复辅具,可以帮助预防产后静脉血栓形成。

四、产后常见问题的康复运动

(一)缓解产妇颈部紧张的运动

1.下颌缩拢

(1)目的:提高头、颈部排列能力,缓解颈部紧张。

(2)产妇位置:仰卧位或站位。

(3)产后运动康复指导者位置:跪位或站位。

(4)运动要点:①屈髋屈膝,呼气,轻轻点头,下颌下压,伸展颈部后侧,全程头部不离开垫面;②吸气,轻轻抬头,轻轻地挤压颈部,头部不离开垫面;③整个动作幅度非常小,需要缓慢而有控制地完成;④在整个运动过程中保持颈部的伸展,避免向任何一侧弯曲。

2.鼻尖划圈运动

(1)目的:颈部放松,缓解颈部紧张。

(2)产妇位置:仰卧位。

(3)产后运动康复指导者位置:跪位或站位。

(4)运动要点:①告知产妇仰卧位屈髋屈膝并保持自然呼吸,颈部保持延伸、放松;②想象从最小的螺旋运动开始转动头部,每个圈都比前一个稍微大一点;③当转动十个圈之后,转变方向反方向转动缩小圈围;④闭上眼睛感受头部运动。

3.坐位直臂沉肩训练

(1)目的:缓解颈部和上背部的紧张,展开胸部,改善肩带组织。

(2)产妇位置:坐位。

(3)产后运动康复指导者位置:站位。

(4)运动要点:①告知产妇坐立位,手臂在体侧延伸,掌心向内;②吸气时掌心向后,手臂伸直,双肩一起向着耳朵耸起;③呼气时沉肩、缓慢地将手掌向后推,保持脊柱和颈部向上伸展;④运动过程中保持中轴线,特别注意手臂向后时姿势的变形。

(二)肩部功能性纠正运动

1.肩部姿势的纠正

(1)目的:纠正肩部姿势。

(2)产妇位置:坐位或站位。

(3)产后运动康复指导者位置:坐位或站位。

(4)运动要点:①告知产妇弯曲肘部,使大臂和肘部贴近身体(不是贴紧身体);②保持手指自然张开,方向指向天花板;肩关节外展45°的条件下,进行肩关节屈曲运动和后伸运动,手指始终指向天花板;③过程中不允许出现大臂的外旋和内旋,手肘不允许出现向外或向内的摆动;避免用力夹挤躯干。

2.正确的肩部后伸运动

(1)目的:缓解颈部和上背部的紧张,打开胸部,改善肩带组织。

(2)产妇位置:坐位。

(3)产后运动康复指导者位置:坐位。

(4)运动要点:告知产妇纠正驼背,自然坐直。进行手后伸运动。

3.坐位内收肩胛骨

(1)目的:打开胸部、改善肩带组织。

(2)产妇位置:选用无靠背座椅,脸朝椅背跨坐。

(3)产后运动康复指导者位置:站位。

(4)运动要点:①告知产妇身体以髋关节为轴向前移动,掌心向后;②吸气时手臂在身体侧面,手掌心向后打开;③呼气时肩胛骨内收,手臂相互靠拢,保持伸直;④吸气时回到初始位置;⑤不要耸肩,手腕与手臂成一条直线。

4.上臂外旋运动

(1)目的:放松胸部与肩前部肌肉。

(2)产妇位置:坐位。

(3)产后运动康复指导者位置:坐位或站位。

(4)运动要点:①告知产妇肘关节至躯干一拳距离,大小臂呈90°,两手掌心相对;②吸气时手臂从肩关节向外打开,手掌心朝向天花板方向;③呼气时手臂回到初始位置,手掌心再次相对。

(三)胸椎问题的纠正运动

1.解决因腹压突然增加引发的疼痛

(1)目的:减少产后女性咳嗽或打喷嚏等增加腹压所引发的胸部疼痛。

(2)产妇位置:坐位。

(3)产后运动康复指导者位置:坐位。

(4)运动要点:①让产妇抱住抱枕或枕头以作支撑;②嘱咐产妇进行咳嗽或深呼吸时,让支撑物贴向胸口以缓解疼痛。

2.改善胸椎屈伸灵活度功能训练

(1)目的:改善胸椎屈伸灵活度。

(2)产妇位置:坐位或站位。

(3)产后运动康复指导者位置:站位。

(4)运动要点:①要求产妇伸直双臂与地面平行;②产妇双手十指交扣;③要求产妇保持腰部

和骨盆稳定;④通过双臂向前牵引,放松屈曲的胸椎(驼背状);⑤保持双臂牵引过程中始终与地面保持平行;⑥达到胸椎屈曲牵伸感出现之后,保持30 s;⑦重复10次。

3.胸廓下沉运动

(1)目的:提升控制脊柱与胸廓的能力。

(2)产妇位置:仰卧位或站位。

(3)产后运动康复指导者位置:跪立位或站位。

(4)运动要点:①告知产妇仰卧位屈髋屈膝,双手垂直指向天花板的方向;②产妇双臂垂直于天花板的方向,手臂完全伸直;③要求产妇呼气时双臂举过头,下沉肋骨,感受全脊柱的拉伸与稳定;④要求产妇吸气时手臂回初始位置感受胸廓的扩张。

4.四足跪撑运动

(1)目的:提升控制脊柱与胸廓的能力。

(2)产妇位置:跪立位。

(3)产后运动康复指导者位置:跪立位。

(4)运动要点:①告知产妇跪立位面朝地板,四足着地,手臂支撑身体;②吸气时低头拱背,感受脊柱一阶一阶地卷动;③呼气时卷动骨盆保持中立位,骶骨、胸椎的最高点、枕骨成一直线;④避免塌腰,保持脊柱伸展。

(四)腰部问题的功能性矫正运动

1.纠正骨盆的前倾训练

(1)辅助工具:一把没有扶手的办公椅。

(2)目的:缓解腰痛、运动不协调。

(3)产妇位置:一只脚放在椅子上,另一条腿支撑在地面。

(4)产后运动康复指导者位置:站在产妇后方。

(5)矫正运动要点:①用手轻轻引导产妇骨盆向后倾斜;②收紧腹部限制腰椎活动;③保持躯干挺拔,躯体和骨盆向前做运动;④感觉到腹股沟区有紧绷感后保持30 s。

2.寻找骨盆中立位训练

(1)目的:放松下背部,帮助脊柱排列。

(2)产妇位置:仰卧位。

(3)产后运动康复指导者位置:跪立位。

(4)康复要点:①引导产妇屈髋屈膝,配合呼吸;②吸气时引导产妇骨盆前倾,耻骨联合朝向天花板方向和足步方向移动,下背部微微向天花板方向拱起;③呼气时引导产妇骨盆后倾,耻骨联合朝向天花板方向和头部方向移动,下背部放松地向垫面贴近。

3.仰卧放松训练

(1)目的:放松下背部,帮助脊柱排列。

(2)产妇位置:仰卧位。

(3)产后运动康复指导者位置:跪立位。

(4)康复要点:①指导产妇仰卧位屈髋屈膝,颈部与腰部下方垫折叠毛巾卷,保持自然生理曲度,保持放松而悠长的呼吸;②双臂放松在垫子上,双手放在下腹部,或者在体侧伸直手臂,掌心向下;③让产妇非常放松地感受整个脊柱的延伸。

4.靠墙半蹲位下的脊柱放松训练

(1)目的:改善脊柱周边僵紧感。

(2)产妇位置:躯干贴紧墙壁,腰椎同时贴紧,屈髋屈膝,双脚离墙1～2脚的位置。

(3)产后运动康复指导者位置:站在产妇身旁。

(4)康复要点:①产妇靠墙,双膝打开;②产妇感受腰椎周边肌肉放松,如果腰椎没有贴紧墙壁请让产妇沿着墙壁继续向下移动;③让产妇做腹式呼吸,减轻脊柱的压力。

(五)骨盆和髋关节问题功能性纠正运动

1.四足支撑移动

(1)目的:缓解腰痛,运动协调障碍。

(2)产妇位置:要求产妇以舒适的姿势四肢着地(可能需要在膝盖以下放置枕头)。

(3)产后运动康复指导者位置:站在产妇旁边,当产妇向后摇摆时也要站在产妇后面。

(4)运动要点:①首先观察产妇首选的四足姿势,将脊柱朝中立位纠正,并在新的静止姿势中重新评估症状是否存在;②90°髋屈曲,让产妇脊柱中立向后移动,保持骨盆向后向下。

2.强化臀大肌的训练

(1)目的:髋关节疼痛与运动协调障碍;髋关节疼痛伴行动不便。

(2)产妇位置:一只脚站立。

(3)产后运动康复指导者位置:站在产妇旁边。

(4)运动要点:①一只脚放在踏板上;②产妇躯体向前轻微倾斜;③鼓励产妇踏板上的足部用力蹬起(保持足跟不离开踏板);④强化产妇臀部本体感觉意识(即产妇自我感知臀大肌收缩)。

3.臀大肌胸廓下沉训练

(1)目的:髋关节疼痛与运动协调障碍;髋关节疼痛伴行动不便。

(2)产妇位置:仰卧位。

(3)产后运动康复指导者位置:跪立。

(4)康复要点:①一只脚放在踏板上,产妇躯体向前轻微倾斜;②鼓励产妇踏板上的足部用力蹬起(保持足跟不离开踏板);③双手上举过头顶,呼气时感受胸廓下沉,保持全脊柱段的延展;④强化产妇臀部本体感觉意识,即臀大肌收缩感。

4.髋关节摆动训练

(1)目的:提升骨盆稳定性。

(2)产妇位置:仰卧位。

(3)产后运动康复指导者位置:跪立。

(4)康复要点:①产妇仰卧位,屈髋屈膝,身体放松平躺在垫面上;②吸气时准备,呼气时膝关节同时移动向一侧倾斜,控制腿的运动,缓慢地向下运动;③吸气时回到原位,引导产妇将注意力更多地关注在骨盆。

(六)产后膝关节问题的功能纠正运动

1.股四头肌功能训练

(1)目的:膝关节疼痛与协调缺陷;膝关节疼痛伴行动不便。

(2)产妇位置:站立时双脚分开与臀部同宽。

(3)产后运动康复指导者位置:站在前面查看对齐,然后跪在一边进行侧面观察。

(4)康复要点:指导产妇下蹲动作,保持髌骨与脚趾在一个垂直面即可,然后起身,注意足跟不要离开地面。

2.步态训练

(1)目的:膝关节疼痛与运动协调障碍;膝关节疼痛伴行动不便。

(2)产妇位置:步行。

(3)产后运动康复指导者位置:从正面,背面和侧面观察产妇的步态。

(4)康复要点:①指导产妇在空旷的地方来回走动,观察步态;②务必从正面、背面和侧面进行观察。③初次接触时膝盖轻微屈曲,中间姿势时逐渐屈伸。

3.蚌式开合训练

(1)目的:强化臀部肌肉,稳定骨盆,降低膝关节压力。

(2)产妇位置:侧卧位。

(3)产后运动康复指导者位置:跪立位。

(4)康复要点:①指导产妇侧卧位,骨盆和脊柱中立位,伸直下方的手臂,与脊柱成一直线;②上方的手支撑在垫子上用于稳定,产妇的颈部腰部下方垫折叠毛巾;③双膝弯曲,脚跟与尾骨平行;④呼气时打开上面的膝盖,全程保持双脚并拢;⑤吸气时有控制地将腿收回到起始位置。

4.侧卧腿划圈运动

(1)目的:强化臀部肌肉,稳定骨盆,降低膝关节压力。

(2)产妇位置:侧卧位。

(3)产后运动康复指导者位置:跪立位。

(4)康复要点:①指导产妇侧卧位,骨盆和脊柱中立位,伸直下方的手臂,与脊柱成一直线;②上方的手支撑在垫子上用于稳定,产妇的颈部腰部下方垫折叠毛巾;③下方腿屈髋屈膝,大小腿呈90°负责稳定身体;④引导产妇抬起上方腿,按照自己的呼吸节奏顺/逆时针旋转划圈;⑤注意整个过程保持骨盆稳定,动作必须来自髋关节;⑥圈小而均匀,向前运动多少,向后运动相同距离。

(七)产后坐姿的纠正

1.坐姿矫正目的

坐姿矫正能让产妇在坐位时保持最佳姿势,并获得最小的组织压力。

2.坐姿矫正步骤

(1)观察产妇的自然坐姿,了解异常坐姿的情况。

(2)在纠正运动时,产妇采取坐位。康复产后运动康复指导者坐在产妇一边。

(3)为了纠正产妇骨盆可能出现过度后倾姿势,可以在坐骨结节的正下方放置一条毛巾卷。

(4)通过枕头或抱枕放在手臂之下,腿部之上以减轻颈椎和肩膀的压力。

(5)下颌与颈部呈90°。

(6)产后运动康复指导者一只手放在产妇胸椎后凸的最凸点,并施加轻微的前后力,另一只手放在产妇胸前壁的锁骨区域,以指导正确直立的姿势。

(7)鼓励产妇尽可能保持正确坐姿。

(杜秀秀)

参 考 文 献

[1] 徐凤杰,郝园园,陈萃,等.护理实践与护理技能[M].上海:上海交通大学出版社,2023.

[2] 刘丹,徐艳,计红苹.护理理论与护理实践[M].北京:中国纺织出版社,2023.

[3] 李瑾,赵梦.老年护理[M].北京:中华医学电子音像出版社,2023.

[4] 崔丽娟,张小明.外科护理[M].北京:中华医学电子音像出版社,2023.

[5] 宋桂珍,吴小霞,刘莎,等.现代护理理论与专科护理[M].上海:上海交通大学出版社,2023.

[6] 刁咏梅.现代基础护理与疾病护理[M].青岛:中国海洋大学出版社,2023.

[7] 梁艳,甄慧,刘晓静,等.临床护理常规与护理实践[M].上海:上海交通大学出版社,2023.

[8] 李阿平.临床护理实践与护理管理[M].上海:上海交通大学出版社,2023.

[9] 李婷.外科疾病护理实践与手术护理[M].上海:上海交通大学出版社,2023.

[10] 韩美丽.临床常见病护理与危重症护理[M].上海:上海交通大学出版社,2023.

[11] 安百芬,孔环,刘梅,等.护理基础技能操作与临床护理[M].上海:上海交通大学出版社,2023.

[12] 张敏.现代护理理论与各科护理要点[M].武汉:湖北科学技术出版社,2023.

[13] 夏述燕.护理学理论与手术护理应用[M].汕头:汕头大学出版社,2023.

[14] 呼海燕,赵娜,高雪,等.临床专科护理技术规范与护理管理[M].青岛:中国海洋大学出版社,2023.

[15] 杨正旭,贤婷,陈凌,等.基础护理技术与循证护理实践[M].上海:上海科学技术文献出版社,2023.

[16] 包玉娥.实用临床护理操作与护理管理[M].上海:上海交通大学出版社,2023.

[17] 马姝,王迎,曹洪云,等.临床各科室护理与护理管理[M].上海:上海交通大学出版社,2023.

[18] 高凤云.外科护理技术[M].北京:北京大学医学出版社,2023.

[19] 王芳.临床护理技能[M].北京:人民卫生出版社,2023.

[20] 傅辉.现代护理临床进展[M].上海:上海交通大学出版社,2023.

[21] 王卫涛,赵洪艳,许春梅,等.常见疾病护理进展[M].上海:上海交通大学出版社,2023.

[22] 梁晓庆.护理临床理论与实践[M].上海:上海科学技术文献出版社,2023.

[23] 盛蕾.临床护理操作与规范[M].上海:上海交通大学出版社,2023.

［24］赵振花.各科常见疾病护理［M］.武汉：湖北科学技术出版社,2023.

［25］洪小芬.实用护理实践与应用［M］.汕头：汕头大学出版社,2023.

［26］于红静,郭慧玲.专科疾病护理精要［M］.广州：暨南大学出版社,2023.

［27］仲丽霞,高杰,宋晶,等.老年疾病诊疗与护理［M］.成都：四川科学技术出版社,2023.

［28］袁菲,杨翠翠,张金荣,等.临床护理思维与实践［M］.上海：上海科学普及出版社,2023.

［29］郝娜,李旭静,李超,等.护理综合临床实践［M］.开封：河南大学出版社,2023.

［30］孙珊珊,周金秋,解恒群,等.临床护理学与护理管理［M］.上海：上海交通大学出版社,2023.

［31］林瑞华,王亭亭,迟金菊.护理学基础与护理管理［M］.上海：上海交通大学出版社,2023.

［32］陈静.临床常见病护理进展［M］.上海：上海交通大学出版社,2023.

［33］王娴娴.临床护理研究与新进展［M］.上海：上海交通大学出版社,2023.

［34］胡淑丽,王雪琳,张秀英,等.现代常见病护理规范［M］.上海：上海交通大学出版社,2023.

［35］王建敏.实用内科常见疾病护理［M］.上海：上海交通大学出版社,2023.

［36］陈小梅,毛秀莲,张宗雪,等.循证护理干预在预防甲状腺术后并发症中的运用研究［J］.智慧健康,2023,9(19):233-236.

［37］陈辉,章华芬,施洁琴.甲状腺功能减退合并血脂异常患者行双重滤过血浆置换的护理［J］.护理与康复,2023,22(5):84-86.

［38］李秀民,卫逍,陶燕,等.基于PDCA循环管理护理对甲状腺功能亢进症手术患者的影响［J］.中外医学研究,2023,21(3):84-89.

［39］骆媛媛.系统化护理干预在甲状腺手术患者围术期护理中的应用效果［J］.中国社区医师,2023,39(35):113-115.

［40］樊佳妮.围手术期快速康复护理对甲状腺手术患者的影响［J］.中文科技期刊数据库（文摘版)医药卫生,2023(7):;100-102.

［41］宋云鹏.政策试点机制研究——基于医药卫生领域的考察［M］.北京：社会科学文献出版社,2023.